A gastroenterologia no século XXI

Manual do residente da
Federação Brasileira de Gastroenterologia

A gastroenterologia no século XXI

Manual do residente da Federação Brasileira de Gastroenterologia

Editores

Flávio Antonio Quilici

Nelma Pereira de Santana

José Galvão-Alves

Copyright © Editora Manole Ltda., 2019, por meio de contrato com os editores.

Logotipo: *Copyright* © Federação Brasileira de Gastroenterologia – FBG

Editora gestora: Sônia Midori Fujiyoshi
Editoras: Juliana Waku e Patrícia Alves Santana

Projeto gráfico: Departamento de Arte da Editora Manole
Editoração eletrônica: HiDesign Estúdio
Ilustrações: HiDesign Estúdio
Capa: Plinio Ricca

CIP-BRASIL. CATALOGAÇÃO NA PUBLICAÇÃO
SINDICATO NACIONAL DOS EDITORES DE LIVROS, RJ

Q58g

Quilici, Flávio Antonio
A gastroenterologia no século XXI : manual do residente da Federação Brasileira de Gastroenterologia / Flávio Antonio Quilici, Nelma Pereira de Santana, José Galvão-Alves. - 1. ed. - Barueri [SP] : Manole, 2019.

Inclui bibliografia e índice
ISBN 9788520457405

1. Gastroenterologia - Manuais, guias, etc. 2. Gastroenterologia clínica. 3. Aparelho digestivo - Doenças - Diagnóstico. 4. Aparelho digestivo - Doenças - Tratamento. I. Santana, Nelma Pereira de. II. Galvão-Alves, José. III. Título

| 18-53534 | CDD: 616.30711 |
| | CDU: 616.3(075.8) |

Vanessa Mafra Xavier Salgado - Bibliotecária - CRB-7/6644

Todos os direitos reservados.
Nenhuma parte deste livro poderá ser reproduzida, por qualquer processo, sem a permissão expressa dos editores.

É proibida a reprodução por xerox.

A Editora Manole é filiada à ABDR – Associação Brasileira de Direitos Reprográficos.

Editora Manole Ltda.
Avenida Ceci, 672 – Tamboré
06460-120 – Barueri – SP – Brasil
Tel.: (11) 4196-6000
www.manole.com.br | https://atendimento.manole.com.br/

Impresso no Brasil | *Printed in Brazil*

Editores

Flávio Antonio Quilici
Professor Titular de Gastroenterologia e Cirurgia Digestiva da Faculdade de Medicina da Pontifícia Universidade Católica de Campinas (PUC-Campinas). Presidente da Federação Brasileira de Gastroenterologia (FBG). Membro Honorário da Academia Nacional de Medicina. Cirurgião Emérito do Colégio Brasileiro de Cirurgiões. Ex-presidente da Sociedade Brasileira de Endoscopia Digestiva. Ex-presidente da Sociedade Brasileira de Coloproctologia. Ex-presidente da Sociedade de Gastroenterologia de São Paulo.

Nelma Pereira de Santana
Médica concursada do Serviço de Gastroenterologia e Hepatologia do Hospital Universitário Professor Edgard Santos da Universidade Federal da Bahia. Coordenadora do Ambulatório de Fígado da Fundação HEMOBA. Membro da Comissão de Gastroenterologia do CREMEB. Membro da Comissão de Ética Médica da Fundação HEMOBA. Membro do Comitê Estadual de Hepatites. Presidente eleita da Sociedade Bahiana de Gastroenterologia (biênio 2011/2012).

José Galvão-Alves

Chefe da 18ª Enfermaria da Santa Casa da Misericórdia do Rio de Janeiro. Membro Titular da Academia Nacional de Medicina. Professor Titular de Clínica Médica da Faculdade de Medicina da Fundação Técnico-Educacional Souza Marques. Professor Titular de Pós-graduação em Gastroenterologia da Pontifícia Universidade Católica do Rio de Janeiro. Docente do Curso de Medicina da Universidade Estácio de Sá.

Autores

Adérson Omar Mourão Cintra Damião
Assistente-Doutor do Departamento de Gastroenterologia da Faculdade de Medicina da Universidade de São Paulo (FMUSP). Membro do Grupo de Doenças Intestinais da Divisão de Gastroenterologia e Hepatologia do Hospital das Clínicas da FMUSP. Membro Titular da Federação Brasileira de Gastroenterologia (FBG). Membro Titular do Grupo de Estudos da Doença Inflamatória Intestinal do Brasil (GEDIIB).

Amanda Medeiros Recuero
Médica assistente da Divisão de Gastroenterologia e Hepatologia Clínica do Hospital das Clínicas da Faculdade de Medicina da Universidade de São Paulo (FMUSP). Aluna do Programa de Pós-graduação em Ciências em Gastroenterologia da FMUSP. Especialização em Gastroenterologia Clínica e Endoscopia Digestiva pelo Hospital das Clínicas da FMUSP.

Andrea Vieira
Mestrado em Medicina (Cirurgia) pela Faculdade de Ciências Médicas da Santa Casa de São Paulo. Doutorado em Medicina (Cirurgia) pela Faculdade de Ciências Médicas da Santa Casa de São Paulo. Médica primeira assistente e instrutora de ensino da Santa Casa de Misericórdia de São Paulo. Mem-

bro da Comissão Científica e Co-coordenadora da Disciplina de Sistema Digestório no curso de graduação em Enfermagem.

Ângelo Zambam de Mattos
Mestre e Doutor em Hepatologia pela Universidade Federal de Ciências da Saúde de Porto Alegre (UFCSPA). Professor Adjunto de Gastroenterologia e do Programa de Pós-graduação em Hepatologia da UFCSPA.

Bruna Cerbino de Souza
Médica do Serviço de Gastroenterologia do Hospital Pró-Cardíaco (Rio de Janeiro/RJ). Preceptora do Curso de Pós-graduação em Gastroenterologia da Pontifícia Universidade Católica do Rio de Janeiro. Médica da 18ª Enfermaria da Santa Casa da Misericórdia do Rio de Janeiro – Serviço do Prof. José Galvão-Alves.

Carla Andrade Lima
Mestre em Medicina e Saúde pela Universidade Federal da Bahia. Membro Titular da Federação Brasileira de Gastroenterologia.

Carlos Fernando de Magalhães Francesconi
Médico Gastroenterologista. Doutor. Professor Titular do Departamento de Medicina Interna da Universidade Federal do Rio Grande do Sul (UFRGS).

Carlos Henrique Teixeira Cordeiro
Gastroenterologista pelo Hospital Universitário da Universidade Federal de Juiz de Fora.

Claudia Pinto Marques Souza de Oliveira
Professora Associada do Departamento de Gastroenterologia da Faculdade de Medicina da Universidade de São Paulo (FMUSP). Doutorado, Pós-Doutorado e Livre-Docência no Departamento de Gastroenterologia da FMUSP. Coordenadora da Pós-graduação em Ciências em Gastroenterologia da FMUSP. Membro da Sociedade Brasileira de Hepatologia.

Diego Martín Márquez Pinto
Médico estagiário estrangeiro do Programa de Capacitação Complementar em Ecoendoscopia e Endoscopia das Vias Biliares e Pancreáticas do Hospital 9 de Julho/Hospital Ipiranga.

Eduardo Antonio André
Mestre em Gastroenterologia pela Faculdade de Medicina da Universidade de São Paulo (FMUSP). Doutor em Gastroenterologia pela FMUSP. Pós-Doutor em Gastroenterologia pela Universidade de Londres, Reino Unido. *Fellow* da American Gastroenterological Association (AGA).

Enio Chaves de Oliveira
Professor Associado Doutor do Departamento de Cirurgia da Faculdade de Medicina da Universidade Federal de Goiás. Membro Titular da Federação Brasileira de Gastroenterologia. Membro Titular da Sociedade Brasileira de Coloproctologia. Membro Titular do Colégio Brasileiro de Cirurgia Digestiva.

Eponina Maria de Oliveira Lemme
Professora Associada do Departamento de Clínica Médica da Faculdade de Medicina da Universidade Federal do Rio de Janeiro (UFRJ). Chefe da Unidade de Esôfago do Serviço de Gastroenterologia do Hospital Universitário Clementino Fraga Filho da UFRJ.

Fabio Guilherme Campos
Professor Livre-Docente pela Faculdade de Medicina da Universidade de São Paulo. Ex-Presidente da Sociedade Brasileira de Coloproctologia. Médico-Assistente da Disciplina de Coloproctologia do Hospital das Clínicas da Faculdade de Medicina da Universidade de São Paulo. Titular da Sociedade Brasileira de Coloproctologia. Titular do Colégio Brasileiro de Cirurgia Digestiva. Titular do Colégio Brasileiro de Cirurgiões. Titular da Sociedade Brasileira de Vídeo-Cirurgia. *Fellow* Internacional da Sociedade Americana de Cirurgiões Colorretais.

Fernando Cordeiro
Professor Titular de Clínica Cirúrgica da Faculdade de Medicina da Pontifícia Universidade Católica de Campinas (PUC-Campinas). Mestre e Doutor em Cirurgia pela Faculdade de Medicina da Universidade Estadual de Campinas (Unicamp). Membro Titular da Federação Brasileira de Gastroenterologia (FBG), da Sociedade Brasileira de Coloproctologia (SBCP) e do Colégio Brasileiro de Cirurgiões (CBC). *Fellow* da Sociedade Americana de Cirurgiões de Colo e Reto (ASCRS) e do Colégio Americano de Cirurgiões (ACS). Advogado.

Flávio Antonio Quilici
Professor Titular de Gastroenterologia e Cirurgia Digestiva da Faculdade de Medicina da Pontifícia Universidade Católica de Campinas (PUC-Campinas). Presidente da Federação Brasileira de Gastroenterologia (FBG). Membro Honorário da Academia Nacional de Medicina. Cirurgião Emérito do Colégio Brasileiro de Cirurgiões. Ex-presidente da Sociedade Brasileira de Endoscopia Digestiva. Ex-presidente da Sociedade Brasileira de Coloproctologia. Ex-presidente da Sociedade de Gastroenterologia de São Paulo.

Genoile Oliveira Santana
Mestre e Doutora em Medicina e Saúde pela Universidade Federal da Bahia. Professora Adjunta do Curso de Medicina do Departamento de Ciências da Vida da Universidade do Estado da Bahia (UNEB).

Gerson Domingues
Professor Adjunto da Disciplina de Gastroenterologia da Faculdade de Ciências Médicas do Estado do Rio de Janeiro.

Izabelle Venturini Signorelli
Mestrado profissional em Medicina pela Universidade Federal do Espírito Santo (UFES). Professora Assistente do Departamento de Clínica Médica do Centro de Ciências da Saúde da UFES. Coordenadora do Internato de Clínica Médica da UFES.

Izaura Merola Faria

Médica pela Universidade Federal do Paraná. Especialista em Pediatria pela Sociedade Brasileira de Pediatria (SBP), com área de atuação em Nutrição Parenteral e Enteral pela Sociedade Brasileira de Nutrição Parenteral e Enteral (BRASPEN) e Medicina Intensiva Pediátrica pela AMIB. Especialista em Nutrologia pela ABRAN. Membro dos Departamentos de Suporte Nutricional da SBP e de SPP. Membro das Equipes de Terapia Nutricional dos Hospitais Pequeno Príncipe e Vita Curitiba. Coordenadora da Equipe de Terapia Nutricional do Hospital e Maternidade Santa Brígida, de Curitiba/PR.

Janaína Luz Narciso Schiavon

Especialista em Gastroenterologia pela Escola Paulista de Medicina da Universidade Federal de São Paulo (EPM-Unifesp) e pela Federação Brasileira de Gastroenterologia (FBG), com atuação em Hepatologia pela Sociedade Brasileira de Hepatologia (SBH). Doutora em Ciências (Gastroenterologia) pela EPM-Unifesp. Professora Adjunta IV de Gastroenterologia, Departamento de Clínica Médica, Universidade Federal de Santa Catarina (UFSC). Médica Gastroenterologista do Hospital Universitário da UFSC.

Jardel Soares Caetano

Residência em Gastroenterologia pelo Hospital das Clínicas da Faculdade de Medicina de Ribeirão Preto da Universidade de São Paulo (HCFMRP-USP). Especialista em Gastroenterologia pela Federação Brasileira de Gastroenterologia (FBG). Especialista em Endoscopia Digstiva pela Sociedade Brasileira de Endoscopia Digestiva (SOBED). Presidente da Sociedade de Gastroenterologia da Bahia (2017-2018).

Joaquim Prado P. de Moraes-Filho

Professor Livre-Docente de Gastroenterologia da Faculdade de Medicina da Universidade de São Paulo (FMUSP).

José Celso Ardengh
Livre-Docente e Professor Colaborador do Departamento de Cirurgia e Anatomia da Faculdade de Medicina de Ribeirão Preto da Universidade de São Paulo. Médico Assistente da Unidade de Endoscopia Digestiva do Hospital 9 de Julho. Coordenador do Programa de Capacitação Complementar em Ecoendoscopia e Endoscopia das Vias Biliares e Pancreáticas do Hospital 9 de Julho/Hospital Ipiranga (São Paulo/SP). Presidente da Estadual São Paulo da Sociedade Brasileira de Endoscopia Digestiva (2011/2012). Presidente da Sociedade de Gastroenterologia de São Paulo (2017/2018).

José de Souza Meirelles Filho
Professor Doutor pela Faculdade de Medicina da Universidade de São Paulo.

José Galvão-Alves
Chefe da 18ª Enfermaria da Santa Casa da Misericórdia do Rio de Janeiro. Membro Titular da Academia Nacional de Medicina. Professor Titular de Clínica Médica da Faculdade de Medicina da Fundação Técnico-Educacional Souza Marques. Professor Titular de Pós-graduação em Gastroenterologia da Pontifícia Universidade Católica do Rio de Janeiro. Docente do Curso de Medicina da Universidade Estácio de Sá.

José Tadeu Stefano
Pesquisador do Laboratório de Gastroenterologia Clínica e Experimental (LIM-07) da Faculdade de Medicina da Universidade de São Paulo (FMUSP). Pós-Doutorado no Departamento de Gastroenterologia da FMUSP. Doutor em Ciências pela FMUSP. Mestre em Ciências pela Escola Paulista de Medicina da Universidade Federal de São Paulo (EPM-Unifesp).

Julio Maria Fonseca Chebli
Professor Titular da Disciplina de Gastroenterologia da Faculdade de Medicina da Universidade Federal de Juiz de Fora. Membro Titular da Academia Mineira de Medicina e da Federação Brasileira de Gastroenterologia. Pesquisador pelo CNPq.

Justiniano Barbosa Vavas
Professor Adjunto da Faculdade de Medicina da Universidade Federal de Mato Grosso do Sul. Responsável pela Disciplina de Gastroenterologia Clínica/Clínicas Integradas I. Membro Titular da Federação Brasileira de Gastroenterologia. Título de Especialista em Endoscopia Digestiva pela SOBED/AMB. Diretor Financeiro da Federação Brasileira de Gastroenterologia (gestão 2017/2018).

Karol Alejandra Valdivia López
Médica estagiária estrangeira do Programa de Capacitação Complementar em Ecoendoscopia e Endoscopia das Vias Biliares e Pancreáticas do Hospital 9 de Julho/Hospital Ipiranga (São Paulo/SP).

Luciana Lofêgo Gonçalves
Doutora em Gastroenterologia pela Faculdade de Medicina da Universidade de São Paulo (FMUSP). Professora Adjunta do Departamento de Clínica Médica do Centro de Ciências da Saúde da Universidade Federal do Espírito Santo (UFES). Chefe da Unidade do Sistema Digestivo do Hospital Universitário Cassiano Antônio Moraes da UFES.

Luiz João Abrahão Júnior
Professor Adjunto do Departamento de Clínica Médica da Faculdade de Medicina da Universidade Federal do Rio de Janeiro (UFRJ). Presidente da Associação de Gastroenterologia do Rio de Janeiro (2015-2016). Membro Titular da Federação Brasileira de Gastroenterologia e da Sociedade Brasileira de Endoscopia Digestiva.

Maria da Penha Zago-Gomes
Doutorado em Ciências Fisiológicas pela Universidade Federal do Espírito Santo (UFES). Professora Associada do Departamento de Clínica Médica do Centro de Ciências da Saúde, Unidade do Aparelho Digestivo, do Hospital Universitário Cassiano Antônio Moraes da Universidade Federal do Espírito Santo.

Maria do Carmo Friche Passos
Professora Associada do Departamento de Clínica Médica da Universidade Federal de Minas Gerais. Pós-doutora em Gastroenterologia por Harvard Medical School (EUA).

Maria Helena Itaqui Lopes
Médica Gastroenterologista. Doutora em Clínica Médica. Professora da Faculdade de Medicina da Universidade de Caxias do Sul.

Mario Benedito Costa Magalhães
Mestrado em Medicina (Gastroenterologia) pelo Instituto Brasileiro de Estudos e Pesquisas de Gastroenterologia. Professor de Gastroenterologia da Universidade José do Rosário Velano. Professor de Gastroenterologia da Universidade do Vale do Sapucaí.

Mario Reis Alvares-da-Silva
Professor Associado de Hepatologia, Universidade Federal do Rio Grande do Sul (UFRGS). Chefe do Serviço de Gastroenterologia, Hospital de Clínicas de Porto Alegre. Coordenador do Programa de Pós-Graduação em Ciências em Gastroenterologia e Hepatologia, UFRGS. Livre-Docente em Gastroenterologia, Universidade de São Paulo.

Marta Carvalho Galvão
Professora de Radiologia da Fundação Técnico-Educacional Souza Marques. Médica Radiologista do Hospital Federal da Lagoa (Rio de Janeiro/RJ). Membro Titular do Colégio Brasileiro de Radiologia. Mestre em Radiologia pela Universidade Federal do Rio de Janeiro.

Mauro Bafutto
Mestrado em Gastroenterologia Clínica pela Universidade Federal de São Paulo. Doutorado em Ciências da Saúde pela Universidade Federal de Goiás (UFG). Professor Adjunto da Disciplina de Gastroenterologia da UFG. Vice-presidente

da Organização Panamericana de Gastroenterologia (2016-2018). Membro efetivo da Sociedade Brasileira de Motilidade Digestiva. Membro associado da Sociedade Brasileira de Hepatologia. Sócio titular da Sociedade Brasileira de Endoscopia Digestiva. Membro titular do GEDIIB.

Michelle Bafutto Gomes Costa
Médica Gastroenterologista pelo Hospital das Clínicas da Universidade Federal de Goiás.

Odery Ramos Jr.
Professor Associado do Departamento de Clínica Médica da Universidade Federal do Paraná (UFPR). Vice-Chefe do Departamento de Clínica Médica da UFPR. Chefe do Serviço de Gastroenterologia do Hospital de Clínicas de Curitiba. Professor Titular de Gastroenterologia da Faculdade Evangélica de Medicina do Paraná. Ex-Presidente da Sociedade Brasileira de Nutrição Parenteral e Enteral (BRASPEN). Titular da Federação Brasileira de Gastroenterologia (FBG), da Sociedade Brasileira de Endoscopia Digestiva (SOBED) e da BRASPEN.

Raul Carlos Wahle
Doutor em Ciências da Saúde pela Disciplina de Gastroenterologia do Departamento de Medicina da Universidade Federal de São Paulo (Unifesp). Médico Assistente do Serviço de Gastroenterologia Clínica do Hospital do Servidor Público Estadual/SP. Médico Assistente do Centro Terapêutico Especializado em Fígado (CETEFI) do Hospital BP. Membro Titular da Federação Brasileira de Gastroenterologia (FBG) e da Sociedade Brasileira de Hepatologia (SBH).

Ricardo C. Barbuti
"Research fellow" Center of Ulcer Research and Education (CURE), UCLA, CA, USA. Doutorado em Ciências, foco em gastroenterologia clínica pela FMUSP. Médico Assistente do Departamento de Gastroenterologia, Disciplina de Gastroenterologia Clínica, Hospital das Clínicas da Faculdade de Medicina da Universidade de São Paulo (HCFMUSP). Médico Coordenador da Gastroente-

rologia Clínica, Departamento de Gastroenterologia, Disciplina da Gastroenterologia, HCFMUSP. Médico Chefe dos Ambulatórios de Gastroenterologia Clínica, HCFMUSP. Médico Chefe do Grupo de Estômago, Gastroenterologia Clínica, HCFMUSP.

Ricardo Henrique Rocha de Rodrigues
Título de Especialista pela Federação Brasileira de Gastroenterologia. Professor da Fundação Técnico-Educacional Souza Marques. Professor da Universidade Estácio de Sá. Médico Staff da 18ª Enfermaria da Santa Casa da Misericórdia do Rio de Janeiro.

Schlioma Zaterka
Presidente Honorário do Núcleo Brasileiro para o Estudo do Helicobacter *pylori* e Microbiota. Foi chefe do Grupo de Estômago e Duodeno da Disciplina Clínica de Gastroenterologia do Hospital das Clínicas da Faculdade de Medicina da Universidade de São Paulo (HCFMUSP). Foi Professor Convidado do GastroCentro da Universidade Estadual de Campinas (Unicamp). Presidente eleito da Federação Brasileira de Gastroenterologia (FBG) para o biênio 2019/2020.

Sender J. Miszputen
Professor Associado da Disciplina de Gastroenterologia, do Departamento de Medicina da Escola Paulista de Medicina da Universidade Federal de São Paulo (Unifesp).

Wilson Roberto Catapani
Doutorado em Medicina pela Universidade Federal de São Paulo (Unifesp). Pós-Doutorado em Gastroenterologia pela University of Edinburgh. *Fellow* do American College of Gastroenterology. Membro Titular da Federação Brasileira de Gastroenterologia (FBG) e do Grupo de Estudos da Doença Inflamatória Intestinal do Brasil (GEDIIB). Professor Titular de Gastroenterologia da Faculdade de Medicina do ABC.

Sumário

Prefácio XXIII

Seção I – Cavidade oral

1 Disfagia orofaríngea.................................... 2
   Eponina Maria de Oliveira Lemme

Seção II – Esôfago

2 Doença do refluxo gastroesofágico 20
   Joaquim Prado P. de Moraes-Filho, Gerson Domingues

3 Distúrbios motores do esôfago......................... 55
   Luiz João Abrahão Junior

4 Distúrbios funcionais do esôfago...................... 77
   Luiz João Abrahão Junior

5 Esofagite eosinofílica 86
   Ricardo C. Barbuti

6 Câncer de esôfago 98
   Justiniano Barbosa Vavas

Seção III – Estômago

7 *Helicobacter pylori*: uma visão atual 124
Schlioma Zaterka

8 Gastrites e úlcera péptica............................. 144
Eduardo Antonio André, José de Souza Meirelles Filho

9 Câncer gástrico: lesões pré-malignas, malignas e tumor estromal
gastrointestinal...................................... 169
José Celso Ardengh, Karol Alejandra Valdivia López,
Diego Martín Márquez Pinto

Seção IV – Intestino delgado

10 Doenças do intestino delgado 210
Eduardo Antonio André

11 Doença celíaca 231
Janaína Luz Narciso-Schiavon

Seção V – Doença inflamatória intestinal

12 Doença inflamatória intestinal 254
Genoile Oliveira Santana, Carla Andrade Lima

13 Retocolite ulcerativa................................. 270
Wilson Roberto Catapani

14 Tratamento da doença de Crohn 280
Adérson Omar Mourão Cintra Damião

Seção VI – Doenças colorretais

15 Doença diverticular dos cólons 296
Mauro Bafutto, Enio Chaves de Oliveira, Michelle Bafutto Gomes Costa

16 Pólipos e poliposes 312
Flávio Antonio Quilici

17 Apendicite aguda 328
Fernando Cordeiro

18 Adenocarcinoma colorretal: prevenção e tratamento 334
Fabio Guilherme Campos

19 Doenças anorretais 347
Flávio Antonio Quilici

Seção VII – Doenças biliopancreáticas

20 Pancreatite aguda 374
José Galvão-Alves, Marta Carvalho Galvão, Bruna Cerbino de Souza,
Ricardo Henrique Rocha de Rodrigues

**21 Pancreatite crônica: definição, classificação e avanços
no diagnóstico** 400
José Galvão-Alves, Marta Carvalho Galvão, Ricardo Henrique Rocha de
Rodrigues, Bruna Cerbino de Souza

22 Cistos pancreáticos 436
Julio Maria Fonseca Chebli, Carlos Henrique Teixeira Cordeiro

23 Colecistite 451
Maria da Penha Zago-Gomes

Seção VIII – Fígado

24 Hepatite C crônica................................... 464
Raul Carlos Wahle

25 Doença hepática gordurosa não alcoólica................ 481
Amanda Medeiros Recuero, José Tadeu Stefano,
Claudia Pinto Marques Souza de Oliveira

26 Cirrose hepática 503
Mario Benedito Costa Magalhães

27 Hipertensão portal 534
Luciana Lofêgo Gonçalves, Izabelle Venturini Signorelli

28 Síndrome hepatorrenal 548
Raul Carlos Wahle

29 Encefalopatia hepática............................... 557
Mario Reis Alvares-da-Silva

30 Infecções em cirróticos............................... 569
Ângelo Zambam de Mattos

Seção IX – Doenças funcionais do aparelho digestivo

31 Dispepsia funcional 584
Ricardo C. Barbuti

32 Constipação intestinal 600
Sender J. Miszputen

33 Diarreia crônica..................................... 616
Andrea Vieira

34 Síndrome do intestino irritável........................ 639
Carlos Fernando de Magalhães Francesconi, Maria Helena Itaqui Lopes

Seção X - Papel da microbiota intestinal na gastroenterologia

35 Microbiota intestinal na gastroenterologia 652
Maria do Carmo Friche Passos

Seção XI - Nutrição em gastroenterologia

36 Nutrição em gastroenterologia......................... 666
Odery Ramos Jr., Izaura Merola Faria

Seção XII - Miscelâneas

37 Parasitose intestinal.................................. 700
Fernando Cordeiro

38 Anti-inflamatórios não esteroidais e trato gastrointestinal ... 709
Jardel Soares Caetano

Índice remissivo 721

A Medicina é uma área do conhecimento em constante evolução. Os protocolos de segurança devem ser seguidos, porém novas pesquisas e testes clínicos podem merecer análises e revisões. Alterações em tratamentos medicamentosos ou decorrentes de procedimentos tornam-se necessárias e adequadas. Os leitores são aconselhados a conferir as informações sobre produtos fornecidas pelo fabricante de cada medicamento a ser administrado, verificando a dose recomendada, o modo e a duração da administração, bem como as contraindicações e os efeitos adversos. É responsabilidade do médico, com base na sua experiência e no conhecimento do paciente, determinar as dosagens e o melhor tratamento aplicável a cada situação. Os autores e os editores eximem-se da responsabilidade por quaisquer erros ou omissões ou por quaisquer consequências decorrentes da aplicação das informações presentes nesta obra.

Durante o processo de edição desta obra, foram empregados todos os esforços para garantir a autorização das imagens aqui reproduzidas. Caso algum autor sinta-se prejudicado, favor entrar em contato com a editora.

Prefácio

A diretoria do biênio 2017-2018 da Federação Brasileira de Gastroenterologia (FBG) tem o grande prazer e privilégio de editar *A Gastroenterologia no Século XXI: Manual do Residente da Federação Brasileira de Gastroenterologia*.

Embora a FBG tenha seu *Tratado de Gastroenterologia*, já na segunda edição, editado pelos professores Schlioma Zaterka e Jaime Natan Eisig com o objetivo atingido de fazer uma completa exposição da nossa especialidade, havia necessidade e espaço para esta publicação, que visa oferecer uma atualização abrangente, porém concisa, da gastroenterologia, voltada sobretudo aos médicos em formação: residentes, clínicos gerais e acadêmicos de medicina.

Trata-se de um manual com informações fundamentais para o exercício da especialidade, contendo os avanços científico-tecnológicos para sua prática diária.

Seus capítulos contemplam os principais e mais importantes temas da nossa especialidade, escritos por profissionais competentes que transmitiram seus conhecimentos de forma objetiva e didática.

Os editores Flávio Antonio Quilici, Nelma Santana e José Galvão Alves agradecem em nome da FBG aos professores colaboradores que se dedicaram a trazer seu conhecimento e experiência aos capítulos deste livro.

Flávio Antonio Quilici
Presidente da FBG

Nelma Pereira de Santana
Coordenadora Jovem Gastro

José Galvão Alves
Coordenador Científico

Seção I

Cavidade oral

1 | Disfagia orofaríngea

Eponina Maria de Oliveira Lemme

INTRODUÇÃO

Disfagia orofaríngea (DOF) é uma condição que envolve dificuldade real ou percebida em formar ou mover o *bolus* de maneira segura da cavidade oral para o esôfago. A DOF deve ser diferenciada de distúrbios alimentares associados a alterações dos hábitos normais de alimentação e do globo faríngeo, que é sensação de bola na garganta, sem dificuldade de deglutição.

EPIDEMIOLOGIA

Estima-se que na população geral a prevalência da DOF varie entre 2,3 e 16%, dados estes obtidos em consultas telefônicas. Essa prevalência aumenta com a idade, atingindo 26,7% em indivíduos acima dos 76 anos. Tem sido estimada ocorrer em 30 a 40% dos idosos independentes, em 44% daqueles necessitados de cuidados intensivos e em 60% de idosos institucionalizados.

ETIOLOGIA

No Quadro 1 estão as principais causas de DOF. É mais comum em idosos, sendo causas frequentes a DOF pós-acidente vascular encefálico (AVE) e a associada à doença de Parkinson (PK). Alterações anatômicas, fisiológicas, psicológicas e funcionais que contribuem para anormalidades na deglutição como parte do envelhecimento são intituladas de "presbifagia" e promovem redução natural da reserva funcional. Embora essas alterações sejam progressivas e coloquem idosos em risco de DOF, a deglutição em idosos saudáveis não é necessariamente comprometida.

A DOF em idosos com demência e/ou doença de Alzheimer pode atingir 93%, com até 28% apresentando aspiração quando investigados. Em pessoas abaixo de 60 anos, a DOF é mais frequentemente associada a doenças oncológicas com ou sem radioterapia e a doenças neurológicas degenerativas.

QUADRO 1   Causas de disfagia orofaríngea

Sistema nervoso central
Acidente vascular encefálico
Síndrome extrapiramidal (Parkinson, coreia de Huntington, doença de Wilson)
Tumores do tronco cerebral
Doença de Alzheimer
Esclerose lateral amiotrófica
Drogas
Sistema nervoso periférico
Atrofia muscular espinhal
Síndrome de Guillain-Barré
Síndrome pós-poliomielite

(continua)

QUADRO 1   Causas de disfagia orofaríngea *(continuação)*

Sistema nervoso periférico
Drogas (procainamida, citotóxicos)
Miogênica
Miastenia gravis
Dermatomiosite, polimiosite
Miopatia tireotóxica
Síndrome paraneoplásica
Drogas (amiodarona, álcool, drogas redutoras de colesterol)
Alterações estruturais
Divertículo de Zenker
Barra ou estenose do cricofaríngeo
Anel cervical
Tumores de orofaringe
Cirurgia de cabeça e pescoço
Radioterapia
Idiopática

FISIOPATOLOGIA

O trato digestivo superior realiza duas funções na mesma via anatômica: a respiração e a deglutição. A deglutição orofaríngea depende da configuração das vias digestiva e respiratória na passagem do *bolus* da cavidade oral para o esôfago. Esse processo complexo, que envolve componentes sensitivos, motores e psicológicos, inclui mais de 40 músculos e 6 pares cranianos (V, VII, IX, X, XI e XII) e pode ser descrito em três fases sequenciais:

- Fase oral preparatória: dispõe de ações voluntárias e reflexas. A mastigação torna o *bolus* homogêneo, o qual se dirige para a parte posterior da boca, impulsionado pelos movimentos superior e posterior da língua.
- Fase faríngea: é involuntária; o palato mole se eleva para fechar a nasofaringe e prevenir a regurgitação nasal. O osso hioide ascende, elevando a laringe, enquanto a epiglote fecha sua entrada, o que coincide com o relaxamento do músculo cricofaríngeo e a abertura do esfíncter esofagiano superior (EES).
- Fase esofagiana: é também involuntária; o *bolus*, uma vez ultrapassado o EES, segue para o estômago, impulsionado pela peristalse esofagiana primária. A duração do ato da deglutição em um indivíduo saudável é de 0,6 a 1 segundo.

QUADRO CLÍNICO

A faixa etária em que a DOF se apresenta varia com a etiologia, porém, como as doenças neurológicas são a causa mais frequente, costuma surgir após os 60 anos. Os sintomas relacionam-se com o ato de deglutir, e a anamnese pode sugerir o diagnóstico. Os pacientes referem dificuldade de deglutição apontando a região cervical (disfagia alta). A dificuldade, com frequência, é acompanhada de engasgos, tosse e, algumas vezes, de regurgitação de líquidos pelas fossas nasais. Por essa razão, as refeições são longas, o que não raramente afasta os pacientes do convívio familiar. Com o prolongamento do quadro, podem ocorrer perda de peso e desnutrição, o que piora o prognóstico desses pacientes, frequentemente portadores de comorbidades. A possibilidade de aspiração leva ao desenvolvimento de pneumonias. Sabe-se que metade dos portadores de DOF com aspiração vão a óbito em torno de 1 ano. É frequente o paciente "se alimentar tossindo", sugerindo, pelo menos, tentativa de proteção das vias aéreas. A retenção de saliva ou resíduos na faringe gera a alteração vocal conhecida como "voz molhada". Fala anasalada com sucessivas tentativas de melhorá-la são comuns. Sintomas e sinais neurológicos da doença de base acompanham o quadro, como os da PK ou sequelas de AVE, além de alterações mentais mais ou menos acentuadas nos casos de demência e/ou doença de Alzheimer. Aspectos emocionais e psicológicos devem ser lembrados. Sensação de pânico ao se alimentar é observada em 40% dos pacientes, enquanto 36% evitam se alimentar em companhia de outras pessoas. Ansiedade e depressão podem ser encontradas em 37% e 32% dos pacientes, respectivamente. Muitos fazem uso de medicações que podem contribuir para ou até mesmo ser a causa da disfagia, como anticolinérgicos, benzodiazepínicos, haloperidol e inibidores da recaptação de serotonina.

As consequências da DOF, como desidratação, emagrecimento, má nutrição e infecções, principalmente respiratórias, conduzem a internações, readmissões e finalmente a institucionalizações. O exame físico mostra sinais de perda de peso, desidratação, má nutrição e achados da doença neurológica de base, caso seja esta a causa da DOF. No Quadro 2 estão as manifestações clínicas da DOF.

QUADRO 2   Quadro clínico da disfagia orofaríngea

O mais comum	Equivalentes
▪ Disfagia alta de transferência	▪ Fala anasalada ou molhada
▪ Tosse/engasgos	▪ Mudança vocal
▪ Refeições longas	▪ Tosse/pigarro ao se alimentar
▪ Eliminação de saliva	▪ Dispneia
▪ Desidratação	▪ Pneumonia de aspiração
▪ Perda de peso	
▪ Desnutrição	

DIAGNÓSTICO

A DOF é uma condição de abordagem multidisciplinar envolvendo clínico ou geriatra, neurologista, nutricionista, otorrinolaringologista, fonoaudiólogo, fisioterapeuta, avaliação psicológica e de habilidades funcionais, que devem atuar em conjunto para que se obtenham resultados satisfatórios. O diagnóstico clínico pode ser feito pela tomada cuidadosa da história, inclusive com auxílio dos familiares do paciente. O exame físico da cavidade oral, observando-se elevação do palato e movimentos da língua, além da adequada elevação e anteriorização do osso hioide, fornece informações importantes. Devem ser avaliadas a eficiência da deglutição, ou seja, a capacidade de consumir as calorias adequadas para sua nutrição e hidratação, e a segurança da deglutição, sem que complicações respiratórias ocorram. Há testes de avaliação da eficácia e da segurança da deglutição, como deglutição de água em diferentes volumes, observando-se surgimento de tosse e voz "molhada" ou rouca, e administração sequencial de três viscosidades diferentes (néctar, líquido e pudim), explorando os mesmos quesitos. É importante a avaliação do sensório antes da realização desses testes, devendo o paciente estar consciente e alerta.

O diagnóstico diferencial deve ser feito com a disfagia esofagiana, em que o paciente pode apontar a fúrcula esternal como o local da sensação de parada do alimento, mas não apresenta engasgos ou tosse, e a dificuldade ocorre no transporte do alimento, e não sua transferência.

MÉTODOS COMPLEMENTARES

Na avaliação instrumental, deve-se levar em consideração a possibilidade de utilizar seu resultado no planejamento da reabilitação do paciente. Um exame instrumental pode ser indicado para confirmar o diagnóstico e/ou planejar o tratamento em pacientes com DOF. Os achados são úteis para a compreensão da fisiopatologia das anormalidades, para avaliar a progressão natural da doença e a resposta ao tratamento. As indicações e contraindicações devem levar em consideração o *status* cognitivo-linguístico e o estado geral e nutricional do paciente.

Os principais métodos de avaliação instrumental são a esofagografia, a videofluoroscopia da deglutição (VFD), a endoscopia digestiva alta (EDA), a avaliação endoscópica funcional da deglutição (FEES, do inglês *functional efficacy evaluation of swallow*) e a esofagomanometria (EMN), com seu sucedâneo, a videomanometria (Quadro 3). A Sociedade Europeia para Desordens da Deglutição (ESSD) sugere que pacientes com DOF ou anormalidade nos mecanismos de proteção de vias aéreas devam ter avaliação instrumental com VFD ou FEES, realizadas de maneira padronizada por profissional experiente, porém, há vários protocolos e não há consenso a respeito do número de reavaliações, volume e consistência dos *bolus*.

QUADRO 3   Métodos complementares

| Esofagografia/videofluoroscopia da deglutição |
| Endoscopia digestiva alta/avaliação endoscópica funcional da deglutição (FEES) |
| Esofagomanometria |
| Videomanometria |

Esofagografia/videofluoroscopia da deglutição

A esofagografia tem limitações na fase inicial da deglutição, em virtude da rapidez dos fenômenos nessa área, porém, por causa de sua maior disponibilidade, pode iniciar a investigação, sendo útil no diagnóstico de divertículo de Zencker, barra faríngea e lesões orgânicas, como estenoses e tumores.

A videofluoroscopia é um método radiológico não invasivo, que registra em tempo real a dinâmica das fases da deglutição, sendo considerado o método que mais subsídios oferece ao estudo, em especial das fases oral e faríngea da deglutição. As doses de radiação necessárias ao estudo da deglutição (produto dose-área – DAP) são significativamente baixas na relação custo-benefício e, além da possibilidade de análise qualitativa dos fenômenos registrados, permite a quantificação em dimensão e tempo das estruturas e eventos. Os vídeos da VFD devem ser examinados em ambiente escuro, para reduzir erros de interpretação, e devem mostrar os lábios, a boca, a faringe, a coluna cervical e o esôfago. As imagens permitem que se avalie a eficiência do preparo, da organização e da ejeção do bolo, assim como, na faringe, a presença de escapes do conteúdo da oro para a rinofaringe. O trânsito faríngeo, a efetividade da abertura da transição faringoesofágica e a eficiência dos mecanismos de proteção das vias aéreas são bem observados e, quando comprometidos, caracterizam-se por penetração e/ou aspiração. A VFD pode ser bastante útil na observação da deglutição, inclusive com execução das manobras facilitadoras. Experiência preliminar com o método avaliou 26 pacientes com DOF no Hospital Universitário Clementino Fraga Filho da Universidade Federal do Rio de Janeiro (HUCFF-U-FRJ)[1]. O exame foi anormal em 92% dos pacientes, chamando atenção a multiplicidade das alterações, como perda de dentes, escape intraoral, resíduos pós-deglutição e anteriorização ruim do hioide.

Endoscopia digestiva alta/avaliação endoscópica funcional da deglutição (FEES)

A EDA, por sua disponibilidade, frequentemente inicia a investigação de uma DOF, sendo de bastante utilidade na exclusão de alterações orgânicas ou seu diagnóstico, quando permite observar a lesão e biopsiá-la para diagnóstico definitivo. A EDA terá grande importância também na terapêutica em alguns casos (ver adiante).

A avaliação endoscópica funcional da deglutição (*fiberoptic endoscopic evaluation of swallow* – FEES) permite a visão direta das estruturas e da dinâmica faríngea com o emprego do videofibroscópio de fibra óptica e anestesia local. De introdução nasal, sua pequena espessura não interfere significativamente na dinâmica palatal. A estrutura faríngea, a morfologia do ádito laríngeo, a estrutura e a dinâmica das pregas vocais podem ser diretamente observadas durante e depois da deglutição. A dinâmica de abertura e fechamento da transição faringoesofágica também pode ser estimada. É possível visualizar resíduos nos seios piriformes e nas valéculas, perda prematura ou não controlada de líquidos, penetração, aspiração e deglutições em porções. Um de seus maiores ganhos é a possibilidade de definir a capacidade reflexa de proteção das vias aéreas, com o emprego de pulso de ar, ou leve toque nas paredes que delimitam o espaço interaritenoide. Com o uso de corantes, pode-se analisar a eficácia da proteção das vias aéreas. O exame é bem tolerado, fácil de realizar, passível de repetição, além de ser realizável à beira do leito. Sua maior inconveniência é a limitação de sua observação à fase faríngea.

Esofagomanometria

A EMN pode quantificar a contração da faringe, detectar falha no relaxamento do EES e a coordenação entre a contração faríngea e a abertura do EES. É importante ter parâmetros relacionados à idade ao considerar as alterações. Ao analisar o corpo esofagiano e o esfíncter inferior, a EMN pode mostrar anormalidades associadas ou até mudar o diagnóstico. Cerca de 30% dos pacientes com disfagia esofagiana apontam seu desconforto na região cervical, confundindo o diagnóstico.

Videomanometria ou manofluorografia

A EMN pode ser combinada à fluoroscopia (videomanometria ou manofluorografia), técnica que permite a correlação entre a movimentação das estruturas anatômicas com a pressão intraluminar e a identificação da pressão intrabolus, que é medida indireta da complacência do EES. O encontro de falha no relaxamento e/ou elevada pressão intrabolus podem ajudar no diagnóstico e na conduta, particularmente na indicação de miotomia do cricofaríngeo. Os trabalhos na literatura são escassos e são focados no potencial da técnica, ainda restrita a centros de pesquisa.

TRATAMENTO (QUADRO 4)

Medidas gerais

A estratégia empregada depende da gravidade do caso, se a DOF é aguda ou crônica, de sua intensidade e do diagnóstico. Causas passíveis de tratamento clínico devem receber terapêutica apropriada, como as doenças do colágeno, as tireopatias e algumas doenças neurológicas (PK, *miastenia gravis*). O tratamento leva em consideração o estado geral do paciente, se será ambulatorial ou com paciente internado ou institucionalizado.

Em linhas gerais, as seguintes estratégias podem ser adotadas: comer lentamente, para implementar o controle sobre o *bolus*; colocar pequenas quantidades na boca (usar colher); concentrar-se somente na deglutição, eliminando distrações; evitar misturar líquidos e sólidos na mesma ingestão; colocar o alimento no lado mais "forte" da boca, se houver fraqueza unilateral; alternar líquidos e sólidos para permitir o escoamento dos resíduos; e contar com auxílio de cuidadores se houver limitações físicas e/ou cognitivas. A higiene oral deve ser avaliada, pois sua deficiência é fator de risco para pneumonias em idosos com DOF, em razão da alta prevalência de patógenos na boca. É necessária a verificação da quantidade e da qualidade dos dentes, além da eficácia e do ajustamento das próteses dentárias para que a mastigação possa ser satisfatória. É fundamental recomendar a escovação dentária e a limpeza das próteses após cada refeição, e um profissional de saúde bucal deve ser consultado periodicamente. Mínima higiene oral deve ser realizada a cada 12 horas, além de bochechos com soluções antissépticas adequadas.

Medidas compensatórias

Objetivam evitar ou reduzir os efeitos da DOF. A modificação da consistência de sólidos e/ou líquidos é a principal medida compensatória empregada para portadores de DOF, e o efeito terapêutico dessa estratégia é elevado. O emprego de agentes espessantes é frequente e seu efeito é viscosidade-dependente. Os espessantes reduzem a penetração no vestíbulo laríngeo e a aspiração traqueobrônquica, porém a taxa de adesão ao seu uso é baixa, 48 a 56%, por causa da textura e do gosto, do grande esforço na deglutição e da dificuldade de preparar a refeição. Posturas e manobras durante a deglutição são fáceis de aprender, não requerem grande esforço e podem direcionar o *bolus* por meio de ajustamentos biomecânicos. Uma das técnicas é deglutir em posição sentada, com a cabeça fletida e/ou girada para o lado parético, se for o caso. Essa postura "*chin down*" é fácil de realizar e ajuda a fechar a via respiratória. A manobra de Mendelsohn consiste em elevação manual da laringe para a mais alta posição possível por poucos segundos durante a deglutição, contraindo voluntariamente a musculatura. Deglutição com esforço aumenta o movimento da base da língua, fortalecendo a propulsão do *bolus*. As deglutições supraglótica e super-supraglótica consistem em respirar profundamente, prender a respiração durante a deglutição e tossir logo após para eliminar resíduos. Essas manobras protegem as vias aéreas por fechamento das pregas vocais antes e durante a deglutição. A diferença entre elas está no nível de esforço em prender a respiração antes da deglutição.

QUADRO 4   Tratamento da disfagia orofaríngea

- Causas de tratamento clínico
- Causas de tratamento cirúrgico
- Medidas gerais (instruções ao paciente)
- Medidas compensatórias para a deglutição (espessantes, posturas e manobras)
- Reabilitação da deglutição
- Sonda nasogástrica/nasoenteral
- Injeção de toxina botulínica no cricofaríngeo
- Dilatação instrumental do cricofaríngeo
- Tratamento endoscópico do divertículo de Zencker
- Miotomia do cricofaríngeo

Reabilitação da deglutição

Envolve exercícios que treinam músculos específicos ou grupamentos musculares e tem sido eficaz em melhorar a deglutição e reduzir as complicações da DOF. Há exercícios para fortalecer a musculatura da língua, a formação e a homogeneização do *bolus*, a excursão laríngea e a contração da faringe. Um deles é o exercício de Shaker, com flexão da cabeça em posição deitada, que objetiva o fortalecimento dos músculos supra-hióideos, o aumento da abertura do EES e o movimento anterior da laringe, reduzindo os resíduos pós-deglutição e aspiração.

Outras intervenções

Sonda nasogástrica ou nasoenteral

É empregada para pacientes com DOF instalada de forma aguda, para aqueles com disfagia total ou para complementar a hidratação ou a nutrição. A sonda nasogástrica é recomendada por curto período (máximo 2 meses). Algumas das desvantagens são o risco aumentado de refluxo gastroesofágico (RGE) e as lesões nasais e esofágicas.

Gastrostomia endoscópica percutânea (GEP)

Na GEP, uma sonda adequada é colocada no estômago através da parede do abdome. É recomendada em pacientes que vão necessitar de nutrição enteral em longo prazo (mais de 4 a 6 semanas), como nas doenças crônicas ou progressivas. Pacientes geriátricos com DOF pós-AVE e/ou aqueles com demências são as principais indicações para a GEP. Há controvérsias a respeito da prevenção de aspiração com o uso da GEP e sabe-se que a GEP pode causar ou aumentar o risco de RGE com possibilidade de aspiração. Medidas antirrefluxo podem, portanto, se fazer necessárias. A GEP deve ser revista periodicamente, com troca de sonda se necessário.

Injeção de toxina botulínica

A injeção de toxina botulínica (TB) no músculo cricofaríngeo por via endoscópica tem sido registrada em pequenas séries de casos. Um estudo recente[2] empregou a TB (15 a 20 U) em 76 pacientes com doenças neurológicas diversas, nos quais havia sido comprovada falha no relaxamento do EES, sendo que bons resultados foram observados em 52%. Houve pneumonia de aspiração em dois pacientes que haviam sido submetidos a uma segunda injeção e, por essa razão, os autores são cautelosos em recomendar a segunda aplicação.

Dilatações instrumentais do cricofaríngeo

A técnica consiste no emprego de dilatadores, como as bugias de Hurst lubrificadas com o paciente sentado. As sondas são introduzidas pela boca através da faringe e da transição faringoesofágica, onde se observa resistência variável até o esôfago cervical. Mais de 80% de 103 pacientes tratados em um período de 4 semanas obtiveram resultado satisfatório no alívio da DOF[3]. Mais recentemente, um pequeno grupo de portadores de distrofia muscular oculofaríngea e DOF foi submetido a dilatações com dilatadores de Savary-Gilliard. Todos tiveram boa resposta com mediana de acompanhamento de 13 anos e média de 7 dilatações por paciente[4].

Tratamento endoscópico

Empregado no divertículo de Zencker, essa técnica foi introduzida por pesquisadores brasileiros[5] e consiste em uma miotomia endoscópica realizada de forma ambulatorial ou com internação de curta permanência. Os resultados são muito bons, com 90 a 100% dos pacientes assintomáticos após o procedimento. A perfuração é a complicação mais temida, podendo ocorrer em até 15%, necessitando de diagnóstico precoce para tratamento adequado.

Tratamento cirúrgico

Pode ser utilizado em situações específicas, como pacientes com evidências de obstrução ao nível do EES, realizando-se a miotomia do cricofaríngeo. Preditores de bons resultados seriam uma iniciação da deglutição intacta, preservação de força lingual e faríngea, elevação adequada do hioide e evidência radiológica ou manométrica de aumento da resistência ao fluxo pelo EES. Embora não haja estudos controlados, informações disponíveis sugerem uma taxa de resposta de 60%, com mortalidade de 1 a 2%. A avaliação pré-operatória deve incluir documentação de associação ou não com RGE.

CONCLUSÕES

A DOF é uma síndrome complexa de abordagem envolvendo multiprofissionais. Seu diagnóstico baseia-se nas manifestações clínicas e na frequente associação com doenças neurológicas. Em virtude da faixa etária acometida e da associação de comorbidades, a investigação apropriada deve ser feita o quanto antes, para que o tratamento correto seja realizado.

BIBLIOGRAFIA

1. Monteiro L, Lemme E, Abrahão-Junior LJ, Costa MMB. Videofluoroscopia da deglutição – experiência do HUCFF-UFRJ. J Bras Gastroenterol. 2011;(supl 1):9.
2. Zaninotto G, Ragona RM, Briani C, Costantini M, Rizzetto C, Portale G, et al. The role of botulinum toxin injection and upper esophageal sphincter myotomy in treating oropharyngeal dysphagia. J Gastrointest Surg. 2004;8(8):997-1006.
3. Macedo EDF, Carneiro JH, Gomes GF, et al. Dilatation with Hurst bougies for oropharyngeal dysphagia. Dysphagia. 1998;13:131 (abstract).
4. Manjaly JG, Vaughan-Shaw PG, Dale OT, Tyler S, Corlett JC, Frost RA. Cricopharyngeal dilatation for the long-term treatment of dysphagia in oculopharyngeal muscular dystrophy. Dysphagia. 2012;27(2):216-20.
5. Ishioka S, Sakai P, Maluf Filho F, Melo JM. Endoscopic incision of Zenker's diverticula. Endoscopy. 1995;27(6):433-7.

6. Alfonsi E, Retivo DA, Consentino G, De Icco R, Bertino G, Schindler A, et al. Botulinum toxin is effective in the management of neurogenic dysphagia. Clinical-electrophysiological findings and tips on safety in different neurological disorders. Front Pharmacol. 2017;8:80.
7. Baijens LWJ, Clavé P, Cras P, Ekberg O, Forster A, Kolb GF, et al. European Society for swallowing Disorders – European Union Geriatric Medicine Society white paper: oropharyngeal dysphagia as a geriatric syndrome. Clin Interv Aging. 2016;11:1403-28.
8. Cook IJ. Oropharyngeal dysphagia. Gastroenterol Clin N Am. 2009;38(3):411-31.
9. Costa MMB, Canevaro LV, Azevedo ACP. Análise dosimétrica do método vídeo-fluoroscópico aplicado ao estudo da dinâmica da deglutição. Radiol Bras. 2000;33:353-7.
10. Costa MMB, Monteiro JS. Exame videofluoroscópico das fases oral e faríngea da deglutição. In: Costa M, Castro LP. Tópicos em deglutição e disfagia. Rio de Janeiro: Medsi; 2003. p. 273-84.
11. Costa MMB, Moreno MPR. Videomed. Software sem registro de patente desenvolvido pelo Núcleo de Computação Eletrônica da Universidade Federal do Rio de Janeiro. Rio de Janeiro: NCE/UFRJ; 2000.
12. Doria S, Abreu MAB, Buch R, Assumpção R, Nico MAC, Ekcley CA, et al. Estudo comparativo da deglutição com nasofibrolarinngoscopia e videodeglutograma em pacientes com acidente vascular cerebral. Rev Bras Otorrinolaringol. 2003;69(5):636-42.
13. Espetalier F, Fanous A, Aviv J, Bassiouny S, Desuter G, Nerurkar N, et al. International consensus (ICON) on assesssment of oropharyngeal dysphagia. Eur Ann Otorhinolaryngol Head Neck Dis. 2018;135(1S):S17-S21.
14. Kelly JH. Management of upper esophageal sphincter disorders: indications and complications myotomy. Am J of Med. 2000;108:43S-46S.
15. Neltzer N, Kahrilas PJ, Logeman JÁ. Manofluorography in the evaluation of oropharyngeal dysphagia. Dysphagia. 2012;27:151-61.
16. St Guily JL, Zhang KX, Périé S, Copin H, Butler-Browne GS, Barbet JP. Improvement of dysphagia following cricopharyngeal myotomy in a group of elderly patients. Ann Otol Rhinol Laryngol. 1995;104(8):603-9.

Seção II

Esôfago

2 | Doença do refluxo gastroesofágico

Joaquim Prado P. de Moraes-Filho
Gerson Domingues

INTRODUÇÃO

A doença do refluxo gastroesofágico (DRGE) é a condição que se desenvolve quando o refluxo do conteúdo procedente do estômago provoca sintomas desagradáveis e/ou complicações[1].

Em estudo populacional abrangendo cerca de 14.000 pessoas em 22 cidades de diferentes regiões do país, foi identificada a prevalência de cerca de 12 a 20% da população urbana brasileira[2]. A DRGE apresenta, portanto, prevalência muito elevada, merecendo atenção das autoridades de saúde pública quanto ao estabelecimento diagnóstico e ao tratamento.

Aspecto muito importante da enfermidade é a diminuição da qualidade de vida nos indivíduos acometidos (a qual pode ser revertida com o tratamento clínico). O sono, por exemplo, pode se achar comprometido, uma vez que o refluxo noturno está comumente associado com os sintomas da DRGE e suas complicações[3]. Além da saúde como um todo, a redução na qualidade de vida tem consequências negativas nas atividades sociais e na produtividade laboral, com resultante impacto financeiro (absenteísmo, custo de medicamentos, consultas médicas, perda de horas de trabalho etc.).

ETIOPATOGENIA/FISIOPATOLOGIA

A patogênese da DRGE é complexa e envolve mudanças na exposição ao refluxo, resistência da mucosa esofágica e sensibilidade visceral. O refluxo gástrico contém material nocivo capaz de lesar o esôfago e/ou gerar sintomas. A exposição esofágica ao refluxato gástrico é o determinante primário da gravidade da doença. A maior ou menor intensidade da esofagite é relacionada ao tempo de exposição ácida e ao pH do conteúdo gástrico refluido.

O relaxamento transitório do esfíncter esofágico inferior (RTEEI) é o principal mecanismo fisiopatológico da DRGE, mediado pelo nervo vago e fortemente influenciado pela distensão gástrica proximal, seja por alimento ou por gás, a qual precipita a ativação de mecanoceptores adjacentes à cárdia. Tanto o estímulo aferente quanto o eferente são mediados por via vagal.

O RTEEI ocorre independentemente da deglutição, não é acompanhado de peristalse esofagiana, pode durar entre 10 e 45 segundos (mais do que um relaxamento induzido pela deglutição, que dura em torno de 10 segundos) e é acompanhado pela inibição da crura diafragmática.

A maioria dos episódios de refluxo ocorrem durante o RTEEI e não durante intervalos prolongados de hipotensão do EEI como postulado anteriormente. Em adição, em estudos posteriores, ficou demonstrado que pacientes com DRGE não tinham mais episódios de RTEEI do que indivíduos controle, mas sim que nos pacientes com DRGE os RTEEI estavam mais associados com refluxo ácido: a prevalência de episódios de refluxo ácido durante RTEEI em pacientes controle foi de 40% e em pacientes com DRGE de 70%[4].

O refluxo ácido é muito mais comum que o refluxo não ácido na etiopatogenia da DRGE: em menos de 10% dos pacientes, o refluxo pode ser fracamente ácido ou mesmo alcalino. Essa exposição excessiva origina-se pelo comprometimento da barreira antirrefluxo e pela redução na habilidade do esôfago em depurar ou tamponar o refluxato, levando por fim à DRGE. Por outro lado, sintomas e complicações também ocorrem no contexto de refluxo fisiológico do ponto de vista quantitativo, quando existe resistência epitelial diminuída ou aumento da sensibilidade visceral. Em uma análise resumida, o refluxo anormal se desenvolve via alterações no balanço entre forças agressoras e defensoras[5].

Os principais fatores protetores são a junção esofagogástrica (JEG), a saliva e a peristalse. A JEG é a principal barreira antirrefluxo, sendo composta por componentes anatômicos e funcionais, entre eles o EEI, que é o determinante que tem maior importância[6]. Os fatores agressores são representados por relaxamento transitório inadequado do EEI, hipotensão do EEI, bolsa ácida, aumento da distensibilidade da JEG, *clearance* esofágico prolongado, velocidade de esvaziamento gástrico reduzida e a hérnia de hiato (HH). Vale assinalar que o distúrbio anatômico mais importante é a presença de HH, principalmente aquelas maiores de 3 cm, que favorecem a ocorrência de esofagite erosiva[8]. Além disso, os fatores que influenciam a sensibilidade visceral e, por conseguinte, a percepção dos sintomas são a acidez do refluxato e sua extensão proximal, a presença de gás no refluxato, o refluxo duodenogastroesofágico, a contração da musculatura longitudinal, a integridade da mucosa e a sensibilidade periférica e central[6].

Barreiras antirrefluxo

A principal barreira antirrefluxo é uma zona anatômica complexa que engloba o EEI, a crura diafragmática, a localização intra-abdominal do EEI e o ângulo de Hiss.

O EEI é formado por músculo liso e tem uma extensão média de 2 a 4 cm, estando sua porção proximal localizada acima da linha escamocolunar e seus 2 cm distais, intra-abdominais[7]. Ele é o principal componente da barreira antirrefluxo, sendo capaz de prevenir o refluxo mesmo quando separado da crura diafragmática pela HH[7]. Sua pressão de repouso varia de 10 a 30 mmHg, o que permite uma generosa reserva pressórica, uma vez que somente 5 a 10 mmHg são necessários para bloquear o refluxo. O EEI mantém uma zona de alta pressão em virtude do tônus da musculatura intrínseca e do estímulo excitatório de neurônios colinérgicos[8].

Anatomicamente localizado em um hiato criado pela crura diafragmática direita, o EEI está ancorado pelo ligamento frenoesofagiano, que se insere no nível da junção escamocolunar. A crura diafragmática proporciona uma compressão extrínseca ao EEI, contribuindo para a pressão de repouso, com cerca de 5 a 10 mmHg[9].

A entrada oblíqua do esôfago no estômago cria um ângulo agudo com a grande curvatura gástrica, chamado ângulo de Hiss, o qual cria um efeito de válvula que contribui para a competência da JEG[10].

Mecanismos que favorecem o refluxo

Hérnia de hiato por deslizamento

HH é definida pela migração proximal do EEI em relação à crura diafragmática, o que ocorre, principalmente, pelo enfraquecimento ou pela ruptura do ligamento frenoesofagiano e resulta em uma barreira antirrefluxo mais incompetente[11]. O consenso brasileiro da DRGE baseado em evidências menciona, como fator de risco da persistência de sintomas ao tratamento clínico, as HH, cuja imagem ao exame endoscópico é superior a 3 cm[12].

Há diversos estudos que comprovam que pacientes com HH têm mais episódios de refluxo e maior exposição ao ácido do que pacientes normais[13].

Outro mecanismo proposto para a HH levar à DRGE é o fato de que o conteúdo gástrico fica represado no saco herniário (entre o EEI e a crura diafragmática) e reflui quando o EEI relaxa durante a deglutição, caracterizando o fenômeno de refluxo superimposto[14].

Por fim, pequenas separações entre os dois picos pressóricos (do EEI e da crura) podem não ser percebidas, logo, pequenas HH são subdiagnosticadas, mas, ainda assim, podem ter implicações clínicas e fisiopatológicas[15].

Bolsa ácida

Uma questão intrigante sobre a fisiopatologia da DRGE era que a maioria dos episódios de refluxo ácido ocorria durante o período pós-prandial, justamente quando o ácido era tamponado pelo alimento e o pH gástrico atingia seus níveis mais elevados[16].

Ao investigar esse aparente paradoxo, observou-se que, após as refeições, o conteúdo que refluía para o esôfago era comparativamente mais ácido do que o do corpo gástrico, como se houvesse uma "bolsa ácida", próxima à JEG. Essa "bolsa" resultaria, provavelmente, da neoformação de sobrenadante de conteúdo ácido a partir das células parietais, na região gástrica proximal[17].

Novos estudos mostraram, ainda, que mais importante do que o tamanho dessa "bolsa ácida" era a sua localização: bolsas supradiafragmáticas resultavam em 74 a 85% de refluxo ácido durante o RTEEI, enquanto bolsas mais distais levavam a, somente, 7 a 20% de refluxo ácido durante o RTEEI[18,19].

Aumento da distensibilidade da JEG

O aumento da complacência da JEG, definido como aumento do volume quando submetido a uma dada força, tem sido apontado como um dos fatores predisponentes para a DRGE, uma vez que permite o refluxo de maior volume de conteúdo gástrico e permite um número maior de RTEEI quando há distensão da porção gástrica proximal[20].

Em estudo recente da complacência da JEG com a tecnologia de *endoscopic functional luminal imaging probe* (EndoFLIP), Pandolfino et al.[21] mostraram que a distensibilidade da JEG dos pacientes com DRGE é 2 a 3 vezes maior do que a de pacientes controle.

Clearance esofagiano

Após chegar até o esôfago, a principal defesa contra conteúdo ácido refluído são o *clearance* esofagiano mecânico, feito pela peristalse, e o *clearance* químico, feito pelo bicarbonato da saliva, o qual normaliza o pH do órgão[6].

Nesse ponto, os achados são conflitantes, não sendo clara a relação de causalidade entre motilidade esofagiana ineficaz e DRGE: o distúrbio motor é a causa do refluxo anormal ou é o resultado deste?

Esvaziamento gástrico lento

Não há consenso quanto ao fato de o esvaziamento gástrico lentificado predispor ou não ao refluxo. O racional para acreditar que isso ocorra é a hipótese de haver maior distensão gástrica, o que desencadearia episódios de RTEEI.

Gourcerol et al.[22], em um estudo prospectivo, avaliaram o esvaziamento gástrico de 30 pacientes com sintomas típicos de DRGE e concluíram que o esvaziamento gástrico lentificado aumenta o número de episódios de refluxos diários e pós-prandiais sem aumentar, porém, a exposição ácida.

Fatores que influenciam a percepção dos sintomas

A hipótese tradicionalmente aceita é a de que os sintomas da DRGE sejam consequência da estimulação de quimiorreceptores ácido sensíveis do esôfago. Contudo, muitas vezes existe baixa correlação entre a presença de refluxos ácidos e de sintomas. Frequentemente observa-se que pacientes com sintomas graves de DRGE podem apresentar baixa exposição ácida esofagiana, e outros com sintomas leves muitas vezes têm alta exposição ácida esofagiana. Essa observação sugere fortemente que existam outros fatores, além do refluxo ácido, que influenciem na percepção dos sintomas. Vários estudos buscam elucidar esses fatores, porém essa correlação ainda não é completamente entendida[6].

Convém lembrar que a percepção dos sintomas, tal como ocorre com outros setores do aparelho digestivo, ou seja, a sensibilidade maior ou menor aos agentes externos, relaciona-se ao aspecto psicoemocional. Estresse, tensão, ansiedade e depressão podem ser fatores que influenciam a sensibilidade, ou seja, a sintomatologia[15].

Características do refluxo

Após o surgimento da impedâncio-pHmetria foi possível caracterizar o refluxo quanto a sua acidez e composição, assim como identificar o nível de sua ascensão, permitindo estudar a relação entre essas variáveis e os sintomas da DRGE.

Acidez

O refluxo pode ser classificado como ácido (pH < 4) e não ácido, que é subdividido em levemente ácido (pH 4 a 7) e levemente alcalino (pH > 7).

É sabido que refluxos com pH < 4 são capazes de gerar sintomas, entretanto, estudos de impedâncio-pHmetria sugerem que um percentual de pacientes com episódios sintomáticos estão associados com refluxos não ácidos[23].

Nesse contexto, uma metanálise de 2010 chamou atenção para a importância dos episódios de refluxos não ácidos como causa de sintomas, principalmente em pacientes em uso de inibidores de bomba de prótons (IBP). Foi observado que, em pacientes em uso de IBP, 83% dos refluxos sintomáticos estavam associados com refluxos não ácidos. Por outro lado, em pacientes que não estavam em uso de IBP, 37% dos episódios de refluxo eram não ácidos e apenas 28% dos episódios de refluxo sintomáticos estavam associados com refluxos não ácidos[24]. Embora alguns aspectos necessitem ser esclarecidos, isso sugere que os episódios de refluxo não ácido tenham participação na percepção de pirose e regurgitação nos pacientes com DRGE, principalmente aqueles que mantêm sintomas em uso de IBP.

Extensão proximal

Episódios de refluxo com grande extensão proximal têm maior chance de gerar sintomas e de provocar esofagite[25]. Em um estudo que comparou características de refluxos sintomáticos e assintomáticos, concluiu-se que a percepção de sintomas depende da duração da exposição ácida e da extensão proximal do refluxo[26]. Uma possível explicação é que esses refluxos de maior volume resultariam em maior estimulação mecânica (pela distensão) e química (ácida) dos nervos aferentes, provocando mais sintomas.

Refluxo gasoso

Estudos demonstraram que a probabilidade de um refluxo gerar sintoma está relacionada à presença de gás neste, e que episódios de refluxo gasoso puro também podem ser responsáveis por sintomas[27]. Uma hipótese que justifica isso é a ativação de mecanorreceptores secundária à distensão do lúmen esofagiano.

Refluxo duodenogastroesofágico

O refluxo pode conter outros constituintes nocivos além do ácido, como pepsina, tripsina ou ácidos biliares. Uma hipótese é que esse tipo de refluxo poderia causar sintomas, porém estudos demonstraram que o refluxo biliar e o refluxo misto (ácido-biliar) são responsáveis apenas por, respectivamente, 6 a 9% e 12% dos refluxos sintomáticos em pacientes sem uso de IBP[28,29].

Contração do músculo longitudinal

A contração sustentada do músculo longitudinal esofagiano é um distúrbio motor identificado não na manometria convencional, mas sim por meio de ultrassonografia de alta frequência intraluminal, e vem sendo estudada como causa de pirose. Um possível mecanismo seria a isquemia transitória da parede do esôfago gerada por essa contração. Um estudo de 2001 encontrou a presença de contração sustentada esofagiana em 28 de 40 episódios de pirose (sendo que 13 desses 28 estavam associados a refluxo ácido e 15 não relacionados a refluxo ácido), enquanto nos períodos de controle foram observadas apenas 2 contrações sustentadas. Esse estudo sugere que esse distúrbio motor pode ser causa de pirose, associada ou não a refluxo ácido[30].

Integridade da mucosa

Em pacientes com esofagite observa-se uma nítida quebra da barreira do epitélio escamoso, que permite que os componentes do refluxo estimulem nociceptores na lâmina própria, causando sintomas. Já nos pacientes com DRGE não erosiva, tem sido sugerido que um dano microscópico da mucosa possa ser um fator associado ao desenvolvimento de sintomas[6].

Uma dessas alterações microscópicas da mucosa é a presença de espaços intercelulares dilatados (DIS), que possivelmente são secundários ao influxo de íons (entre eles o cloreto) pelo epitélio após aumento da permeabilidade, seguido da entrada de água nos espaços intercelulares[31]. Já foi demonstrado em estudos que esses DIS estão presentes na DRGE e que o uso de IBP pode revertê-los[32]. Apesar disso, ainda não foi comprovada a relação entre a presença dessas alterações e a percepção dos sintomas.

Outra alteração que tem sido cada vez mais demonstrada é o aumento da permeabilidade da mucosa do esôfago secundária à clivagem da e-caderina, uma proteína de adesão que mantém a integridade do epitélio. Entretanto, a exemplo da DIS, ainda não foi comprovada correlação com sintomas.

Sensibilização
Sensibilização periférica

Uma hipótese é que a percepção dos sintomas de DRGE esteja relacionada ao aumento da sensibilidade do esôfago a uma variedade de estímulos. Essa hipersensibilidade visceral seria consequência de um *upregulation* de receptores periféricos do nervo aferente pela inflamação ácido-induzida. Entre esses receptores, estão o TRPV1 e o PAR-2, que tiveram sua expressão aumentada em biópsias de esôfago de pacientes com DRGE demonstrada em estudo[33]. A ativação do TRPV1 pela inflamação induzida pelo ácido resulta na síntese de mediadores inflamatórios que promovem aumento da permeabilidade da mucosa e sensibilização periférica[34]. Com o aumento do número desses receptores, ocorre uma amplificação da resposta inflamatória ao estímulo ácido e, consequentemente, dos sintomas. Essa hipótese é sustentada pela observação de que a percepção de pirose pode ser induzida pela ativação do TRPV1 após exposição à capsaicina e ao ácido[35].

Sensibilização central

Além da sensibilização periférica, a central também tem papel essencial na hipersensibilidade esofagiana. A hipótese é de que a estimulação ácida no esôfago promova a sensibilização do córtex cingulado e insular, que fazem parte do sistema límbico e que processam e modulam os sinais sensitivos do trato gastrointestinal. Consequentemente, há uma redução do limiar de dor, que passa a ocorrer com estímulos não dolorosos[36]. O mecanismo proposto é o de que os nociceptores aumentados, em número e em expressão, resultam em amplificação das cascatas de sinalização nos neurônios da espinha dorsal, que subsequentemente levam à facilitação de respostas sinápticas excitatórias e redução das inibitórias, resultando em respostas amplificadas aos estímulos nocivos e inócuos.

APRESENTAÇÃO CLÍNICA

Os sintomas típicos da DRGE são a pirose e a regurgitação. Entre as manifestações atípicas da doença, que podem não estar acompanhadas de nenhum dos sintomas típicos, sem dúvida, as que assumem maior importância são as otorrinolaringológicas, como tosse, laringite, asma, rouquidão, pigarro e sensação de *globus*[37].

Convém lembrar que a tosse crônica, a laringite crônica e a asma são processos multifatoriais que podem ter o refluxo como fator potencial de agravamento e, por isso, a DRGE pode não ser a única causa dessas manifestações[37,38]. Os mecanismos causais para a tosse, laringite de refluxo e síndromes asmatiformes podem ser diretos (aspiração) ou indiretos (mediados via nervo vago). Nesses casos, a semiologia reveste-se de maior importância: deve caracterizar o sintoma, sua relação com a alimentação, exercícios físicos e postura do indivíduo e presença de manifestações típicas (que podem ser leves ou eventualmente negligenciadas pelo paciente).

Estudos mais recentes têm demonstrado que a DRGE também pode interferir na qualidade do sono. Estudo populacional demonstrou que a pirose ocorreu durante o período de sono em 25% de 15.000 indivíduos, concluindo-se que a enfermidade está frequentemente associada a alterações do sono[39]. Em dois estudos, foi investigada a relação entre a DRGE e os distúrbios do sono e foi concluído que tanto a pirose noturna como as queixas relacio-

2 Doença do refluxo gastroesofágico 31

nadas à qualidade do sono são mais frequentes em pacientes com DRGE e que o tratamento agressivo desses pacientes com IBP podem melhorar a qualidade do sono[40,41].

O diagnóstico baseado apenas na anamnese e no exame físico para pacientes com idade inferior a 45 anos, sem sinais de alerta, como anemia, hemorragia digestiva, emagrecimento, disfagia ou odinofagia, e com sintomas típicos de DRGE, sem investigação complementar, é conduta recomendada por muitos autores, inclusive pelo Consenso Latino-Americano da DRGE[42]. Vale mencionar, entretanto, que o III Consenso Brasileiro da DRGE, realizado em 2008[43], recomendou que todo paciente com suspeita ou diagnóstico de DRGE realize a endoscopia digestiva alta (EDA) antes do início do tratamento. Essa orientação se baseia no fato de que a EDA é um procedimento seguro e facilmente executado, amplamente disponível e de baixo custo no Brasil.

Assim, a DRGE pode se apresentar sob duas formas, conforme a ocorrência ou não de erosões que são detectadas ao exame endoscópico.

Doença do refluxo não erosiva

É a forma mais frequente da enfermidade, definida pela presença de sintomas clássicos ou atípicos de DRGE associados com refluxo com ausência de lesões ao exame endoscópico[1]. Entretanto, os pacientes diagnosticados com doença do refluxo não erosiva (DRNE) constituem um grupo heterogêneo, uma vez que, uma parcela desses pacientes apresenta sintomas relacionados à anormal exposição esofágica ao ácido, enquanto outros são sintomáticos em razão da hipersensibilidade ao refluxo ácido, mas associado com exposição ácida normal. Além disso, alguns pacientes com sintomas de refluxo não apresentam evidências da presença de refluxo ácido anormal. Tem sido sugerido que estes últimos apresentem seus sintomas como consequência de refluxo não ácido, inflamação, anormalidades na motilidade gastrointestinal ou hipersensibilidade visceral[44].

Essas características da DRNE transformam-na em um particular desafio diagnóstico e terapêutico para o gastroenterologista, tendo em vista que a taxa de resposta ao tratamento antissecretor pelo IBP, em geral, é inferior em relação àquela encontrada em pacientes portadores da doença erosiva. Conforme revisão sistemática recente, a resposta sintomática, determinada por presença de pirose, em pacientes com DRNE foi significativamente inferior em relação aos pacientes com esofagite erosiva da ordem de 37% *vs.* 56%, respectivamente, após tratamento por 4 semanas com um IBP[45]. Contudo, a despeito desses resultados, o tratamento da DRNE com IBP continua a oferecer vantagens sobre o placebo (RR=0,71; 0,65-0,78) e os antagonistas do receptor H_2 com respeito ao controle da pirose[46].

Em uma metanálise recente que envolveu 6.309 pacientes, ficaram demonstradas a eficácia e a segurança do uso do IBP no tratamento dos pacientes com DRNE em relação a grupos-controle[47]. Assim, com base nesses estudos, a terapia empírica com IBP para pacientes com sintomas relacionados com a DRGE é sustentada, exceção feita às situações clínicas em que sintomas de alarme sejam identificados ou para pacientes acima de 40 anos com sintomas crônicos da DRGE, apontando para a realização imediata da EDA[43].

Doença do refluxo erosiva

Consiste na apresentação clássica da enfermidade com ocorrência de sintomas sugestivos e presença de erosões ao exame endoscópico, embora o exame não apresente especificidade elevada[48] (Figura 1).

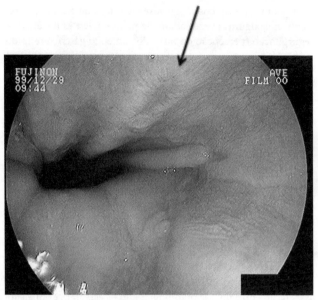

Grau A – Los Angeles

Figura 1 Doença do refluxo gastroesofágico erosiva. Presença de erosões na mucosa.

DIAGNÓSTICO

Existe ligeiro predomínio da enfermidade no sexo feminino e sua incidência aumenta com a idade[2]. O diagnóstico da DRGE inicia-se com detalhada anamnese que permite identificar os sintomas característicos, bem como sua duração e frequência.

Os sintomas típicos são: pirose (sensação de queimação retrosternal, algumas vezes chamada pelos pacientes de "azia") e regurgitação (percepção do fluxo do conteúdo gástrico refluido para a boca ou hipofaringe). Esses sintomas apresentam valor preditivo para o diagnóstico da DRGE[49], embora com baixa especificidade. A pirose costuma ocorrer algum tempo após as refeições, particularmente quando elas são muito volumosas e/ou ricas em gorduras. As condições que elevam a pressão intra-abdominal podem também exacerbar os sintomas e, nesse sentido, deve ser dado destaque à obesidade. De fato, o aumento de peso tem sido sistematicamente associado à presença de refluxo gastroesofágico[50].

A atividade física intensa pode predispor à ocorrência de episódios de refluxo gastroesofágico particularmente em pacientes com a forma erosiva da enfermidade[51].

Os sintomas atípicos podem ou não estar associados aos sintomas descritos anteriormente. As principais manifestações atípicas são: dor torácica não cardíaca (DTNC), tosse crônica, laringite, asma, rouquidão, pigarro, sensação de *globus*[48]. A associação entre fibrose pulmonar e DRGE está bem estabelecida[52]. A tosse crônica, a laringite crônica e a asma são processos multifatoriais que podem ter o refluxo como fator potencial de agravamento. Merece atenção a DTNC, uma vez que a etiologia cardíaca deve ser primeiramente afastada na abordagem diagnóstica, lembrando que a DRGE costuma ser causa comum de dor torácica.

Os sintomas de alerta (anemia, hemorragia digestiva, disfagia, odinofagia, emagrecimento, sintomas de grande intensidade, pacientes idosos com início abrupto e história familiar de câncer) merecem atenção especial porque podem estar associados a complicações e os pacientes devem receber abordagem diagnóstica mais agressiva[53].

Teste terapêutico

O teste terapêutico empírico com IBP em dose padrão é, em muitos casos, satisfatório e permite inferir o diagnóstico de DRGE[52]. O teste tem, contudo, limitações pela baixa especificidade e por não existir padronização quanto à droga a ser empregada, nem à dose, ou ao tempo de observação. O consenso brasileiro da DRGE não recomenda o uso do "teste terapêutico"[43].

Assim, a resposta satisfatória ao tratamento clínico sugere confirmação do acerto diagnóstico. Em situações inconclusivas em que a resposta ao tratamento não é totalmente satisfatória ou o diagnóstico da DRGE em sua forma não erosiva não está evidente, a pHmetria de 24 horas ou a impedâncio-pHmetria podem ser ferramentas diagnósticas importantes[48].

Exames subsidiários

Exame endoscópico e biópsia de esôfago

O exame endoscópico em geral não está particularmente indicado na presença de sintomas típicos, em pacientes jovens com história típica de DRGE. Nos casos em que este pode contribuir para o diagnóstico das lesões causadas pelo refluxo, como na caracterização de erosões, a endoscopia possibilita a realização de biópsias que são indispensáveis para o diagnóstico de complicações como esôfago de Barrett, úlceras do esôfago, estenose e adenocarcinoma esofágico[50].

Radiografia contrastada de esôfago ou esofagograma. vídeo-deglutograma

O esofagograma não está indicado para o estabelecimento diagnóstico da DRGE, mas tem indicação na investigação de pacientes com disfagia e odinofagia. O vídeo-deglutograma nesses casos é particularmente sensível.

Cintilografia

Pode demonstrar o refluxo do conteúdo gástrico após ingestão de contraste marcado com Tc[99]. O exame é oneroso e pouco disponível, mas por ser técnica não invasiva tem sido empregado para o diagnóstico da DRGE em crianças.

Manometria esofágica

Não tem indicação na investigação diagnóstica da DRGE. O achado de esfíncter inferior do esôfago de baixa amplitude, por exemplo, não necessariamente significa presença de refluxo.

O exame de manometria esofágica está indicado nas seguintes situações:

- Localização do esfíncter inferior do esôfago (antes da realização do exame de pHmetria ou impedâncio-pHmetria).
- Como exame pré-operatório de DRGE para afastar acalasia e distúrbios de motilidade do corpo esofágico (que, eventualmente, contraindicam a intervenção cirúrgica).
- Investigação complementar da disfagia, particularmente quando existe suspeita de alterações motoras não confirmadas como acalasia, "esôfago em britadeira", espasmo esofágico difuso[53].

pHmetria de 24 horas ou pHmetria ambulatorial prolongada

Avalia o pH ácido no interior do esôfago. Está indicada em pacientes com a forma não erosiva da doença, como parte da avaliação dos pacientes refratários ao tratamento com IBP e em situações em que o diagnóstico de DRGE é questionável. Convém lembrar que a pHmetria de 24 horas é o único exame que permite verificar a associação entre refluxo fisiológico e presença de sintomas[50].

Resultados bastante satisfatórios na determinação do pH ácido esofágico têm sido descritos com o emprego da cápsula Bravo (Medtronics Inc., EUA), que é um aperfeiçoamento da pHmetria prolongada, pois permite que o período de avaliação do pH intraesofágico seja estendido de 24 para 48 horas, até 96 horas, o que pode representar um incremento de cerca de 25% na capacidade diagnóstica. A cápsula Bravo é afixada por endoscopia no esôfago distal de onde transmite, via radiotelemetria, sinais para o receptor externo afixado no cinto do paciente. Após o período de exame os sinais são analisados por um computador. Ao término do exame, a cápsula se desprende espontaneamente e é eliminada pelo tubo digestivo[54]. São fatores limitantes do seu uso o custo elevado e o número restrito de centros no Brasil que disponibilizam o exame.

Impedâncio-pHmetria esofágica

Permite diferenciar o trânsito esofágico de sólidos ou líquidos e caracteriza tanto os episódios ácidos quanto os não ácidos. A monitoração por 24 horas pelo sistema impedâncio-pHmetria tem maior sensibilidade do que a pHmetria isolada na detecção do refluxo gastroesofágico. As indicações são as mesmas da pHmetria de 24 horas.

Em particular, os pacientes com manifestações otorrinolaringológicas da doença, habitualmente, apresentam a forma não erosiva da DRGE. Como já referido, o refluxo ácido é muito mais frequente do que o refluxo não ácido na etiopatogenia da DRGE. Entretanto, recentemente, foi sugerido um papel para o refluxo não ácido (ou fracamente ácido) na gênese de sintomas otorrinolaringológicos, sobretudo tosse, pigarro e *globus*, em pacientes em tratamento com IBP. O diagnóstico impõe-se após exame otorrinolaringológico que evidencia alterações inflamatórias e/ou anatômicas que sugerem a DRGE. A EDA pouco colabora para o diagnóstico, dada a reduzida frequência de esofagite erosiva encontrada nesse grupo de pacientes. Assim, como passo inicial para o diagnóstico, é recomendado o teste terapêutico com um IBP em dose dobrada, por um período de 8 semanas. Essa conduta foi classificada como recomendação de grau A, lembrando que determinados pacientes com DRGE podem eventualmente não apresentar resposta positiva ao teste terapêutico, porque necessitam de dose maior do medicamento ou sua utilização por período mais prolongado[43].

Naqueles em que não houve resposta ao teste com IBP ou a resposta foi parcial fica indicado o estudo por pHmetria esofágica prolongada ou, onde disponível, por impedâncio-pHmetria para averiguação da presença do refluxo ácido ou, no caso da impedâncio-pHmetria, dos refluxos ácido e não ácido, assim como a sua relação com a presença de sintomas[55]. Nesse contexto, a avaliação pela impedâncio-pHmetria é mais importante pela conhecida e estabelecida relação entre os sintomas otorrinolaringológicos e o refluxo não ácido[56].

Com a introdução de novos parâmetros na análise da impedâncio-pHmetria esofágica, como o *post-reflux swallow-induced peristaltic wave* (PSPW) *index*, que avalia a eficácia do *clearance* esofágico[57], e a *mean nocturnal basal impedance* (MNBI), que avalia o comprometimento da integridade da mucosa esofágica[58], foi possível aumentar o espectro de diagnóstico da DRGE em pacientes cuja associação entre refluxos e sintomas não estava evidente durante a realização do teste. O valor percentual do PSPW está mais baixo nos pacientes com exposição ácida anormal comparado aos voluntários saudáveis e pacientes com pirose funcional[57]. Além disso, pacientes com tempo de exposição ácida anormal têm valores menores de impedância basal no esôfago distal comparados com controles saudáveis e pacientes com pirose funcional[59].

A impedâncio-pHmetria pode ser realizada com ou sem terapia com IBP. Basicamente, quando o diagnóstico da DRGE ainda não foi estabelecido, o estudo deve ser mais bem realizado sem uso do IBP. Por outro lado, o estudo em uso de IBP está reservado para aqueles pacientes cujo diagnóstico da DRGE já foi estabelecido, mas existe a persistência dos sintomas ou na avaliação do tratamento em pacientes portadores do esôfago de Barrett[56].

TERAPÊUTICA

Do ponto de vista prático é difícil determinar qual a alteração fisiopatológica predominante e que deve ser corrigida com o tratamento. Por isso, o objetivo das medidas terapêuticas consiste em corrigir ou minimizar as consenquências do refluxo. Os pacientes com DRGE erosiva costumam responder melhor ao tratamento do que aqueles com a forma não erosiva.

O tratamento visa ao alívio dos sintomas, cicatrizar as lesões quando presentes, evitar recidivas e prevenir as complicações, podendo ser clínico ou cirúrgico. O tratamento endoscópico é bastante promissor, mas encontra-se em fase de investigação e por isso não pode ser recomendado como alternativa para os tratamentos médico ou cirúrgico[50].

Tratamento clínico

A DRGE é primariamente uma doença motora mas, como não se dispõe de um fármaco procinético que efetivamente atue sobre as aberturas transitórias do EIE, os objetivos do tratamento consistem basicamente em minimizar e neutralizar os efeitos danosos do refluxato ácido.

O paciente deve ser informado da natureza crônica da sua enfermidade, devendo ser estabelecida uma relação muito satisfatória entre médico e paciente, com o propósito de assegurar a adesão ao tratamento. Pacientes com DRGE atendidos no Hospital das Clínicas de São Paulo (nível terciário de atendimento) exibiram nível muito elevado de baixa adesão (47,5%) ao tratamento prescrito com IBP[60]. Nesse sentido é importante se assegurar de que a orientação clínica proposta é atentamente seguida pelo paciente, pois a adesão é um dos fatores mais importantes para o sucesso terapêutico.

A grande maioria dos pacientes se beneficia com o tratamento clínico que deve abranger medidas comportamentais e medidas farmacológicas, as quais devem ser implementadas simultaneamente.

Medidas comportamentais

A mudança no estilo de vida faz parte do tratamento da DRGE, compondo denominadas medidas comportamentais, que visam a prevenir situações e alimentos que promovam ou facilitem o refluxo. As principais orientações estão listadas na Tabela 1.

TABELA 1 Medidas comportamentais no tratamento da DRGE[50,52]

Medida comportamental	Comentários
Elevação da cabeceira da cama (15 cm)	Indicada nos casos mais graves, favorece a ação da gravidade e auxilia a decantação esofágica, principalmente com refluxo noturno
Evitar deitar após as refeições, guardando um intervalo mínimo de 2 a 3 horas	Elevação da pressão intragástrica na posição de decúbito favorece o refluxo gastroesofágico. Essa medida é particularmente importante em casos de refluxo noturno

(continua)

2 Doença do refluxo gastroesofágico 41

TABELA 1 Medidas comportamentais no tratamento da DRGE[50,52](*continuação*)

Medida comportamental	Comentários
Redução do peso corporal em casos de sobrepeso e obesidade	Aumento da pressão intra-abdominal acrescida da eventual infiltração gordurosa local favorecem o refluxo. A recomendação é sobretudo válida em pacientes com ganho de peso recente
Evitar refeições copiosas, bem como alimentos gordurosos, álcool, chocolate, tomate, café, chá, bebidas gaseificadas	Apesar do baixo nível de evidência, a indicação é válida quando o paciente observa correlação de certos alimentos com presença de sintomas e melhora com sua retirada
Comer devagar	Não existem evidências documentadas. Ainda assim, a ingestão rápida pode favorecer a distensão gástrica com aumento da pressão intragástrica que favorece o refluxo gastroesofágico

Tratamento farmacológico

O tratamento de eleição é constituído pelos IBP, considerados medicamentos de primeira linha, que são apresentados na Tabela 2 com as respectivas doses padrão/dia. Os índices de cicatrização são elevados com o uso dos IBP, que se constituem em drogas seguras e eficazes para o tratamento prolongado.

Devem ser prescritos por períodos de 8 semanas de tratamento (embora a cicatrização possa ocorrer muitas vezes em 4 semanas) para alívio sintomático e cicatrização da forma erosiva da doença. Não existem diferenças maiores entre os diversos IBP, embora em determinados casos específicos possam ter comportamentos diferentes.

TABELA 2   Inibidores da bomba de prótons (IBP) disponíveis no mercado brasileiro[52] – doses diárias

Omeprazol	40 mg
Lansoprazol	30 mg
Pantoprazol	40 mg
Rabeprazol	20 mg
Esomeprazol	40 mg
Pantoprazol-Mg	40 mg
Dexlansoprazol	60 mg

É recomendável que o tratamento seja iniciado com a dose padrão uma vez ao dia, cerca de 30 a 40 minutos antes do café da manhã, exceção feita ao dexlansoprazol. Não existem diferenças maiores entre o uso de uma tomada ao dia pela manhã ou duas meias-doses (pela manhã e antes do jantar) e, por isso, quando existe predomínio de sintomas noturnos, pode-se prescrever o uso de IBP duas vezes ao dia[52]. Nos casos em que existe resposta parcial ao tratamento deve ser considerada a dose dobrada do produto e, eventualmente, a mudança para outro IBP. Essas medidas costumam oferecer alívio sintomático adicional[50].

Entretanto, existem limitações clínicas ao uso do IBP. Cerca de 50% dos pacientes em uso de IBP para tratamento da DRNE não estão satisfeitos com seus tratamentos em virtude da perpetuação dos sintomas ou sua resolução apenas parcial. Embora vários fatores não relacionados com o IBP possam contribuir para essa resposta inadequada, como alterações da motilidade gastrointestinal alta, refluxo duodeno-gastroesofágico, hipersensibilidade visceral e hipervigilância por parte do paciente, a meia-vida plasmática curta da maioria dos IBP e a necessidade da tomada da dose no período pré-prandial são problemas significativos[61].

A recuperação da secreção ácida gástrica em pacientes em uso de IBP durante o período noturno e o seu refluxo ao esôfago caracteriza o chamado escape ácido noturno, responsável pela perpetuação de sintomas noturnos. Esse escape ácido é frequentemente observado com a maioria dos IBP utilizados na atualidade, cuja característica farmacocinética é a liberação da droga em apenas um único momento quando utilizados em dose única diária pela manhã. Embora o aumento da dose do IBP para duas tomadas por dia seja conduta médica frequente, cerca de 40% dos pacientes continuam a sofrer sintomas relacionados com o escape ácido noturno, fato que leva o paciente à automedicação, aumentando a dosagem do IBP ou acrescentando outra medicação antissecretora com o objetivo de amenizar os sintomas noturnos[62]. Mesmo os IBP ditos de segunda geração como o esomeprazol 40 mg, tomado duas vezes por dia por voluntários saudáveis, ainda resultam em pH < 4 em cerca de 15% do total das horas do dia[63].

A importância do horário de tomada do IBP também é frequentemente subapreciada. Os IBP têm meia-vida plasmática curta e inibem, por uma ligação covalente, apenas as bombas protônicas que estão ativadas ao longo dos canalículos da membrana da célula parietal naquele período de seu pico plasmático. Portanto, não existe muita flexibilidade no horário da tomada da medicação e é importante que ela ocorra cerca de 30 minutos a 1 hora antes da alimentação para que haja a coincidência de seu pico plasmático com a ativação máxima das bombas protônicas estimuladas pela alimentação. As bombas protônicas que estão inativas não serão afetadas pelos IBP. Nesse contexto, em uma pesquisa norte-americana com 1.046 médicos da atenção primária, foi observado que 36% forneciam instruções incorretas para seus pacientes com relação ao horário apropriado de tomada do IBP[64].

Em outro estudo, 66% dos pacientes relataram dificuldade para lembrar de tomar o IBP 30 minutos antes da refeição e 68% declararam uma preferência por tomar a medicação com a refeição, o que diminui a absorção e a biodisponibilidade do IBP[65]. Assim, baixa complacência combinada com janela estreita de eficácia em função da curta meia-vida plasmática do IBP podem ser importantes causas de falha do IBP.

Dessa maneira, esforços têm sido realizados com o objetivo de superar as limitações farmacológicas dos IBP correntemente disponíveis, em particular, a sua curta meia-vida plasmática e, portanto, curta duração de efeito e a necessidade da administração da dose pré-prandial.

Uma dessas estratégias alternativas é a inclusão de um estimulador da secreção ácida gástrica juntamente com o IBP. O ácido succínico exibe atividade semelhante à pentagastrina e foi aprovado pela Food and Drug Administration como um excepiente farmacêutico. Em um estudo clínico piloto com 36 pacientes saudáveis, ficou demonstrado que ácido succínico combinado com omeprazol exercia melhor controle do pH intragástrico noturno do que o omeprazol isolado[66]. Um estudo clínico fase IIb avaliando pacientes com pirose está em andamento, mas a composição não está liberada para uso clínico.

Alterações na formulação dos IBP disponíveis têm sido utilizadas como outro caminho com o objetivo de sobrepassar esses desafios. Rabeprazol-ER é uma formulação de 50 mg em cápsula que contém cinco distintos tabletes de 10 mg desenhados para serem degradados e absorvidos em intervalos de tempo ao longo do intestino delgado e do cólon. Dois estudos duplo-cegos paralelos demonstraram que o rabeprazol-ER não foi superior ao esomeprazol na cicatrização da esofagite grave (Classificação de Los Angeles graus C e D) e alívio da pirose associada[67], de forma que o desenvolvimento clínico desse composto foi descontinuado.

Recentemente, foi introduzido no mercado o dexlansoprazol MR (*modified release*). Dexlansoprazol é um R-enantiômero do lansoprazol, que constitui mais de 80% da droga circulante após a administração oral de lansoprazol. A cápsula de dexlansoprazol MR contém dois tipos de grânulos, cada um com revestimento que se dissolve em dois diferentes níveis de pH, promovendo, portanto, uma dupla liberação da droga em momentos diferentes do seu caminho pelo tubo digestivo. Em outras palavras, 25% da droga é liberada no duodeno proximal a um pH de 5,5, com farmacocinética semelhante à dos IBP tradicionais com revestimento entérico. Os 75% restantes da dose da droga são liberados no íleo distal a um pH de 6,8, que promove um segundo pico sérico em 5 a 6 horas após a administração[68]. Assim, com uma única dose administrada ao dia, o nível plasmático terapêutico é marcadamente estendido no decorrer do dia, permitindo a inibição de novas bombas de próton formadas ou ativadas que se seguem ao efeito inicial do IBP. Outras importantes propriedades do dexlanzoprazol MR é que a sua absorção não é dependente da refeição, ou seja, a medicação pode ser tomada antes, durante ou após a refeição ou em diferentes horários do dia, sem alteração significativa do seu efeito sobre o pH intragástrico[69,70].

As demais classes terapêuticas para o tratamento da DRGE são consideradas alternativas com papel secundário e são prescritas em situações incomuns. São elas:

- Alcalinos (ou antiácidos): empregados para neutralizar a secreção ácida gástrica com capacidade de neutralização efêmera, servindo apenas para controle imediato dos sintomas.
- Alginato: extraído de algas marinhas, acha-se associado ao bicarbonato de sódio e ao carbonato de cálcio, como objetivo de aliviar os sintomas do refluxo gastroesofágico. Forma uma camada protetora aderente à mucosa gástrica, que impede o con-

tato do conteúdo ácido do estômago com o esôfago, por um período relativamente prolongado de alívio. Pode ser indicado como adjuvante ao IBP em pacientes com sintomas noturnos.

- Agentes procinéticos (metoclopramida, bromoprida, domperidona): não têm ação direta sobre a DRGE. A metoclopramida promove a elevação da pressão do EIE, melhora a motilidade do corpo esofágico e aumenta o esvaziamento gástrico[50]. Seu uso, entretanto, é bastante limitado pelos eventos adversos extrapiramidais do sistema nervoso central, como náuseas, irritabilidade, agitação, depressão, etc. Outros procinéticos como bromoprida e domperidona, que atuam como agonistas da dopamina, têm ação semelhante à da metoclopramida, mas como existem poucas evidências de sua efetiva atuação no tratamento da DRGE, devem ser considerados medicamentos de exceção, empregados em associação com IBP em pacientes com quadro de dismotilidade associada à DRGE, como queixa de "empachamento", ou seja, esvaziamento gástrico lento.

Tratamento de manutenção

O tratamento de manutenção deve ser indicado aos pacientes que continuam a apresentar sintomas após a descontinuação do IBP e em pacientes com esofagite erosiva, e em complicações como o esôfago de Barrett. A DRGE é uma condição crônica e a melhora da sintomatologia observada com a supressão ácida promovida pela dose plena (ou eventualmente dobrada) é geralmente seguida pelo retorno dos sintomas quando o tratamento é descontinuado[71], particularmente nos casos mais intensos.

Ao término da fase aguda do tratamento, determinados pacientes requerem cuidados de manutenção: aproximadamente

20% mantêm-se bem com o uso de antiácidos e medidas comportamentais[71]. Entretanto, até 80% dos pacientes com esofagite erosiva, após a resposta satisfatória da primeira fase do tratamento, apresentam recaída maior ou menor dos sintomas dentro de 12 meses após a descontinuação do IBP[72]. Esses pacientes requerem tratamento de manutenção com IBP, geralmente metade da dose padrão ou a menor dose efetiva, incluindo a terapia sob demanda (administração de IBP quando ocorrem sintomas)[50]. O uso prolongado de IBP é seguro tanto em doses diárias como em terapia sob demanda[73].

Tratamento cirúrgico

O tratamento cirúrgico (fundoplicatura) acha-se indicado na presença de HH maiores e é uma opção para a terapia em longo prazo, mas em geral não é recomendada para pacientes que não respondem satisfatoriamente ao tratamento clínico[50]. Existem evidências do mesmo poder de equivalência entre o tratamento clínico com IBP (93%) e o tratamento cirúrgico de fundoplicatura de Nissen (90%) com pacientes em remissão por 3 anos[52]. Por outro lado, informações sobre o acompanhamento cirúrgico em longo prazo não são disponíveis, e os pacientes devem ser informados que muitas vezes é, com o passar do tempo, necessária a reintrodução de tratamento clínico ou de reoperação[74].

BIBLIOGRAFIA

1. Vakil N, Zanten SV, Kahrilas P, Dent J, Jones R; Global Consensus Group. The Montreal definition and classification of gastroesophageal reflux disease: a global evidence-based consensus. Am J Gastroenterol. 2006;101:1900-20.

2. Moraes-Filho JPP, Chinzon D, Eisig E, Hashimoto CL, Zaterka S. Prevalence of heartburn and gastroesophageal reflux disease in the urban Brazilian population. Arq Gastroenterol. 2005;42:122-7.

3. Fass R. Effect of gastroesophageal reflux disease on sleep. Journal of Gastroenterology and Hepatology. 2009;25(suppl. 1):S41-S44.

4. Moraes-Filho JPP. Doença do refluxo gastroesofágico. Rev Bras Med. 2007;64:1-8.

5. Eisen G. The epidemiology of gastroesophageal reflux disease: what we know and what we need to know. Amer J Gastroenterol. 2001;96(Suppl 8):S16-8.

6. Mendes-Filho AM, Moraes-Filho JPP, Nasi A, Eisig JN, Rodrigues TN, Barbutti RC, et al. Influence of exercise testing in gastroeesophageal reflux in patients with gastroesophageal reflux disease. ABCD Arq Bras Cir Dig. 2014;27:3-8.

7. Moraes-Filho, JPP, Ceconnello I, Gama-Rodrigues JJ, Castro L, Henry MA, Meneghelli UG, et al.; Brazilian Consensus Group. Brazilian Consensus on gastroesophageal reflux disease: proposals for assessment, classification and management. Amer J Gastroenterol. 2002;97:241-8.

8. Moraes-Filho JPP, Navarro-Rodriguez T, Barbuti R, Eisig J, Chinzon D, Bernardo W; Brazilian Gerd Consensus Group. Guidelines for the diagnosis and management of gastroesophageal reflux disease: an evidence-based consensus. Arq Gastroenterol. 2010;47:99-115.

9. Katz PO, Gerson LB, Vela MF. Guidelines for the diagnosis and management of gastroesophageal reflux disease. Am J Gastroenterol. 2013;108:308-28.

10. Domingues GRS, Moraes-Filho JPP, Domingues AGL. Impact of prolonged 48-h wireless capsule esophageal pH monitoring on diagnosis of gastroesophageal reflux disease and evaluation of the relationship between symptoms and reflux episodes. Arq Gastroenterol. 2011;48:24-9.

11. Dal-Paz K, Moraes-Filho JPP, Navarro-Rodriguez T, Eisig JN, Barbuti R, Quigley EM. Low levels of adherence with proton pump inibitor therapy contribute to therapeutic failure in gastroesophageal reflux disease. Dis Esophagus. 2012;25(2):107-13.

12. Pace F, Tonini M, Pallota S, Molteni P, Porro GB. Systematic review: maintenace of treatment of gastro-oesophageal reflux disease with proton pump inhibitors taken "on demand". Aliment Pharmacol Therap. 2007;26:195-204.

2 Doença do refluxo gastroesofágico **49**

13. Balbouj M, Reichenberger J, Neu B, Prinz C, Schmid RM, Rösch T, et al. A prospective multicenter clinical and endoscopic follow-up study of patients with gastroesophageal reflux disease. Z Gastroenterol. 2005;43:1303-7.

14. Vakil NB, Shaker R, Johnson DA, Kovacs T, Baerg RD, Hwang C, et al. The new proton pump inhibitor esomeprazole is effective as a maintenance therapy in GERD patients with healed erosive esophagitis: a 6-month, randomized, double-blind, placebo controled study of efficacy and safety. Aliment Pharmacol Ther. 2001;15:927-35.

15. Brunner G, Athmann C, Schneider A. Long-term, open-label trial: safety and efficacy of continuous maintenance treatment with pantoprazole for up to 15 years in svere acid-peptic disease. Aliment Pharmacol Ther. 2012;36:37-47.

16. Spechler SJ, Lee E, Ahnen D, Goyal RK, Hirano I, Ramirez F, et al. Long term outcome of medical and surgical therapies for gastroesophageal reflux disease: followup of a randomized controlled trial. JAMA. 2001;285:2331-8.

17. Tack J, Pandolfino JE. Phathophysiology of gastroesophageal reflux disease. Gastroenterology. 2018;154:277-88.

18. Herregods TV, Bredenoord AJ, Smout AJ. Pathophysiology of gastroesophageal reflux disease: new understanding in a new era. Neurogastroenterol Motil. 2015;27:1202-13.

19. Sloan S, Rademaker AW, Kahrilas PJ. Determinants of gastroesophageal junction incompetence: hiatal hernia, lower esophageal sphincter, or both? Ann Intern Med. 1992;117:977-82.

20. Dodds WJ. Effect of atropine on esophageal motor function in humans. Am J Physiol. 1981;240:G290-6.

21. Mittal RK, Rochester DF, McCallum RW. Electrical and mechanical activity in the human lower esophageal sphincter during diaphragmatic contraction. J Clin Invest. 1988;81:1182-9.

22. Thor KB. Reappraisal of the flap valve mechanism in the gastroesophageal junction. A study of a new valvuloplasty procedure in cadavers. Acta Chir Scand. 1987;153:25-8.

23. van Herwaarden MA, Samsom M, Smout AJ. The role of hiatus hernia in gastro-oesophageal reflux disease. Eur J Gastroenterol Hepatol. 2004;16:831-5.

24. van Herwaarden MA, Samsom M, Smout AJ. Excess gastroesophageal reflux in patients with hiatus hernia is caused by mechanisms other than transient LES relaxations. Gastroenterology. 2000;119:1439-46.
25. Mittal RK, Lange RC, McCallum RW. Identification and mechanism of delayed esophageal acid clearance in subjects with hiatus hernia. Gastroenterology. 1987;92:130-5.
26. Lee YY, McColl KE. Pathophysiology of gastroesophageal reflux disease. Best Pract Res Clin Gastroenterol. 2013;27:339-51.
27. Trudgill NJ Riley SA. Transient lower esophageal sphincter relaxations are no more frequent in patients with gastroesophageal reflux disease than in asymptomatic volunteers. Am J Gastroenterol. 2001;96:2569-74.
28. Mason RJ. Postprandial gastroesophageal reflux in normal volunteers and symptomatic patients. J Gastrointest Surg. 1998;2:342-9.
29. Fletcher J. Unbuffered highly acidic gastric juice exists at the gastroesophageal junction after a meal. Gastroenterology. 2001;121:775-83.
30. Pandolfino JE. Acidity surrounding the squamocolumnar junction in GERD patients: "acid pocket" versus "acid film". Am J Gastroenterol. 2007;102:2633-41.
31. Beaumont H. The position of the acid pocket as a major risk factor for acidic reflux in healthy subjects and patients with GORD. Gut. 2010;59:441-51.
32. Pandolfino JE. Esophagogastric junction opening during relaxation distinguishes nonhernia reflux patients, hernia patients, and normal subjects. Gastroenterology. 2003;125:1018-24.
33. Kwiatek MA. Esophagogastric junction distensibility assessed with an endoscopic functional luminal imaging probe (EndoFLIP). Gastrointest Endosc. 2010;72:272-8.
34. Gourcerol G. Influence of gastric emptying on gastro-esophageal reflux: a combined pH-impedance study. Neurogastroenterol Motil. 2013;25:800-7.
35. Bredenoord AJ, Weusten BL, Curvers WL, Timmer R, Smout AJ. Determinants of perception of heartburn and regurgitation. Gut. 2006;55:313-8.
36. Boeckxstaens GE, Smout A. Systematic review: role of acid, weakly acidic and weakly alkaline reflux in gastro-oesophageal reflux disease. Aliment Pharmacol Ther. 2010;32:334-43.
37. Savarino E, Tutuian R, Zentilin P, Dulbecco P, Pohl D, Marabotto E, et al. Characteristics of reflux episodes and symptom association in patients

with erosive esophagitis and nonerosive reflux disease: study using combined impedance-pH off therapy. Am J Gastroenterol. 2010;105:1053-61.
38. Weusten BL, Akkermans LM, vanBerge-Henegouwen GP, Smout AJ. Symptom perception in gastroesophageal reflux disease is dependent on spatiotemporal reflux characteristics. Gastroenterology. 1995;108:1739-44.
39. Emerenziani S, Sifrim D, Habib FI, Ribolsi M, Guarino MP, Rizzi M, et al. Presence of gas in the refluxate enhances reflux perception in non-erosive patients with physiological acid exposure of the oesophagus. Gut. 2008;57:443-7.
40. Koek GH, Tack J, Sifrim D, Lerut T, Janssens J. The role of acid and duodenal gastroesophageal reflux in symptomatic GERD. Am J Gastroenterol. 2001;96:2033-40.
41. Marshall RE, Anggiansah A, Owen WA, Owen WJ. The relationship between acid and bile reflux and symptoms in gastro-oesophageal reflux disease. Gut. 1997;40:182-7.
42. Pehlivanov N, Liu J, Mittal RK. Sustained esophageal contraction: a motor correlate of heartburn symptom. Am J Physiol Gastrointest Liver Physiol. 2001;281:G743-51.
43. Tobey NA, Gambling TM, Vanegas XC, Carson JL, Orlando RC. Physicochemical basis for dilated intercellular spaces in non-erosive aciddamaged rabbit esophageal epithelium. Dis Esophagus. 2008;21:757-64.
44. Calabrese C, Bortolotti M, Fabbri A, Areni A, Cenacchi G, Scialpi C, et al. Reversibility of GERD ultrastructural alterations and relief of symptoms after omeprazole treatment. Am J Gastroenterol. 2005;100:537-42.
45. Bhat YM, Bielefeldt K. Capsaicin receptor (TRPV1) and non-erosive reflux disease. Eur J Gastroenterol Hepatol. 2006;18:263-70.
46. Ma J, Altomare A, Rieder F, Behar J, Biancani P, Harnett KM. ATP: a mediator for HCl-induced TRPV1 activation in esophageal mucosa. Am J Physiol Gastrointest Liver Physiol. 2011;301:G1075-82.
47. Kindt S, Vos R, Blondeau K, Tack J. Influence of intra-oesophageal capsaicin instillation on heartburn induction and oesophageal sensitivity in man. Neurogastroenterol Motil. 2009;21:1032-e82.
48. Lawal A, Kern M, Sanjeevi A, Antonik S, Mepani R, Rittmann T, et al. Neurocognitive processing of esophageal central sensitization in the insula and cingulate gyrus. Am J Physiol Gastrointest Liver Physio. 2008;294:G787-94.

49. Moraes-Filho J, Cecconello I, Gama-Rodrigues J, Castro L, Henry MA, Meneghelli UG, et al. Brazilian consensus on gastroesophageal reflux disease: proposals for assessment, classification, and management. Am J Gastroenterol. 2002;97(2):241-8.

50. Kahrilas PJ, Shaheen NJ, Vaezi MF. American Gastroenterological Association medical position statement on the management of gastroesophageal reflux disease. Gastroenterology. 2008;135:1383-91.

51. Velanovich V, Hollingsworth J, Suresh P, Ben-Menachem T. Relationship of gastroesophageal reflux disease with adenocarcinoma of the distal esophagus and cardia. Dig Surg. 2002;19(5):349-53.

52. Fass R, Quan SF, O'Connor GE, Ervin A, Iber C. Predictors of heartburn during slep in a large prospective cohort study. Chest. 2005;127:1658-66.

53. Chen CL, Robert JJT, Orr WC. Sleep symptoms and gastroesophageal reflux. J Clin Gastroenterol. 2008;42:13-7.

54. Cohen H, Moraes-Filho JPP, Cafferata ML, Tomasso G, Salis G, González O, et al.; Latin-American GORD Consensus Group. A Latin-American evidence based consensus on gastroesophageal reflux disease. Europ J Gastroenterol & Hepatol. 2006;18:349-68.

55. Moraes-Filho JPP, Rodriguez TN, Barbuti R, Eisig J, Chinzon D, Bernardo W; Brazilian Gerd Consensus Group. Guidelines for the diagnosis and management of gastroesophageal reflux disease: an evidence-based consensus. Arq Gastroenterol. 2010;47:99-115.

56. Fass R, Chey WD, Zakko SF, Andhivarothai N, Palmer RN, Perez MC, et al. Clinical trial: the effects of the proton pump inhibitor dexlanzoprazole MR on daytime and nighttime heartburn in patients with non-erosiva reflux disease. Aliment Pharmacol Ther. 2009;29:1261-72.

57. Dean BB, Gano AD Jr, Knight K, Ofman JJ, Fass R. Effectiveness of proton pump inhibitors in non erosive reflux disease. Clin Gastroenterol Hepatol. 2004;2:656-64.

58. Sigterman KE, van Pinxteren B, Bonis PA, Lau J. Short-term treatment with proton pump inhibitors, H2-receptor antagonists and prokinetics for gastro-oesophageal reflux disease-like symptoms and endoscopy negative reflux disease. Cochrane Database Syst Rev. 2013;(5):CD002095.

59. Chen L, Chen Y, Li B. The efficacy and safety of proton pump inhibitors in treating patients with non-erosive reflux disease: a network meta-analysis. Sci Rep. 2016;6:1-9.

60. Hom C, Vaezi M. Extra-esophageal manifestations of gastroesophageal reflux disease: diagnosis and treatment. Drugs 2013;73:1281-95.
61. Domingues G. Multichannel intraluminal impedance and pH. Arq Gastroenterol. 2016;53:129-37.
62. Frazzoni M, Manta R, Mirante VG, Conigliaro R, Frazzoni L, Melotti G. Esophageal chemical clearance is impaired in gastroesophageal reflux disease - a 24-h impedance-pH monitoring assessment. Neurogastroenterol Motil. 2013;25:399-406.
63. Kessing BF, Bredenoord AJ, Weijenborg PW, Hemmink GJ, Loots CM, Smout AJ. Esophageal acid exposure decreases intraluminal baseline impedance levels. Am J Gastroenterol. 2011;106:2093-97.
64. Martinucci I, de Bortoli N, Savarino E, Piaggi P, Bellini M, Antonelli A, et al. Esophageal baseline impedance levels in patients with pathophysiological characteristics of functional heartburn. Neurogastroenterol Motil. 2014;26:546-55.
65. Strand DS, Kim D, Peura DA. 25 years of proton pump inhibitors: a comprehensive review. Gut and Liver. 2017;11:27-37.
66. Chey WD, Mody RR, Izat E. Patients and physician satisfaction with proton pump inhibitors (PPIs): are there opportunities for improvement? Dig Dis Sci. 2010;55:3415-22.
67. Yuan Y, Hunt R. Intragastric acid suppressing effect of proton pump inhibitors twice daily at steady state in healthy in healthy volunteers: evidence of an unmet need? Am J Gastroenterol. 2008;103(Suppl 1):S50.
68. Chey WD, Inadomi JM, Booher AM, Sharma VK, Fendrick AM, Howden CW. Primary-care physicians` perceptions and practices on the management of GERD: results of a national survey. Am J Gastroenterol. 2005;100:1237-42.
69. Persson K. When do ulcer patients take their acid inhibition medication? Hassle Information. 1993;7:19-23.
70. Chowers Y, Atarot T, Pratha VS, Fass R. The effect of once daily omeprazole and succinic acid (VECAM) vs once daily omeprazole on 24-h intragastric pH. Neurogastroenterol Motil. 2012;24:426-31.
71. Laine L, Katz PO, Johnson DA, Ibegbu I, Goldstein MJ, Chou C, et al. Randomised clinical trial: a novel rabeprazole extended release 50 mg formulation vs esomeprazole 40 mg in healing of moderate-to-severe

erosive esophagitis. The results of two double-blind studies. Aliment Pharmacol Ther. 2011;33:203-12.

72. Vakily M, Zhang W, Wu J, Atkinson SN, Mulford D. Pharmacokinetics and pharmacodynamics of a known active PPI with a novel Dual Delay Release technology, dexlansoprazol MR: a combined analysis of randomized controlled clinical trials. Curr Med Res Opin. 2009;25:627-38.

73. Lee RD, Vakily M, Mulford D, Wu J, Atkinson SN. Clinical trial: the effect and timing of food on the pharmacokinetics and pharmacodynamics of dexlansoprazole MR, a novel dual delayed release formulation of a proton pump inhibitor – evidence for dosing flexibility. Aliment Pharmacol Ther. 2009;29:824-33.

74. Lee RD, Mulford D, Wu J, Atkinson SN. The effect of time-of-day dosing on the pharmacokinetics and pharmacodynamics of dexlansoprazole MR: evidence for dosing flexibility with a dual delayed release proton pump inhibitor. Aliment Pharmacol Ther. 2010;31:1001-11.

Distúrbios motores do esôfago | 3

Luiz João Abrahão Junior

INTRODUÇÃO

Os distúrbios motores do esôfago (DME) podem causar sintomas crônicos e típicos de doença esofagiana, na ausência de base orgânica ou metabólica identificável[1]. Surgem quando o complexo mecanismo fisiológico responsável pela integridade da deglutição se altera. O esôfago é dotado de musculatura estriada em seu terço proximal e musculatura lisa em seus dois terços distais. Possui dois esfíncteres, o esfíncter esofagiano superior (EES), que o separa da faringe, e o esfíncter esofagiano inferior (EEI), que o separa do estômago. No ato da deglutição, ocorre abertura do EES e a onda peristáltica primária se propaga pelo esôfago em sentido distal, encontrando o EEI aberto, permitindo a passagem do bolo alimentar. Após a deglutição, os esfíncteres assumem seu tônus basal de repouso funcionando, portanto, como elementos de defesa, contra o refluxo gastroesofágico (EEI) e a aspiração pulmonar (EES).

Os DME de musculatura estriada são consequentes a alterações da faringe e/ou do EES, e nos de musculatura lisa existe acometimento no corpo esofagiano e/ou do EEI. Ambos podem ser primários, quando a alteração motora esofagiana é a própria manifestação da doença, ou secundários, se a doença de base é sistêmica e o comprometimento esofagiano é apenas uma de suas manifestações[1].

DISTÚRBIOS MOTORES ESOFAGIANOS PRIMÁRIOS

A classificação dos DME primários mais frequentemente utilizada e baseada na manometria convencional pode ser vista no Quadro 1[1]. O Quadro 2 contém a classificação de Chicago dos DME baseada na manometria de alta resolução (MAR).

QUADRO 1   Classificação dos distúrbios motores do esôfago primários[1]

Acalasia
Espasmo esofagiano difuso
Esôfago hipercontrátil ▪ Esôfago em quebra-nozes ▪ Esfíncter esofagiano inferior hipertenso
Esôfago hipocontrátil ▪ Motilidade esofagiana ineficaz ▪ Esfíncter esofagiano inferior hipotenso

QUADRO 2   Classificação dos distúrbios motores do esôfago primários de acordo com a manometria de alta resolução

Acalasia (tipos I, II e III)
Obstrução funcional da junção esofagogástrica
Aperistalse
Espasmo esofagiano distal
Esôfago em britadeira (*jackhammer*)
Motilidade ineficaz
Peristalse fragmentada

Espasmo esofagiano difuso

Introdução

O espasmo esofagiano difuso (EED) é um DME que pode se manifestar por dor no peito e disfagia. Foi descrito há mais de um século em pacientes hipocondríacos que apresentavam dor no peito inexplicada. Embora seja comum a crença de que dor no peito de origem esofagiana possa ser decorrente de "espasmo" de esôfago, trata-se de um DME de diagnóstico exclusivamente manométrico, porém bastante infrequente em laboratórios de motilidade.

O termo espasmo esofagiano difuso é o mais empregado na maior parte dos trabalhos, porém admite-se que ele não seja o mais apropriado, visto que as alterações da contratilidade se restringem quase que exclusivamente à metade ou ao terço distal, enquanto o terço proximal, com musculatura estriada, é poupado. Portando, o nome mais adequado para designar esse distúrbio motor e atualmente mais utilizado é espasmo esofagiano distal[2].

Manifestações clínicas

A doença predomina no sexo feminino, faixa etária entre 50 e 60 anos e apresenta-se com disfagia e/ou dor torácica[3]. A disfagia é intermitente, súbita, com parada transitória do alimento, frequentemente acompanhada de forte dor retrosternal baixa, irradiada para dorso ou mandíbula. Para obter alívio, o paciente ingere líquidos, executa determinadas manobras e, o que é mais comum, provoca vômitos ou tenta regurgitar. A dor pode ser desencadeada por líquidos quentes ou gelados, mas também surge em repouso, fora das refeições, acorda o paciente à noite e pode piorar ou ser desencadeada por situações de tensão emocional. Muitos com frequência são submetidos a investigação cardiológica, principalmente aqueles em que a dor é o único sintoma ou domina o quadro clínico, alarmando o paciente. Alguns pacientes com dor e/ou disfagia diárias ou muito frequentes apresentam perda de peso, por causa do receio de se alimentar. O EED pode estar associado à doença do refluxo gastroesofágico (DRGE), quando pirose e regurgitações ácidas vêm associadas ao quadro clínico, sendo importante a sua pesquisa em virtude de implicações terapêuticas[2].

Diagnóstico

O diagnóstico do espasmo difuso é feito exclusivamente pela esofagomanometria. Na dependência da queixa que motiva a investigação, os pacientes realizam inicialmente endoscopia digestiva, na investigação de dor torácica ou DRGE e/ou estudo radiológico, quando a queixa dominante é a disfagia. A esofagite é incomum nesses pacientes.

Esofagografia convencional

Em sua maioria, os achados à esofagografia são representados por incoordenação, presença de contrações terciárias, que com frequência segmentam a coluna do meio de contraste. Em cerca de 30% é encontrado o esôfago em saca-rolhas, quando essas contrações se tornam pronunciadas, porém, esse aspecto não é patognomônico ou exclusivo do EED (Figura 1). Menos comumente, ocorre atraso no tempo de trânsito da substância baritada e associação com divertículos do esôfago torácico[4].

Esofagomanometria convencional

As principais anormalidades são restritas ao esôfago distal. Em resposta às deglutições, surgem contrações simultâneas de amplitude normal ou elevada, podendo ter duração aumentada, múltiplos picos ou serem repetidas[3]. As contrações simultâneas são intercaladas por ondas peristálticas, sendo que o diagnóstico

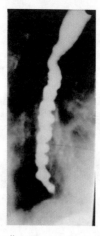

Figura 1 Esôfago em saca-rolhas em paciente com espasmo difuso.
Imagem do acervo da Unidade de Esôfago, Serviço de Gastroenterologia, Hospital Universitário Clementino Fraga Filho da Universidade Federal do Rio de Janeiro (HUCFF-UFRJ).

manométrico do EED requer a presença de contrações simultâneas (acima de 30 mmHg) em pelo menos 20% das deglutições úmidas empregadas para estudo do corpo esofagiano, em todo o corpo ou em esôfago distal, a 3 e 8 cm acima do limite superior do esfíncter inferior[2,3] (Figura 2). Contrações repetidas, ondas de longa duração, contrações espontâneas, mesmo podendo estar presentes, não são requeridas para diagnóstico[3].

A maioria dos pacientes com EED tem pressão basal do EEI normal e um terço exibe relaxamento incompleto[3].

O EED é um distúrbio relativamente incomum em laboratórios de motilidade, sendo observado em no máximo 10% dos exames anormais de pacientes com DTNC[4] ou portadores de disfagia funcional.

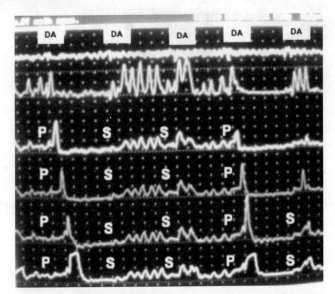

Figura 2   Corpo esofagiano – esofagomanometria de espasmo difuso. Contrações simultâneas (S) x ondas peristálticas (P). Distância entre os canais de registro: 5 cm.
DA: deglutição de água.
Imagens do acervo da Unidade de Esôfago, Serviço de Gastroenterologia, Hospital Universitário Clementino Fraga Filho da Universidade Federal do Rio de Janeiro (HUCFF-UFRJ).

Manometria de alta resolução

Com a introdução da MAR na prática clínica, observou-se que as contrações rapidamente propagadas (simultâneas) não são específicas do espasmo difuso. Uma variável definida à MAR, a latência distal, mede o período de inibição que precede a contração no esôfago distal, definida como o intervalo de tempo entre o relaxamento do esfíncter superior e o início da contração no ponto de desaceleração da contração (PDC). Contrações prematuras, definidas como as de latência distal reduzida (< 4,5 s), são mais específicas para o diagnóstico de EED à MAR. Contrações prematuras (latência distal reduzida) em 20% ou mais das deglutições, com relaxamento normal da JEG, constituem o EED, enquanto contrações prematuras com anormalidade no relaxamento da JEG fariam o diagnóstico da acalasia tipo III ou acalasia espástica[2,5] (Figura 3).

Esôfago em quebra-nozes

Introdução

A denominação "esôfago em quebra-nozes" foi proposta por Benjamin et al.[6], embora a afecção, de diagnóstico exclusivamente manométrico, tenha sido descrita por Brand et al. em 1977[7].

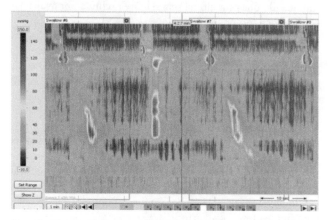

Figura 3   Manometria de alta resolução demonstrando contrações prematuras intercaladas com ondas peristálticas normais.

Empregando a esofagomanometria no estudo de pacientes com dor torácica não cardíaca (DTNC), a anormalidade manométrica mais frequentemente encontrada por esses autores foi elevada amplitude de ondas peristálticas em esôfago distal, denominada peristalse esofagiana sintomática. O esôfago em quebra-nozes (EQN) foi descrito posteriormente como o DME mais frequentemente encontrado em DTNC[8].

Diagnóstico
Manifestações clínicas

O EQN predomina no sexo feminino, principalmente da sexta década, e seu principal sintoma é a dor torácica[13]. A dor se localiza na região retrosternal, com irradiação para região cervical, dorso e braços. Pode ser desencadeada por tensão emocional, surgir após esforço físico e ser atenuada pelo uso de vasodilatadores, sendo de difícil diferenciação com a dor de origem coronariana, implicando que esta última seja sempre excluída por avaliação cardiológica apropriada.

A disfagia é o segundo sintoma mais frequente, descrito em 10 a 30% dos pacientes[13]. É intermitente na grande maioria dos pacientes, frequentemente referida na região cervical e ocorre em sua maioria tanto para sólidos quanto para líquidos.

A pirose é o terceiro sintoma mais prevalente, encontrada em 14 a 45% dos pacientes com EQN e pode se associar à disfagia em 20% dos pacientes[13].

Silva e Lemme[13], descrevendo o quadro clínico de 97 pacientes com o diagnóstico de EQN, observaram que 53,6% apresentavam dor torácica, 52,6% disfagia, 21,6% regurgitação, 15,4% dispepsia e 14,4% manifestações otorrinolaringológicas, principalmente sensação de globo. Sintomas múltiplos foram também frequentes.

Métodos complementares
Endoscopia digestiva alta (EDA)

A EDA é importante para a exclusão de lesões inflamatórias da mucosa esofagiana, não havendo qualquer achado endoscópico característico. Esofagite erosiva leve tem sido encontrada em 7 a 8%[12,13] e hérnia hiatal em 25%[13].

Esofagografia convencional

O papel fundamental da radiologia é afastar causas orgânicas, estruturais ou compressivas para os sintomas, em especial a disfagia. A avaliação radiológica do esôfago é normal em 50% dos casos e demonstra alterações inespecíficas, como contrações terciárias em 16 a 40% dos pacientes[13]. A normalidade radiológica era de se esperar, uma vez que a peristalse primária não é perdida nos pacientes com EQN. Divertículos epifrênicos e menos frequentemente os de terço médio podem ser encontrados em associação com EQN[13].

Esofagomanometria convencional

O diagnóstico do EQN é exclusivamente manométrico, a partir da demonstração de ondas peristálticas em esôfago distal, isto é, aquelas registradas a 3 e 8 cm acima do limite superior do esfíncter inferior, de amplitude maior que o valor da média, mais dois desvios-padrão do valor encontrado em indivíduos saudáveis[41] (Figura 4), ou seja, acima de 180 mmHg.

As anormalidades manométricas do EQN podem se situar em apenas um dos segmentos do esôfago distal, quer a 3 ou a 8 cm do limite superior do EEI, sendo proposta para este último a denominação de EQN segmentar[14]. Não há diferença significativa entre os achados clínicos dos pacientes com EQN clássico e EQN segmentar[14].

A duração das ondas peristálticas em geral também é prolongada, o EEI é normal na maioria dos pacientes, mas pode apresentar-se com aumento da sua pressão de repouso ou redução ou mais raramente com relaxamentos incompletos[13].

Lemme et al.[4] em estudo manométrico de 240 pacientes com DTNC, encontraram EQN em 6%, correspondendo a 10% dos exames anormais, sendo os distúrbios motores inespecíficos e o esfíncter hipotenso a anormalidade mais comum.

pHmetria esofagiana prolongada

Há poucos relatos do emprego sistemático da pHmetria esofagiana prolongada no EQN. Achem et al.[12] caracterizaram refluxo anormal em 13 de 20 pacientes (65%). Silva e Lemme[15] encontraram pHmetria anormal em 41% de 52 pacientes com diagnóstico de EQN. Apenas um deles apresentava esofagite erosiva. O estudo comparativo entre portadores de EQN com e sem

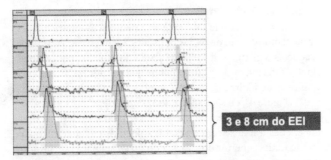

Figura 4 Manometria esofágica de esôfago em quebra-nozes com amplitude distal (canais P4 e P5) > 180 mmHg.

Imagem do acervo da Unidade de Esôfago, Serviço de Gastroenterologia, Hospital Universitário Clementino Fraga Filho da Universidade Federal do Rio de Janeiro (HUCFF-UFRJ).

reflexo à pHmetria não demonstrou diferenças significativas entre eles em relação à amplitude das contrações[15]. A maioria dos pacientes apresentava queixa principal de dor torácica, tanto no grupo com refluxo quanto no sem refluxo, não sendo possível pelo quadro clínico distinguir os dois grupos[15].

A estratificação de pacientes por faixas de amplitude de contração no estudo já referido demonstrou que a associação com refluxo é menos frequente naqueles com média de amplitude de ondas distais (MAOD) mais elevada, por exemplo, acima de 260 mmHg (mais de 4 desvios-padrão acima da média obtida em indivíduos saudáveis)[16].

Todas essas observações sugerem que a DRGE deve ser sempre excluída em pacientes com EQN antes de se instituir terapêutica.

Testes provocativos

Os testes provocativos podem ser empregados na avaliação de DTNC, com o objetivo de reproduzir em laboratório a dor torácica da qual o paciente se queixa, constituindo-se em evidência segura da sua origem esofagiana[17,18]. Os mais comumente empregados são o teste de perfusão ácida ou de Bernstein, o de injeção endovenosa do inibidor de colinesterase edrofônio e o teste de distensão esofagiana com balão, todos com sensiblidade relativamente baixa, porém alta especificidade. Nos dias atuais, os testes provocativos visam à avaliação da sensibilidade esofagiana, uma vez que o conceito de hipersensibilidade visceral tem sido um dos importantes aspectos fisiopatológicos da DTNC e em particular do EQN[17,18]. No EQN tem sido descrita maior positividade dos testes provocativos de dor esofagiana do que nos demais distúrbios motores[17] e portanto poderiam ser de utilidade na identificação do tipo de sensibilidade esofágica envolvida e teoricamente empregados para orientação terapêutica, melhorando o prognóstico desses pacientes.

Manometria de alta resolução

A MAR permite distinguir em qualquer deglutição dois tipos de EQN, empregando variável própria, intitulada integral da contração distal (ICD) o EQN clássico, com ICD acima de 5.000, e o "*jackhammer*", com ICD acima de 8.000[19] (Figura 5).

Esfíncter esofagiano hipertenso

Há alguns pacientes com dor torácica e/ou disfagia nos quais a única anormalidade manométrica encontrada é o aumento da pressão do EEI, definido como acima de 45 mmHg, ou dois desvios-padrão acima do encontrado em grupo controle assintomático[1], com relaxamentos normais. O EEI hipertenso é encontrado em pequena parcela de pacientes (em torno de 2%) portadores de disfagia funcional ou DTNC[4], havendo poucas publicações a seu respeito.

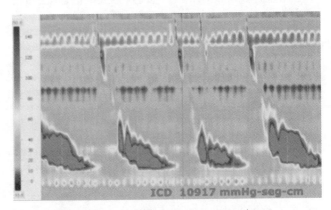

Figura 5   Manometria de alta resolução – "*jackhammer esophagus*".
Imagem do acervo da Unidade de Esôfago, Serviço de Gastroenterologia, Hospital Universitário Clementino Fraga Filho da Universidade Federal do Rio de Janeiro (HUCFF-UFRJ).

Um estudo[21] descreve os achados em 100 pacientes consecutivos com diagnóstico de EEI hipertenso, totalizando 7% de 1.390 exames realizados no mesmo período. Pacientes com EQN foram incluídos. A maioria dos pacientes era do sexo feminino (80%), média de idade 54 anos, tempo de doença de 3 anos. As queixas principais mais frequentes foram disfagia e pirose. Os sintomas mais comuns foram regurgitação (71%), pirose (71%), dor torácica (71%) e disfagia (49%). Havia associação com EQN em 23% dos pacientes. Refluxo anormal à pHmetria prolongada foi encontrado em 26% dos 73 que realizaram o exame. A pressão residual do EEI após o relaxamento foi significativamente maior do que a observada em indivíduos-controle.

Tratamento do espasmo difuso e dos DME hipercontráteis

Serão abordados juntos, uma vez que as opções de tratamento são as mesmas para essas entidades. Embora sejam muitas, existem poucos estudos controlados que comprovem a real eficácia da maioria delas.

Tratamento farmacológico

Caso exista refluxo associado, o que pode ocorrer em qualquer desses DME, este deve ser tratado. Preconiza-se preferencialmente um inibidor da bomba de prótons em dose única ou dupla, por 6 a 8 semanas, muitas vezes com resposta irregular em pacientes com EQN sugerindo que o papel do ácido na fisiopatologia da dor nessa anormalidade motora necessita de novos estudos. Excluído o refluxo, existem algumas modalidades de tratamento.

Relaxantes de musculatura lisa

Os relaxantes de musculatura lisa, como os nitratos de ação prolongada, os bloqueadores de canal de cálcio e os anticolinérgicos são as drogas mais empregadas no tratamento desses DME, tendo a propriedade de reduzir a amplitude das contrações esofagianas, a pressão do esfíncter inferior, aumentar o esvaziamento gástrico, embora nem sempre aliviem os sintomas. Um estudo placebo-controlado empregando nifedipina em indivíduos-controle e em pacientes com EQN com doses de 10 a 30 mg três vezes ao dia demonstrou que a nifedipina reduzia a amplitude das contrações esofagianas e a pressão do esfíncter inferior, porém não houve diferença no alívio dos sintomas em relação ao grupo placebo[22].

Por outro lado, o bloqueador de canal de cálcio diltiazem em pacientes com EQN, na dose de 60 a 90 mg quatro vezes ao dia, demonstrou redução da amplitude das contrações e melhora da dor torácica[23].

O inibidor da 5-fosfodiesterase sildenafil representa uma nova opção terapêutica, nas desordens espásticas, por bloquear a degradação do óxido nítrico, aumentando seu efeito e resultando em relaxamento mais prolongado da musculatura lisa. O sildenafil reduz a amplitude e a velocidade de propagação das contrações esofágicas tanto em controles quanto em portadores de alterações motoras. Dados preliminares sugerem melhora dos sintomas em pacientes com alterações espásticas[19]. As limitações do tratamento são os efeitos colaterais (tonturas e cefaleia) e o custo.

Sedativos/tranquilizantes/antidepressivos

Pacientes com EED e principalmente os portadores de EQN têm elevada incidência de transtornos psiquiátricos, como ansiedade e depressão. A utilização de medicamentos sedativos e antidepressivos em pacientes com DTNC tem demonstrado benefício no controle dos sintomas.

Alprazolam e buspirona podem ser úteis em pacientes com sintomas de ansiedade.

Estudo duplo cego placebo controlado com o antidepressivo trazodona (100 a 150 mg/dia/6 semanas) foi conduzido em pacientes com DTNC e DME, com significativa melhora[24], sem qualquer interferência no padrão de motilidade.

Cannon et al.[25], em 40 pacientes com DTOI, 43% dos quais com EQN, demonstraram que a imipramina em dose de 50 mg/dia foi capaz de reduzir a frequência das crises de dor. Em virtude da teoria da hipersensibilidade visceral no EQN e do conceito de esôfago irritável (aquele que reage da mesma forma a vários tipos de estímulo)[26], esses antidepressivos têm sido empregados em dose baixa, como redutor de sensibilidade, ou seja, para diminuir a percepção da dor, embora não existam estudos controlados a esse respeito.

Outras modalidades de tratamento
Toxina botulínica

Um estudo não controlado em 15 pacientes com vários DME exceto acalasia[27] empregou injeção da toxina botulínica no EEI, demonstrando alívio da dor torácica ou da disfagia em 73% dos pacientes no primeiro mês, porém com retorno dos sintomas na maioria em 9 meses.

Recentemente, um estudo belga controlado, randomizado e duplo-cego empregou toxina botulínica ou placebo em 22 pacientes com EQN ou EED. A toxina (8 x 12,5 U) ou salina (8 x 0,4 mL) eram injetados a 2 e a 7 cm acima do limite superior do esfíncter inferior determinados pela manometria. Após 1 mês, repetiam-se as injeções de maneira inversa, avaliando-se os sintomas antes e após. Metade dos pacientes teve resposta sintomática (melhora da disfagia, dor torácica e estabilização do peso) com a toxina e apenas 10% melhorou com placebo. Resposta sustentada por 1 ano foi registrada em 30% dos respondedores[28].

Tratamento dilatador

Como o tratamento clínico por vezes não é satisfatório em pacientes com distúrbios motores hipercontráteis e EED, dilatações têm sido tentadas. Um estudo prospectivo, randomizado e duplo cego foi realizado em oito pacientes com EQN, empregando bugias de 25 F como "placebo" e dilatador de 54 F como "potencial terapêutico". Não houve diferenças nos resultados em relação à melhora da dor torácica nos pacientes dos dois grupos, nem redução significativa da pressão do esfíncter inferior ou da amplitude das ondas peristálticas[29]. Esses dados não sustentam o uso de tratamento dilatador no EQN.

A dilatação pneumática da cárdia, realizada na "acalasia espástica" ou grupo III da classificação pela MAR não dá os mesmos resultados obtidos na acalasia clássica[5].

Tratamento cirúrgico

Essa modalidade de tratamento só deve ser recomendada em casos de sintomas intensos, em que os outros tratamentos falharam, uma vez que nem sempre alivia as queixas. A cirurgia preconizada tem sido a miotomia alongada, que pode ajudar alguns pacientes com dor torácica. Em pacientes com EQN, há relato de redução ou desaparecimento da dor torácica nos pacientes tratados, além de abolição ou redução da peristalse nos 10 cm distais do esôfago, sem afetar a região proximal[30].

Recentemente, a miotomia endoscópica peroral (POEM) foi empregada em distúrbios motores espásticos (EED e *jackhammer*) com melhora significativa da dor torácica e disfagia em 93% dos casos[38].

MOTILIDADE ESOFAGIANA INEFICAZ

Em 1997, Leite et al.[31] propuseram o termo motilidade esofagiana ineficaz (MEI) para designar os pacientes portadores de ondas de amplitude inferior a 30 mmHg e/ou contrações não transmitidas em esôfago distal, em número superior a 20% das deglutições empregadas para estudo do corpo esofagiano. Esses autores demonstraram que portadores de MEI apresentavam refluxo mais intenso em posições ereta e supina e retardo na depuração esofagiana em relação a pacientes sem MEI.

A MEI tem sido encontrada com igual prevalência na DRGE com e sem esofagite[32], sendo mais prevalente no esôfago de Barrett[33], confirmando a acentuação das anormalidades motoras com a gravidade da doença.

O emprego da impedanciomanometria tem contribuído para clarificar certas anormalidades da função esofagiana, uma vez que permite o registro pressórico (manometria), simultâneo à determinação do tempo de trânsito de um bolo líquido ou viscoso (impedância). Foi avaliada a correlação entre os dois exames em 350 pacientes portadores de DME[34]. Observou-se uma excelente correlação entre o diagnóstico manométrico e o tempo de trânsito em portadores de acalasia e distúrbios motores com peristalse normal (EQN, esfíncter hipotenso). Entretanto, o tempo de trânsito foi normal em 55% dos portadores de espasmo difuso e em 51% dos pacientes com MEI, demonstrando que a MEI nem sempre atrasa o tempo de trânsito.

Outro trabalho empregando impedanciomanometria associada à determinação do pH esofagiano analisou a relevância da MEI durante a depuração esofágica de ácido[35]. Foram estudados voluntários saudáveis antes e depois de disfunção da peristalse induzida por sildenafil, que provoca redução gradual e reversível da amplitude da contração peristáltica, sem inibição do volume de saliva. A MEI foi considerada moderada se 30 a 80% das sequências peristálticas fossem anormais, e intensas se mais de 80% delas fossem anormais. O tempo de depuração de ácido foi semelhante nas posições ortostática e supina, quando comparados pacientes com peristalse normal e MEI moderada. Na posição ortostática, o volume de ácido depurado foi discretamente reduzido apenas na MEI intensa, porém, na posição supina, a MEI intensa retardou significativamente a depuração. É possível que somente em casos de intenso distúrbio da peristalse possa-se documentar atraso do tempo de trânsito e do tempo de depuração esofágica.

Entretanto, ainda está para ser determinado se essas observações têm importância prática em influenciar condutas diagnósticas e terapêuticas na DRGE, principalmente em relação aos resultados de cirurgia antirrefluxo.

A MEI é encontrada também em pacientes com outras queixas esofagianas, como disfagia e dor torácica[4], sendo a primeira ou a segunda anormalidade manométrica mais frequentemente registrada nesses pacientes e pode não estar associada a refluxo[36].

Manometria de alta resolução

Os parâmetros empregados na MAR foram usados para definir as deglutições ineficazes encontradas na MEI. Exames de 150 pacientes com queixas de refluxo ou disfagia foram revistos, e a função peristáltica, definida pela classificação de Chicago[37]. Os gráficos correspondentes avaliados separadamente foram empregados no encontro dos valores para a ICD tradicionalmente considerada deglutição ineficaz e para as falhas de contração. A MEI à MAR é uma mistura de falhas de deglutição e de deglutições fracas, sendo definida como mais de 5 deglutições com ondas fracas, falhas na peristalse ou com a ICD < 450 mmHg-s-cm[37] (Figura 6).

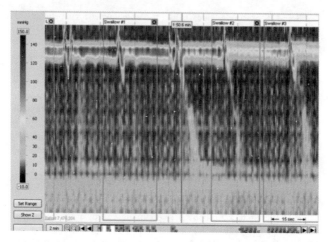

Figura 6   Manometria de alta resolução demonstrando motilidade esofagiana ineficaz.

BIBLIOGRAFIA

1. Richter JE. Oesophageal motility disorders. Lancet. 2001;358(9284):823-8.
2. Roman S, Kahrilas PJ. Distal esophageal spasm. Dysphagia. 2012;27(1):115-23.
3. Tutuian R, Castell DO. Review article: oesophageal spasm – diagnosis and management. Aliment Pharmacol Ther. 2006;23(10):1393-1402.
4. Lemme EM, Moraes-Filho JP, Domingues G, Firman CG, Pantoja JA. Manometric findings of esophageal motor disorders en 240 Brazilian patients with non-cardiac chest pain. Dis Esophagus. 2000;13(2):117-21..
5. Pandolfino JE, Kwiatek MA, Nealis T, Bulsiewicz W, Post J, Kahrilas PJ. Achalasia: a new clinically relevant classification by high resolution manometry. Gastroenterology. 2008;135(5):1526-33.
6. Benjamin SB, Gerhardt DC, Castell DO. High amplitude peristaltic esophageal contractions associated with chest pain and/or dysphagia. Gastroenterology. 1979;77(3):478-83.

7. Brand DL Martin D, Pope CE. Esophageal manometrics in patients with angina-like chest pain. Am J Dig Dis. 1998;22:300-4.

8. Herrington JP, Burns TW, Balart LA. Chest pain and dysphagia in patients with prolonged peristaltic contractile duration of the esophagus. Dig Dis Sci. 1984;29(2):134-40.

9. Pehlivanov N, Liu J, Kassab GS, Puckett JL, Mittal RK. Relationship between esophageal muscle thickness and intraluminal pressure: in an ultrasonographic study. Am J Physiol Gastrointest Liver Physiol. 2001;280(6):G1093-8.

10. Richterl JE, Anderson KO, Bradley LA, Young LD, Dalton CB. Effect of psychological stress on esophageal pressures in chest pain patients and healthy volunteers. Pain. 1987;30(Suppl. 1):S10.

11. Ritchie J. Pain from distension of the pelvic colon by inflating a balloon in the irritable colon syndrome. Gut. 1973;14(2):125-32.

12. Achem SR, Kolts BE, Wears R, Burton L, Richter JE. Chest pain associated with nutcracker esophagus: a preliminary study of the role of gastroesophageal reflux. Am J Gastroenterol. 1993;88(2):187-92.

13. Silva LFD, Lemme EMO. Esôfago em quebra-nozes – avaliação clínica de 97 pacientes. Arq Gastroenterol. 2000;37(4):217-24.

14. Achem SR, Kolts BE, Burton L. Segmental versus diffuse nutcracker esophagus: an intermittent motility pattern. Am J Gastroenterol. 1993;88(6):847-51.

15. Silva LF, de Oliveira Lemme EM. Are there any differences between nutcracker esophagus with and without reflux? Dysphagia. 2007;22(3):245-50.

16. Agrawal A, Hila A, Tutuian R, Mainie I, Castell DO. Clinical relevance of the nutcracker esophagus suggested revision of criteria for diagnosis. J Clin Gastroenterol. 2006;40(6):504-9.

17. Abrahão-Junior LJ, Lemme EMO. Papel dos testes provocativos em pacientes com dor torácica de origem indeterminada. Arq Gastroenterol. 2005;42:139-45.

18. Ghillebert G, Janssens J, Vantrappen G, Nevens F, Piessens J. Ambulatory 24 hour intraoesophageal pH and pressure recordings v provocation tests in the diagnosis of chest pain of oesophageal origin. Gut. 1990;31(7):738-44.

19. Roman S, Kahrilas PJ. Management of spastic disorders of the esophagus. Gastroenterol Clin North Am. 2013;42:27-43.

20. Mittal RK, Kassab G, Puckett JL, Liu J. Hypertrophy of the muscularis propria of the lower esophageal sphincter and the body of the esophagus in patients with primary motility disorders of the esophagus. Am J Gastroenterol. 2003;98(8):1705-12.

21. Gockel I, Lord RV, Bremner CG, Crookes PF, Hamrah P, DeMeester TR. The hypertensive lower esophageal sphincter: a motility disorder with manometric features of outflow obstruction. J Gastroenterol Surg. 2003;7(5):692-700.

22. Borjesson M, Rolny P, Manheimer C, Pilhall M. Nutcracker esophagus: a double-blind, placebo-controlled crossover study of the effects of lansoprazole. Aliment Pharmacol Ther. 2004;19:1123-30.

23. Cattau EL Jr, Castell DO, Johnson DA, Spurling TJ, Hirszel R, Chobanian SJ, et al. Diltiazem therapy for symptoms associated with nutcracker esophagus. Am J Gastroenterol. 1991;86(3):272-6.

24. Clouse RE, Lustman PJ, Eckert TC, Ferney DM, Griffith LS. Low-dose trazodone for symptomatic patients with esophageal contraction abnormalities. A double-blind, placebo controlled trial. Gastroenterology. 1987;92(4):1027-36.

25. Cannon RO 3rd, Quyyumi AA, Mincemoyer R, Stine AM, Gracely RH, Smith WB, et al. Imipramine in patients with chest pain despite normal coronary angiograms. N Engl J Med. 1994;330(20):1411-7.

26. Vantrappen G, Janssens J. What is irritable esophagus? Another point of view. Gastroenterology. 1988;95:1092-4,.

27. Miller LS, Parkman HP, Schiano TD, Cassidy MJ, Ter RB, Dabezies MA, et al. Treatment of symptomatic nonachalasia esophageal motor disorders with botulinum toxin at the lower esophageal sphincter. Dig Dis Sci. 1996;41(10):2025-31.

28. Vanuytsel T, Bisschops R, Farré R, Pauwels A, Holvoet L, Arts J, et al. Botulinum toxin reduces dysphagia in patients with nonachalasia primary esophageal motility disorders. Clin Gastroenterol Hepatol. 2013;11(9):1115-1121.e2.

29. Winters C, Aernak EJ, Benjamin SB, Castell DO. Esophageal bougienage in symptomatic patients with the nutcracker esophagus. JAMA. 1984;252(3):363-6.

30. Traube M, Tummala V, Baue A, McCallum RW. Surgical myotomy in patients with high-amplitude peristaltic esophageal contractions – manometric and clinical effects. Dig Dis Sci. 1987;32(1):16-21.

31. Leite LP, Johnston BT, Barret J, Castell JA, Castell DO. Inefective esophageal motility (IEM): the primary finding in patients with nonspecific esophageal motility disorder. Dig Dis Sci. 1997;42(9):1859-65.

32. Abrahão-Junior LJ, Lemme EMO, Carvalho BB. Ineffective esophageal motility (IEM) increases reflux in nonerosive reflux disease (NERD) patients?. Am J Gastroenterol. 2002;97(suppl):S28.

33. Lemme EMO, Domingues GR, Abrahão-Junior LJ. Gastroesophageal reflux, lower esophageal sphincter pressure and inffective esophageal motility in Barrett's esophagus: a comparative study. In: Pinotti HW, Ceconello I, Felix VN, Oliveira MA. Recent advances in diseases of the esophagus. Monduzzi: Bolonha; 2001. p. 39-44.

34. Tutuian R, Castell DO. Combined multichannel intraluminal impedance and manometry clarifies esophageal function abnormalities: study in 350 patients. Am J Gastroenterol. 2004;99(6):1011-9.

35. Simrén M, Silny J, Holloway R, Tack J, Janssens J, Sifrim D. Relevance of ineffective oesophageal motility during oesophageal acid clearance. Gut. 2003;52(6):784-90.

36. Kim JH, Rhee PL, Son HJ, Song KJ, Kim JJ, Rhee JC. Is all ineffective esophageal motility the same? A clinical and high-frequency intraluminal US study. Gastrointest Endosc. 2008;68(3):422-31.

37. Xiao Y, Kahrilas PJ, Kwansy MJ, Roman S, Lin Z, Nicodème F, et al. High resolution manometry correlates of ineffective esophageal motility. Am J Gastroenterol. 2012;107(11):1647-54.

38. Khashab MA, Messallam AA, Onimaru M, Teitelbaum EN, Ujiki MB, Gitelis ME, et al. International multicenter experience with peroral endoscopic myotomy for the treatment of spastic esophageal disorders refractory to medical therapy (with video). Gastrointest Endosc. 2015;81(5):1170-7.

Distúrbios funcionais do esôfago | 4

Luiz João Abrahão Junior

INTRODUÇÃO

De acordo com a classificação de Roma IV, os distúrbios funcionais do esôfago compreendem dor torácica funcional, pirose funcional e refluxo hipersensível, disfagia funcional e *globus*.

DOR TORÁCICA FUNCIONAL

Introdução

- Espectro da dor torácica de origem indeterminada (DTOI).
- 1 a 1,5 milhão de cateterismos cardíacos são realizados por ano nos Estados Unidos.
- Destes, 10 a 50% (média 30%) são normais ou apresentam alterações mínimas, o que compreende cerca de 450 mil novos casos de DTOI por ano nos Estados Unidos (subestimado).
- Prevalência na população de 19 a 33%, sem prevalência de sexo, e pico de incidência entre 45 e 55 anos de idade.

- Fatores de risco: jovem, fumo, abuso de álcool, ansiedade.
- Superposição com outras doenças funcionais (síndrome do intestino irritável [SII]/flatulência).

Investigação

- Pressupõe exclusão prévia de origem cardíaca da dor.
- Endoscopia digestiva alta.
- Tratamento empírico com inibidor de bomba de prótons (IBP) (teste do omeprazol).
- pHmetria prolongada/impedâncio-pHmetria.
- Esofagomanometria/manometria de alta resolução.
- Testes provocativos (distensão esofágica com balão).

Critérios diagnósticos (Roma IV)

- Dor ou desconforto retroesternal, causas cardíacas devem ser excluídas.
- Ausência de sintomas esofágicos associados (pirose ou disfagia).
- Nenhuma evidência de que doença do refluxo gastroesofágico (DRGE) ou esofagite eosinofílica possa ser a causa.
- Ausência de distúrbio motor esofágico maior (acalasia/obstrução funcional da junção esofagogástrica [JEG]/espasmo difuso/esôfago em britadeira/aperistalse).
- Os critérios devem ser preenchidos pelos últimos 3 meses, com início de sintomas pelo menos 6 meses antes do diagnóstico e com uma frequência de pelo menos uma vez por semana.

Tratamento

Ver Quadro 1.

4 Distúrbios funcionais do esôfago 79

QUADRO 1 Tratamento da dor torácica

Etiologia	Fisiopatologia	Tratamento
DRGE	Ácido Fracamente ácido/não ácido	IBP
Dismotilidade	Hipercontratilidade Contração da longitudinal	Nitratos Bloqueadores dos canais de cálcio Sildenafil
Hipersensibilidade visceral	Menor limiar de percepção Hiper-reatividade esofágica Sensibilização central	Tricíclicos ISRS (citalopram, venlafaxina) Trazodona Gabapentina Teofilina
Distúrbio psiquiátrico	Ansiedade, pânico, processamento central anormal Ativação anormal do centro emocional durante a dor	Hipnoterapia Terapia cognitivo--comportamental

DRGE: doença do refluxo gastroesofágico; IBP: inibidor de bomba de prótons; ISRS: inibidores seletivos da recaptação da serotonina.

PIROSE FUNCIONAL E REFLUXO HIPERSENSÍVEL

Introdução

- Prevalência da pirose pelo menos uma vez por semana no Brasil: 11,9%.
- Pacientes refratários ao IBP: 40 a 50% dos não erosivos, 6 a 15% da doença erosiva e 20% da DRG complicada.
- DRGE refratária: pacientes que não conseguiram obter resposta sintomática satisfatória e/ou cicatrização completa após o uso de IBP em dose uma vez por dia (dose dupla?) por 8 semanas.

Critérios diagnósticos (Roma IV)

Pirose funcional

- Desconforto ou dor retroesternal tipo queimação.
- Ausência de resposta ao tratamento antissecretor ideal.
- Ausência de evidências de que o refluxo ácido gastroesofágico (exposição ácida anormal ou índice de sintomas positivo) ou esofagite eosinofílica é a causa dos sintomas.
- Ausência de distúrbio motor esofágico maior (acalasia/obstrução funcional da JEG/espasmo difuso/esôfago em britadeira/aperistalse).
- Os critérios devem ser preenchidos pelos últimos 3 meses, com início de sintomas pelo menos 6 meses antes do diagnóstico e com uma frequência de pelo menos uma vez por semana.

Refluxo hipersensível

- Sintomas retroesternais incluindo pirose e dor retroesternal.
- Endoscopia normal e ausência de evidência de que esofagite eosinofílica (EoE) é a causa dos sintomas.
- Ausência de distúrbio motor esofágico maior (acalasia/obstrução funcional da JEG/espasmo difuso/esôfago em britadeira/aperistalse).
- Evidência de desencadeamento de sintomas por eventos de refluxo apesar da exposição normal ao ácido na pHmetria ou na impedâncio-pHmetria (resposta a terapia antissecretora não exclui o diagnóstico).
- Os critérios devem ser preenchidos pelos últimos 3 meses, com início de sintomas pelo menos 6 meses antes do diagnóstico e com uma frequência de pelo menos uma vez por semana.

Tratamento

- Por definição, IBP falharam (checar dose, complacência, administração antes das refeições).
- Adição de procinéticos: pouca ou nenhuma melhora.
- Opções terapêuticas:
    - antidepressivos tricíclicos;
    - agonistas 5HT4 (tegaserode);
    - citalopram;
    - pregabalina;
    - antagonista TRPV1 (AZD 1386);
    - acupuntura;
    - hipnoterapia.

DISFAGIA FUNCIONAL

Introdução

- 10% da população acima de 50 anos tem disfagia.
- 7 a 8% são classificadas em disfagia funcional.
- Apenas 40% deles consultam o médico.
- Podem ocorrer apresentações atípicas, como pneumonias aspirativas, soluço crônico, asma, hipoxemia ou emagrecimento.
- Diferenciar de *globus* (sensação persistente de bolo cervical, que pode até melhorar durante a alimentação).

Métodos de investigação

- Endoscopia digestiva alta com biópsias do esôfago.
- Esofagografia.

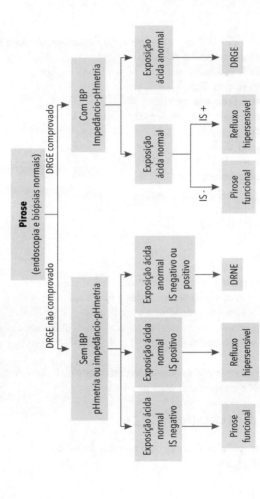

Figura 1 Algoritmo de investigação de pirose. DRGE: doença do refluxo gastroesofágico; DRNE: doença do refluxo não erosiva.

- Videofluoroscopia da deglutição (disfagia orofaríngea).
- Esofagomanometria/manometria de alta resolução.
- Endoflip/ultrassonografia intraluminal de alta frequência.

Critérios diagnósticos (Roma IV)

- Sensação de parada, incômodo ou passagem anormal de alimentos sólidos/líquidos pelo esôfago.
- Ausência de evidência de que a mucosa esofágica ou a anormalidade estrutural é a causa do sintoma.
- Ausência de evidência de que refluxo gastroesofágico ou EoE é a causa do sintoma.
- Ausência de distúrbio motor esofágico maior (acalasia/obstrução funcional da JEG/espasmo difuso/esôfago em britadeira/aperistalse).
- Os critérios devem ser preenchidos pelos últimos 3 meses, com início de sintomas pelo menos 6 meses antes do diagnóstico e com uma frequência de pelo menos uma vez por semana.

Tratamento

- Pode desaparecer com o tempo.
- Medidas comportamentais:
  - Reafirmação de condição benigna.
  - Postura, mastigação, dieta podem ser suficientes.
- Teste com IBP.
- Antidepressivos (tricíclicos).
- Dilatação com bugias (50 a 54 fr).

GLOBUS

Introdução

- Sensação não dolorosa de bolo ou corpo estranho em região cervical, intermitente ou persistente, não relacionado a disfagia e que até melhora durante a deglutição.
- Presente em 46% de indivíduos saudáveis.
- Pico de incidência na meia-idade.
- Sem prevalência de sexo (mulheres investigam mais).
- Condição duradoura (75% dos pacientes mantêm o sintoma por mais de 3 anos).

Investigação

- Avaliação otorrinolaringológica.
- Ultrassonografia ou tomografia computadorizada da região cervical.
- Endoscopia digestiva alta.
- Esofagomanometria ou manometria de alta resolução.
- pHmetria ou impedâncio-pHmetria.

Critérios diagnósticos (Roma IV)

- Sensação não dolorosa persistente ou intermitente de nó ou corpo estranho na garganta sem lesão estrutural identificada em exame físico, laringoscopia ou endoscopia:
  - Ocorrência da sensação entre as refeições.
  - Ausência de disfagia ou odinofagia.
  - Ausência de ectopia de mucosa gástrica no esôfago proximal.
- Ausência de evidência de que refluxo gastroesofágico ou EoE é a causa do sintoma.

- Ausência de distúrbio motor esofágico maior (acalasia/obstrução funcional da JEG/espasmo difuso/esôfago em britadeira/aperistalse).
- Os critérios devem ser preenchidos pelos últimos 3 meses, com início de sintomas pelo menos 6 meses antes do diagnóstico e com uma frequência de pelo menos uma vez por semana.

Tratamento

- Teste com IBP.
- Tratamento fonoterápico.
- Terapia cognitivo-comportamental.
- Antidepressivos (tricíclicos).
- Ablação de mucosa gástrica ectópica em esôfago proximal.

BIBLIOGRAFIA

1. Aziz Q, Fass R, Gyawali CP, Miwa H, Pandolfino JE, Zerbib F. Esophageal disorders. Gastroenterology. 2016;150(6):1368-79.
2. Drossman DA. Functional gastrointestinal disorders: history, pathophysiology, clinical features and Rome IV. Gastroenterology. 2016;150(6):1262-79.
3. Tack J, Drossman DA. What's new in Rome IV? Neurogastroenterol Motil. 2017;29(9):e13053.

5 | Esofagite eosinofílica

Ricardo C. Barbuti

INTRODUÇÃO

A esofagite eosinofílica (EE) constitui afecção nova dentro do cenário gastroenterológico. Embora já tivessem ocorrido publicações mostrando ser possível o encontro de eosinófilos na mucosa esofágica, somente em 1993/1994, com os trabalhos de dois pesquisadores, Attwood e Straumann, o acúmulo de eosinófilos esofágicos passa a ser considerado uma doença diferente, associada a histórico de atopia e seu principal sintoma, a disfagia[1].

Desde então, passou-se a observar um aumento exponencial de sua incidência, junto com outras afecções alérgicas. O caráter crônico e sua relação com a alimentação tornaram essa afecção causa importante também de prejuízo de qualidade de vida, além de envolver gastos bastante grandes no que diz respeito a seu diagnóstico, acompanhamento e tratamento de suas complicações[2,3].

É de suma importância que o clínico e especialmente o gastroenterologista saibam diagnosticar e tratar essa patologia.

EPIDEMIOLOGIA

Como dito anteriormente, tem-se observado aumento exponencial de sua incidência e prevalência. Artigos recentes mostram aumento de dezenas de vezes na sua incidência desde os trabalhos iniciais que abordavam esse tópico até os dias de hoje, havendo, entretanto, grande variação de um centro para outro. Atualmente, sua prevalência é estimada em 13 a 49/100.000 habitantes, com incidência estimada em 1 a 20/100.000 habitantes. Vários argumentos têm sido utilizados para tentar justificar esse incremento, passando por um maior e mais fácil diagnóstico com a divulgação da patologia e a observação de que outras afecções alérgicas têm se comportado de maneira similar. Existem alguns fatores de risco que são classicamente atribuídos à EE, descritos de forma resumida no Quadro 1. Chama atenção a relação inversa com a infecção pelo *Helicobacter pylori*[1,4].

QUADRO 1

Fatores de risco	Comentários
Aeroalérgenos	Etiologia, atividade
H. pylori	Inversamente associado
Infecções (*Herpes simplex*, micoplasma)	Associação evidente
Imunoterapia oral ou sublingual	Causa ou induz EE
IBP	Induzem IgE para alimentos
Densidade populacional	OR maior quanto maior for o DP
Eventos na infância	Antibiótico, caucasiano, pré-termo
Doenças do tecido conectivo	Ehlers, Marfan, Loeys
Doença celíaca	Mais comum

(continua)

QUADRO 1 *(continuação)*

Fatores de risco	Comentários
Autoimunidade	DII, AR, IgA, EM, Hashimoto
Climas áridos e frios	Menor ocorrência em clima tropical

AR:artrite reumatoide; DII: doença inflamatória intestinal; DP: desvio-padrão; EM: esclerose múltipla; IBP: inibidor de bomba de prótons; OR: *odds ratio*.
Fonte: adaptado de Dellon e Hirano, 2018[3].

Outro fator epidemiológico digno de nota é o predomínio pelo sexo masculino, que chega a ser 3 vezes maior, fator que pode ser explicado com base em predisposição genética exposta[3].

FISIOPATOLOGIA

Na EE, parece haver certa predisposição genética por meio de herança não mendeliana. Straumann et al. recentemente descreveram o que eles chamaram de EE-*like*, em parentes de pacientes com EE, cujos sintomas, achados endoscópicos e resposta ao tratamento eram bastante similares a indivíduos com EE clássica, com a diferença de não se encontrar eosinófilos nas biópsias realizadas, mas com considerável número de linfócitos T[5]. Alexander et al. atribuíram risco de 10 a 64 vezes maior em familiares de pacientes com EE, dependendo do grau de parentesco, sendo risco especialmente maior em homens. A concordância em gêmeos monozigóticos chega a ser de 41%[6].

Chama atenção ainda nessa patologia a associação com outras doenças imunomediadas, especialmente as atópicas encontradas em 70 a 80% dos indivíduos com EE. Parece existir também associação com vários distúrbios genéticos, como síndromes com alteração de tecido conectivo (Marfan, Loeyz-Dietz e Ehlers-Danlos)[7]. Dados norte-americanos mostram que parentes de primeiro grau de pacientes com EE apresentam maior risco de doenças autoimunes, como doença celíaca, Crohn, retocolite ulcerativa, artrite reumatoide, deficiência de IgA, imunodeficiência comum variável, esclerose múltipla e tireoidite de Hashimoto[8].

Várias mutações genéticas têm também sido estudadas na EE, cada uma relacionada com uma modificação na cascata inflamatória e alérgica[4].

Presença de eosinófilos no esôfago tende a ser maior em pacientes oriundos de áreas suburbanas do que em urbanas, observação literalmente oposta àquela encontrada na asma e na dermatite atópica[4].

Outro fator a ser considerado é a disbiose. Pesquisadores têm encontrado diferentes tipos de microbiota em pacientes com EE quando comparados com indivíduos saudáveis ou mesmo com doença do refluxo gastroesofágico (DRGE) clássica, atribuindo-se inclusive esse desequilíbrio à falta de parto normal, aleitamento materno e uso de antibióticos, especialmente nos 3 primeiros anos de vida[9,10].

Capítulo à parte é a relação inversa encontrada entre EE e infecção pelo *H. pylori*, principalmente durante a infância. De alguma maneira, essa bactéria parece proteger contra o aparecimento de EE e outras doenças alérgicas[10].

O cerne da fisiopatologia da EE está relacionado com a perda da barreira mucosa esofágica, promovendo entrada de alérgenos alimentares, levando à produção do chamado *thymic stromal lymphopoietin* (TSLP) em associação com interleucina (IL)-33 e IL-25, os quais vão, principalmente via basófilos, iniciar cascata inflamatória do tipo Th2, com liberação de outras IL como IL-4, IL-5, IL-9 e IL-13. IL-5 é importante estímulo para proliferação e maturação de eosinófilos, enquanto IL-13 leva à infiltração eosinofílica no esôfago, via estímulo da mucosa esofágica para liberação de eotaxina-3. Eosinófilos degranulam agravando a inflamação local e, junto com produtos liberados por mastócitos, levam à alteração da contratilidade da musculatura lisa esofágica e posterior fibrose, que gera estenose[4].

DIAGNÓSTICO

Como qualquer doença, a EE tem seu diagnóstico baseado em anamnese, exames subsidiários e resposta ao tratamento instituído.

História familiar ou pessoal de atopia, doenças do colágeno e imunes, além, é claro, da própria EE, são muito importantes para se suspeitar dessa afecção.

Entretanto, alguns sintomas são de suma importância para que o clínico determine quais exames solicitar. Adultos e crianças relatam sintomatologia diversa. Crianças menores normalmente vão apresentar dificuldade para se alimentar, vômitos de repetição e déficit de crescimento. Em crianças maiores, a dor abdominal parece ser mais prevalente. Já em adolescentes e adultos, os sintomas altos prevalecem mais, com destaque para disfagia, pirose, dor torácica e impactação alimentar. A disfagia faz parte dos sintomas em cerca de 90% dos pacientes com EE. Por volta de 6% dos pacientes que fazem endoscopia digestiva alta por qualquer queixa têm EE. Daqueles com indicação por disfagia, esse diagnóstico é encontrado em quase 30%, e se houver impactação alimentar, a EE é encontrada em cerca 70%. Isso torna a história clínica bastante importante no que diz respeito ao diagnóstico[1,3,11].

Além do quadro clínico, o aspecto endoscópico e principalmente a contagem de eosinófilos esofágicos são essenciais para que se possa confirmar o diagnóstico[1,11].

O aspecto endoscópico pode variar bastante, com cerca de 30% dos pacientes não apresentando qualquer tipo de alteração. Quando alterada, a endoscopia mostra com maior frequência a presença de anéis esofágicos (traqueização ou felinização esofágicos), encontrada em quase 50%. Outros achados são a presença de estrias longitudinais (*furrows*), exsudatos esbranquiçados (granulomas), mucosa esofágica frágil (esôfago em papel machê) e estenoses. Não é incomum o encontro de erosões esofágicas. Parece haver associação bastante frequente entre EE e DRGE, seja pela alta prevalência da DRGE, seja pela provável relação de causa e efeito. A DRGE pode aumentar a permeabilidade esofágica e desencadear o desenvolvimento de EE. Por outro lado, a EE pode, pelo processo inflamatório, alterar o funcionamento do esfíncter esofágico inferior e desencadear o aparecimento da DRGE. Existe classificação endoscópica que atribui uma graduação a cada uma das alterações citadas, permitindo ao clínico acompanhar a evolução e a resposta ao tratamento instituído[1,3,11,12].

As EE também podem ser acompanhadas por meio de índices de sintomas como o EEsAI (*eosinophilic esophagitis activity index*), além de questionários específicos para avaliação de disfagia como o DSQ (*dysphagia symptom questionnaire*), embora recente revisão tenha considerado esses questionários como inadequados para avaliação de atividade da doença. Parte dessa conclusão tem origem na adaptação dos pacientes a sua patologia. Não é incomum o indivíduo disfágico passar a se adaptar à dificuldade de deglutição, aumentando o tempo das refeições, mastigando mais os alimentos, trocando a consistência da comida ingerida. Essa adaptação muitas vezes passa despercebida, já que as mudanças ocorrem de forma gradual, falseando os questionários[1,11,13,14].

O aspecto endoscópico, por mais típico que seja, não garante o diagnóstico de EE. Afecções como a esofagite linfocítica e a síndrome da esofagite eosinofílica-*like* podem apresentar aspecto endoscópico indistinguível, além de também levarem a sintomas bastante similares[3].

O diagnóstico de certeza depende de biópsias esofágicas, contagem de eosinófilos por campo de grande aumento (CGA) e resposta satisfatória ao tratamento instituído (uma boa resposta ao tratamento depende do diagnóstico correto)[1,11].

O último Consenso Europeu estipula que o diagnóstico deve ser feito com achado de 15 ou mais eosinófilos por CGA. É importante que se saiba que o acúmulo dessas células pode ser focal, sendo então necessárias várias biópsias para que estas tenham sensibilidade adequada. Esse mesmo Consenso recomenda que sejam coletados seis fragmentos do esôfago, sendo dois fragmentos de diferentes regiões, esôfago proximal, médio e distal. Presença de menor número de eosinófilos tampouco afasta EE. Presença de degranulação eosinofílica ou granulomas sugere inflamação associada a essas células, e, na presença de sintomatologia compatível, o diagnóstico pode ser instituído. É importante que se tenha em mente que a presença de eosinófilos no esôfago pode ocorrer em outras afecções (Quadro 2), sendo importante esse diagnóstico diferencial especialmente em pacientes refratários à terapia tradicional para EE. A gastroenteropatia eosinofílica deve ser afastada por meio de biópsias de estômago e segunda porção duodenal junto com as biópsias esofágicas[1,11,15,16].

QUADRO 2   Diagnóstico diferencial de eosinofilia esofágica

DRGE
Gastroenteropatia eosinofílica
Doença celíaca
Crohn
Infecção, infestação
Síndrome hipereosinofílica
Acalásia
Hipersensibilidade a medicamentos
Vasculite

(continua)

5 Esofagite eosinofílica 93

QUADRO 2   Diagnóstico diferencial de eosinofilia esofágica *(continuação)*

Pênfigo
GVD
Linfoma
Colagenoses

DRGE: doença do refluxo gastroesofágico. Fonte: adaptado de Liacouras et al, 2011[15].

Ensaios científicos têm mostrado que a avaliação da distensibilidade esofágica via Endoflip pode ajudar no diagnóstico. A manometria, embora possa mostrar algumas alterações, não sendo elas específicas da EE, tem seu uso normalmente indicado no diagnóstico diferencial de disfagia, sintoma predominante da EE, mas que pode estar relacionado com outras patologias, fato relevante especialmente em pacientes com EE refratária[17].

TRATAMENTO

Ainda se discute a importância do tratamento para os pacientes com EE. É certo que aqueles com sintomas e eosinófilos aumentados merecem ser tratados. Entretanto, existem ainda dúvidas no que diz respeito ao tratamento de pacientes assintomáticos e que tiveram seu diagnóstico feito por acaso, quando da realização de endoscopia por motivos vários. Sendo a EE afecção recente, sua história natural ainda não é totalmente conhecida. Aparentemente não são todos os pacientes que, quando não tratados, evoluirão para estenose esofágica. Existem evidências de que o risco de evoluir para estenose dobra a cada 10 anos de doença, desenvolvendo-se em menos de 50% dos pacientes. Esses dados devem ser analisados com parcimônia, já que a maioria deles é obtida por avaliação baseada em sintomas. Além disso, como não é incomum pacientes se adaptarem, com o tempo, à disfagia, reduzindo a velocidade das refeições, mudando a consistência das dietas etc., os dados podem ser falseados. Parece haver consenso de que essa patologia não está relacionada com aumento do risco de neoplasias esofágicas[3].

Uma vez em tratamento, parece também não haver consenso na meta a ser atingida. É óbvio que se busca a melhoria dos sintomas, mas não se sabe a quantidade de eosinófilos a ser atingida, se menos de 15, 10 ou zero por CGA. Também não se sabe se existe diferença de evolução de acordo com o número de eosinófilos encontrados.

A última diretriz europeia coloca três opções iniciais para o tratamento: dietas, inibidor de bomba de prótons (IBP) e corticosteroides tópicos.

A abordagem por meio do uso de dieta elementar sem dúvida é a que leva a melhores resultados, com índice de remissão dos sintomas e redução dos eosinófilos esofágicos para menos de 15 eosinófilos por CGA em praticamente 90% dos pacientes. Essa abordagem é muito pouco utilizada, já que a adesão costuma ser muito ruim. Seu emprego pode ser considerado em casos de refratariedade à terapia habitual.

Outra abordagem dietética, já bem mais tolerável e bastante utilizada, é a chamada *six-food elimination diet*, que consiste na parada de ingestão de trigo, leite, soja (amendoim), frutos do mar, nozes e ovos. Essa abordagem leva à remissão em cerca de 70% dos casos. Mais recentemente, alguns autores têm proposto dieta menos restritiva, *four-food*, que inclui trigo, leite, ovos e soja (amendoim). Seu sucesso é de 50%. A dieta *two-food* inclui leite e trigo, com sucesso de 40%[18,19].

Pode-se ainda orientar a dieta de acordo com a resposta a testes alérgicos específicos (*prick*, *prick to prick*, IgE sérico específico para alimentos e o *patch-test*). Com essa estratégia, o objetivo é atingido em cerca de 40%[18,19].

Parte importante dos pacientes com EE pode também responder ao tratamento com IBP, normalmente com doses dobradas por um período em torno de 3 meses. Embora essa resposta pareça ser maior em pacientes com DRGE associada, pode haver resposta mesmo em pacientes com pHmetria normal, reforçando a hipótese de que os IBP apresentam efeito antialérgico e imunomodulador. A eosinofilia esofágica responsiva a IBP, outrora tida como uma entidade separada, tem hoje seus pacientes também considerados como tendo EE[1].

O uso de corticosteroides tópicos tem também seu lugar no tratamento da EE, com índices de sucesso muito semelhantes àqueles obtidos com o "*six-food*". Pode ser usado inicialmente para pacientes muito sintomáticos ou, o que é mais comum, após falta de resposta às terapias dietéticas ou curso de IBP. Dois são os corticosteroides mais estudados: budesonida (1 a 2 mg/dia) e fluticasona (500 mcg/dia a 1 mg/dia). O Consenso Europeu contraindica prescrição de corticosteroides sistêmicos na EE. Os pacientes devem ser orientados a engolir, e não inalar, os corticosteroides. Não devem comer ou beber em até 40 minutos após a deglutição. Usualmente, são adicionados a líquidos espessos como mel e sucralose, para garantir a distribuição e o tempo de contato adequado do fármaco com o esôfago[1].

Embora sejam poucos os pacientes não responsivos às abordagens anteriores, eles existem. O primeiro passo nessa situação é rever o diagnóstico e a adesão ao tratamento instituído. Não existem evidências comprovadas da eficácia de ação do montelucaste ou do cromoglicato de sódio. Biológicos como anti-TNF-alfa, anti-IL-5, anti-IgE, anti-IL-13 também não têm mostrado eficácia. Alguma evidência positiva pode ser encontrada com a azatioprina e a 6-mercaptopurina. Outra esperança consiste no uso de antagonistas CRTH2. Mais estudos são necessários[1,11].

Qualquer abordagem, dietética ou farmacológica, deve ter seu resultado avaliado, com base nos sintomas e na contagem de eosinófilos esofágicos. Mais recentemente, alguns métodos menos invasivos têm aparecido, embora ainda com pouca disponibilidade e necessitando de evidência mais robusta (*"string-test"*, *"cyto-sponge"* e impedância esofágica, p. ex.)[1,11].

Nos casos de estenose refratária ao tratamento clínico, a dilatação esofágica com balão consiste no tratamento de escolha. Essa abordagem é eficaz e normalmente segura, quando executada por endoscopistas experientes[1].

BIBLIOGRAFIA

1. Lucendo AJ, Molina-Infante J, Arias Á, von Arnim U, Bredenoord AJ, Bussmann C, et al. Guidelines on eosinophilic esophagitis: evidence-based statements and recommendations for diagnosis and management in children and adults. United European Gastroenterol J. 2017;5(3):335-58.
2. Lucendo AJ, Arias-González L, Molina-Infante J, Arias Á. Systematic review: health-related quality of life in children and adults with eosinophilic oesophagitis-instruments for measurement and determinant factors. Aliment Pharmacol Ther. 2017;46(4):401-9.
3. Dellon ES, Hirano I. Epidemiology and natural history of eosinophilic esophagitis. Gastroenterology. 2018;154(2):319-32.e3.
4. Davis BP. Pathophysiology of eosinophilic esophagitis. Clin Rev Allergy Immunol. 2018;55(1):19-42.
5. Straumann A, Blanchard C, Radonjic-Hoesli S, Bussmann C, Hruz P, Safroneeva E, et al. A new eosinophilic esophagitis (EoE)-like disease without tissue eosinophilia found in EoE families. Allergy. 2016;71(6):889-900.
6. Alexander E, Martin L, Collins M, Kottyan L, Sucharew H, He H, et al. Twin and family studies reveal several strong environmental and weaker genetic cues explaining heriability of eosinophilic esophagitis. J Allergy Clin Immunol. 2014;134(5):1084-92.
7. Abonia JP, Wen T, Stucke EM, Grotjan T, Griffith MS, Kemme KA, et al. High prevalence of eosinophilic esophagitis in patients with inherited connective tissue disorders. J Allergy Clin Immunol. 2013;132(2):378-86.

8. Peterson K, Firszt R, Fang J, Wong J, Smith KR, Brady KA. Risk of autoimmunity in EoE and families: a population-based cohort study. Am J Gastroenterol. 2016;111(7):926-32.

9. Harris JK, Fang R, Wagner BD, Choe HN, Kelly CJ, Schroeder S, et al. Esophageal microbiome in eosinophilic esophagitis. PLoS One. 2015;10(5):e0128346.

10. Jensen ET, Dellon ES. Environmental and infectious factors in eosinophilic esophagitis. Best Pract Res Clin Gastroenterol. 2015;29(5):721-9.

11. Lucendo AJ. Eosinophilic esophagitis: current evidence-based diagnosis and treatment in children and adults. Minerva Gastroenterol Dietol. 2018;64(1):62-74.

12. Hirano I, Moy N, Heckman MG, Thomas CS, Gonsalves N, Achem SR. Endoscopic assessment of the oesophageal features of eosinophilic oesophagitis: validation of a novel classification and grading system. Gut. 2013;62(4):489-95.

13. Dellon ES, Irani AM, Hill MR, Hirano I. Development and field testing of a novel patient-reported outcome measure of dysphagia in patients with eosinophilic esophagitis. Aliment Pharmacol Ther. 2013;38(6):634-42.

14. Schoepfer AM, Straumann A, Panczak R, Coslovsky M, Kuehni CE, Maurer E, et al. Development and validation of a symptom-based activity index for adults with eosinophilic esophagitis. Gastroenterology. 2014;147(6):1255-66.e21.

15. Liacouras CA, Furuta GT, Hirano I, Atkins D, Attwood SE, Bonis PA, et al. Eosinophilic esophagitis: updated consensus recommendations for children and adults. J Allergy Clin Immunol. 2011;128(1):3-20.e6; quiz 1-2.

16. Panarelli NC. Other forms of esophagitis: it is not gastroesophageal reflux disease, so now what do I do? Surg Pathol Clin. 2017;10(4):765-79.

17. von Arnim U, Kandulski A, Weigt J, Malfertheiner P. Correlation of high-resolution manometric findings with symptoms of dysphagia and endoscopic features in adults with eosinophilic esophagitis. Dig Dis. 2017;35(5):472-7.

18. Arias A, Lucendo AJ. Dietary therapies for eosinophilic esophagitis. Expert Rev Clin Immunol. 2014;10(1):133-42.

19. Lucendo AJ, Arias A. Treatment of adult eosinophilic esophagitis with diet. Dig Dis. 2014;32(1-2):120-5.

6 | Câncer de esôfago

Justiniano Barbosa Vavas

INTRODUÇÃO: ASPECTOS EPIDEMIOLÓGICOS

Neste capítulo será discutido o câncer de esôfago. Trata-se de patologia maligna que vem crescendo nos últimos anos, sendo o oitavo câncer mais comum e a sexta maior causa de morte por câncer no mundo[1]. Para facilitar a compreensão da incidência, classificam-se em regiões de baixa incidência (1 caso/100 mil habitantes: Noroeste da África), incidência intermediária (5 casos/100 mil habitantes: Caribe e sudeste da América Latina e Índia), incidência elevada (15 casos/100 mil habitantes: homens negros da África do Sul e América do Norte) e incidência muito elevada (acima de 50 casos/100 mil habitantes: China, Irã, países que têm limites com Mar Cáspio, como Afeganistão, Cazaquistão, Uzbequistão, etc.)[1,2].

Representa ainda o décimo nono câncer mais comum na União Europeia, com cerca de 45.900 casos novos diagnosticados em 2012 (representando em torno de 1% do total). Destes, a maioria dos casos do sexo masculino está na Holanda, assim como no Reino Unido está a maioria dos casos do sexo feminino[3]. Nos Estados Unidos houve cerca de 17.460 novos casos em 2012, sendo que 90% desses pacientes representam adenocarcinomas (AC) (57%) e carcinoma de células escamosas (CCE) (37%). Essa distribuição varia também de acordo com a raça: 64% dos casos que ocorrem em brancos são AC, enquanto 82% dos CCE acontecem na raça negra[4].

É uma patologia rara nos jovens, e a incidência aumenta com a idade, atingindo o pico na sétima e na oitava décadas de vida. O AC é três a quatro vezes mais comum no sexo masculino, enquanto o CCE apresenta distribuição mais equitativa entre homens e mulheres[3].

ASPECTOS EPIDEMIOLÓGICOS NO BRASIL

No Brasil, é o sexto tumor mais frequente entre homens e o décimo terceiro entre as mulheres. O tipo de câncer mais frequente é o CCE, responsável por cerca de 96% dos casos, sendo que o AC vem aumentando significativamente. É um tumor mais frequente no sexo masculino (4:1) após a 5ª década de vida. Representa cerca de 3 a 10 casos/100 mil habitantes por ano. A Tabela 1, publicada pelo Instituto Nacional de Câncer (INCA), expressa as estimativas de câncer esofágico no Brasil.

Segundo as últimas estatísticas do INCA, no ano de 2018, haverá cerca de 10.790 casos novos, sendo 8.240 homens e 2.550 mulheres.

ETIOLOGIA

O esôfago é dividido anatomicamente em:

- Esôfago cervical, que vai da extremidade inferior da cartilagem cricoide até o nível da fúrcula esternal (cerca de 20 cm da arcada dentária superior).

100 SEÇÃO II Esôfago

TABELA 1 Estimativa do número de casos novos de câncer de esôfago no Brasil em 2016

Estimativa do número de casos novos, no Brasil, 2016
Todas as neoplasias, exceto pele não melanoma
Fonte: MS/INCA/estimativa de câncer no Brasil, 2016
MS/INCA/coordenação de prevenção e vigilância/divisão de vigilância

Homens			Mulheres		
Localização primária	Casos novos	%	Localização primária	Casos novos	%
Próstata	61.200	28,6	Mama feminina	57.960	28,1
Traqueia, brônquio e pulmão	17.330	8,1	Cólon e reto	17.620	8,6
Cólon e reto	16.600	7,8	Colo do útero	16.340	7,9
Estômago	12.920	6	Traqueia, brônquio e pulmão	10.890	5,3
Cavidade oral	11.140	5,2	Estômago	7.600	3,7
Esôfago	**7.950**	**3,7**	Corpo do útero	6.950	3,4
Bexiga	7.200	3,4	Ovário	6.150	3
Laringe	6.300	3	Glândula tireoide	5.870	2,9
Leucemias	5.540	2,6	Linfoma não Hodgkin	5.030	2,4
Sistema nervoso central	5.440	2,5	Sistema nervoso central	4.830	2,3
Linfoma não Hodgkin	5.210	2,4	Leucemias	4.530	2,2
Pele melanoma	3.000	1,4	Cavidade oral	4.350	2,1
Linfoma de Hodgkin	1.460	0,7	**Esôfago**	**2.860**	**1,4**
Glândula tireoide	1.090	0,5	Pele melanoma	2.670	1,3
Todas as neoplasias sem pele	214.350		Bexiga	2.470	1,2
Todas as neoplasias	295.200		Linfoma de Hodgkin	1.010	0,5
			Laringe	990	0,5
			Todas as neoplasias sem pele	205.960	
			Todas as neoplasias	300.870	

Fonte: http://www2.inca.gov.br/wps/wcm/connect/tiposdecancer/site/home/esôfago.

- Esôfago torácico, que é dividido em 3 segmentos: terço superior, aproximadamente 19 a 25 cm da arcada dentária superior; terço médio, que vai de 25 a 33 cm da arcada dentária superior; e terço inferior que envolve transição escamocolunar e segmento intra-abdominal (33 a 40 cm da arcada dentária superior)[5].

Em função dessa divisão anatômica, ficam demonstradas a seguir (Figura 1) a divisão anatômica e sua correspondente drenagem ganglionar, que é de fundamental importância na definição do estadiamento e no plano cirúrgico eventual.

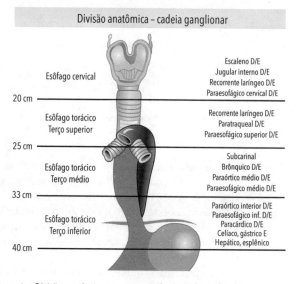

Figura 1 Divisão anatômica e grupos ganglionares do esôfago[5,6].

Citam-se, ainda, no Quadro 1, os principais tipos de tumores esofágicos.

QUADRO 1 Classificação dos tumores de esôfago[7,8]

Benignos	Malignos
Tumores epiteliais	Tumores epiteliais
Papiloma escamoso	Carcinoma de células escamosas ou espinocelular
Adenoma	Adenocarcinoma
Tumores não epiteliais	▪ Carcinoma
Leiomioma	– Adenoescamoso
Lipoma	– Adenoide cístico
Hemangioma	▪ Basaloide
Linfangioma	▪ Indiferenciado
Rabdomioma	Tumores não epiteliais
	Leiomiossarcoma
	Carcinossarcoma
	Pseudossarcoma
	Melanoma

Deve-se lembrar ainda que os principais tumores envolvidos são o CCE ou espinocelular, que se localiza 20% no terço superior, 50% no terço médio e 30% dos casos no terço inferior, e o AC, que em 75% das vezes está no terço inferior, notadamente associado a fatores etiológicos, como doença do refluxo gastroesofágico (DRGE), Barrett, ilhotas de mucosa heterotópica e áreas de metaplasia.

Com relação aos principais fatores etiopatogênicos, será feita a divisão da sua importância pelos principais e mais frequentes tipos de tumores do esôfago, conforme o Quadro 2. Na sequência serão descritos detalhes de cada fator.

QUADRO 2   Fatores etiopatogênicos nos principais tipos de câncer de esôfago

Câncer de esôfago	Carcinoma de células escamosas (CCE)	Adenocarcinoma (AC)
	Megaesôfago	Doença do refluxo gastroesofágico (DRGE)
	Estenose cáustica	Obesidade
	Tilose	Outros fatores (tabagismo e baixa ingestão de frutas e vegetais)
	Síndrome de Plummer-Vinson	
	Divertículos de esôfago	
	Etilismo	
	Tabagismo	
	Ingestão de compostos nitrosos, silício e alimentos contaminados por fungos	
	Moniliase esofágica	
	Ingestão de bebida muito quentes	
	Outros fatores dietéticos (ingestão de carne vermelha e alimentos com baixos níveis de zinco e selênio)	

Carcinoma de células escamosas

Os principais fatores e afecções predisponentes são[2,4-12]:

- Megaesôfago: a estase esofágica aumenta a concentração de nitritos em contato com a mucosa, decorrentes da maior quantidade de bactérias na luz do órgão, e isso representa um risco 16 vezes maior de desenvolvimento da patologia do que a população geral. Após 10 anos de disfagia existe um risco 3% maior de associação com a neoplasia[5,6].

- Estenose cáustica: após 30 anos da ingestão de soda cáustica, há uma chance de 6% de associação com câncer de esôfago[5,6].
- Tilose: hiperceratose palmoplantar e papilomatose de esôfago, que constitui a única síndrome genética comprovadamente associada ao câncer de esôfago. A American Society for Gastrointestinal Endoscopy (ASGE) recomenda vigilância endoscópica a partir dos 30 anos de idade, com intervalo de 1 a 3 anos.
- Síndrome de Plummer-Vinson, associada às membranas esofágicas: entre 3 e 15% desses pacientes, sobretudo mulheres entre 13 e 50 anos, desenvolvem CCE de faringe ou esôfago, daí a necessidade, segundo os últimos consensos, de realizar endoscopia digestiva alta anualmente.
- Divertículos de esôfago: provavelmente associado a retenção prolongada de alimentos na luz diverticular.
- Etilismo: com risco relativo de 2,4 em relação ao grupo controle não exposto.
- Tabagismo: com risco relativo de 2,3. Para os etilistas e tabagistas simultaneamente, o risco relativo é maior do que 20. Cita-se ainda que os tumores de cabeça e pescoço e as neoplasias do trato respiratório sofrem os mesmos efeitos nocivos do tabagismo, e estão presentes de forma sincrônica e metacrônica em até 14% dos casos de câncer de esôfago[5,6].
- Ingestão de compostos nitrosos (ação carcinogênica), silício (pulverização de algumas culturas) e alimentos contaminados por fungos podem ser considerados fatores etiológicos.
- Monilíase esofágica, com aumento da incidência de câncer esofágico em indivíduos com mutação do gene *STAT 1*[12].

- Ingestão de bebidas em temperaturas muito altas, citando como exemplo o hábito do chimarrão nos estados do sul do Brasil, que aumenta em 3 vezes a incidência de câncer de esôfago[6,10].
- Outros fatores dietéticos que são citados em alguns trabalhos estão a ingestão de carne vermelha e de alimentos com baixos níveis de alguns oligoelementos (zinco e selênio)[5,6].

Adenocarcinoma

- DRGE, com risco maior quanto mais severos os sintomas e quanto maior o tempo de duração da doença. O esôfago de Barrett (metaplasia intestinal da transição escamocolunar) é fator predisponente importante, com risco 30 vezes maior em relação à população geral. O risco absoluto de malignização é baixo, representando 0,12% ao ano[4,9].
- Obesidade, associada ao risco maior de refluxo gastroesofágico, cujo risco é maior quanto maior for o IMC (risco relativo de 1,71 para IMC entre 25 e 30 kg/m^2 e de 2,34 para IMC acima de 30 kg/m^2)[9].
- Ainda como fatores predisponentes o tabagismo e a baixa ingesta de frutas e vegetais.

Os fatores elencados estão presentes em quase 80% dos casos.

QUADRO CLÍNICO

São considerados sinais de alerta para consulta com gastroenterologista e realização de endoscopia digestiva alta os seguintes sinais ou sintomas[6-8,11]:

- Sangramento gastrointestinal crônico.
- Disfagia.

- Perda de peso progressiva e não intencional.
- Vômitos persistentes.
- Anemia ferropriva.
- Massa epigástrica.
- Esofagograma com resultado suspeito.

O quadro clínico do câncer de esôfago caracteriza-se principalmente pela disfagia, de caráter progressivo, inicialmente a sólidos e posteriormente a pastosos e líquidos, e que está presente em 80 a 90% dos indivíduos acometidos. A disfagia pode ser acompanhada, de acordo com a extensão do tumor, de odinofagia e regurgitação. Estão presentes ainda sialorreia, dor retroesternal, sangramento gastrointestinal agudo ou crônico, este último acompanhado de anemia ferropriva, broncoaspiração recorrente, vômitos frequentes e perda do apetite com emagrecimento progressivo. Dependendo do grau de invasão do tumor, notadamente na fase avançada, podem-se ter ainda sintomas associados, como: tosse e expectoração, em razão da existência de fístula traqueobrônquica (Figura 2) e/ou broncoaspiração; rouquidão (invasão do nervo laríngeo recorrente, com paralisia de corda vocal); síndrome de Claude Bernard-Horner (pela invasão do gânglio estrelado) e presença ao exame físico do gânglio de Troisier (presença de gânglio supraclavicular infartado).

DIAGNÓSTICO

Muitas são as formas de diagnóstico do câncer esofágico, entre as quais se destacam[1,6-8,11]:

- Exames laboratoriais, notadamente o hemograma, que pode ser útil quando existem sinais de anemia hipocrômica e microcítica, ferropriva nesse caso, que denota perda crônica de sangue

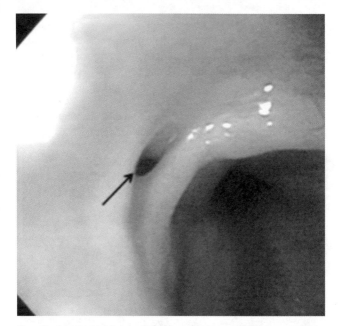

Figura 2   Imagem endoscópica de fístula esofagotraqueal.

associado a déficit importante da ingesta. Podem ser realizados outros exames bioquímicos para avaliação clínica mais completa do paciente, como função renal (ureia, creatinina) e função hepática (albumina, AST, ALT, provas de coagulação etc.).
- Radiografia simples de tórax, para avaliação da existência de pneumonias por broncoaspiração naqueles pacientes bastante disfágicos, ou mesmo na pesquisa de metástases pulmonares nos casos de doença avançada.

- Esofagograma, ou sua versão mais completa, a SEED (seriografia esôfago-estômago-duodeno), para avaliação contrastada do órgão (Figura 3). Perdeu muito a importância após o advento da endoscopia digestiva.
- Videoendoscopia digestiva alta com biópsia, com cromoscopia simultânea, visando a detectar áreas iodo-negativas para biópsias dirigidas. Atualmente há o recurso da magnificação

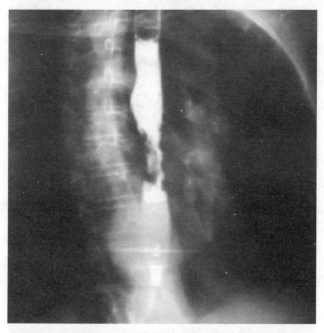

Figura 3 Esofagograma mostrando zona de estenose irregular com defeito de enchimento.

de imagem com cromoscopia digital, que melhorou bastante a acurácia, indicando a melhor área para biópsia ou mesmo definindo limites para dissecções submucosas curativas (Figuras 4 e 5).
- Exames de imagem mais sofisticados, como tomografia computadorizada de tórax, pescoço e abdome e ressonância magnética, destinados a diagnóstico mais exato e estadiamento da neoplasia (Figura 6). Os resultados do estadiamento são melhores quando se associa à ultrassonografia endoscópica, que permite identificar a profundidade da invasão em relação às camadas da parede do órgão.

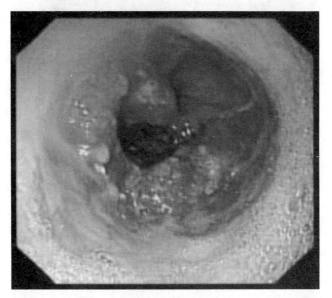

Figura 4   Tumor infiltrativo, exofítico e estenosante.

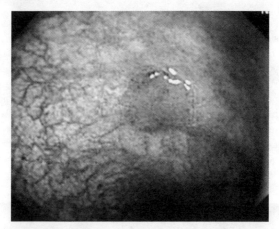

Figura 5   Cromoscopia digital mostrando área suspeita na mucosa esofágica.

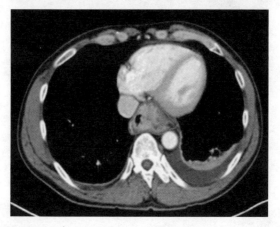

Figura 6   Tomografia computadorizada de tórax mostrando massa tumoral na topografia esofágica, com desvio da luz.

- Ultrassonografia endoscópica, que permite o diagnóstico exato de invasão da parede e mesmo das estruturas vizinhas para efeitos de estadiamento e definição de conduta mais adequada a ser tomada (ressecção endoscópica? cirurgia convencional?, etc.). Isso está bem evidenciado na Figura 7.
- A PET-scan é a sigla em inglês para a tomografia por emissão de pósitrons (*positron emission tomography*) (Figura 8). É um exame que une os recursos da medicina nuclear e da radiolo-

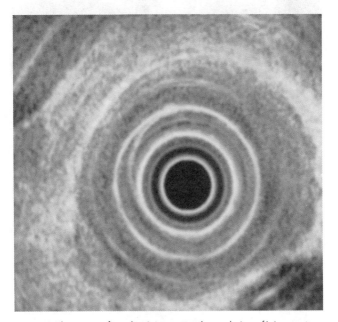

Figura 7   Ultrassonografia endoscópica mostrando neoplasia esofágica penetrando em toda a camada muscular própria (seta).

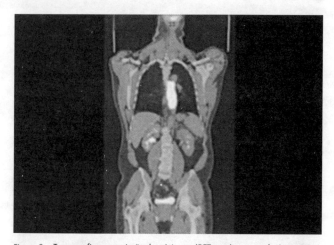

Figura 8   Tomografia por emissão de pósitrons (PET-scan) mostrando área suspeita em mediastino, na topografia esofágica.

gia, uma vez que sobrepõe imagens metabólicas às imagens anatômicas, produzindo assim um terceiro tipo de imagem, com excelentes aplicações clínicas. Na oncologia, permite a detecção precoce das lesões, o estadiamento e o monitoramento delas, a existência de metástases, e possibilita fazer uma avaliação de eventuais recidivas. Além dessas indicações, a PET-scan tem grande utilidade no planejamento da radioterapia, na escolha do melhor local para realizar uma biópsia, na determinação do prognóstico e sobrevida dos pacientes e em casos em que haja dúvidas sobre outros exames de imagem[3,4,13].
- Exames de anatomia patológica, para diagnóstico histológico, consorciados com imuno-histoquímica.

- Outros exames: laringotraqueobroncoscopia, toracoscopia e laparoscopia, para um melhor estadiamento dos tumores de esôfago, conforme demonstrado na Figura 9.

Com relação aos diagnósticos diferenciais citam-se as estenoses por refluxo, que podem existir em menos de 10% dos indivíduos com DRGE, e cujos sintomas são lentos e progressivos, e referidos junto ao apêndice xifoide. Cita-se ainda o megaesôfago, com sintomas semelhantes, porém com antecedentes epidemiológicos de visita ou moradia em áreas endêmicas de doença de Chagas, além de diagnóstico feito relativamente sem dificuldade por meio de esofagograma, endoscopia digestiva e manometria esofágica. Outro diagnóstico diferencial importante são os divertículos faringoesofágicos, ou de Zenker, que comprometem indivíduos mais idosos que apresentam disfagia paradoxal, ou seja, aquela que se acentua após iniciada a refeição. O diagnóstico também pode ser feito por esofagograma ou cuidadosa avaliação por endoscopia digestiva alta (risco de perfuração).

TRATAMENTO

É de fundamental importância para o tratamento dos tumores esofágicos o adequado estadiamento, que tem como objetivo avaliar

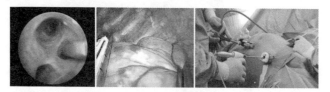

Figura 9   Broncoscopia, toracoscopia e laparoscopia para estadiamento tumoral e eventual procedimento cirúrgico.

a invasão do tumor na parede esofágica, a disseminação linfonodal e a ocorrência de metástases a distância. O principal método para o estadiamento é a tomografia computadorizada, enquanto parece não haver vantagens para a ressonância magnética em relação à tomografia[3,14]. São usadas ainda no estadiamento a laringobroncoscopia e a ultrassonografia endoscópica (para avaliar a profundidade da lesão), que têm acurácia de 80% para o tumor e de 90% para os linfonodos. Cita-se também a PET-scan, que tem objetivo de avaliar funcionalmente as lesões suspeitas, assim como as metástases a distância. Em virtude do alto custo no Brasil, esse exame deve ser reservado quando sua utilização proporciona mudança na terapêutica proposta.

Utiliza-se o estadiamento TNM para câncer de esôfago do AJCC 7ª edição apresentado no Quadro 3. Os linfonodos regionais, independentemente do sítio do tumor primário, incluem gânglios celíacos e paraesofageanos no pescoço, mas não os gânglios supraclaviculares.

QUADRO 3   Estadiamento TNM

	Tumor primário	TNM estadiamento para câncer esofágico
1	TX	Tumor primário não pode ser avaliado
2	T0	Sem evidência de tumor primário
3	Tis	Carcinoma in *situ*/displasia de alto grau
4	T1	Tumor invade a submucosa ou lâmina própria
5	T1a	Tumor invade a mucosa ou lâmina própria ou *muscularis mucosae*
6	T1b	Tumor invade a submucosa
7	T2	Tumor invade a muscular própria
8	T3	Tumor invade a adventícia

(continua)

QUADRO 3 Estadiamento TNM *(continuação)*

	Tumor primário	TNM estadiamento para câncer esofágico
9	T4	Tumor invade estruturas adjacentes
10	T4a	Tumor invade pleura, pericárdio, diafragma ou peritônio adjacente
	Tumor primário	TNM estadiamento para câncer esofágico
11	T4b	Tumor invade outras estruturas, como aorta, corpo vertebral ou traqueia
	Nódulos linfáticos regionais	TNM estadiamento para câncer esofágico
1	NX	Nódulos linfáticos regionais não podem ser avaliados
2	N0	Sem acometimento linfonodal regional
3	N1	Acometimento de 1-2 nódulos linfáticos regionais
4	N2	Acometimento de 3-6 nódulos linfáticos regionais
5	N3	Acometimento de 7 ou mais nódulos linfáticos regionais
	Metástases	TNM estadiamento para câncer esofágico
1	MX	Metástases a distância não podem ser avaliadas
2	M0	Sem metástases a distância
3	M1	Metástases a distância
	Grau histológico	TNM estadiamento para câncer esofágico
1	G1	Bem diferenciado
2	G2	Moderadamente diferenciado
3	G3	Pouco diferenciado
4	G4	Indiferenciado

(continua)

QUADRO 3 Estadiamento TNM *(continuação)*

	Estágios	TNM estadiamento para câncer esofágico
1	Estágio 0	Tis N0 M0
2	Estágio IA	T1 N0 M0
3	Estágio IB	T2 N0 M0
4	Estágio IIA	T3 N0 M0
5	Estágio IIB	T1, T2 N1 M0
6	Estágio IIIa	T4a N0 M0 T3 N1 M0 T1, T2 N2 M0
7	Estágio IIIb	T3 N2 M0
8	Estágio IIIc	T4a N1, N2 M0 T4b Nqq M0 Tqq N3 M0
9	Estágio IV	Tqq Nqq M1

Fonte: UICC/AJCC, 7ª edição

Com relação ao tratamento, o manuseio interdisciplinar é mandatório. Avaliação laboratorial e cardiorrespiratória, além de avaliação nutricional, visando ao estabelecimento de uma dieta de suporte hiperproteica e hipercalórica, são condições importantes para inserir o indivíduo nos mais variados protocolos de tratamento, de acordo com a extensão e a gravidade da doença.

De maneira mais resumida e simplificada, obedecemos o algoritmo para o tratamento local/locorregional do câncer de esôfago torácico ressecável (Figura 10).

Doença limitada (T1-T2 N0 M0)

A mucosectomia e a dissecção submucosa são ambas consideradas técnicas de ressecção endoscópica efetivas. Índices de cura simi-

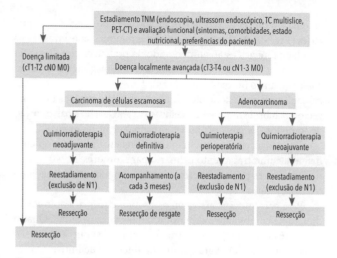

Figura 10 Câncer de esôfago: ESMO – Diretrizes da prática clínica para diagnóstico, tratamento e acompanhamento. Fonte: Ann Oncol. 2016;27(suppl_5):v50-v57. Ann Oncol. The Author 2016. Oxford University Press on behalf of the European Society for Medical Oncology.

lares quando comparados com ressecção cirúrgica têm sido descritos em centros especializados[15,16]. Além disso, em indivíduos com infiltração submucosa superficial em um AC, sem outros critérios de risco, a ressecção endoscópica pode ser considerada uma alternativa à esofagectomia, mas os resultados ainda são mais limitados do que em um AC restrito à mucosa. No caso de uma neoplasia intraepitelial de alto grau ou carcinoma restrito à mucosa sem outros critérios de risco, no epitélio escamoso, uma ressecção endoscópica em bloco poderia ser considerada. A dissecção submucosa é preferida em relação à mucosectomia, especialmente nas lesões acima de 15 mm, segundo estudos japoneses que dão preferência à dissecção submucosa, inclusive com menores índices de recidiva[16]. A esofagectomia radical transtorácica (técnica de Ivor-Lewis) é a técnica cirúrgica de escolha em câncer de esôfago localizado além de estágios bem precoces (T1a N0). As abordagens cirúrgicas minimamente invasivas na cavidade torácica estão aumentando na prática clínica. Recentes estudos randomizados sugerem que tanto a esofagectomia toracoscópica quanto o procedimento de Igor-Lewis com mobilização laparoscópica gástrica e toracotomia aberta direita (chamada de esofagectomia híbrida minimamente invasiva) têm levado a baixos níveis de complicações pós-operatórias, principalmente pulmonares.

Estudos recentes sugerem que a cirurgia sozinha deve ser confirmada como tratamento primário para tumores T2 N0, apesar de 50% desses pacientes terem doença ganglionar verificada no transoperatório[17,18].

Para pacientes incapazes ou recusando cirurgia, a quimiorradioterapia combinada é superior à radioterapia isolada[19]. Quatro ciclos de cisplatina/5-fluorouracil combinada com 50,4 Gy são considerados padrão para quimiorradioterapia definitiva. Outras opções de drogas podem ser utilizadas, como seis ciclos de oxaliplatina/5-FU/ácido folínico (FOLFOX)[20]. A cirurgia de resgate é considerada alternativa terapêutica também, desde que doses maiores que 55 Gy tenham mostrado estar relacionadas a aumento da morbidade e mortalidade pós-operatória[21].

Doença localmente avançada (T3-T4 ou N103 M0)

Cirurgia somente não é o tratamento padrão para doença localmente avançada, levando-se em conta que em aproximadamente 30 a 50% dos casos não se consegue a ressecção do tumor. Mesmo que ocorra a ressecção completa, a sobrevida em longo prazo não passa de 20%. Químio ou quimiorradioterapia pré-operatória tem mostrado aumentar o nível de ressecção e as taxas de sobrevida[22]. Assim sendo, tratamento pré-operatório está formalmente indicado em pacientes com câncer esofágico localmente avançado.

Doença avançada/metastática

Esses pacientes podem ter diferentes opções de tratamento paliativo dependendo do estado clínico. Uso de braquiterapia pode ser a opção preferida mesmo depois da radioterapia convencional, desde que ela alivie a disfagia com menor índice de complicações do que a introdução de *stents* metálicos[23]. A quimioterapia é indicada para pacientes selecionados, particularmente aqueles com AC que têm um estado clínico não deteriorado. No caso dos CCE, a quimioterapia paliativa tem piores resultados, mas ainda pode ser considerada, associada a melhor suporte clínico.

Deve ser frisado ainda que pacientes com doença metastática e com imuno-histoquímica positiva para proteína HER2 (receptor 2 do fator de crescimento epidérmico humano) podem se beneficiar de esquemas terapêuticos contendo trastuzumabe[3,14].

Medidas paliativas

O tratamento paliativo visa a prevenção ou alívio dos sintomas provocados pela doença. O objetivo principal é melhorar o conforto e a qualidade de vida do paciente. Vários tipos de tratamento podem ser utilizados para prevenir ou aliviar os sintomas provocados pelo câncer de esôfago. Em alguns casos são administrados junto com outros tratamentos, destinados à cura da doença. Em outros casos os tratamentos paliativos são administrados quando a cura já não é possível. Entre esses tratamentos, citam-se:

- Dilatação do esôfago, que é usada para dilatar uma área estreitada ou obstruída, visando a melhorar a deglutição. Nesse caso, existe um pequeno risco de hemorragia ou perfuração, que pode necessitar de cirurgia ou outros tratamentos. O esôfago fica permeável apenas algumas semanas após a dilatação, por isso muitas vezes são necessários procedimentos complementares, como a colocação de *stents*.

- Outros procedimentos endoscópicos: colocação de *stent* esofágico, terapia fotodinâmica, eletrocoagulação, ablação por *laser*, coagulação com plasma de argônio etc.

Como medidas de suporte são referendadas ainda a realização de gastrostomia endoscópica percutânea/jejunostomia, notadamente para aqueles pacientes disfágicos, e com finalidade primordial de melhorar o aspecto nutricional desses pacientes.

Conclusão

Têm sido envidado esforços para detecção precoce do carcinoma esofágico, e eles têm se concentrado na pesquisa citológica e/ou exames endoscópicos em áreas em que sua incidência é alta. Embora pesquisas demonstrem que é possível detectar o carcinoma esofágico em estágios assintomáticos, aguardam-se estudos mais conclusivos mostrando a eficácia dessas medidas. Por se tratar de neoplasia extremamente agressiva e de prognóstico reservado, pacientes provenientes de áreas de alta incidência deverão ser submetidos a uma análise mais minuciosa. No futuro, marcadores moleculares poderão facilitar e identificar os pacientes com maior predisposição para o desenvolvimento dessa neoplasia, assim como a escolha da melhor modalidade terapêutica.

BIBLIOGRAFIA

1. Lao-Sirieix P, Fitzgerald RC. Screening for oesophageal cancer. Nat Rev Clin Oncol. 2012;9(5):278-87.
2. Queiroga RC, Pernambuco AP. Câncer de esôfago: epidemiologia, diagnóstico e tratamento. Rev Bras Cancerol. 2005;52(2):173-8.

3. Lordick F, Mariette C, Haustermans K, Obermannová R, Arnold D; ESMO Guidelines Committee. Oesophageal cancer: ESMO Clinical Practice Guidelines for diagnosis, treatment and follow-up. Ann Oncol. 2016;27(Suppl 5):v50-v57.

4. Berry MF. Esophageal cancer: staging system and guidelines for staging and treatment. J Thorac Dis. 2014;6(Suppl 3):S289-97.

5. Kunem LCB, DalMolin GZ, Bertolli E, Junqueira RG, Sette MJ. Oncologia clínica: câncer de esôfago. São Paulo: Medcell; 2016. p. 75-94.

6. Ceconello I, Felix VN, Gama-Rodrigues J. Câncer de esôfago. Condutas em gastroenterologia/Federação Brasileira de Gastroenterologia. São Paulo: Revinter; 2004. p. 68-71.

7. Sociedade Brasileira de Endoscopia Digestiva. Endoscopia gastrointestinal terapêutica. São Paulo: Tecmedd; 2007. p. 459-63.

8. Zaterka S, Eisig JN. Tratado de Gastroenterologia: da graduação à pós-graduação. Câncer de esôfago. Rio de Janeiro: Atheneu; 2016. p. 507-13.

9. Stahl M, Budach W, Meyer HJ, Cervantes A; ESMO Guidelines Working Group. Esophageal cancer: clinical practice guidelines for diagnosis, treatment and follow-up. Ann Oncol. 2010;21(Suppl 5):v46-9.

10. Oliveira-Borges EC, Silva AF, Graças AM, Melo FFS, Barcelos AA, Myiata S. O câncer de esôfago: uma revisão. Ver Univ Vale do Rio Verde. 2015;13(1):773-90.

11. Berk JE, Haubrich WS, Kalser MH, Roth JLA, Schaffner F. Bockus Gastroenterologia: esôfago, estômago e duodeno. 4. ed. São Paulo: Santos; 1992. p. 181-209.

12. Koo S, Kejariwal D, Al-Shehri T, Dhar A, Lilic D. Oesophageal candidiasis and squamous cell cancer in patientes with gain-of-function STAT1 gene mutation. United European Gastroenterol J. 2017;5(5):625-31.

13. Wong R, Walker-Dilks C, Raifu A. Evidence-based guideline recommendations on the use of positron emission tomography imaging in oesophageal cancer. Clin Oncol (R Coll Radiol). 2012;24(2):86-104.

14. Smyth EC, Verheij M, Allum W, Cunningham D, Cervantes A, Arnold D; ESMO Guidelines Committee. Gastric cancer. ESMO Clinical Practice Guidelines for diagnosis, treatment and follow-up. Ann Oncol. 2016;27(suppl.5):38-49.

15. Pech O, Bollschweiler E, Manner H, Leers J, Ell C, Hölscher AH. Comparison between endoscopic and surgical resection of mucosal esophageal

adenocarcinoma in Barrett's esophagus at two high-volume centers. Ann Surg. 2011;254(1):67-72.

16. Cao Y, Liao C, Tan A, Gao Y, Mo Z, Gao F. Meta-analysis of endoscopic submucosal dissection versus endoscopic mucosal resection for tumors of the gastrointestinal tract. Endoscopy. 2009;41(9):751-7.

17. Mariette C, Dahan L, Mornex F, Maillard E, Thomas PA, Meunier B, et al. Surgery alone versus chemoradiotherapy followed by surgery for stage I e II esophageal cancer: final analysis of randomized controlled phase II trial FFCD 9901. J Clin Oncol. 2014;32(23):2416-22.

18. Markar SR, Gronnier C, Pasquer A, Duhamel A, Beal H, Théreaux J, et al.; FREGAT Working Group/FRENCH/AFC. Role of neoadjuvant treatment in clinical T2N0M0 oesophageal cancer: results from a retrospective multi-center study. Eur J Cancer. 2016;56:59-68.

19. Brusselaers N, Mattsson F, Lagergren J. Hospital and surgeon volume in relation to long-term survival after oesophagectomy: sistematic review and meta-analysis. Gut. 2014;63(9):1393-400.

20. Conroy T, Galais MP, Raoul JL, Bouché O, Gourgou-Bourgade S, Douillard JY, et al. Definitive chemoradiotheraphy with FOLFOX versus fluorouracil and cisplatin in patients whit oesophageal cancer: final results of a randomised, phase 2/3 trials. Lancet Oncol. 2014;15(3):305-14.

21. Markar S, Gronnier C, Duhamel A, Pasquer A1, Théreaux J1, du Rieu MC1, et al. Salvage surgery after chemoradiotherapy in the management of esophageal cancer: is it a viable therapeutic option? J Clin Oncol. 2015;33(33):3866-73.

22. Sjoquist KM, Burmeister BH, Smithers BM, Zalcberg JR, Simes RJ, Barbour A, et al.; Australasian Gastro-Intestinal Trials Group. Survival after neoadjuvant chemotheraphy or chemoradiotheraphy for resectable oesophageal carcinoma: an updated meta-analysis. Lancet Oncol. 2011;12(7):681-92.

23. Homs MY, Steyeberg EW, Eijkenboom VM, Tilanus HW, Stalpers LJ, Bartelsman JF, et al. Single-dose brachytherapy versus metal stent placement for the palliation of dysphagia from oesophageal cancer: multicentre randomised trial. Lancet. 2004;364(9444):1497-504.

24. YCN Upper GI NSSG. Guidelines for the management of upper gastrointestinal cancer. Yorkshire Cancer Network; 2011. p.1-39.

25. Rice TW, Patil DT, Blackstone EH. 8th edition AJCC/UICC staging of cancer of the esophagus and esophagogastric junction: application to clinical practice. Ann Cardiothorac Surg. 2017;6(2):119-30.

Seção III

Estômago

7 | *Helicobacter pylori*: uma visão atual

Schlioma Zaterka

UM POUCO DA HISTÓRIA

A primeira constatação do *Helicobacter pylori* por J. Robin Warren ocorreu no dia 11 de junho de 1979. Examinando uma biópsia de gastrite crônica ativa, Warren observou uma linha azulada na superfície da mucosa gástrica que ele julgou ser espiroquetas. Os bacilos ficaram claramente visíveis por coloração pela prata. Durante 2 anos ele inutilmente procurou por algum clínico do Royal Perth Hospital (Austrália) que se interessasse em realizar uma pesquisa correlacionando a presença da bactéria com sintomas e a inflamação crônica do estômago. Em julho de 1981, Barry J. Marshall foi aconselhado a procurar Warren, "um patologista que estava tentando transformar a gastrite em doença infecciosa" para realizar uma pesquisa, necessária, como parte de seu treinamento pós-graduação. Desse encontro surgiu um estudo prospectivo que resultou em carta publicada pelo *Lancet* em 1983[1] e no trabalho que mudaria todo o conceito da etiopatogenia da gastrite e da úlcera péptica[2].

O *H. pylori* foi inicialmente denominado *Campilobacter pyloridis*, a seguir *Campilobacter pylori* e finalmente *Helicobacter pylori*.

PREVALÊNCIA

A infecção pelo *H. pylori* é adquirida na infância, podendo ocorrer antes dos 2 anos de idade nos países subdesenvolvidos. No Brasil, estudo realizado em doadores de sangue no Hospital das Clínicas da Faculdade de Medicina da Universidade de São Paulo sugere não haver diferença nas taxas de infecção entre homens (66,5%) e mulheres (63,5%). Destaque-se que a população estudada incluía indivíduos provenientes das diferentes regiões geográficas do Brasil[3]. Ao estudar crianças de até 12 anos de idade utilizando a pesquisa do antígeno fecal do *H. pylori* (HpSA), residentes em duas comunidades vizinhas, uma constituída por famílias de classe social alta e outra, por famílias cujas residências eram desprovidas de água encanada e rede de esgoto, Parente et al. mostraram uma significativa diferença na taxa de infecção nos diferentes grupos etários. Enquanto nas crianças na faixa etária de 7 a 8 anos de idade a taxa de infecção atingiu 76% nas crianças sem saneamento básico, ela foi somente de 10% naquelas da classe social alta. Respectivamente, a infecção média observada até os 12 anos foi de 55% e 16,4%[4]. Essa interessante investigação mostra claramente que o problema não se trata de o país ser subdesenvolvido ou industrializado, mas sim o que se pode fornecer de cuidados higiênicos sanitários à população.

Ainda que aparentemente a prevalência da infecção pelo *H. pylori* venha diminuindo de maneira significativa, principalmente nos países industrializados, observação recente de Zamani et al.[5] mostrou uma prevalência média mundial de 44,3%, sendo a maior observada no continente africano (tanto em homens quanto em mulheres) e a menor na Oceania. A prevalência foi de 34,7% nos países industrializados e de 50,8% naqueles em desenvolvimento. O estudo incluiu dados obtidos em 73 países de seis continentes em um total de 410.819 participantes. Os autores chamam a atenção para os seguintes fatos:

- Não houve redução estatisticamente significativa na prevalência da infecção pelo *H. pylori* no período de 2009 a 2018 quando comparado com o período de 2000 a 2009.
- A prevalência em adultos (> 18 anos) foi significativamente maior que em crianças.
- A infecção pelo *H. pylori* pode ser referência para definir o *status* socioeconômico de um país.

No IV Consenso Brasileiro sobre *Helicobacter pylori* e I sobre Microbiota realizado em Bento Gonçalves, RS, entre 25 e 27 de agosto de 2017, a seguinte conclusão foi aceita pelos delegados convidados para participar, em relação aos fatores de risco para a aquisição da infecção e sobre uma possível redução em sua prevalência no Brasil, que constituiu a primeira assertiva discutida na reunião[6]:

> No Brasil, os fatores de risco para a aquisição da infecção pelo *H. pylori* incluem condições de vida, *status* sanitário e situação socioeconômica inapropriados. Não há evidências bem estabelecidas a respeito da dinâmica da prevalência sobre a infecção humana pelo *H. pylori* no país.

Em suma, faltam no Brasil dados recentes que comparem a prevalência observada há mais de 10 anos com a atual para se ter uma ideia se a taxa de infecção pela bactéria sofreu alguma mudança.

HELICOBACTER PYLORI

É uma bactéria Gram-negativa com flagelos em um de seus polos e alta atividade urease. Ela coloniza preferencialmente o antro gástrico (nicho ecológico). Em razão da atividade da urease, ela desdobra a ureia em CO_2 + H_2O criando um ambiente que a protege contra a agressão ácido-péptica, garantindo sua sobrevivência. O *H. pylori* produz citocinas inflamatórias responsáveis pela gastrite ativa, que pode evoluir para gastrite atrófica (GA), metaplasia intestinal (MI) e displasia (cascata de Pelayo Correa). GA e MI são consideradas lesões pré-cancerosas. Nos indivíduos com gastrite não atrófica predominante antral observa-se diminuição da somatostatina e aumento da gastrina, o que resulta em produção ácida aumentada e maior risco de úlcera duodenal. A bactéria migrando para o corpo provoca inflamação com consequente pangastrite, que, evoluindo para atrofia, resulta no comprometimento da secreção ácida (hipocloridria). Indivíduos com esse fenótipo correm maior risco de apresentar úlcera gástrica, lesões pré-cancerosas avançadas e câncer gástrico[7].

O reconhecimento da relação do *H. pylori*/úlcera fez com que em 1994 o National Institutes of Health (NIH) recomendasse ser obrigatória a erradicação da bactéria no tratamento da úlcera péptica. Na realidade, uma vez erradicada a bactéria, o risco da recidiva ulcerosa é mínimo, de tal modo que essa doença, antes considerada controlável, tornou-se passível de cura definitiva. Enquanto na úlcera duodenal, uma vez erradicada a bactéria, é desnecessário complementar o tratamento com antissecretores, em pacientes com úlcera gástrica aconselha-se manter inibidores da bomba de próton (IBP) por cerca de 14 dias após a sua erradicação[6].

DIAGNÓSTICO

O diagnóstico da infecção pelo *H. pylori* pode ser feito por métodos invasivos (teste da urease, histologia, cultura) e não invasivos (teste respiratório, pesquisa do antígeno fecal-HpSA, teste sorológico). O Quadro 1 representa os diferentes meios de diagnóstico com sua sensibilidade, especificidade e indicações.

QUADRO 1 *H. pylori*: diagnóstico

Diagnóstico	Principal indicação	Sensibilidade (%)	Especificidade (%)
Teste respiratório C13	Epidemiologia Diagnóstico Confirmar erradicação	> 95	> 95
Teste de urease	Diagnóstico	> 90	> 90
Histologia	Diagnóstico	90	90
Cultura	Sensibilidade aos antibióticos	80 a 90	95
Sorologia	Epidemiologia Diagnóstico	90	90
HpSA	Epidemiologia Diagnóstico Confirmar erradicação	> 92	> 92

O Consenso Europeu sobre a infecção pelo *Helicobacter pylori* constitui o pilar sobre o qual os demais consensos se baseiam, inclusive o brasileiro. Assim sendo, muitas das decisões tomadas em relação ao diagnóstico baseiam-se naquelas observadas nos países industrializados. No V Consenso Maastricht/Florence[7] o método ouro para o diagnóstico do *H. pylori* é o teste respiratório utilizando ureia marcada com C13 ou C14. A vantagem do último é o custo mais baixo, mas as desvantagens relacionam-se ao fato de o C14 ser radioativo e ser contraindicado em crianças, mulheres grávidas e lactantes. Assim, o teste respiratório com C13 constitui aquele idealmente indicado para o diagnóstico para verificar a erradicação e também nos estudos populacionais para determinar a prevalência da infecção. Como alternativa, também é considerada padrão-ouro a pesquisa do antígeno fecal utilizando anticorpo monoclonal (HpSA). Esses dois testes foram também considerados padrão-ouro no último Consenso Brasileiro[6].

Infelizmente, no entanto, ambos estão indisponíveis na maioria do território nacional. O teste respiratório com C13 é realizado em alguns poucos centros universitários do país, e o HpSA foi utilizado somente com finalidade de investigação no trabalho citado de Parente et al. e em estudos em crianças na Universidade Federal de São Paulo pelo grupo da Prof. Elizabeth Kawakami.

O IV Consenso Brasileiro diz o seguinte sobre os demais testes[6]:

- Teste da urease: para a sua realização, devem-se colher dois fragmentos, um do antro e outro do corpo, colocados no mesmo frasco. Essa medida diminui o risco de resultado falso-negativo, assim como acelera o tempo para a ocorrência da positividade. O teste não deve ser utilizado para verificar a eficácia da erradicação, pois a sua sensibilidade diminui significativamente segundo observação de Nishikawa et al.[8]
- Histologia: devem-se colher dois fragmentos do antro e dois do corpo. É considerado padrão-ouro. Deve-se lembrar que a experiência do patologista é fundamental para o diagnóstico histológico da infecção pelo *H. pylori*. Pequeno número de bactérias e sua disposição irregular são fatores responsáveis pelo diagnóstico de falso-negativo.
- Cultura: deve ser realizada para verificar a sensibilidade da bactéria aos diferentes bactericidas, especialmente após o terceiro insucesso do tratamento de erradicação. David Graham, um dos mais experientes e conceituados investigadores nos temas sobre *H. pylori*, insiste, em diversas apresentações recentes, que a infecção pelo *Helicobacter* deve ser tratada como uma infecção urinária. Segundo ele, sempre, antes do tratamento, devem-se fazer a cultura, os testes de sensibilidade e adequar o tratamento individualmente de acordo com os resultados. Algo a se pensar. No entanto, quem faz cultura para *H. pylori* no Brasil? Há somente dois centros, em Belo Hori-

zonte, com a Prof. Dulciene de Queiroz, e em Fortaleza, com a Prof. Lúcia Linbanez.

- Sorologia: é o método de escolha para estudos populacionais. Pode ser utilizado como primeiro teste diagnóstico, especialmente na presença de sangramento gastrointestinal, em pacientes com GA, linfoma MALT e câncer gástrico (condições de hipocloridria).

É necessário lembrar que o *kit* para o teste sorológico deve ser sempre validado para aquela população em particular. Não deve ser utilizado para verificar a erradicação da bactéria, pois a presença de anticorpos circulantes pode permanecer por anos após a erradicação da bactéria (cicatriz imunológica).

Dois fatos importantes foram amplamente discutidos:

- Antes da realização dos testes diagnósticos o uso de IBP deve ser interrompido no mínimo 2 semanas antes de suas realizações; antibióticos e sais de bismuto devem ser suspensos 4 semanas antes. Exceção para os testes sorológicos, que não sofrem a influência daqueles medicamentos.
- Para verificar a eficácia do tratamento de erradicação, deve-se aguardar no mínimo 4 semanas após o seu término.

DOENÇAS ASSOCIADAS À INFECÇÃO PELO *H. PYLORI*

No último Consenso Brasileiro discutiram-se amplamente os seguintes temas:

- Dispepsia.
- Relação com doenças extradigestivas.
- Câncer gástrico.

Além desses três tópicos, deu-se especial atenção aos possíveis riscos de complicações nos pacientes infectados que necessitam utilizar anti-inflamatórios não esteroidais (AINE) ou aspirina (AAS) mesmo em doses baixas, assim como a relação da infecção com a microbiota gástrica e as consequências da erradicação da bactéria sobre a microbiota do estômago.

H. PYLORI E DISPEPSIA

Sintomas dispépticos são bastante frequentes na população, podendo ser observados em uma variedade de situações. Estima-se que 10 a 30% da população tenha sintomas dispépticos. Quando o paciente não é submetido a exames para esclarecimento, a dispepsia é considerada não investigada. Ao contrário, sendo o paciente submetido a uma endoscopia alta, a dispepsia é considerada investigada e classificada como orgânica, funcional ou associada ao *H. pylori*.

De acordo com o Consenso Roma IV, a dispepsia funcional é uma síndrome clínica caracterizada pela presença de sintomas dispépticos recorrentes, na ausência de alterações estruturais ou metabólicas, que interfere nas atividades diárias do paciente[9]. Pacientes dispépticos funcionais são classificados em dois grupos:

- Síndrome da dor epigástrica: dor ou pirose epigástrica estão presentes.
- Síndrome do desconforto pós-prandial: indigestão pós-prandial e saciedade precoce são as queixas. Indigestão inclui mal-estar pós-prandial, náuseas, sensação de peso pós-prandial e estufamento epigástrico. Nessa síndrome os sintomas devem ocorrer ao menos três vezes por semana nos últimos 3 meses e ter se iniciado nos 6 meses anteriores.

Na síndrome da dor epigástrica, a queixa deve ocorrer ao menos uma vez por semana nos últimos 3 meses. Não é rara a concomitância de ambas as síndromes no mesmo paciente.

Para estabelecer o diagnóstico de dispepsia funcional, é necessário que a endoscopia e a ultrassonografia abdominal (USA) sejam normais. Em razão da alta frequência de infecções parasitárias em algumas regiões geográficas do Brasil, em particular por *Ascaris lumbricoides*, *Giardia lamblia* e *Strongyloides stercoralis*, no Consenso Brasileiro ficou estabelecido que o exame parasitológico de fezes negativo realizado em três amostras colhidas em dias diferentes é necessário, além da endoscopia e da USA normais para o diagnóstico de dispepsia funcional[6].

Tanto no Consenso Brasileiro quanto no MaastrichtV/Florence, houve concordância de que nos pacientes com idade < 40 anos com sintomas dispépticos, sem sinais de alarme (emagrecimento, astenia, falta de apetite, sangramento digestivo), a primeira conduta seria pesquisar o *H. pylori* e, estando ele presente, tratar[6,7]. Uma vez erradicada a bactéria, desaparecendo os sintomas no mínimo por 6 meses, a dispepsia será considerada dependente do *H. pylori*. Assim sendo, o diagnóstico de dispepsia funcional verdadeira só pode ser feito na ausência do *H. pylori*. Uma vez erradicada a bactéria e persistindo os sintomas, estando normais os exames de fezes, endoscopia digestiva alta e USA, o diagnóstico será de dispepsia funcional[6,7].

H. PYLORI, AINE/AAS, ANTIPLAQUETÁRIOS

H. pylori, AINE e AAS são fatores independentes de risco para a úlcera péptica e suas complicações, particularmente a hemorragia[10]. Em pacientes infectados pelo *H. pylori*, o uso de AINE aumenta o risco de úlcera e de suas complicações[10,11]; sua erradicação está associada a uma menor incidência de úlcera nos novos usuários de AINE, mas não naqueles que já os vêm utilizando cronicamente[12]. O risco representado pelo *H. pylori* nos usuários de dose baixa de AAS é controverso. Lanas et al. observaram que em pacientes usando dose baixa de AAS a infecção pelo *H. pylori* representou um fator independente de risco para úlcera hemorrágica (OR = 4,7)[13]. No entanto, Sostres et al. não observaram qualquer efeito aditivo ou potencializador entre *H. pylori* e AAS no risco de úlcera/hemorragia[14].

Antiplaquetários outros que não AAS estão associados com maior risco de úlcera hemorrágica. O Consenso Maastricht V/Florence, baseado na revisão da literatura, concluiu que tanto AINE quanto dose baixa de AAS aumentam o risco de úlcera hemorrágica nos pacientes infectados pelo *H. pylori*[7].

Deve-se lembrar que nos pacientes de alto risco a erradicação do *H. pylori* é, sem dúvida, benéfica para evitar a úlcera e suas complicações, como bem salienta Scarpignato et al.[15] São considerados fatores de alto risco idade > 65 anos, antecedente de úlcera ou hemorragia digestiva alta, associação de dois ou mais AINE, uso concomitante de antiplaquetários/anticoagulantes e hipersecreção ácida[6].

Nos pacientes de alto risco, em particular nos que tiveram hemorragia ou estão tomando anticoagulantes, somente a erradicação do *H. pylori* não é suficiente para a proteção. Esses pacientes, se tiverem de utilizar AINE, AAS em baixa dose ou mesmo um coxibe, obrigatoriamente têm que receber um IBP para evitar a recidiva da úlcera/hemorragia[6].

O Consenso Brasileiro, em sua assertiva 16, recomenda que "em pacientes de alto risco para desenvolver úlcera, antes de iniciar o tratamento em longo prazo com AINE ou AAS, mesmo em dose baixa, deve-se pesquisar pelo *H. pylori*, que deverá ser erradicado. No entanto, somente erradicação não é suficiente para prevenir a recidiva da úlcera/hemorragia"[7]. Portanto, esses pacientes deverão receber IBP para a gastroproteção.

H. PYLORI E A MICROBIOTA GÁSTRICA

Ao contrário das conclusões da investigação de Eddy Palmer em 1954, que afirmava ser o estômago um órgão estéril[16], este como outras partes do aparelho digestivo, abriga um grande número de diferentes espécies de bactérias que compõem uma microbiota abundante e específica para indivíduos e grupos populacionais.

Alguns estudos utilizando técnicas moleculares investigaram a composição da microbiota gástrica em indivíduos normais e em pacientes com GA e câncer gástrico. Delgado et al. identificaram em 12 estômagos normais a presença de 59 famílias e 69 gêneros diferentes de bactérias. Dezenove gêneros compunham 35 a 54% da microbiota. As quatro principais famílias foram Proteobactérias (*H. pylori, Haemophilus, Actinobacillus* e *Neisseria*), Firmicutes (*Streptococcus* e *Bacillus), Prevotella* (Bacteroidetes), Actinobacteria (*Rothia, Actinomyces, Micrococcus*)[17].

Dois estudos pioneiros encontraram ser o *Streptococcus* o gênero mais frequente no estômago, um realizado na China por Li et al.[18], em pacientes *H. pylori* negativos, e outro por Byk et al.[19], realizado na Califórnia em indivíduos de diferentes etnias, infectados pelo *H. pylori*. Apesar das diferentes etnias e regiões geográficas, a microbiota descrita pelos autores apresentou grande semelhança.

Alteração da microbiota gástrica tem sido relatada em diferentes doenças. Em razão da GA consequente à infecção pelo *H. pylori*, a hipocloridria resultante favorece o crescimento de diferentes bactérias que não poderiam colonizar o estômago em condições de pH baixo. Uma alteração observada na GA, por exemplo, é a troca do predomínio da *Prevotella* pelo predomínio do *Streptococcus*[20]. Diferentes espécies de *Streptococcus* também predominam na mucosa de pacientes com câncer gástrico[21]. Analisando tecido normal e cancerígeno do mesmo paciente, Seo et al.[22] observaram maior população de *Propionibacterium* spp, *Staphylococcus* spp e *Corinebacterium* spp na mucosa normal e maior densidade de *Clostridium* e *Prevotella* na mucosa cancerígena. A população do *H. pylori* era muito mais abundante no tecido normal que no cancerígeno.

Apesar das importantes informações nos últimos anos, não se conhece completamente a composição da microbiota nas diferentes doenças, ou mesmo nos diferentes grupos étnicos com estômago normal. Como realmente a microbiota pode interferir na colonização do estômago pelo *H. pylori*? Como pode o *H. pylori* interferir na composição da microbiota normal? Os medicamentos utilizados para a erradicação da bactéria com certeza promovem alterações importantes na microbiota. Até que ponto e com que intensidade essas alterações interferem na saúde do ser humano? Seguramente as respostas deverão vir em um futuro não distante.

H. PYLORI E CÂNCER GÁSTRICO

A Figura 1 mostra os três principais fatores ambientais de risco para o adenocarcinoma do estômago: *H. pylori*, tabagismo e uso abusivo de sal.

Estudos epidemiológicos, moleculares, experimentais e em seres humanos mostram redução significativa de câncer gástrico após a erradicação do *H. pylori*. Não resta qualquer dúvida de que o *H. pylori* é o grande responsável pelo adenocarcinoma do estômago[6]. Ainda que a infecção pelo vírus Epstein-Barr e a hereditariedade possam ser responsabilizadas por alguns poucos casos de adenocarcinoma, o *H. pylori* é o grande vilão em cerca de 90% dos casos. O risco de câncer gástrico decorrente da infecção pelo *H. pylori* é semelhante tanto para o adenocarcinoma tipo intestinal quanto para o difuso[23].

Já na década de 1970, Pelayo Correa chamava a atenção para o fato de que o câncer gástrico surgia decorrente de uma série de even-

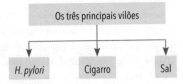

Figura 1   Fatores de risco para o adenocarcinoma gástrico.

tos que se iniciava com a inflamação crônica do estômago: gastrite superficial ativa, atrofia multifocal, displasia e câncer[24]. Essa sequência de eventos ficou conhecida como a cascata de Pelayo Correa. A GA e a MI intestinal já são consideradas lesões pré-neoplásicas. A erradicação da bactéria não só leva à cura da gastrite ativa, mas também à regressão da GA e da MI[25]. Nos países e nas regiões geográficas de alto risco para o adenocarcinoma do estômago, a erradicação do *H. pylori* é uma medida eficaz para reduzir a incidência dessa temível doença. No entanto, só a erradicação da bactéria não é suficiente para evitar o câncer em todos os pacientes de risco. Uma das possíveis explicações é a observação feita em população de alto risco por Wong et al. na província de Fujian (China), na qual se observou que nenhum caso de câncer gástrico foi observado nos indivíduos sem lesões pré-neoplásicas que tiveram a bactéria erradicada após o tratamento[26]. Esse estudo foi prospectivo, randomizado, placebo-controlado, com acompanhamento por 7 anos.

Cerca de 60% do total de câncer de estômago diagnosticado no mundo ocorre em três países: Japão, Coreia e China. A prevalência do câncer gástrico no Japão é muito alta, calculando-se ser ele o responsável por cerca de 50.000 mortes ao ano. Em razão disso, o Ministro do Trabalho e Bem Estar do Japão oficializou no dia 21 de fevereiro de 2013 a cobertura gratuita para erradicar o *H. pylori* em todo o cidadão infectado pela bactéria que apresentasse gastrite. Com essa medida o governo japonês espera reduzir para a metade o número de mortes da doença previsto para 2020 (de 60 mil para 30 mil)[27].

As seguintes conclusões foram tomadas durante o IV Consenso Brasileiro sobre o *H. pylori*[6]:

- Câncer gástrico tem uma incidência intermediária no Brasil, estando entre as primeiras cinco causas de morte no país. A sua incidência é variável nas diferentes regiões geográficas.
- A erradicação da bactéria está associada com evidente diminuição na incidência do adenocarcinoma gástrico.
- A população de risco pode ser identificada pela dosagem do pepsinogênio I (PI) e II (PII) (PI ≤ 70 ng/mL; PI/PII ≤ 3,0) combinada com a da gastrina 17 (aumentada) e a presença de anticorpos anti-*H. pylori*.
- Estudos epidemiológicos, experimentais, moleculares e clínicos confirmam ser o *H. pylori* um fator de risco para o câncer gástrico.

Os exames referidos no item 3 são os utilizados no Japão para identificar o cidadão de alto risco para câncer gástrico. Infelizmente, no Brasil, poucos são os centros nos quais os exames referidos são realizados; felizmente, no Brasil, a incidência do câncer gástrico não é tão preocupante.

H. PYLORI, DOENÇAS ASSOCIADAS E DOENÇA DO REFLUXO GASTROESOFÁGICO (DRGE)

De todas as doenças extragástricas possivelmente associadas com a infecção pelo *H. pylori*, somente em três há evidências suficientes para justificar sua erradicação: anemia ferropriva de causa desconhecida, púrpura trombocitopênica idiopática e deficiência de vitamina B_{12}.

A possível ocorrência de DRGE em razão da erradicação do *H. pylori* não se confirma em uma série de estudos, razão pela qual tanto no Consenso Brasileiro quanto no Europeu esse receio é considerado infundado[6,7].

H. PYLORI: TRATAMENTO

Uma série de esquemas tem sido recomendada para tratamento inicial e retratamento da infecção pelo *H. pylori*. Serão descritos a seguir apenas aqueles recomendados durante o último Consenso[6].

A primeira grande recomendação do Consenso refere-se ao tempo de tratamento. Várias observações na literatura mostraram que o aumento do período de tratamento para 10 ou 14 dias aumenta significativamente a sua eficácia. A sugestão de 14 dias para o tratamento inicial com o esquema tríplice como exemplificado no Quadro 2 resulta em um ganho de 7 a 9% na eficácia da erradicação, assim, é recomendação para a primeira tentativa de se erradicar a bactéria.

Como alternativa ao esquema tríplice tradicional, os dois seguintes esquemas são considerados de primeira linha:

QUADRO 2   Tratamento – esquemas de primeira linha

Terapia Recomendada	Drogas	Doses	Duração do tratamento
Terapia tripla padrão	IBP	Dose plena a cada 12 h	14 dias
	Claritromicina	500 mg a cada 12 h	
	Amoxicilina	1,0 g a cada 12 h	

IBP: inibidores da bomba de prótons. Estudos indicam que o uso de IBP de segunda geração (rabeprazol e esomeprazol), nesta situação, poderia aumentar as taxas de erradicação. Dose plena: omeprazol 20 mg, lansoprazol 30 mg, pantoprazol 40 mg, rabeprazol 20 mg, dexlansoprazol 60 mg, vonoprazan 20 mg ou esomeprazol 40 mg.

Quádruplo com subcitrato de bismuto (Bi): IBP a cada 12 h + subcitrato de Bi coloidal 120 mg a cada 6 h ou 240 mg a cada 12 h + tetraciclina 500 mg a cada 6 h + metronidazol 400 mg a cada 8 h. Administração: 10 a 14 dias

- Concomitante: IBP a cada 12 h + amoxicilina 1.000 mg a cada 12 h + claritromicina 500 mg a cada 12 h + metronidazol ou tinidazol 500 mg a cada 12 h. Administração: 14 dias.

O esquema quádruplo com Bi apresenta dois inconvenientes:

- A disponibilidade do subcitrato de Bi coloidal em boa parte do território nacional.
- A diferença nos horários de administração dos seus componentes pode diminuir a adesão do paciente.

No entanto, é um dos esquemas preferidos nos Estados Unidos, assim como sugerido no Consenso Europeu.

Os seguintes esquemas são sugeridos quando a bactéria não é erradicada com o esquema tríplice tradicional:

- Esquema tríplice com levofloxacina: IBP a cada 12 h + amoxicilina 1.000 mg a cada 12 h + levofloxacina 500 mg a cada 24 h. Administração: 10 a 14 dias.
- Quádruplo com subcitrato de Bi: IBP a cada 12 h + subcitrato de Bi coloidal 120 mg de a cada 6 h ou 240 mg a cada 12 h + tetraciclina 500 mg a cada 6 h + metronidazol 400 mg a cada 8 h. Administração: 10 a 14 dias.

Nos pacientes cujo esquema inicial não incluía a claritromicina, a segunda tentativa seria com o esquema tríplice clássico como exposto no Quadro 2.

Como esquemas alternativos de retratamento, foram sugeridos:

140 SEÇÃO III Estômago

- Quádruplo com furazolidona: IBP a cada 12 h + amoxicilina 100 mg a cada 12 h + furazolidona 200 mg a cada 12 h + subcitrato de Bi coloidal 240 mg a cada 12 h. Administração 10 a 14 dias.
- Quádruplo com levofloxacina e subcitrato de Bi coloidal: IBP a cada 12 h + amoxicilina 1.000 mg a cada 12 h + levofloxacina 500 mg a cada 12 h + subcitrato Bi coloidal 240 mg a cada 12 h. Administração: 14 dias.

Convém lembrar que a furazolidona só pode ser obtida em farmácias de manipulação.

Nos pacientes alérgicos a penicilina, o esquema inicial sugerido para erradicação do *H. pylori* é o quádruplo com Bi, e, para retratamento, o tríplice com levofloxacina.

Em razão da dificuldade de se encontrar a tetraciclina em algumas regiões do Brasil, ela pode ser substituída pela doxiciclina na dose de 100 mg cada 12 horas.

O tratamento após três falhas terapêuticas está restrito a algumas situações especiais, como no linfoma MALT, após ressecção de um adenocarcinoma gástrico e nos indivíduos com história familiar de câncer gástrico.

Havendo a possibilidade de se obter a rifabutina, o seguinte esquema pode ser uma alternativa:

- IBP a cada 12 h + rifabutina 150 mg a cada 24 h + amoxicilina 1.000 mg a cada 12 h. Administração: 10 dias.

O risco de adenocarcinoma em razão da infecção pelo *H. pylori* é universalmente aceito. Em 1994 a Agência Internacional de Pesquisa do Câncer (IARC) considerou o *H. pylori* um carcinógeno definido (grupo 1)[8]. Trabalhos experimentais bem como estudos prospectivos em populações de risco confirmam a relação do *H. pylori* com o adenocarcinoma do estômago[9,10].

No consenso de Maastricht III, as indicações para erradicação do *H. pylori* são as seguintes[6]:

- Úlcera duodenal/úlcera gástrica (UD/UG) ativa ou não, inclusive nas complicadas.
- MALToma.
- GA.
- Após ressecção de câncer gástrico.
- Parentes de primeiro grau de pacientes com câncer gástrico.
- Crianças com anemia ferropriva de causa indefinida.
- Púrpura trombocitopênica idiopática.

Além dessas situações também é recomendável a erradicação nas seguintes situações:

- Pacientes de risco para úlcera/complicações que vão utilizar AINE ou AAS em doses baixas.
- Pacientes em uso crônico de IBP.

BIBLIOGRAFIA

1. Warren JR, Marshall B. Unidentified curved bacilli on gastric epithelium in active chron ic gastritis. Lancet. 1983;1(8336):1273-5.
2. Marshall BJ, Warren JR. Unidentified curved bacilli in the stomach of patients with gastritis and peptic ulceration. Lancet. 1984;1(8390):1311-5.
3. Zaterka S, Eisig JN, Chinzon D, Rothstein W. Factors related to *Helicobacter pylori* prevalence in an adult population in Brazil. Helicobacter. 2007;12:82-8.
4. Parente JM, Da Silva BB, Palha Dias MPS, Zaterka S, Nishimura NF, Zeitune JM. *Helicobacter pylori* infection in children of low and high socioeconomic status in northeastern Brazil. Am J trop Med. 2006;75:509-12.
5. Zamani M, Ebrahimtahar F, Zamani V, Miller WH, Alizadeh-Navaei R, Shokri-Shirvani J, et al. Systematic review with meta-analysis: the worldwide prevalence of *Helicobacter pylori* infection. Alim Pharmacol Ther. 2018:47:868-76.

6. Coelho LGV, Marinho JR, Genta R, Ribeiro LT, Passos MDCF, Zaterka S, et al. IVth Brazilian Consensus Conference on *Helicobacter pylori* infection. Arq Gastroenterol. 2018.

7. Malfertheiner P, Megraud F, O`Morain CA, Gisbert JP, Kuipers EJ, Axon AT, et al. Management of *Helicobacter pylori* infection-the Maastricht V/ Florence Consensus Report. Gut. 2017;66:6-30.

8. Nishikawa K, Sugiyama T, Kato M, Ishizuka J, Kagaya H, Hokari K, et al. A prospective study of new rapid urease tests before and after eradication treatment of *Helicobacter pylori*, in comparison with histology, culture, and ^{13}C-urea breath test. Gastroint End. 2000;51;164-8.

9. Stanghellini V, Chan FKL, Hasler WL, Malagelada JR, Suzuki H, Tack J, et al. Gastroduodenal disorders. Gastroenterology. 2016;150:1380-92.

10. Huang JQ, Sridhar S. Hunt RH. *Helicobacter pylori* infection and non-steroidal anti-inflammatory drugs in peptic ulcer disease: a meta-analysis. Lancet. 2002;359:14-22.

11. Vergara M. Catalán M. Gisbert JP, Calvet X. Meta-analysis: role of *Helicobacter pylori* eradication in the prevention of peptic ulcer in NSAIS users. Aliment Pharmacol Ther. 2005;21:1411-18.

12. de Leest HT, Steen KS, Lems WF, Bijlsma JW, van de Laar MA, Huisman AM, et al. Eradication of *Helicobacter pylori* does not reduce the incidence of gastroduodenal ulcers in patients on long-term NSAID treatment: double-blind, randomized, placebo-controlled trial. Helicobacter. 2007;12(5):477-85.

13. Lanas A, Fuentes J, Benito R, Serrano P, Bajador E, Sáinz R. *Helicobacter pylori* increases the risk of upper gastrointestinal bleeding in patients taking low-dose aspirin. Aliment Pharmacol Ther. 2002;16:779-86.

14. Sostres C, Carrera-Lasfuentes P, Benito R, Roncales P, Arruebo M, Arroyo MT, et al. Peptic ulcer bleeding risk. The role of *Helicobacter pylori* infection in NSAID/low-dose aspirin users. Am J Gastroenterol. 2015;110:684-9.

15. Scarpignato C, Gatta L, Zullo A, Blandizzi C; SIF-AIGO-FIMMG Group; Italian Society of Pharmacology, the Italian Association of Hospital Gastroenterologists, and the Italian Federation of General Practitioners. Effective and safe pump inhibitor therapy in acid-related diseases - a position paper addressing benefits and potential harms of acid suppression. BMC Medicine. 2016;14:179-213.

16. Palmer E. Investigation of gastric mucosa spyrochetes of the human. Gastroenterol. 1954;27:218-20.

17. Delgado S, Cabrera-Rubio R, Mira A, Suárez A, Mayo B. Microbiological surveys of the human gastric ecosystem using culturing and pyrosequencing method. Microb Ecol. 2013;65:763-72.
18. Li XX, Wong GLH, To KF, Wong VW, Lai LH, Chow DK, et al. Bacterial microbiota profiling in gastritis without *Helicobacter pylori* infection of non-steroidal anti-inflammatory drug use. PLoS One. 2009;4:e7985.
19. Byk EM, Eckburg PB, Gill SR, Nelson KE, Purdom EA, Francois F, et al. Molecular analysis of the bacterial microbiota in the human stomach. Proc Nat Acad Sci USA. 2006;103:732-7.
20. Engstrand L, Lindberg M. *Helicobacter pylori* and the gastric microbiota. Best Pract Res Clin Gastroenterol. 2013;27:39-45.
21. Dicksved J, Lindberg M, Rosenquist M, Enroth H, Jansson JK, Engstrand L. Molecular characterization of the stomach microbiota in patients with gastric cancer and in controls. J Med Microb. 2009;58:509-16.
22. Seo I, Jha BK, Suh SI, Suh MH, Baek WK. Microbial profile of the stomach: comparison between normal mucosa and cancer tissue in the same patient. J Bacteriol Virol. 2014;44:162-9.
23. IARC/WGO. *Helicobacter pylori* eradication as a strategy for preventing gastric cancer. International Agency for Research on Cancer/ World Health Organization 2014. Disponível em: http://www.iarc.fr/en/publications/pdfs-online/wrk8/.
24. Correa P, Haenszel W, Cuello C, Tannenbaum S, Archer M. A model for gastric cancer epidemiology. Lancet. 1975;2:58-60.
25. Correa P, Fontham ET, Bravo JC, Bravo LE, Ruiz B, Zarama G, et al. Chemoprevention of gastric dysplasia: a randomized trial of antioxidant supplements and anti-helicobacter pylori therapy. J Natl Cancer Inst. 2000;92:1881-8.
26. Wong BC, Lam SK, Wong WM, Chen JS, Zheng TT, Feng RE, et al. *Helicobacter pylori* eradication to prevent gastric cancer in a high-risk region of China: a randomized controlled trial. JAMA. 2004;291:187-94.
27. Asaka M, Kato M. Roadmap to eliminate gastric cancer with *Helicobacter pylori* eradication and consecutive surveillance in Japan. J Gastroenterol. 2014;49:1-8.
28. Uemura N, Okamoto S, Yamamoto S, Matsumura N, Yamaguchi S, Yamakido M, et al. *Helicobacter pylori* infection and the development of gastric cancer. N Engl J Med 2001;13:784-9.

8 | Gastrites e úlcera péptica

Eduardo Antonio André
José de Souza Meirelles Filho

INTRODUÇÃO

Considera-se que a primeira descrição do estômago como órgão fundamental para trocas entre o meio externo e o organismo humano foi feita por Hipócrates, cerca de 400 anos a.C. Embora, à época, não existisse a anatomia como ciência, a hipótese da existência do órgão era considerada pela observação do grau de digestão dos alimentos ingeridos, após administração de eméticos para ver "o que havia dentro" e, assim, puderam descrever vômitos com alimentos, muco ou bile[1].

Sintomas pertinentes ao estômago, como pirose epigástrica e aerofagia, foram também inicialmente identificados por Hipócrates. Termos como bradipepsia e apepsia, referentes a sintomas gástricos, foram descritos por Galeno em 130, estudando o aspecto das fezes. Em um hiato de cerca de 9 séculos (ano 1000), a Medicina árabe (El Rhazes, Avicena, Albucassis, Averroe) deu início a algumas especialidades, e Avicena, em particular, demonstrou sintomas referentes à estenose pilórica e, principalmente, sua hipótese de que a úlcera gástrica poderia estar presente quando não houvesse resolução da dor com medicamentos que eram utilizados, bem como a presença de pirose e sede[2]. Da mesma forma, Avicena relatou a periodicidade da dor em úlceras gástrica e duodenal em relação à alimentação, como "local e o tempo de aparecimento da dor relacionam-se ao local e tempo em que o alimento é absorvido".

No século XVI, Paracelsus atentou-se às funções biológicas e que doenças orgânicas eram atribuídas a modificações químicas da digestão, surgindo o termo dispepsia por Jean de Gorris em 1564.

Em 1728, Stahl introduziu o termo "gastrite"; em 1771, Boerhaave conceituou estase gástrica, alcalinidade e acidez[3].

Os aspectos relacionados às hipóteses de fisiologia da digestão alcançaram seu ápice no trabalho de Morgagni, *De sedibus, et causis morborum per anatomen indagatis* (1765), onde descreveu detalhadamente aspectos de hiperemia, equimose e erosões restritas à mucosa como sinais de inflamação gástrica.

Da mesma forma que Cruveilhier (1842) relacionou a possibilidade entre gastrite e câncer, Austin Flint (1860) identificou a associação de gastrite atrófica e anemia perniciosa, enquanto se iniciavam abordagens entre gastrite e dispepsia (Kussmaul, 1869) e considerações dos aspectos "funcionais" da dispepsia (Einhorn, 1899; Leube, 1879).

Von Mikulicz, em 1881, desenvolveu instrumento rígido com sistemas de lentes, luz e angulação de 30° que permitia o exame do corpo gástrico, e, a partir de 1900, difundiu-se a endoscopia digestiva, permitindo descrição detalhada das gastropatias, consistindo em uma das bases da história da gastroenterologia[2].

Diversas foram as classificações das gastrites a partir de 1968, bem como a compreensão fisiopatológica da doença ulcerosa péptica até o reconhecimento de suas principais etiologias.

FISIOLOGIA GÁSTRICA

O estômago funciona como um reservatório para receber os alimentos ingeridos. Enzimas salivares iniciam a digestão durante a mastigação, no entanto, o suco gástrico representa, propriamente, a capacidade digestiva.

As principais funções do suco gástrico são desempenhadas por fator intrínseco (FI), íons hidrogênio (H^+), pepsina, muco e água, que são secretados por células distintas, presentes na mucosa gástrica.

O FI é imprescindível para absorção de vitamina B_{12}, e o ácido clorídrico, para a digestão de proteínas, tanto por ação direta sobre estas como na conversão do pepsinogênio em pepsina, que também desempenha função digestiva proteica para que, posteriormente, haja hidrólise desses elementos pelas enzimas pancreáticas.

Acrescente-se à importância da produção ácida sua capacidade de reduzir microrganismos que possam progredir aos intestinos.

Produtos de proteção à mucosa são secretados contra o efeito danoso do ácido e de enzimas. O muco tem ação lubrificante e hidrofóbica, por seu conteúdo de glicoproteínas de mucina; os oligossacarídeos proporcionam características estruturais viscoelásticas à superfície gástrica. Junto ao bicarbonato (HCO_3^-) produzido e com capacidade de neutralização ácida mantendo a superfície da mucosa com pH próximo de 7, esses produtos formam a barreira mucosa, responsável pela proteção da mucosa contra a ação do ácido e de enzimas.

Diversos elementos secretados pela mucosa gástrica relacionam-se na regulação das funções secretoras e motoras do estômago, particularmente a gastrina, a histamina e as prostaglandinas.

Por mecanismo de *feedback* da acidificação antral, há inibição da produção de gastrina de forma que condições de gastrite atrófica ocasionam sua elevação, assim como são verificados aumentos em pacientes com úlcera gástrica e carcinoma gástrico, porém com aumentos significativos em gastrinomas e, também, na anemia perniciosa.

Fatores importantes para preservação da resistência da mucosa incluem fluxo sanguíneo, produção de muco, secreção de bicarbonato, capacidade de renovação celular e protetores químicos, como gastrina, prostaglandinas e fator de crescimento epidérmico, e estão particularmente envolvidos nas lesões agudas da mucosa gástrica (Quadro 1)[4].

QUADRO 1   Secreção gástrica

Produto	Local	Funções
Ácido clorídrico	Células parietais	Hidrólise, esterilização de alimentos
Fator intrínseco	Células parietais	Absorção da vitamina B12
Pepsinogênio	Células principais	Digestão de proteínas
Muco, bicarbonato	Células da superfície mucosa	Proteção gástrica
Fatores trefoil	Células da superfície mucosa	Proteção gástrica
Histamina	Células enterocromafins	Regulação da secreção gástrica
Peptídeo liberador de gastrina (GRP)	Nervos	Regulação da secreção gástrica
Acetilcolina (Ach)	Nervos	Regulação da secreção gástrica
Somatostatina	Células D	Regulação da secreção gástrica

Fonte: adaptado de Barrett, 2014[4].

Dentre os mecanismos envolvidos em situações de inflamação da mucosa e ulcerogênese, dois são pertinentes de distinção:

1. Secreção ácida, em que fenômenos bioquímicos exatos da produção ácida não estão completamente elucidados, porém a reação de formação desenvolve-se, simplificadamente, como nas equações a seguir.

$$HOH \longrightarrow OH^- + H^+$$
$$OH^- + CO_2 \xrightarrow[\text{carbônica}]{\text{anidrase}} HCO_3^-$$

Assim, o íon H^+ é bombeado ativamente através do lúmen, enquanto o bicarbonato difunde-se à corrente sanguínea, proporcionando ao sangue venoso gástrico um pH maior que o do sangue arterial durante a fase de secreção gástrica, para posterior catalisação pela anidrase carbônica. Embora a inibição dessa enzima reduza a produção de ácido, sua capacidade não é suficiente para interrompê-la.

A maior parte do dióxido de carbono (CO_2) produzido provém do metabolismo do organismo humano e é utilizado para neutralização da hidroxila (OH^-), entretanto, em condições de secreção aumentada, pode haver utilização de CO_2 sanguíneo para controle de sua produção.

Transporte ativo do íon hidrogênio (H^+) através da membrana é catalisado por H^+, K^+, ATPase e H^+, enviado ao lúmen por troca por K^+. Na célula, há acúmulo de K^+ por Na^+, K^+ e ATPase na membrana basolateral, fazendo o K^+ acumulado se movimentar por gradiente eletroquímico, transpassando as duas membranas de forma a reciclar o K^+ luminal por H^+, K^+, ATPase, responsável pelo bombeamento do H^+ do citoplasma para canalículos secretores por troca por K^+, com estequiometria de 1:1, sendo, portanto, neutra.

2. A diferença de potencial elétrico entre sangue e mucosa oxíntica não ativada é de -70 a -80 milivolts (mV), responsabilizan-

do-se primariamente pela secreção de cloreto (Cl⁻), assim como nas células epiteliais superficiais e nas células parietais. Ao estímulo secretório ácido, essa diferença de potencial reduz-se a -30 ou -40 mV, em decorrência da movimentação de H^+ (carga positiva) ao Cl^- (carga negativa). Dessa forma, para que haja gradiente elétrico, não deve haver passagem de íons e ácido através da mucosa, consistindo, portanto, em função de barreira mucosa. Nas situações em que há quebra dessa barreira, como acontece com substâncias como aspirina, bile, álcool ou outros agressores, surge redução de diferença de potencial pela passagem de íons e alterações dos gradientes eletroquímicos.

A secreção de ácido e pepsina tem importante participação fisiopatológica na ocorrência de úlcera duodenal. Pacientes com esse tipo de úlcera têm, em média, 2 bilhões de células parietais com capacidade de secreção ácida próxima de 40 mEq H^+/hora, que é o dobro dos indivíduos sem úlcera, semelhante ao que ocorre com secreção de pepsina.

Pacientes com úlcera duodenal e com gastrina sérica de jejum em níveis normais apresentam maior sensibilidade de sua resposta às refeições, sugerindo-se menor eficiência de supressão do ácido à produção de gastrina, podendo tal efeito estar relacionado ao aumento de células parietais por ação trófica da gastrina.

Uma significativa compreensão da fisiopatologia da inflamação crônica da mucosa gástrica e das úlceras gástrica e duodenal está relacionada à infecção pelo *Helicobacter pylori*, a qual está presente em aproximadamente 80% das úlceras duodenais e em praticamente 100% das úlceras gástricas não relacionadas aos anti-inflamatórios não esteroidais (AINE) ou ao ácido acetilsalicílico.

O *H. pylori* é uma bactéria Gram-negativa caracterizada por sua grande atividade de urease, responsável pela transformação de ureia em amônia, que neutraliza o ácido gástrico e permite sua colonização na mucosa do estômago. Da mesma forma, a produção de amônia responsabiliza-se pela citotoxicidade com dano epitelial direto e também pelo aumento da permeabilidade da mucosa, caracterizando a quebra da barreira gástrica. Fatores de ativação de plaquetas (PAF) e citocinas com capacidade de dano à mucosa são também produzidas pelo *H. pylori*.

Na fisiopatologia da úlcera duodenal, há produção aumentada de ácido pelo *H. pylori* que, quando comparada aos indivíduos normais, demonstra aumento de: secreção ácida basal; peptídeo de liberação da gastrina (GRP); liberação máxima de ácido em resposta à gastrina; aumento da relação entre secreção basal de ácido e secreção máxima estimulada pela gastrina; e aumento do índice de secreção máxima pelo GRP.

Nesses eventos, a ação do *H. pylori* é reforçada pela condição de que, ao ser erradicado, há normalização das alterações mencionadas, exceto o aumento de resposta secretória ácida após estímulo com gastrina. Sugere-se que o aumento da secreção ácida e da resposta da gastrina ao GRP em pessoas infectadas pelo *H. pylori* esteja relacionado à diminuição da inibição da liberação de gastrina e da secreção das células parietais por ação da somatostatina[5-8].

GASTRITES

As gastrites são definidas como reação inflamatória da mucosa gástrica a um agente agressor, ocasionando remodelação tecidual e com definições baseadas, principalmente, em critérios anatômicos. Podem ser agudas ou crônicas, com características distintas, na dependência de seus fatores etiológicos.

Gastrites agudas

Diversas condições ou agentes infecciosos podem ocasionar alterações inflamatórias agudas da mucosa gástrica, comprometendo áreas esparsas ou difusas, como acontece em situações distintas como uso de anti-inflamatórios ou em situações de hipoperfusão do estômago.

As gastrites agudas frequentemente são subdivididas como erosivas, com variantes superficiais a hemorrágicas, e não erosivas, principalmente nas ocasionadas por agentes infecciosos.

Em virtude da falta de correlação entre sintomas característicos e a inflamação microscópica, muitas vezes, seu diagnóstico é efetuado durante procedimento endoscópico realizado em busca de outras patologias. A queixa mais comum é o desconforto na região epigástrica, embora sejam relatados sintomas como náusea, vômito, perda de apetite e, em condições com maior gravidade, sangramentos ou dor abdominal aguda, decorrente da necrose das paredes gástricas ou gastrites flegmonosas.

Portanto, para o diagnóstico da inflamação aguda da mucosa, são necessárias informações precisas e a confirmação pelos achados histológicos de biópsias.

Gastrites agudas podem ser causadas por inúmeros agressores, como medicamentos (principalmente anti-inflamatórios e ácido acetilsalicílico), álcool, infecções (bacterianas, virais, fúngicas), hipoperfusão gástrica (choque hipovolêmico), radiação ou traumas mecânicos.

Embora as gastrites agudas frequentemente tenham resolução espontânea, intercorrências como sangramento e desidratação por vômitos podem até mesmo ocasionar risco de morte, seja por insuficiência renal aguda ou gastrites flegmonosas, que alcançam índices de mortalidade próximos a 65%, mesmo quando esses pacientes recebem tratamento.

Aspectos endoscópicos sugestivos incluem nodularidade da mucosa, espessamento de pregas, erosões com edema da mucosa e, do ponto de vista topográfico, predomínio na grande curvatura do estômago.

A determinação etiológica da gastrite aguda realiza-se por anamnese adequada e exame histológico com técnicas de coloração apropriadas para as devidas suspeitas. Por exemplo, nas infecções pelo *H. plyori*, as mais frequentes causadoras de gastrites agudas, os métodos de coloração permitem sensibilidade e especificidade superiores a 90%.

Gastrites hemorrágicas frequentemente demonstram erosão do epitélio, edema e hemorragia, com escassez de células inflamatórias, enquanto gastrites induzidas por quimioterapia apresentam-se com alterações epiteliais, redução de células mitóticas e pleomorfismo nuclear. Situações de inflamação por radiação, em período inicial, demonstram fragmentação dos núcleos das células agredidas (cariorrexe), eosinofilia no epitélio gástrico e, com sua progressão, edema, congestão e espessamento colagênico na submucosa.

Com diagnósticos mais frequentes atualmente, a gastrite eosinofílica caracteriza-se pela abundância do infiltrado eosinofílico tanto na parede gástrica quanto intraepitelial.

O princípio básico da terapêutica das gastrites agudas permanece sendo a retirada do fator causal, como descontinuação de medicamento causador ou expansão de volume nas situações de hipovolemia. Nas situações em que o agente causal é o *H. pylori*, enfatizando-se não ser diagnóstico comum nas gastrites agudas, a terapêutica apropriada para sua erradicação é a mais indicada, uma vez que sua persistência pode conduzir a patologias crônicas.

Gastrites crônicas

Por vários anos, as gastrites crônicas foram classificadas como superficial ou atrófica. Em 1989, durante o 9º Congresso Mundial de Gastroenterologia, propôs-se uma nova classificação para gastrites crônicas, denominada Classificação de Sydney, que se baseava em condições de flexibilidade em suas determinações, reconhecendo o *H. pylori* como principal fator causal[9-11].

Desde seu início, entretanto, surgiram divergências consubstanciadas por sua multifatoriedade e lacunas no conhecimento de características biológicas.

A recomendação do sistema Sydney foi que o diagnóstico de gastrite deveria incluir informações concernentes a etiologia, histopatologia e seus aspectos endoscópicos (Figura 1). Entretanto, um dos robustos argumentos contrários à classificação foi o fato de que, embora a participação do *H. pylori* na inflamação crônica seja inquestionável em muitas de suas causas, não se trataria de agente etiológico único. Ainda, do ponto de vista histopatológico, discordou-se de atribuições de correlação entre os achados dos exames histológico e endoscópico nas gastrites denominadas não específicas[11]. Entidades inflamatórias bem definidas e adequadamente reconhecidas, como tuberculose, sarcoidose, gastrite eosinofílica, gastrite linfocítica e gastrite por refluxo, foram chamadas formas específicas de gastrites.

Gastrites atróficas foram subdivididas em dois tipos:

- Associada à anemia perniciosa, limitada à mucosa oxíntica e relacionada a maior risco de neoplasia gástrica originada na mucosa metaplásica corpórea, com denominações de atrofia gástrica, atrofia de corpo, gastrite atrófica difusa, gastrite atrófica difusa de corpo (GDC), tipo A ou gastrite autoimune (Quadro 2)[11-13].

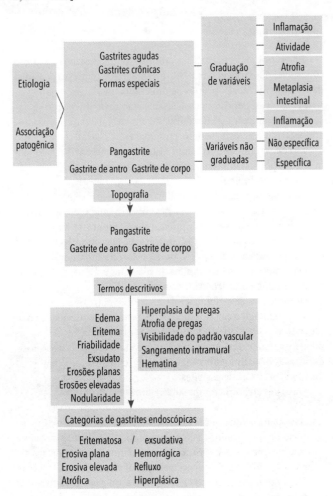

Figura 1   Sistema Sydney. Graduação de intensidade: ausente, leve, moderada e grave.

QUADRO 2 Classificação morfológica das gastrites crônicas

Não atrófica
▪ Superficial (GS)
▪ Antral difusa (GAD)
Atrófica
▪ Difusa de corpo (GDC)
▪ Multifocal (GAM)

Fonte: adaptado de Correa e Yardley, 1992[11].

▪ Gastrite atrófica multifocal ou tipo B, cuja caracterização não deveria ter anemia perniciosa simultaneamente e ser denominada como forma pura. Nessa forma, demonstrou-se, em estudo com 1.500 espécimes de autópsias, lesões focais de metaplasia acompanhadas por infiltrado inflamatório crônico, predominantemente nas porções média e distal da pequena curvatura, próximo à incisura angular[14-16].

A dificuldade de classificação na forma atrófica ocorre em situações nas quais ambos os processos inflamatórios são concomitantes, em vista de condições de progressão, sendo, dessa forma, progressão dinâmica da atrofia[17, 18].

Há, também, argumentos contra o sistema Sydney quanto à consideração de que a inflamação de camadas da superfície seriam gastrites superficiais que se tornariam atróficas à medida que alcançassem camadas mais profundas da própria mucosa[11].

Com tais considerações, buscou-se uma nova classificação que se baseasse em evidências de diferentes tipos de gastrites atróficas, gastrites crônicas de antro associadas a úlceras gástricas e duodenais, além da eventual coexistência das gastrites atróficas difusas de corpo e as multifocais. Assim, em 1994, 22 patologistas de diferentes países reuniram-se em Houston, Estados Unidos, para elaboração de consenso, enfatizando a diferença entre gastrites atróficas e não atróficas, divididas em três grupos, como: agudas, crônicas e especiais (Quadro 3)[19].

QUADRO 3 Classificação de Houston

Agudas		
Crônicas	▪ Não atróficas	– H. pylori
		– Outros fatores
	▪ Atróficas	– Autoimune
		– Fatores ambientais
		– Multifocal
Especiais	▪ Químicas: bile, AINE	
	▪ Por irradiação	
Linfocíticas	▪ Idiopática, autoimune, drogas	
	▪ H. pylori, glúten(?)	
Granulomatosa não infecciosa	▪ Doença de Crohn	
	▪ Sarcoidose	
Eosinofílica	▪ Alergia alimentar	
	▪ Outras drogas	
Infecciosas	▪ Bactérias (não H. pylori)	
	▪ Vírus	
	▪ Fungos e parasitas	

Fonte: adaptado de Classification and Grading of Gastritis, 1996[19].

Recentemente, no Consenso Global de Quioto de 2015, proposições de classificação das gastrites e duodenites, bem como distinção entre dispepsia causada pelo H. pylori e dispepsia funcional, foram formuladas em 23 questões, avaliadas pelo método de Delphi com nível predefinido de 80%, para determinação diagnóstica apropriada para gastrites e recomendação de quem, quando e como tratar gastrite causada pelo *H. pylori*[20].

Ressaltou-se que, embora frequentemente utilizada para descrever sintomas dispépticos, as gastrites referem-se a modificações estruturais e inflamatórias da mucosa que, na maioria das vezes, não ocasionam sintomas aos pacientes.

Embora componentes inflamatórios estejam associados a doenças como úlcera péptica, câncer gástrico e anemia perniciosa, sua origem permanece pouco esclarecida, mesmo com reconhecimento do *H. pylori* como agente causal de gastrite, colaborando para a compreensão de sua patogenia e prognóstico.

O *H. pylori* é, universalmente, a causa mais comum de gastrite crônica, predispondo a dano progressivo à mucosa e a patologias como úlcera duodenal, úlcera gástrica, adenocarcinoma gástrico e linfomas tipo MALT.

Essa classificação atual é a proposta para inclusão no Código Internacional de Doenças-11 (CID-11B) elaborado em Tóquio em 2010, porém, ainda não autorizada pela OMS e sujeita a modificações (Quadros 4 e 5)[20].

QUADRO 4   Classificação das gastrites CID-11B (Quioto)

- Gastrite induzida pelo *Helicobacter pylori*
- Gastrite induzida por medicamentos
- Gastrite autoimune
- Gastrite induzida por estresse

(continua)

QUADRO 4   Classificação das gastrites CID-11B (Quioto) *(continuação)*

- Formas especiais de gastrites
  - Alérgica
  - Por refluxo biliar
  - Linfocítica
  - Doença de Ménétrier
  - Gastrite eosinofílica

- Gastrites infecciosas
  - Gastrite flegmonosa
  - Gastrite bacteriana
    - ▸ *H. pylori* induzida
    - ▸ Por estreptococo
    - ▸ Por micobactéria (tuberculosa, não tuberculosa)
  - Gastrite por *Micobacterium avium* – intracelular
  - Gastrite por outras micobactérias não tuberculosas
  - Gastrite sifilítica secundária

- Gastrites virais
  - Por citomegalovírus
  - Por enterovírus

- Gastrites fúngicas
  - Por mucormicose
  - Por candidíase
  - Por histoplasmose

- Gastrites parasitárias
  - Anisaquíase
  - Por criptosporídeo
  - Por *Strongyloides stercoralis*

- Gastrite por causas externas
  - Alcoólica
  - Por irradiação
  - Química
  - Por outros agentes específicos externos

(continua)

8 Gastrites e úlcera péptica 159

QUADRO 4   Classificação das gastrites CID-11B (Quioto) *(continuação)*

- Gastrites de etiologia desconhecida com achados endoscópicos específicos ou características histológicas
  - Gastrite superficial
    - ▸ Aguda
    - ▸ Crônica
  - Gastrite aguda hemorrágica
  - Gastrite crônica atrófica
  - Gastrite atrófica leve a moderada
  - Gastrite atrófica intensa

- Gastrite metaplásica

- Gastrite granulomatosa

- Gastrite hipertrófica

Outras gastrites
- Gastrite crônica, sem outra classificação
- Gastrite aguda, sem outra classificação

Fonte: adaptado de Sugano et al, 2015.[20]

QUADRO 5   Classificação das gastrites baseada em sua etiologia pelo Consenso de Quioto

- Gastrite autoimune

- Gastrite infecciosa
  - Gastrite induzida pelo *Hp*
  - Gastrite por *H. heilmannii*
  - Gastrite por enterococo
  - Gastrite por micobactéria
  - Gastrite sifilítica secundária

- Gastrite flegmonosa

- Gastrite viral
  - Gastrite enteroviral
  - Gastrite por citomegalovírus

(continua)

QUADRO 5 Classificação das gastrites baseada em sua etiologia pelo Consenso de Quioto *(continuação)*

- Gastrite fúngica
  - Por mucormicose
  - Por candidíase
  - Histoplasmose

- Gastrite parasitária
  - Por criptosporídeo
  - Por *S. stercoralis*
  - Anisaquíase gástrica

- Gastrite por causas externas
  - Doença induzida
  - Alcoólica
  - Por irradiação
  - Gastrite química
  - Gastrite por refluxo duodenal
  - Gastrite por outras causas externas

- Gastrite por causas específicas
  - Linfocítica
  - Doença de Ménétrier
  - Gastrite alérgica
  - Gastrite eosinofílica

- Gastrite por outras doenças
  - Gastrite por sarcoidose
  - Gastrite por vasculite
  - Gastrite por doença de Crohn

Fonte: adaptado de Sugano et al, 2015.[20]

Pelo consenso de Quioto, e com base em contexto epidemiológico, recomenda-se pesquisar a gastrite causada pelo *H. pylori* em fase anterior ao desenvolvimento de gastrite atrófica e metaplasia intestinal. É, de fato, importante a consideração de prevalência populacional da infecção, principalmente pelas chances de insucesso por resistência aos tratamentos atualmente propostos, embora haja evidências de redução do risco de desenvolvimento de câncer gástrico, sendo a redução de risco dependente da presença, da intensidade e da extensão da atrofia, por ocasião da erradicação.

Resume-se o consenso de Quioto considerando-se a gastrite por *H. pylori* como doença infecciosa, com sugestão de tratamento independentemente de sintomas, pela chance de suas complicações, como úlcera péptica e câncer gástrico. Por outro lado, recomenda-se a distinção entre dispepsia funcional e gastrite, sendo, para a última, caracterização por histologia (Figura 2)[21].

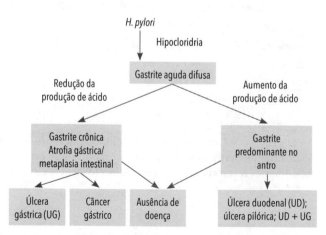

Figura 2   Curso da infecção pelo *H. pylori*. Fonte: adaptado de Dixon, 1995[21].

TRATAMENTOS PARA ERRADICAÇÃO DO *H. PYLORI*

Ao início, foram utilizados como padrão esquemas de tratamentos de 7 dias com utilização de inibidor de bomba de prótons (IBP) em suas dosagens plenas, 2 vezes/dia, amoxicilina 1 g a cada 12 horas e claritromicina 500 mg a cada 12 horas. Pacientes que relatavam alergia a penicilina tinham substituição da amoxicilina pelo metronidazol, e naqueles com resistência à claritromicina, ou mesmo alérgicos à penicilina, a proposta terapêutica era utilização de tetraciclina, metronidazol, sal de bismuto e IBP em regimes de 10 dias.

Com o tempo, o índice de resistência a alguns desses medicamentos, particularmente metronidazol e claritromicina, ultrapassaram taxas que permitiam sua utilização (Tabela 1)[22].

TABELA 1   Índices de resistência do *H. pylori* a antimicrobianos nos últimos 15 anos

Metronidazol	20 a 40%
Claritromicina	1 a 8 % → 16 a 24%
Tetraciclina	< 1%
Amoxicilina	1 a 3%

Fonte: adaptada de Graham, 2015.[22]

Em 2016, o V Consenso de Maastricht/Florença recomendou conceitos e estratégias terapêuticas com níveis de evidência e graus de recomendação para o tratamento da infecção pelo *H. pylori*, como:

- A gastrite por *H. pylori* é uma doença infecciosa, independentemente de sintomas e/ou complicações (evidência 1B, grau de recomendação A).
- Estratégia de teste e tratamento é adequada para dispepsia não investigada, na dependência de prevalência regional da infecção e considerações sobre custo-benefício (evidência alta; grau de recomendação forte).
- As taxas de resistência do *H. pylori* aos antimicrobianos estão aumentando na maioria dos países do mundo (evidência moderada; grau de recomendação forte)[23].

Assim, foram propostas terapêuticas baseadas em percentuais de resistência aos antimicrobianos comumente utilizados (Figura 3), com decisões de que qualquer esquema terapêutico deve ser

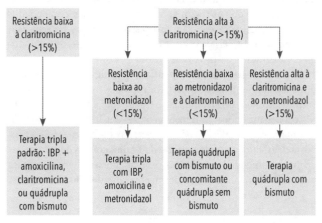

Figura 3   Algoritmo para tratamento de primeira linha: Maastrich V/Florença.
Fonte: adaptada de Malfertheiner et al, 2016.[23]

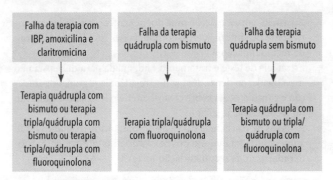

Figura 4   Algoritmo para tratamento de segunda linha: Maastricht V/Florença. Fonte: adaptada de Malfertheiner et al, 2016.[23]

de 14 dias, com número necessário para tratar (NNT) variando de 3 a 12, visto que os tratamentos anteriormente recomendados (de 7 a 10 dias) apresentavam insucesso de até 50% na erradicação, enquanto 14 dias de utilização dos esquemas permitiriam índices de erradicação próximos a 95%[24].

Casos sem sucesso na terapêutica inicial deveriam ser submetidos a tratamentos distintos, denominados de segunda linha, e com substituições relacionadas ao tratamento anterior (Figura 4).

Na mesma época, consenso realizado em Toronto relacionado ao tratamento da infecção por *H. pylori* em adultos manteve a proposta de tratamento pelo período de 14 dias com as denominadas opções recomendadas e restritas, primeira linha e alternativas para insucesso do tratamento anteriormente realizado (Quadros 6 e 7)[24].

8 Gastrites e úlcera péptica 165

QUADRO 6 Recomendações para esquemas utilizados para erradicação do *H. pylori* (Consenso de Toronto, 2016)

Recomendação	Esquemas	Definição
Primeira linha		
Opção recomendada	Quádruplo com bismuto	IBP + bismuto + metronidazol + tetraciclina
Opção recomendada	Quádruplo concomitante sem bismuto	IBP + amoxicilina + metronidazol + claritromicina
Opção restrita*	Tripla com IBP	IBP + amoxicilina + claritromicina IBP + metronidazol + claritromicina IBP + amoxicilina seguida por IBP + metronidazol + claritromicina
Não recomendado	Triplo com levofloxacino	IBP + amoxicilina + levofloxacino
Não recomendado	Quádruplo sem bismuto, sequencial	IBP + amoxicilina seguida por IBP + metronidazol + claritromicina

* Resistência à claritromicina < 15% ou índices locais com erradicação > 85%.
Fonte: adaptado de Fallone et al, 2016.[24]

QUADRO 7 Recomendações para esquemas utilizados para erradicação do *H. pylori* (Consenso de Toronto, 2016)

Recomendação	Esquemas	Definição
Insucesso em tratamento prévio		
Opção recomendada	Quádruplo com bismuto	IBP + bismuto + metronidazol + tetraciclina
Opção recomendada	Terapia contendo levofloxacino	IBP + amoxicilina + levofloxacino
Opção restrita*	Terapia com rifabutina	IBP + amoxicilina + rifabutina
Não recomendada	Terapia sequencial quádrupla sem bismuto	IBP + amoxicilina seguida por IBP + metronidazol + claritromicina

* Casos com mais de 3 tratamentos sem sucesso. Fonte: adaptado de Fallone et al, 2016[24].

Foram, mais especificamente, recomendadas dosagens dos diferentes medicamentos, baseando-se em esquemas que incluíam ou não bismuto (Quadro 8)[24].

QUADRO 8   Recomendação de dosagens nas terapêuticas de erradicação do *H. pylori* (Consenso de Toronto, 2016)

Dosagens para agentes na terapêutica quádrupla com bismuto		
Bismuto*	mg*	4 vezes/dia
Metronidazol	500 mg	3 a 4 vezes/dia
IBP**	**	2 vezes/dia
Tetraciclina	500 mg	4 vezes/dia
Dosagens para esquema quádruplo sem bismuto		
Amoxicilina	100 mg	2 vezes/dia
Claritromicina	500 mg	2 vezes/dia
Levofloxacino	500 mg	4 vezes/dia
Metronidazol	500 mg	2 vezes/dia
IBP	**	2 vezes/dia
Rifabutina***	150 mg	2 vezes/dia

*Depende de dosagens formuladas: subsalicilato de bismuto 262 mg, 2 cps 4 vezes/dia; subcitrato de bismuto coloidal 120 mg, 2 cps 2 vezes/dia. **Doses padrão ou duplas. ***Somente com insucesso > 3 tratamentos. Fonte: adaptado de Fallone et al, 2016 [24].

PERSPECTIVAS FUTURAS

Uma enorme variação de prevalência de infecção pelo *H. pylori* é verificada em distintos países e diferentes classes socioeconômicas. Assim, há uma preocupação crescente decorrente de insucessos das terapêuticas atualmente disponíveis, bem como de eventuais eventos adversos delas decorrentes.

Por ser a infecção mais comum no mundo, uma maneira de evitá-la seria a imunização contra a bactéria. É evidente a busca por vacinas que se mostrem eficientes na prevenção da infecção e de suas consequências, e, mais recentemente, estudo em fase 3 para teste de eficácia realizado em 4.500 crianças saudáveis, *H. pylori* negativas, com vacina oral recombinante, contendo subunidade de urease B associada a subunidades de enterotoxina B, com utilização de 3 doses, demonstrou eficácia de 71,8%, 55% e 55,8%, respectivamente, no primeiro, no segundo e no terceiro ano após vacinação, sendo observado, 30 dias após a terceira dose, aumento significativo de IgG e redução de IgA salivares.

Frente a isso, espera-se que a vacinação ideal ofereça proteção por períodos superiores a 10 a 15 anos[26].

BIBLIOGRAFIA

1. Mazza L. Breve storia della medicina. Milão: Seletecnica;1970.
2. Moutier F, Cornet A. Les gastrites. Paris: Masson; 1955.
3. Cheili AP, Giacosa A. Gastritis: a critical review. Berlim: Springer-Verlag; 1987.
4. Barrett KE. Gastrointestinal physiology. 8. ed. Philadelphia: McGraw Hill; 2014.
5. Okamoto C, Karvar S, Forte JG, Yao X. The cell biology of gastric acid secretion. In: Johnson LR (ed.). Physiology of the gastrointestinal tract. 5. ed. v. 2. San Diego: Elsevier; 2002.
6. El-Onar EM, Penman ID, Ardill JES, Chittajallu RS, Howie C, McColl KE. *Helicobacter pylori*: infection and abnormalities of acid secretion in patients with duodenal ulcer disease. Gastroenterology. 1995;109(3):681-91.
7. Lindström E, Chen D, Norlén P, Andersson K, Håkanson R. Control of gastric acid secretion: the gastrin – ECL cell – parietal cell akis. Comp Biochem Physiol A Mol Integr Physiol. 2011;128(3):505-14.
8. Modlin IM, Sachs G. Acid related diseases. Milan: Schnetztor-Verlag Gmbh D-Konstanz; 1998.
9. Gastroenterologists in Sydney – histology and *Helicobacter*. Lancet. 1990;336(8718):779-80.

10. Working Party Report of the World Congress of Gastroenterology. The Sydney System: a new classification of gastritis. J Gastroenterol Hepatol. 1991;6:207-52.

11. Correa P, Yardley JH. Grading and classification of chronic gastritis: one American response to the Sydney System. Gastroenterology. 1992; 102:355-9.

12. Correa P. The epidemiology and pathogenesis of chronic gastritis: three etiologic entities. Front Gastroenterol Res. 1980;6:98-108.

13. Wyatt JI, Dixon MF. Chronic gastrits. A pathogenetic approach. J Pathol. 1988;154:113-24.

14. Lambert R. Chronic gastritis. Digestion. 1972;7:83-126.

15. Strickland RG, Mackay JR. A reappraisal of the nature and significance of chronic atrophic gastritis. Am J Dig Dis. 1973;18:426-40.

16. Correa P, Cuello C, Duque E. Carcinoma and intestinal metaplasia of the stomach in Colombian migrants. J Natl Cancer Inst. 1970;44:297-306.

17. Siurala M, Sipponen P, Kekki M. Chronic gastritis: dynamics and clinical aspects. Scand J Gastroenterol. 1985;20(Suppl 109):69-76.

18. Kekki M, Siurala M, Varis K, Sipponen P, Sistonen P, Neolandina HR. Classification principles and genetics of chronic gastritis. Scand J Gastroenterol. 1987;22(Suppl141):1-28.

19. Classification and grading of gastritis. The updated Sydney System. Am J Surg Path. 1996;20:1161-81.

20. Sugano K, Tack J, Kuipers EJ, Graham DY, El-Omar EM, Miura S, et al. Kyoto global consensus report on *Helicobacter pylori* gastritis. Gut. 2015;64(9):1353-67.

21. Dixon MF. Histological responses to *Helicobacter pylori* infection: gastritis, atrophy and preneoplasia. Baillieres Clin Gastroenterol. 1995;9(3):467-86.

22. Graham D. Treatment of *H. pylori*: is eradication really the best strategy? AGA Perspectives. 2015. Disponível em: gastro.org/news.

23. Malfertheiner P, Megraud F, O'Morain CA, Gisbert JP, Kuipers EJ, Axon AT, et al. Management of *Helicobacter pylori* infection-the Maastricht V/Florence consensus report. Gut. 2016;66(1):6-30.

24. Fallone CA, Chiba N, van Zanten SV, Fischbach L, Gisbert JP, Hunt RH, et al. The Toronto consensus for the treatment of *Helicobacter pylori* infection in adults. Gastroenterology. 2016;151(1):51-69.

Câncer gástrico: lesões pré-malignas, malignas e tumor estromal gastrointestinal

José Celso Ardengh
Karol Alejandra Valdivia López
Diego Martín Márquez Pinto

INTRODUÇÃO

De acordo com a estimativa do Instituto Nacional de Câncer (INCA) de 2012, o câncer gástrico (CG) é o quarto câncer mais comum entre homens e o sexto em mulheres. Ocorre o aumento de sua incidência em ambos os sexos a partir dos 35 anos[1]. No Brasil, sua incidência varia de acordo com a região. Assim, como foi documentado em 2010, a cidade com maior índice de idade ajustada entre homens foi São Paulo, com 24,9/100.000 habitantes, e entre as mulheres, a cidade de Goiânia, com 11,3 casos/100.000[2]. O adenocarcinoma é o tipo histológico mais frequente (90%), enquanto o linfoma gástrico (LG), sarcomas, tumor estromal gastrointestinal (GIST), tumores neuroendócrinos e outros tumores também são observados com menor frequência, sendo o tratamento e a evolução diferentes em cada um deles[3]. O adenocarcinoma do estômago pode ser subdividido em dois tipos: difuso de Laurén, que apresenta padrão infiltrativo, com extensão à submucosa e com metástases precoces, comprometendo mais mulheres em idade jovem, tipo sanguíneo A e está associado com pior prognóstico; e o tipo intestinal, que ocorre mais nos homens de idade avançada e que decorre principalmente de lesões pré-neoplásicas[4,5].

O LG representa aproximadamente 3% de todas as neoplasias malignas gástricas e pode ser subdividido nos tipos em que o estômago é o principal local envolvido e naqueles com doença disseminada nos nódulos linfáticos (NL) com envolvimento secundário gástrico. Mais de 95% dos LG são não Hodgkin[6]. O LG é a forma mais comum de linfoma não Hodgkin extranodal, representando mais de 30% dos casos. O LG primário é definido quando os sintomas iniciais são gástricos e o estômago é o órgão principal envolvido, caso contrário, seria um linfoma secundário em que há invasão gástrica por um linfoma sistêmico[7].

Os GIST compreendem cerca de 1% de todos os tumores gastrointestinais (GI). São tumores mesenquimatosos comuns do trato GI. No passado, eles eram classificados como leiomiomas, leiomiossarcomas ou leiomioblastomas[8]. Estima-se que a incidência geral, incluindo os incidentalomas, seja de 6 a 20 casos por milhão de habitantes. Os GIST mostram uma distribuição similar entre homens e mulheres. Embora tenham sido relatados em qualquer idade, a maioria dos pacientes tem entre 40 e 80 anos no momento do diagnóstico, com média de idade entre 60 e 65 anos[9]. Acomete o estômago com mais frequência (60 a 70%), seguido pelo intestino delgado (20 a 30%), duodeno (4 a 5%), reto (4 a 5%), cólon (< 2%) e esôfago (< 1%). Raramente se desenvolvem fora do trato GI no mesentério, omento ou retroperitônio. Cerca de 1 a 2% deles ocorrem na população pediátrica, que se acredita serem entidades fundamentalmente diferentes dos GIST em fase adulta. Eles são quase exclusivamente de origem gástrica e, ao contrário dos GIST adultos, são mais comuns nas meninas[10].

ETIOLOGIA

A etiologia do CG é desconhecida, mas existem fatores hereditários e não hereditários claramente associados ao seu surgimento; entre eles: infecção gástrica crônica pelo *Helicobacter pylori*, idade avançada, sexo masculino, dieta rica em sal, consumo de alimentos defumados, tabagismo, gastrite atrófica (GA) crônica, metaplasia intestinal (MI) da mucosa gástrica, anemia perniciosa, pólipo adenomatoso, gastrite hipertrófica, polipose adenomatosa familiar, além das mutações nos genes *BRCA1-2*[5]. A ligação entre o *H. pylori* e o CG associa-se a uma complexa interação de fatores genéticos e ambientais (alimentares) que explicariam os diferentes resultados alcançados a partir da infecção inicial. Apesar da erradicação da infecção, o CG ainda pode ocorrer em decorrência da progressão contínua das lesões pré-neoplásicas. O *H. pylori* causa alterações irreversíveis na mucosa gástrica, caso em que o CG se desenvolve sem a presença da bactéria[11]. Pelayo Correa[12] propõe uma via de patogênese para o desenvolvimento do CG, no qual o fator desencadeante dessa cascata é o *H. pylori* (Figura 1). O *H. pylori* é uma bactéria Gram-negativa, espiralada e microaerófila. Provoca a infecção bacteriana crônica mais comum do ser humano, afetando 60% da população em países desenvolvidos e 80% naqueles em desenvolvimento. Possui múltiplos fatores de virulência, que permitem adaptarem-se ao ambiente gástrico e causar danos contínuos às células do estômago. Existem cepas mais virulentas que produzem uma proteína citotóxica associada ao gene *A* (Cag A+, Vac A+). A infecção com essas cepas associa-se ao aumento do dano epitelial e a produção de citocinas pró-inflamatórias. A infecção é adquirida durante a infância. As rotas para transmissão são: fecal-oral, oral-oral, gastro-oral[11].

Por sua vez, os LG são derivados de linfócitos do tipo B; os derivados de células T são raros. O termo LG do tipo "MALT" é o acrônimo de "tecido linfoide associado à mucosa" (do inglês, *mucosae associated lymphoid tissue*), termo introduzido por Isaacson e Wright em 1983[13].

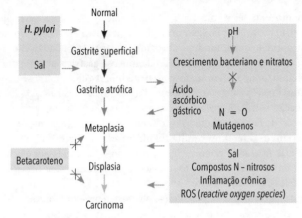

Figura 1   Modelo de Pelayo Correa para determinar a carcinogênese do câncer gástrico[12].

Lesões pré-neoplásicas gástricas

A hipótese oncogênica do CG, disseminada como a cascata de Pelayo Correa, descreve uma linha sequencial de alterações inflamatórias na mucosa gástrica[12]. Essas alterações precursoras evoluem até chegar ao carcinoma invasivo[12]. Se associado à infecção pelo *H. pylori*, é classificado pela Organização Mundial da Saúde (OMS) como cancerígeno tipo I[14]. Ressalta-se que a condição pré-neoplásica é reservada para condições clínicas associadas ao risco aumentado de câncer, não necessariamente caracterizadas por anormalidades histológicas (úlcera gástrica, hiperplasia da mucosa gástrica, CG difuso hereditário e síndromes polipoides). Em contraste com a lesão pré-neoplásica envolvendo o componente histológico (por exemplo, GA, MI e displasia), a possibilidade de ocorrência de CG é provável[15]. Contudo, a Sociedade Europeia considera a displasia como lesão, enquanto a GA e a MI como condições pré-neoplásicas[16]. Outros fatores que aumentam o risco de GC são os pólipos, a gastrectomia subtotal, a doença de Ménétrier, a anemia perniciosa e os tumores neuroendócrinos, que não serão considerados neste capítulo. A GA e a MI são fatores de risco importantes para a ocorrência do CG. Portanto, a seleção precisa de indivíduos com GA e MI pode ser uma estratégia para prevenir e/ou detectar precocemente o CG.

Dentro dos testes para detectar essas lesões em tempo hábil (prevenção secundária), a avaliação endoscópica, vigilância com biópsia e/ou por endoscópios com alta resolução [como aqueles com imagem em banda estreita (NBI, do inglês *narrow band imaging*)] e testes não invasivos, como pepsinogênio (PG) sérico, sorologia para o *H. pylori* e o fator TTF3, podem ser úteis. No entanto, ainda não existe um teste padrão não invasivo para esses casos. Por outro lado, não está claro se a erradicação do *H. pylori* regride ou previne a progressão da GA e MI para o CG. Mesmo assim espera-se que a vigilância endoscópica nesses pacientes de risco seja benéfica[16].

Gastrite atrófica

É definida pela perda de glândulas próprias. Existe uma infiltração inflamatória crônica expandida para a lâmina com o desaparecimento de glândulas nativas[16]. Dois fenótipos da GA são conhecidos: a) o desaparecimento completo de glândulas substituído por expansão fibrótica da lâmina própria; e b) substituição das glândulas nativas por MI, cujo número de glândulas não é necessariamente baixo[15]. O padrão de referência endoscópica é a visualização da vascularização proeminente da submucosa. A sensibilidade dessa imagem endoscópica para a atrofia histológica no corpo gástrico é de 79%, e a especificidade, de 68%[17]. A GA associada ao *H. pylori* causa alterações na mucosa, as quais evoluem ao longo da curvatura menor, da incisura angular e do antro para o corpo gástrico, estendendo-se através das paredes anterior e posterior do estômago, conforme descrito na classificação de Kimura-Takemoto (Figura 2)[18,19]. O risco de CG aumenta quando a extensão e a gravidade da GA são maiores em cerca de 5,7 vezes[20].

Algumas classificações para gastrite e lesões pré-neoplásicas foram desenvolvidas, como o sistema Sydney, que combina informações topográficas, morfológicas e etiológicas em relatórios destinados a incluir tanto a classificação quanto o estadiamento[16]. O sistema atualizado introduz uma escala analógica visual para avaliar a gravidade da classificação histológica. Além disso, a biópsia endoscópica de rotina direcionada para a incisura angular, o antro e o corpo gástrico, tanto na menor quanto na maior curvatura, podem detectar o grau de gastrite (Figura 3)[21]. O sistema de Sydney foi atualizado (1996) e é o mais utilizado na prática clínica e na investigação. Entretanto, não reflete necessariamente o prognóstico do risco de CG em indivíduos com GA. Outros sistemas propostos são o OLGA (do inglês *link operative gastritis avaliation*) e o OLGIM (em inglês *link operative gastritis intestinal metaplasia*). Esses últimos sistemas têm o mesmo protocolo

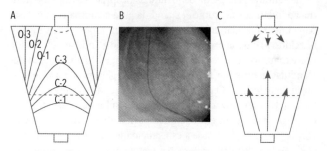

Figura 2   Classificação endoscópica da gastrite atrófica crônica de Kimura-Takemoto[19].

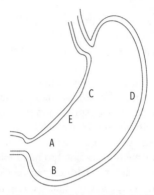

Figura 3 Áreas gástricas recomendadas para a realização de biópsia no sistema de Sydney atualizado[18]. A: antro curvatura menor; B: antro curvatura maior; C: corpo curvatura menor; D: corpo curvatura maior; E: incisura angularis.

para tomar biópsias como o de Sydney. O sistema OLGA reflete informações clínicas e patológicas relevantes sobre a condição da gastrite e categoriza os indivíduos com risco de CG, excluindo a vigilância preventiva daqueles com baixo estadiamento OLGA (0-I-II) e sem infecção por *H. pylori*, e considerando aqueles com alto estádio OLGA (III/IV) para a realização de mais endoscopias de controle[22]. No entanto, ainda não existe um método universalmente aceito de classificação de gastrite.

Metaplasia intestinal gástrica

A MI é definida como a substituição do epitélio superficial, foveolar e glandular na mucosa gástrica pelo epitélio intestinal com presença de células de Paneth, células caliciais e absorventes[16,22]. O risco de desenvolver CG aumenta mais de 10 vezes em pessoas que têm MI[23]. Do mesmo modo, os indivíduos com infecção *H. pylori* com MI têm risco aumentado de desenvolver CG maior do que 6,4 vezes se comparados a indivíduos com *H. pylori* mas sem MI[24].

De acordo com o fenótipo da mucina, a MI pode ser classificada como do tipo I (completa ou intestinal), que mostra cálices e células absorventes, apenas expressando sialomucina (MUC2); tipo III (incompleto ou colônico), que mostra células caliciformes e colunares não absorventes, expressando sulfomucinas (MUC1, MUC5AC e MUC6); e o tipo II (incompleto ou enterocólica), que expressa uma mistura de mucinas gástricas e intestinais (Figura 4)[25,26]. Nos estudos médicos, o fenótipo incompleto é mostrado como aquele com o maior risco de desenvolver CG. Além disso, a MI incompleta é relatada como uma lesão que é significativamente prevalente no CG[26,27]. Outro tipo de metaplasia é a SPEM (do inglês *spasmolytic polypeptide-expressing metaplasia*) ou metaplasia pseudopilórica, caracterizada por expressar um polipeptídeo espasmolítico (TFF2) associado a atrofia oxíntica, na qual as glân-

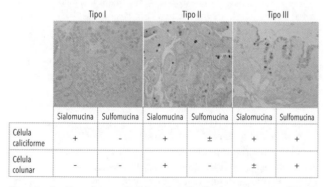

Figura 4 Fenótipos da metaplasia intestinal classificados pelas mucinas[18]. As do tipo I expressam sialomucinas e as dos tipos II e III expressam sialomucinas e sulfomucinas (negro).

dulas nativas mimetizam glândulas secretoras tipo pilórica de muco. Caracteristicamente, parece difusa no corpo e no fundo gástricos (ao contrário da MI, que parece multifocal e em manchas) e mostra forte associação com infecção crônica pelo *H. pylori* e CG[25]. A MI aparece na incisura angular e estende-se através da mucosa no antro e no corpo. A extensão está associada ao aumento do risco de CG[28]. Supõe-se, então, que, no caso da MI, o risco de CG dependa da extensão e do fenótipo desta[26]. Semelhante à GA, para a MI foi proposto um sistema de encaminhamento alternativo para o OLGA, substituindo o escore de atrofia pelo escore da metaplasia. O sistema OLGIM mostra maior concordância interobservadores e é aplicado para categorizar alguns pacientes com alto risco de GC (estágios III/IV) (Figura 5)[16].

Lesões pré-neoplásicas avançadas: neoplasia intraepitelial e displasia

Representam o último estágio de "benignidade" anterior ao CG. As células displásicas apresentam fenótipo/genótipo neoplásico, mas estão confinadas às glândulas pela integridade e conti-

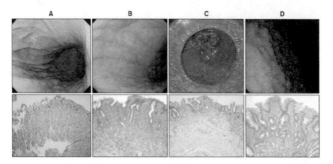

Figura 5 Classificação de gastrite. (H&E, x400). A: Normal; B: gastrite crônica superficial; C: gastrite atrófica; D: metaplasia intestinal. Reproduzido de Park E Kim[18].

nuidade da membrana basal. A displasia é uma combinação de anormalidades morfológicas: a) atipia epitelial; b) perda de epitélio nativo; e c) ruptura da arquitetura mucosa[15]. É classificada como de baixo ou alto grau de acordo a desorganização tecidual, a atexia nuclear e a arquitetura glandular[29]. A progressão para o CG é relatada em 0 a 23% dos casos de displasia de baixo grau (DBG) em uma faixa de 10 a 48 meses e em 60 a 85% das displasias de alto grau (DAG) durante um intervalo de 4 a 48 meses[16]. A alta taxa de progressão para o CG associado a DAG faz com que essas lesões sejam candidatas a ressecção cirúrgica ou endoscópica. Nas lesões com DBG, a abordagem endoscópica, como a mucosectomia endoscópica (ME) ou a dissecção submucosa endoscópica (DSE), é preferível. O monitoramento próximo com atenção à progressão da lesão pode ser uma opção[30].

Historicamente, houve diferenças na categorização das lesões neoplásicas gástricas entre patologistas ocidentais e japoneses. Portanto, algumas classificações foram estabelecidas (Padova, Viena e OMS) para padronizar definições e reduzir as diferenças. Os japoneses aceitaram o termo adenoma e displasia, e os ocidentais o termo carcinoma não invasivo. A DBG e a DAG foram atribuídas como categorias não invasivas 3 e 4, respectivamente. E o "carcinoma in situ", o "carcinoma suspeito de invasão" e o "carcinoma intramucoso" também foram incluídos na categoria 4 na classificação de Viena. A classificação da OMS padroniza o termo "displasia" com o de "neoplasia intraepitelial" e mantém as categorias da classificação revisadas em Viena[31]. É importante que a DBG seja diagnosticada. Uma metanálise envolvendo 3.303 pacientes com DBG obtidas por biópsia endoscópica mostrou após a ressecção endoscópica que 25% tinham lesão avançada (DAG em 16,7% e CG em 6,9%)[32]. Como fatores preditivos para a presença de DBG aceitam-se tamanho > que 1 até 2 cm, tipo deprimido, superfície eritematosa, nodular, erosiva ou ulcerada, além da sua relação com o padrão de crescimento viloso[31].

QUADRO CLÍNICO

O CG precoce é assintomático em 80% dos casos e, se apresentar sintomas, pode imitar os de uma úlcera péptica. No CG avançado, os sintomas mais frequentes são perda de peso e dor abdominal[5]. Podem apresentar outros sintomas como náuseas, vômitos, anorexia, disfagia, melena e saciedade precoce. Nos tumores antrais ou pilóricos, eles podem causar sintomas obstrutivos, e aqueles que envolvem a cárdia podem apresentar disfagia e desenvolver pseudoacalásia[33,34]. Deve-se mencionar que o CG pode apresentar síndromes paraneoplásicas, embora sua apresentação seja rara, por isso tem-se tromboflebite (sinal de Trosseau), neuropatias, síndrome nefrótica, coagulação intravascular disseminada, acantose negricans ou prurido (sinal de Leser-Trélat)[33,34].

Os LG apresentam sinais e sintomas clínicos semelhantes aos do CG. Os pacientes tendem a ser assintomáticos nos estágios iniciais. Com o avanço da doença, começam a apresentar queixas inespecíficas que incluem: dor abdominal, náuseas, vômitos, anorexia, perda de peso, hemorragia, febre, suores noturnos, inchaço e diarreia[35].

Os GIST tendem a ser assintomáticos na maioria esmagadora dos casos, principalmente se eles apresentarem tamanho menor que 2 cm. Permanecem praticamente assintomáticos durante sua evolução até alcançarem 4,0 cm, ponto a partir do qual eles podem ulcerar em seu ápice em razão da dificuldade de manutenção da irrigação vascular em seu ápice. Isso levaria à descamação da mucosa e a formação de uma úlcera que, com a ação do ácido produzido pelo estômago, provocaria sangramento local e dor abdominal. Se isso não acontecer, ele poderá aumentar de tamanho, enviar metástases hematogênicas para outros locais como o fígado ou até mesmo causar, dependendo da localização, sinais obstrutivos[36].

DIAGNÓSTICO

Lesões pré-neoplásicas

O padrão-ouro para o diagnóstico dessas lesões é o estudo histológico da mucosa gástrica, durante a endoscopia. O estudo histológico e os sistemas de classificação úteis Sydney, OLGA, OLGIM, Viena revisado e OMS já foram descritos anteriormente. Por outro lado, a endoscopia por si só mostra alta taxa de variabilidade interobservador, e os achados endoscópicos correlacionam-se mal com os histológicos. A sensibilidade de 61,5% e a especificidade de 57,7% no antro são relatadas para o diagnóstico endoscópico de GA, e de 46,8% e 76,4% para o corpo gástrico. Para a MI, as sensibilidades no antro e no corpo são de 24% e 24,2% e as especificidades são de 91,9% e 88,0%, respectivamente[26]. A precisão endoscópica pode ser melhorada com os novos endoscópios de alta resolução e que possuam magnificação, além do uso do NBI. Como se sabe, essa técnica permite de forma simples reparar estruturas microscópicas da mucosa superficial, além de identificar o seu padrão capilar. A associação do NBI e da magnificação permite identificar uma linha azul-branca nas cristas da superfície epitelial, sendo esse um forte sinal da presença histológica de MI, com sensibilidade de 89% e especificidade de 93%[37]. No entanto, o exame completo do estômago com essas técnicas consome tempo. Foram propostos testes não invasivos para detectar essas lesões, como: teste sérico de PG, gastrina-17, anticorpos IgG para o *H. pylori*, teste do fator TFF3 que pode ser usado como biomarcador de GA e MI (Tabela 1).

TABELA 1   Classificação de gastrite pelo sistema OLGA[18]

	CORPO			
A	Sem atrofia	Atrofia leve (grau 1)	Atrofia moderada (grau 2)	Atrofia severa (grau 3)
N Sem atrofia	Estágio 0	Estágio I	Estágio II	Estágio II
T Atrofia leve (grau 1)	Estágio I	Estágio I	Estágio II	Estágio III
R Atrofia moderada (grau 2)	Estágio II	Estágio II	Estágio III	Estágio IV
O Atrofia severa (grau 3)	Estágio III	Estágio III	Estágio IV	Estágio IV

Em cada região anatômica o comprometimento pela atrofia é classificado em 4 escalas (0 a 3). Grau 0: sem atrofia em qualquer dos espécimes obtidos; grau 1: atrofia em 1 a 30% das amostras obtidas; grau 2: atrofia em 31 a 60% das amostras obtidas; grau 3: atrofia em > 60% das amostras obtidas da mesma região. Os estádios III/IV são considerados de alto risco para desenvolverem CG.

O nível do teste do PG é baseado na produção deste pelas células gástricas. O tipo I é exclusivo da mucosa do fundo e o II é secretado pelas células principais, mas também pelas glândulas pilóricas e de Brunner. Na gastrite, inicialmente o PG I e II são aumentados. À medida que a inflamação piora, as células principais são substituídas por glândulas pilólicas, os níveis de PG II aumentam e os níveis de PG I diminuem. Mesmo a relação entre PG I/II também diminui. Essas mudanças nos níveis de PG refletem a presença de GA[26]. O melhor ponto de corte observado em uma metanálise para o diagnóstico de DBG foi uma PG I < 50 ng/mL e uma relação entre PG I/PG II < 3,0, com uma sensibilidade de 65%, especificidade de 74 a 85% e valor preditivo negativo > 95%[16]. Ressalta-se que a maioria dos estudos foi realizada no Japão, onde eles usam diferentes métodos de laboratório, populações e diferentes pontos de corte[19]. Outro marcador mencionado é a reversão sorológica de *H. pylori* em pacientes com GA e MI, o que significa piora das lesões. Na verdade, pelo fato de a mucosa trabalhar contra a sobrevivência do *H. pylori*, isso leva ao desaparecimento espontâneo. O risco parece ser maior de CG em GA grave e *H. pylori*[38]. Os marcadores TFF (do inglês *trefoil factors*) são expressos em tecidos de células produtoras de muco. Eles têm papel importante na manutenção da integridade mucosa e na transformação oncogênica, no crescimento e na extensão metastática de tumores sólidos. O TFF3 é expresso pelas células caliciais intestinais e na MI. Um estudo considera o ponto de corte de 3,6 ng/mL, tendo encontrado *odds ratio* para CG significativo de 18,1. A sensibilidade foi de 81% e a especificidade de 81%. Também se relata melhor valor preditivo positivo e negativo para GC do que o PG sérico. Além disso, não é afetada pela presença do *H. pylori*, erradicação e idade, como no caso do PG sérico[39].

CG precoce e avançado

A endoscopia tornou-se a ferramenta mais importante para o diagnóstico, o estadiamento, o tratamento e a paliação de pacientes com CG. As endoscopias diagnóstica e para a vigilância devem ser realizadas para determinar a presença e a localização e para biopsiar qualquer lesão suspeita. Portanto, um exame endoscópico adequado aborda todos os componentes. A localização do tumor no estômago (cárdia, fundo, corpo, antro e piloro) e em relação à junção esofagogástrica (JEG) para tumores proximais deve ser registrada cuidadosamente para auxiliar no planejamento do tratamento. Devem-se realizar biópsias múltiplas (6 a 8) usando fórceps de endoscopia de tamanho padrão para fornecer material adequado para a interpretação histológica, especialmente no contexto de uma lesão ulcerada[40]. Atualmente, além do endoscópio de luz branca, também para aumentar a precisão diagnóstica, podem-se utilizar a cromoendoscopia, a magnificação de imagem e a NBI. Todos esses procedimentos podem ser usados isolados ou em combinação, permitindo observar a superfície da mucosa e o padrão vascular[41].

Estadiamento do CG precoce e avançado

O sistema de classificação utilizado é o sistema TNM, idealizado pela International Union Against Cancer (UICC) e pelo Joint Committee on Cancer (AJCC). No sistema TNM, T indica a profundidade do tumor, sendo T1 um tumor confinado à mucosa ou submucosa, T2 um tumor que compromete a muscularis própria, T3 um tumor que ultrapassa a serosa e T4 um que compromete órgãos adjacentes. N indica a presença de NL comprometido, com N1 acometendo de 1 a 6 NL regionais, N2 de 7 a 15 NL regionais e N3 mais de 15 NL regionais. M indica a presença de metástases a distância, M1 sendo a presença de metástases distantes (Tabelas 2 e 3)[42]. Quanto à identificação dos NL, a tomografia computadorizada (TC) possui uma precisão diagnóstica de 89% e tem limitações na distinção de NL metastáticos $\leq$ 5 mm. É por isso que o papel fundamental da TC hoje em dia é a detecção de metástases distantes, que serão complementadas por estudo endoscópico e/ou ecoendoscópico para avaliar o envolvimento dos NL, já que é mais preciso. Os padrões associados à malignidade dos NL à EE incluem hipoecogeneicidade, forma redonda, margem lisa e tamanho > 1 cm. Além disso, a EE é útil para determinar a extensão proximal e distal do tumor; no entanto, é menos útil em tumores antrais (Figura 6). A tomografia por emissão de pósitrons (PET-CT) pode detectar NL metastáticos, mas não seria útil em tumores mucinosos ou difusos. Recomenda-se laparoscopia + lavagens peritoneais para células malignas em todos os CG do estádio IB-

-III, considerados potencialmente ressecáveis, para excluir doenças metastáticas radiologicamente ocultas. O benefício pode ser maior para pacientes com doença T3/T4.

TABELA 2   Classificação TNM 8ª edição

Categoria T	Critério T
Tx	Tumor primário não pode ser acessado
T0	Não há evidência do tumor primário
Tis	Carcinoma *in situ*: tumor intraepitelial sem invasão da lâmina própria, DAG
T1	Tumor invade a lâmina própria, a *mucularis mucosae* ou a submucosa
T1a	Tumor invade a lâmina própria e a *muscularis mucosae*
T1b	Tumor invade a submucosa
T2	Tumor invade a muscular própria*
T3	Tumor invade o tecido conectivo da subserosa sem invadir o peritônio visceral ou órgãos adjacentes**
T4	Tumor invade a serosa visceral ou tecidos adjacentes
T4a	Tumor invade o peritônio visceral
T4b	Tumor invade tecidos adjacentes
Categoria N	Critério N
Nx	NL regionais não podem ser acessados
N0	Sem NL regionais metastáticos
N1	Metástases em 1 ou 2 NL regionais
N2	Metástases de 3 a 6 NL regionais
N3	Metástases em 7 ou mais NL regionais
N3a	Metástases em 7 a 15 NL regionais
N3b	Metástases em 16 ou mais NL regionais

(continua)

9 Câncer gástrico: lesões pré-malignas, malignas e tumor estromal gastrointestinal 185

TABELA 2 Classificação TNM 8ª edição *(continuação)*

Categoria M	Critério M
M0	Sem metástases a distância
M1	Metástases a distância

*O CG pode penetrar a musculatura própria com extensão para os ligamentos gastrocólicos e gastro-hepáticos, ou para o grande e pequeno omentos, sem perfuração para o peritônio visceral. Nesse caso o tumor é classificado como T3. Se ocorrer perfuração para o peritônio visceral com cobertura pelo omento ou pelos ligamentos gástricos, o tumor pode ser classificado como T4.
**Como estruturas adjacentes ao estômago, encontram-se: baço, cólon transverso, fígado, diafragma, pâncreas, parede abdominal, glândula adrenal, rim, intestino delgado e retroperitônio. A extensão intramural do duodeno ou estômago não é considerada invasão de estruturas adjacentes, mas é classificada usando a profundidade de invasão de qualquer um desses itens.

TABELA 3 Estádio AJCC 2017

Estádio	Classificação T	Classificação N	Classificação M
0	Tis	N0	M0
I	T1 ou T2	N0	M0
IIA	T1 ou T2	N1, N2 ou N3	M0
IIB	T3 ou T4a	N0	M0
III	T3 ou T4a	N1, N2 ou N3	M0
IVA	T4b	Qualquer N	M0
IVB	Qualquer T	Qualquer N	M1

AJCC: Joint Committee on Cancer.

Linfoma gástrico

Na endoscopia, os LG manifestam-se de várias maneiras e podem aparecer como lesões fungoides, massas polipoides, dobras gástricas espessadas ou lesões ulceradas. Por causa do envolvi-

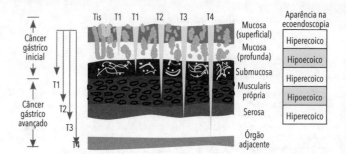

Figura 6   Classificação do câncer gástrico pela profundidade do tumor (T). classificação TNM com a correlação pela ecoendoscopia.

mento frequente da submucosa, as amostras de biópsias profundas, obtidas por meio da técnica de macrobiópsia, ressecção mucosa ou uso de fórceps jumbo, são muitas vezes necessárias para um diagnóstico patológico[43].

Estadiamento dos linfomas gástricos MALT

A EE é essencial para documentar a extensão da doença e pode ser mais útil do que a TC na avaliação do envolvimento dos NL perigástricos. Outras modalidades de imagem, como a TC e a ressonância magnética (RM), podem ser valiosas para determinar o envolvimento do fígado e do baço, bem como de NL distantes[43].

Tumor estromal gastrointestinal

São geralmente bem circunscritos, macios, friáveis e muitas vezes altamente vasculares. Os GIST geralmente parecem heterogêneos em função de necrose ou hemorragia intratumoral. Microscopicamente, a maioria dos GIST demonstra três subtipos histológicos principais: tipo de células fusiformes (comum), tipo epitelial e tipo fusiforme e epitelioide. Mais de 95% dos GIST são positivos para o KIT da proteína receptora de tirosina quinase, que é detectada pelo anticorpo CD117. Outros marcadores comuns são CD34 (60 e 70%) e actina muscular lisa (SMA) (30 e 40%). Eles são tipicamente negativos para desmina e proteína S-100 (< 5% positivo). Em contraste, leiomiomas e leiomiossarcomas são positivos para SMA e desmina, e negativos para KIT e CD34, o que ajuda a distinguir GIST de outros tumores mesenquimatosos. A análise imuno-histoquímica mostrou que quase todos os GIST (85%) contêm mutações ativadoras no KIT, o que leva à ativação constitutiva do KIT e sua função tirosina quinase. Esse receptor, produto do protoncogene c-kit (localizado no cromossomo 4q11q12), pode ser detectado por coloração imuno-histoquímica para CD117. O KIT está envolvido em muitas funções celulares, incluindo diferenciação celular, crescimento e sobrevivência[8]. A ligação do KIT leva à dimerização e posterior autofosforilação do KIT, que inicia uma cascata de sinalização intracelular que leva à adesão, diferenciação, proliferação e tumorigênese. Várias mutações foram descritas. A ativação de mutações do éxon 11 de KIT são as mutações mais comuns. Outros incluem os éxons 9, 13 e 17. Cerca de 5% contêm mutações no receptor alfa do fator de crescimento derivado das plaquetas (PDGFRa). As mutações KIT e PDGFRa são mutuamente exclusivas. O resto dos GIST não contém mutações identificáveis em nenhuma dessas duas quinases receptoras, também conhecido como GIST de tipo selvagem (10 e 15%)[9].

Estadiamento e classificação de risco dos GIST

Na avaliação antes do tratamento, a biópsia é fundamental para o diagnóstico e para o planejamento da cirurgia, que é o melhor tratamento para os GIST localizados. Estudos de imagem anteriores devem ser realizados para ver se eles não apresentam metástases à distância. Não se deve usar a classificação TNM para casos de GIST, porque não oferecem metástases para NL, mas pode haver comprometimento do peritônio e do sangue. No que diz respeito à biópsia, isso deve ser indispensável no caso de se ter que realizar a quimioterapia neoadjuvante (imatinibe). A EE associada a punção aspirativa com agulha fina (EE-PAAF) é preferida antes da biópsia percutânea. Uma vez que a biópsia é obtida, a análise mutacional deve ser realizada, se possível, tanto para ajudar a alcançar o diagnóstico quanto para poder realizar a melhor quimioterapia[36]. A classificação de risco NIH (National Institutes of Health) modificada sugerida por Joensuu combinou as vantagens do NIH (tamanho do tumor e mitose) e os critérios AFIP (localização do tumor), juntamente com o fator de ruptura adicional (Tabela 4)[10].

TABELA 4   Sistema de Classificação para GIST da NIH modificada

Risco	Tamanho	Índice de mitoses (/50 HPF)	Sítio primário
Baixíssimo	≤ 2,0	≤ 5	Qualquer
Baixo	2,1 a 5,0	≤ 5	Qualquer
Moderado	≤ 5,0	6 a 10	Gástrico
	5,1 a 10,0	≤ 5	Gástrico
Alto	Qualquer	Qualquer	Tumor roto
	> 10,0	Qualquer	Qualquer
	Qualquer	> 10	Qualquer
	> 5,0	> 5	Qualquer
	≤ 5,0	> 5	Não gástrico
	5,1 a 10,0	≤ 5	Não gástrico

NIH: National Institutes of Health; GIST: tumor estromal gastrointestinal; HPF: high-power fields.
Fonte: Adaptada de Joensuu H. Hum Pathol. 2008;39:1411-9.

DIAGNÓSTICO DIFERENCIAL

Desenvolveu-se um sistema de classificação para o CG inicial baseado na aparência endoscópica, que visa a identificar lesões precoces determinando o risco de invasão da submucosa, bem como o risco de disseminação de linfonodos. Os três tipos incluem polipoide superficial (tipo 0-I), superficial plano/deprimido (tipos 0-IIa a 0-IIc) e lesões escavadas na superfície (tipo 0-III). O subtipo mais comumente observado é 0-IIc, a lesão deprimida não polipoide. Esse sistema de classificação é o mais utilizado no Japão, onde a ressecção endoscópica da mucosa (REM) e a DSE são frequentemente realizadas para neoplasia gástrica precoce (Figura 7)[42]. A classificação de Borrmann do CG avançado é amplamente conhecida e usada (Figura 8)[33].

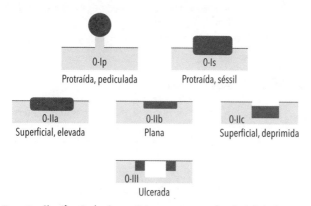

Figura 7 Classificação do câncer gástrico precoce segundo a Sociedade Japonesa de Endoscopia Digestiva. Tipo 0-I: lesão exofítica (Ip: pediculada, Is: séssil). Tipo 0-II: lesão plana ou superficial (IIa: elevada; IIb: plana; IIc: deprimida). Tipo 0-III: lesão ulcerada ou deprimida.

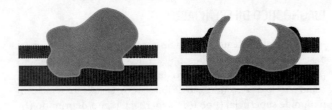

Figura 8 Classificação de Borrmann: tipo I: polipoide; tipo II: ulcerado; tipo III: vegetante; e tipo IV: infiltrativo.

DIAGNÓSTICO LABORATORIAL

A hemoglobina pode ser utilizada para avaliar anemia ferropriva. Marcadores de tumores como CA 72-4, CA 19-9 e CEA também podem ser avaliados, o que pode ser indicativo de doença avançada[44].

DIAGNÓSTICO POR IMAGEM

O papel exato de cada um dos exames durante a propedêutica de um paciente com CG pode ser apreciado na Tabela 5.

TABELA 5 Diagnóstico e estadiamento do câncer gástrico

Exame	Objetivo
Hemograma/ hematócrito	Avaliar a anemia por déficit de ferro
Função renal e hepática	Avaliar a função renal e hepática para determinar a melhor opção terapêutica
Endoscopia e biópsias	Obter tecido para o diagnóstico, classificação histológica e biomarcadores. Por exemplo: HERB2
TC de tórax + abdome e pelve	Estadiamento à distância (nódulos linfáticos, metástases e ascite)
Ecoendoscopia	Avaliação do T e do N (perigástrico) em tumores potencialmente operáveis. Determina a extensão proximal e distal do tumor. Indicada nos casos de neoadjuvância
Laparoscopia + lavado peritoneal	Excluir enfermidade metastática oculta que invade o peritônio e o diafragma
PET/TC se disponível	Pode identificar doença oculta em alguns casos

PET/TC: tomografia por emissão de pósitrons/tomografia computadorizada.

TRATAMENTO

Lesões pré-neoplásicas

O tratamento clínico das lesões pré-neoplásicas é controverso (Figura 9). Em razão da variabilidade na quantificação do risco associado ao CG em condições pré-neoplásicas, bem como da dificuldade em determinar estratégias de vigilância, parece não haver grande benefício clínico nessa atitude. Considerando que as lesões pré-neoplásicas com maior *odds ratio* para o desenvolvimento do CG é maior do que outros fatores associados, a prevenção e o tratamento da GA e da MI parecem diminuir a prevalência de CG.

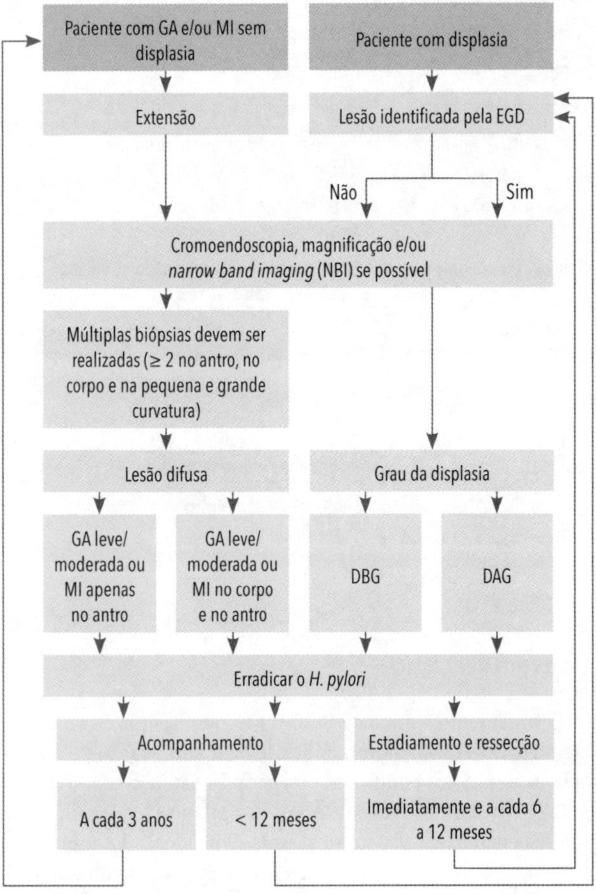

192 SEÇÃO III Estômago

```
┌─────────────────────────┐     ┌─────────────────────────┐
│ Paciente com GA e/ou MI │     │  Paciente com displasia │
│      sem displasia      │     └─────────────────────────┘
└─────────────────────────┘                 │
             │                               ▼
             ▼                 ┌─────────────────────────┐
┌─────────────────────────┐     │ Lesão identificada pela │
│         Extensão        │     │           EGD           │
└─────────────────────────┘     └─────────────────────────┘
```

Não / Sim

Cromoendoscopia, magnificação e/ou *narrow band imaging* (NBI) se possível

Múltiplas biópsias devem ser realizadas (≥ 2 no antro, no corpo e na pequena e grande curvatura)

Lesão difusa		Grau da displasia	
GA leve/moderada ou MI apenas no antro	GA leve/moderada ou MI no corpo e no antro	DBG	DAG

Erradicar o *H. pylori*

Acompanhamento		Estadiamento e ressecção
A cada 3 anos	< 12 meses	Imediatamente e a cada 6 a 12 meses

Figura 9 Estratégias para pacientes com lesões pré-neoplásicas gástricas (ESGE)[16].
DAG: displasia de alto grau; DBG: displasia de baixo grau; EGD: esofagogastroduodenoscopia; GA: gastrite atrófica; MI: metaplasia intestinal.

A estratégia mais consolidada seria a erradicação do agente desencadeante da gastrite crônica – o *H. pylori* –, além da vigilância para detectar o CG precoce em indivíduos com GA ou MI. Diante dessas lesões, a erradicação do *H. pylori* é recomendada pelos *guidelines* europeu e asiático, finalmente, para apresentar um efeito parcial na regressão ou diminuir o progresso para o CG. Algumas metanálises relatam melhora histológica da GA em regiões como o antro ou apenas uma melhora considerável no corpo, enquanto na MI alguns consideram isso como um "ponto de não retorno", porque existem poucos estudos que relatam melhoria parcial[16,18,45,46]. A terapia de erradicação em jovens ou indivíduos sem GA ou MI diminui a prevalência de CG na referida população, ao contrário da população que já apresenta MI[18,45]. De outro modo, a terapia de erradicação mostrou diminuição do desenvolvimento subsequente de CG metacrônico após a ressecção endoscópica ou cirúrgica de um CG precoce. Isso pode ajudar a prevenir lesões metacrônicas em indivíduos com DBG gástrica (Figura 10)[31].

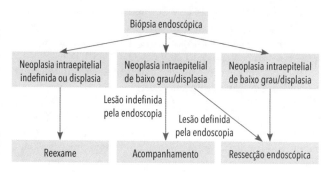

Figura 10   Estratégia de tratamento das displasias gástricas[31].

Outra forma de tratamento proposta é o uso do inibidor da ciclo-oxigenase-2 (COX-2). A COX-2 interfere na proliferação celular, na angiogênese e na apoptose, e se expressa em alguns tumores gastrointestinais, como o CG. Prevê-se que a inibição da COX-2 ajudaria a prevenir CG. No entanto, essa presunção não foi claramente apoiada pelos estudos. Da mesma forma, a dieta suplementada com antioxidantes (ácido ascórbico e betacaroteno) propôs reduzir a prevalência de GA e MI, mas ela não tem sido apoiada por alguns estudos[16]. No caso de DBG e DAG, há controvérsia com a terapia a ser seguida em DBG. Algumas diretrizes, como a da ASGE, recomendam a remoção endoscópica da lesão[47]. A ESGE determina o acompanhamento endoscópico no prazo de 1 ano após o diagnóstico (Figura 9), se a lesão de DBG com biópsia não foi definida de forma endoscópica como lesão maior (DAG, CG precoce). Na escolha, variáveis como tamanho da lesão, profundidade de invasão avaliada por endoscopia, radiologia ou EE e outros fatores como idade e comorbidades do paciente podem ser considerados. As DAG requerem RME, DSE ou cirurgia, em virtude do alto potencial de progressão para o CG e acompanhamento aos 6 meses ou ao ano[16,31,47,48]. A endoscopia é a melhor abordagem para detectar lesões pré-neoplásicas e CG precoce. Uma vigilância rigorosa (como método de prevenção secundária) deve ser considerada em pacientes com GA e MI extensa, com estadiamento da gastrite e risco aumentado de CG (OLGA/OLGIM III, IV).

Para esses pacientes, a diretriz europeia sugere um intervalo de vigilância de 3 anos, enquanto países com: Japão e Coreia, com alta incidência de casos, implementam intervalos de vigilância mais curtos (semestral e anual)[15,16,18]. O prognóstico do CG varia de acordo com o estágio clínico. O envolvimento dos NL leva a um prognóstico desfavorável, mesmo nos estágios iniciais. O melhor prognóstico está associado ao CG precoce, que, com tratamento cirúrgico, pode ser curativo em até 90% dos casos até um período de 5 anos. Na tentativa de modificar a história natural da doença, o tratamento deve ser multidisciplinar e ter um papel importante tanto na cirurgia quanto na radioterapia e/ou na quimioterapia. O tratamento mais eficaz ainda não está estabelecido e a decisão sobre como tratá-lo deve levar em consideração a experiência, os recursos humanos e a tecnologia de cada instituição ou a preferência do paciente e do médico (Figura 10)[4].

Câncer gástrico precoce

A ME ou a DSE deve ser feita em monobloco e com margens laterais e de profundidade de segurança livres de neoplasia. Essas técnicas endoscópicas devem ser indicadas como tratamento exclusivo para o adenocarcinoma bem diferenciado (Nakamura) ou tipo intestinal (Laurén). Quando não for ulcerado e restrito à mucosa, independe da extensão. Esse conceito muda quando a lesão é ulcerada, porque só pode ser ressecada se for < 30 mm. Se a lesão é restrita à submucosa superficial (sm1, invasão da submucosa até 300 mícrons), não é ulcerada e mede < 30 mm, também pode ser ressecada endoscopicamente[4]. A Sociedade Japonesa de Câncer Gástrico indica tratamento endoscópico para aqueles tumores que são diferenciados, não ulcerados, com grau de invasão T1a e menores que 2 cm (Tabela 6).

TABELA 6 Critérios estendidos para a realização de dissecção submucosa endoscópica (ESD)

Profundidade	Câncer mucoso				Câncer submucoso	
	Sem úlcera	Ulcerado			SM1	SM2
Histologia	≤ 20 mm	> 20 mm	≤ 30 mm	> 30 mm	≤ 30 mm	Qualquer tamanho

(continua)

TABELA 6 Critérios estendidos para a realização de dissecção submucosa endoscópica (ESD) *(continuação)*

Profundidade	Câncer mucoso				Câncer submucoso	
Intestinal	Mucosectomia	Critério ampliado para ESD	Critério ampliado para ESD	Cirurgia	Critério ampliado para ESD	Cirurgia
Indiferenciado	Considerar ESD	Cirurgia	Cirurgia	Cirurgia	Cirurgia	Cirurgia

Câncer gástrico avançado

Cirurgia

A extirpação operatória completa do CG com ressecção de NL adjacentes representa a melhor chance de sobrevivência em longo prazo[42]. O procedimento com intenção curativa deve ser sempre tentado. A menos que haja evidência inequívoca de doença disseminada e/ou invasão vascular, ou no caso de existir contraindicação para a cirurgia, a abordagem neoadjuvante deve ser considerada[49].

A gastrectomia (GT) é a técnica mais utilizada para o tratamento do CG avançado. A GT total geralmente é realizada para tumores no estômago proximal (terço superior), enquanto a GT parcial (GT distal ou GT subtotal) com ressecção de NL adjacentes é realizada para tumores localizados no estômago distal. Pacientes com grandes lesões gástricas ou doenças infiltrativas (*linitis plastica*) podem exigir GT total[49]. Na maioria das séries, a qualidade de vida após a GT parcial é superior à GT total, pelo menos no curto prazo. Em relação à GT nos tumores do terço distal do estômago, observou-se em múltiplos estudos que a sobrevida foi igual a 5 anos se uma GT total fosse realizada em comparação à GT parcial. Com respeito aos tumores proximais do estômago, a GT total continua sendo o tratamento preferido[50].

A escola japonesa preconiza a dissecção de NL regionais de forma rotineira, sendo apelidada de linfadenectomia estendida. Isso explicaria as melhores taxas de sobrevivência na Ásia em comparação às séries ocidentais. O termo "linfadenectomia estendida" refere-se de forma variável à dissecção dos linfonodos até o nível D2 ou D3. Os japoneses dividiram de forma meticulosa as cadeias ganglionares da drenagem linfática no estômago em 16 estações. As estações de 1 a 6 são perigástricas e as 10 restantes são adjacentes aos vasos principais, atrás do pâncreas e da aorta. Em resumo, a linfadenectomia à D1 seria a dissecção limitada dos NL perigástricos (estações de 1 a 7). Na literatura japonesa, uma linfadenectomia D1+ refere-se a uma linfadenectomia D1 associada às cadeias 8a, 9 e 11p[42]. Linfadenectomia D2 é a dissecção estendida dos NL envolvendo a remoção dos NL ao longo das artérias hepática, gástrica esquerda, celíaca e esplênica bem como as do hilo esplênico (estações de 1 a 12a). Por fim, a linfadenectomia à D3 é a dissecção em superextensão. O termo foi usado por alguns para descrever uma linfadenectomia D2 mais a remoção de NL da *portahepatis* e das regiões periaórticas (estações de 1 a 16), lembrando que outros autores usam o termo linfadenectomia à D2 associada à dissecção periaórtica dos NL (Figura 11)[42].

Quimioterapia (QT) (Figura 12)

A QT pode ser perioperatória ou adjuvante, associada ou não à radioterapia, dependendo do estágio do CG e do estado do paciente.

Estágios IB (T2N0M0 ou T1N1M0) a IV operável

Nestes casos, a QT antes e após a cirurgia pode ser indicada. O esquema inclui seis ciclos de epirubicina, cisplatina e fluorouracila (FEC), que no estudo MAGICA demonstrou benefício na sobrevivência livre e global da doença, quando comparado ao tratamento cirúrgico. O tratamento consiste em três ciclos antes (neoadjuvância) e três ciclos após (adjuvância). Em estudos semelhantes foram utilizados dois ou três medicamentos perioperatórios, com fluoropiridina (fluoracila ou capecitabina) e drogas derivadas de platina (fluoracil/cisplatina, ECX, EOX)[51]. A QT neoadjuvante como tratamento exclusivo não mostrou efeito benéfico e não deve ser utilizada[52]. A QT associada à radioterapia é útil naqueles pacientes que não receberam QT antes da cirurgia e na cirurgia, com estágio IB.

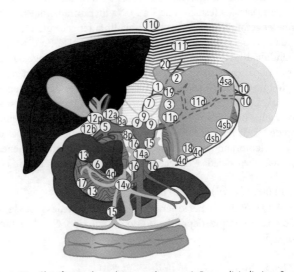

Figura 11 Classificação das cadeias ganglionares. 1: Paracardiais direitas; 2: paracardiais esquerdas; 3: curvatura menor; 4: curvatura maior; 5: suprapilórico; 6: Infrapilóricos; 7: Gástrica esquerda; 8: Artéria hepática comum; 9: Tronco celíaco; 10: Hilo esplênico; 11: Artéria esplênica; 12: Ligamento hepatoduodenal; 13: Retropancreáticos; 14: Raiz do mesentério; 15: Artéria cólica média; 16: Paraórtico.

9 Câncer gástrico: lesões pré-malignas, malignas e tumor estromal gastrointestinal 199

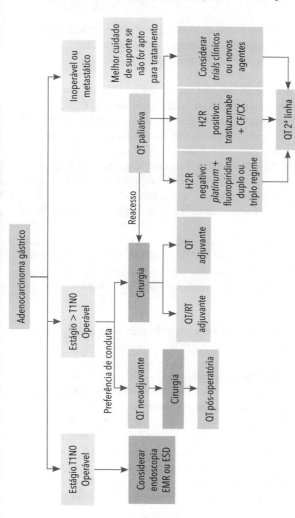

Figura 12 Algoritmo de tratamento de câncer gástrico. ESMO 2016.
QT: quimioterapia; RT: radioterapia.

O efeito positivo na sobrevivência global e livre de doença foi confirmado em uma revisão sistemática com metanálise[53].

Estágio IV - inoperável

Para pacientes com doença avançada, a QT paliativa mostrou-se melhor do que apenas as medidas de suporte exclusivo, com um impacto benéfico na sobrevivência e na qualidade de vida. Podem ser realizados esquemas de duas drogas, com fármacos fluoropirimidina (fluorouracil ou capecitabina) e derivados da platina. A inclusão de uma droga não tem um benefício claro nesses pacientes. A QT paliativa deve ser suspensa em caso de progressão da doença ou tratamento intolerável (Figura 12)[54]. Na recaída, a QT com drogas não utilizadas na primeira linha em monoterapia ou em combinação pode ser indicada, embora não haja estudo de fase III. Em um ensaio clínico randomizado, demonstrando benefício na sobrevivência global com o uso de trastuzumabe em CG avançado que superexpressam o receptor HER2, a inclusão da terapia foi provada nessa situação clínica[55].

Radioterapia

Pode ser usada em combinação com a QT antes ou depois da cirurgia[56].

Avaliação da resposta terapêutica

Nos tumores não ressecados, deve ser feita por endoscopia digestiva. No caso de tratamento neoadjuvante ou perioperatório, a avaliação da resposta é feita por exame anatomopatológico da peça cirúrgica. O paciente deve ser seguido clinicamente e de acordo com os sintomas apresentados. Os exames de 3 a 6 meses devem ser solicitados no primeiro e no segundo ano, e, após, a cada 6 a 12 meses durante o maior período de acompanhamento possível, uma vez que pode ocorrer recidiva tardia.

Tratamento dos GIST

GIST localizado – Indicações para a cirurgia[9]

São indicações para a cirurgia: GIST ≥ 2,0 cm no seu maior eixo, que apresentem sinais de malignidade à EE, como: margens irregulares, nodulações marginais, ulceração, áreas císticas no interior do tumor, necrose e heterogeneidade à EE. Os tumores < 2,0 cm sem sinais de malignidade devem ser seguidos de forma ativa. GIST que não são gástricos são cirúrgicos, independentemente do tamanho que tenham. A cirurgia laparoscópica está indicada desde que não haja risco de ruptura da pseudocápsula e é certo que as margens da ressecção estejam livres. Se o tumor envolve órgãos vizinhos, a ressecção deve ser em monobloco. A GT total ou parcial deve ser realizada dependendo da localização do tumor[9]. Se a margem cirúrgica for positiva para a lesão macroscópica (R2), recomenda-se a reintervenção cirúrgica, caso seja possível. Se a margem cirúrgica tem doença microscópica residual, imatinibe após a cirurgia está indicado no caso de o GIST apresentar alto potencial maligno. Como os GIST raramente se disseminam para NL, a dissecção linfonodal é desnecessária, exceto nos casos em que há suspeita de metástase sobre eles[8].

Quimioterapia adjuvante

O objetivo da QT adjuvante é reduzir ou atrasar o crescimento de tumores microscópicos após a ressecção completa do GIST. A adjuvância com imatinibe está atualmente indicada para pacientes com lesão de alto risco e pelo período de 3 anos. Nos riscos intermediários não há evidências suficientes para esse tipo de tratamento. Recomenda-se a genotipagem para identificar a PDGFRA éxon mutação 18D842V, se possível, pelo menos para o GIST gástrico primário. Para tumores com essa mutação não está indicada a QT com imatinibe. Em relação ao GIST "selvagem" não

202 SEÇÃO III Estômago

há ainda consenso sobre o uso de imatinibe, uma vez que eles são menos sensíveis ao medicamento, além de mais indolentes (Tabela 7)[9]. A QT adjuvante deve ser considerada na doença localizada (não metastática), quando uma ressecção R0 não pode ser obtida e quando se deseja preservar a função do órgão, seja reto, esôfago ou duodeno. A avaliação da resposta inicial do tumor ao tratamento deve ser feita com imagem (TC ou PET) após o primeiro mês de tratamento com imatinibe. Essa avaliação precoce é recomendada para evitar a detecção tardia de progressão tumoral rápida em virtude da resistência primária a droga.

TABELA 7 Mutações nos tumores GIST e indicação do tratamento adjuvante com imatinibe[10]

Mutação	Recomendações
Kit exón 11	Tratamento adjuvante com imatinibe
Kit exón 9	Tratamento adjuvante com imatinibe dupla dose
PDGFRA D842V	Não realizar adjuvância com imatinibe
Wild-type GIST	Análise caso a caso para o tratamento com imatinibe
Outras mutações	Tratamento adjuvante com imatinibe

GIST: tumor estromal gastrointestinal.

Quimioterapia neoadjuvante

A duração do imatinibe neoadjuvante é geralmente de 4 a 6 meses. A cirurgia é recomendada após alcançar a melhor resposta ou a redução suficiente do tumor para que ela seja realizada de forma satisfatória. Não é necessário suspender o imatinibe no momento da cirurgia, pois nenhum impacto negativo na cicatrização de feridas foi observado[9]. A decisão de continuar com o imatinibe neoadjuvante após a cirurgia dependerá da biópsia antes do inicio do tratamento, tendo em vista que o tratamento deve durar no total, antes e depois da cirurgia, 3 anos para o GIST de alto risco[8].

Para aqueles casos com GIST localmente avançado ou metastático, os inibidores de tirosina quinase são o tratamento padrão. A dose deve ser ajustada dependendo da presença de efeitos colaterais, se apresentar toxicidade grave, mas levando em consideração que a dose subótima está associada a resultados ruins[10]. Em GIST sensíveis ao imatinibe (kit éxon 11 mutado), a dose recomendada é de 400 mg/dia. Naqueles com mutação no éxon 9kit, a dose é dupla, 800 mg/dia. O tratamento cirúrgico no GIST metastático ainda está em debate e é controverso. Em caso de progressão tumoral no caso de GIST metastático, em tratamento com imatinibe, como no caso de resistência, o tratamento padrão de segunda linha é sunitinibe, e se ele falhar, o regorafenibe está disponível, o que foi considerado eficaz para prolongar a sobrevivência sem progressão tumoral[36].

Avaliação da resposta tumoral

A TC é a ferramenta mais útil para avaliar a resposta do GIST ao tratamento com inibidores da tirosina quinase. Recomenda-se o uso de TC dinâmico ou trifásico, tanto na fase arterial quanto na portal[9]. Essa TC deve ser realizada a cada 3 a 6 meses após a documentação da resposta inicial. PET-FDG também é útil para avaliar a resposta tumoral precoce. Deve-se tomar cuidado quando se avalia a resposta do tumor em relação ao crescimento, visto que ele pode aumentar de tamanho por alteração cística, hemorragia intratumoral ou degeneração mixoide. Assim sendo, basear a resposta unicamente pelo tamanho não garante bons resultados. A melhor opção para determinar a resposta do tumor é observar a redução no grau de coeficiente de atenuação da TC (unidades Hounsfield) ou uma alteração no valor máximo de absorção padronizado (SUVmax) com o PET. É por essa razão que é necessária cautela ao aplicar os critérios de avaliação da resposta em tumores sólidos (RECIST) ou os critérios da OMS para avaliar a resposta do tratamento[9].

BIBLIOGRAFIA

1. Câncer INd. Estimativa 2012: Incidência do Câncer no Brasil. Rio de Janeiro: INCA; 2012.
2. Câncer MdSINd. Coordenação de Prevenção e Vigilância. Câncer no Brasil: Dados dos registros de base populacional. Rio de Janeiro: INCA; 2010.
3. Siegel RL, Miller KD, Jemal A. Cancer statistics, 2018. CA Cancer J Clin. 2018;68:7-30.
4. Saúde BMd. Diretrizes diagnósticas e terapêuticas adenocarcinoma de estômago. 2017.
5. Wanebo HJ, Kennedy BJ, Chmiel J, Steele G, Jr., Winchester D, Osteen R. Cancer of the stomach. A patient care study by the American College of Surgeons. Ann Surg. 1993;218:583-92.
6. Isaacson PG. Gastric lymphoma and *Helicobacter pylori*. N Engl J Med. 1994;330:1310-1.
7. Matysiak-Budnik T, Fabiani B, Hennequin C, Thieblemont C, Malamut G, Cadiot G, et al. Gastrointestinal lymphomas: French Intergroup clinical practice recommendations for diagnosis, treatment and follow-up (SNFGE, FFCD, GERCOR, UNICANCER, SFCD, SFED, SFRO, SFH). Dig Liver Dis. 2018;50:124-31.
8. Gold JS, Dematteo RP. Combined surgical and molecular therapy: the gastrointestinal stromal tumor model. Ann Surg. 2006;244:176-84.
9. Gheorghe M, Predescu D, Iosif C, Ardeleanu C, Bacanu F, Constantinoiu S. Clinical and therapeutic considerations of GIST. J Med Life. 2014; 7:139-49.
10. Koo DH, Ryu MH, Kim KM, Yang HK, Sawaki A, Hirota S, et al. Asian consensus guidelines for the diagnosis and management of gastrointestinal stromal tumor. Cancer Res Treat. 2016;48:1155-66.
11. Ramirez Ramos A, Sanchez Sanchez R. *Helicobacter pylori* and gastric cancer. Rev Gastroenterol Peru. 2008;28:258-66.

12. Correa P. Human gastric carcinogenesis: a multistep and multifactorial process: First American Cancer Society Award Lecture on Cancer Epidemiology and Prevention. Cancer Res. 1992;52:6735-40.
13. Isaacson P, Wright DH. Malignant lymphoma of mucosa-associated lymphoid tissue. A distinctive type of B-cell lymphoma. Cancer. 1983;52:1410-6.
14. IARC Working Group on the Evaluation of Carcinogenic Risks to Humans. Schistosomes, liver flukes and *Helicobacter pylori*. IARC Monogr Eval Carcinog Risks Hum. 1994;61:1-241.
15. Rugge M, Capelle LG, Cappellesso R, Nitti D, Kuipers EJ. Precancerous lesions in the stomach: from biology to clinical patient management. Best Pract Res Clin Gastroenterol. 2013;27:205-23.
16. Dinis-Ribeiro M, Areia M, de Vries AC, Marcos-Pinto R, Monteiro-Soares M, O'Connor A, et al. Management of precancerous conditions and lesions in the stomach (MAPS): guideline from the European Society of Gastrointestinal Endoscopy (ESGE), European Helicobacter Study Group (EHSG), European Society of Pathology (ESP), and the Sociedade Portuguesa de Endoscopia Digestiva (SPED). Endoscopy. 2012;44:74-94.
17. Nomura S, Ida K, Terao S, Adachi K, Kato T, Watanabe H, et al. Endoscopic diagnosis of gastric mucosal atrophy: multicenter prospective study. Dig Endosc. 2014;26:709-19.
18. Park YH, Kim N. Review of atrophic gastritis and intestinal metaplasia as a premalignant lesion of gastric cancer. J Cancer Prev. 2015;20:25-40.
19. Kimura K, Satoh K, Ido K, Taniguchi Y, Takimoto T, Takemoto T. Gastritis in the Japanese stomach. Scand J Gastroenterol Suppl. 1996;214:17-20; discussion 1-3.
20. Tatsuta M, Iishi H, Nakaizumi A, Okuda S, Taniguchi H, Hiyama T, et al. Fundal atrophic gastritis as a risk factor for gastric cancer. Int J Cancer. 1993;53:70-4.
21. Dixon MF, Genta RM, Yardley JH, Correa P. Classification and grading of gastritis. The updated Sydney System. International Workshop on the Histopathology of Gastritis, Houston 1994. Am J Surg Pathol. 1996;20:1161-81.
22. Rugge M, de Boni M, Pennelli G, de Bona M, Giacomelli L, Fassan M, et al. Gastritis OLGA-staging and gastric cancer risk: a twelve-year clinico-pathological follow-up study. Aliment Pharmacol Ther. 2010;31:1104-11.

23. Leung WK, Sung JJ. Review article: intestinal metaplasia and gastric carcinogenesis. Aliment Pharmacol Ther. 2002;16:1209-16.

24. Uemura N, Okamoto S, Yamamoto S, Matsumura N, Yamaguchi S, Yamakido M, et al. *Helicobacter pylori* infection and the development of gastric cancer. N Engl J Med. 2001;345:784-9.

25. Gutierrez-Gonzalez L, Wright NA. Biology of intestinal metaplasia in 2008: more than a simple phenotypic alteration. Dig Liver Dis. 2008;40: 510-22.

26. Yoon H, Kim N. Diagnosis and management of high risk group for gastric cancer. Gut Liver. 2015;9:5-17.

27. Gonzalez CA, Sanz-Anquela JM, Gisbert JP, Correa P. Utility of subtyping intestinal metaplasia as marker of gastric cancer risk. A review of the evidence. Int J Cancer. 2013;133:1023-32.

28. Cassaro M, Rugge M, Gutierrez O, Leandro G, Graham DY, Genta RM. Topographic patterns of intestinal metaplasia and gastric cancer. Am J Gastroenterol. 2000;95:1431-8.

29. Lage J, Uedo N, Dinis-Ribeiro M, Yao K. Surveillance of patients with gastric precancerous conditions. Best Pract Res Clin Gastroenterol. 2016;30:913-22.

30. Rugge M, Capelle LG, Fassan M. Individual risk stratification of gastric cancer: evolving concepts and their impact on clinical practice. Best Pract Res Clin Gastroenterol. 2014;28:1043-53.

31. Sung JK. Diagnosis and management of gastric dysplasia. Korean J Intern Med. 2016;31:201-9.

32. Zhao G, Xue M, Hu Y, Lai S, Chen S, Wang L. How commonly is the diagnosis of gastric low grade dysplasia upgraded following endoscopic resection? A meta-analysis. PLoS One. 2015;10:e0132699.

33. Recio-Boiles A, Babiker HM. Cancer, gastric. Treasure Island (FL): StatPearls Publishing; 2018.

34. Charalampakis N, Economopoulou P, Kotsantis I, Tolia M, Schizas D, Liakakos T, et al. Medical management of gastric cancer: a 2017 update. Cancer Med. 2018;7:123-33.

35. Sandler AS, Kaplan LD. Diagnosis and management of systemic non-Hodgkin's lymphoma in HIV disease. Hematol Oncol Clin North Am. 1996;10:1111-24.

36. Mei L, Smith SC, Faber AC, Trent J, Grossman SR, Stratakis CA, et al. Gastrointestinal stromal tumors: the GIST of precision medicine. Trends Cancer. 2018;4:74-91.

37. Uedo N, Ishihara R, Iishi H, Yamamoto S, Yamamoto S, Yamada T, et al. A new method of diagnosing gastric intestinal metaplasia: narrow-band imaging with magnifying endoscopy. Endoscopy. 2006;38:819-24.

38. Yanaoka K, Oka M, Yoshimura N, Mukoubayashi C, Enomoto S, Iguchi M, et al. Risk of gastric cancer in asymptomatic, middle-aged Japanese subjects based on serum pepsinogen and *Helicobacter pylori* antibody levels. Int J Cancer. 2008;123:917-26.

39. Aikou S, Ohmoto Y, Gunji T, Matsuhashi N, Ohtsu H, Miura H, et al. Tests for serum levels of trefoil factor family proteins can improve gastric cancer screening. Gastroenterology. 2011;141:837-45.e1-7.

40. Hatfield AR, Slavin G, Segal AW, Levi AJ. Importance of the site of endoscopic gastric biopsy in ulcerating lesions of the stomach. Gut. 1975;16:884-6.

41. Pasechnikov V, Chukov S, Fedorov E, Kikuste I, Leja M. Gastric cancer: prevention, screening and early diagnosis. World J Gastroenterol. 2014;20:13842-62.

42. Japanese Gastric Cancer Association. Japanese gastric cancer treatment guidelines 2014 (ver. 4). Gastric Cancer. 2017;20:1-19.

43. Fork FT, Haglund U, Hogstrom H, Wehlin L. Primary gastric lymphoma versus gastric cancer. An endoscopic and radiographic study of differential diagnostic possibilities. Endoscopy. 1985;17:5-7.

44. Mattar R, Alves de Andrade CR, DiFavero GM, Gama-Rodrigues JJ, Laudanna AA. Preoperative serum levels of CA 72-4, CEA, CA 19-9, and alpha-fetoprotein in patients with gastric cancer. Rev Hosp Clin Fac Med Sao Paulo. 2002;57:89-92.

45. Cheng XJ, Lin JC, Tu SP. Etiology and prevention of gastric cancer. Gastrointest Tumors. 2016;3:25-36.

46. Fock KM, Katelaris P, Sugano K, Ang TL, Hunt R, Talley NJ, et al. Second Asia-Pacific consensus guidelines for *Helicobacter pylori* infection. J Gastroenterol Hepatol. 2009;24:1587-600.

47. Committee ASoP, Evans JA, Chandrasekhara V, Chathadi KV, Decker GA, Early DS, et al. The role of endoscopy in the management of prema-

lignant and malignant conditions of the stomach. Gastrointest Endosc. 2015;82:1-8.

48. Goddard AF, Badreldin R, Pritchard DM, Walker MM, Warren B, British Society of G. The management of gastric polyps. Gut. 2010;59:1270-6.

49. Anderson ID, MacIntyre IM. Symptomatic outcome following resection of gastric cancer. Surg Oncol. 1995;4:35-40.

50. Wu CW, Chiou JM, Ko FS, Lo SS, Chen JH, Lui WY, et al. Quality of life after curative gastrectomy for gastric cancer in a randomised controlled trial. Br J Cancer. 2008;98:54-9.

51. Ychou M, Boige V, Pignon JP, Conroy T, Bouché O, Lebreton G, et al. Perioperative chemotherapy compared with surgery alone for resectable gastroesophageal adenocarcinoma: an FNCLCC and FFCD multicenter phase III trial. J Clin Oncol. 2011;29:1715-21.

52. Ronellenfitsch U, Schwarzbach M, Hofheinz R, Kienle P, Kieser M, Slanger TE, et al. Perioperative chemo(radio)therapy versus primary surgery for resectable adenocarcinoma of the stomach, gastroesophageal junction, and lower esophagus. Cochrane Database Syst Rev. 2013:CD008107.

53. Smalley SR, Benedetti JK, Haller DG, Hundahl SA, Estes NC, Ajani JA, et al. Updated analysis of SWOG-directed intergroup study 0116: a phase III trial of adjuvant radiochemotherapy versus observation after curative gastric cancer resection. J Clin Oncol. 2012;30:2327-33.

54. Wagner AD, Unverzagt S, Grothe W, Kleber G, Grothey A, Haerting J, et al. Chemotherapy for advanced gastric cancer. Cochrane Database Syst Rev. 2010:CD004064.

55. Casaretto L, Sousa PL, Mari JJ. Chemotherapy versus support cancer treatment in advanced gastric cancer: a meta-analysis. Braz J Med Biol Res. 2006;39:431-40.

56. Ohri N, Garg MK, Aparo S, Kaubisch A, Tome W, Kennedy TJ, et al. Who benefits from adjuvant radiation therapy for gastric cancer? A meta-analysis. Int J Radiat Oncol Biol Phys. 2013;86:330-5.

Seção IV

Intestino delgado

10 Doenças do intestino delgado

Eduardo Antonio André

INTRODUÇÃO

Por muitos anos houve denominação do intestino delgado como "caixa preta" pela, até então, dificuldade de acesso a esse segmento gastrointestinal em relação aos demais. O melhor reconhecimento de entidades patológicas que o acometem, assim como novas técnicas de diagnóstico, têm possibilitado a identificação de distintas doenças[1].

Diagnósticos são realizados por cápsula endoscópica ou enteroscopia em sangramentos denominados obscuros, algumas vezes possibilitando terapêutica por ablação endoscópica. Métodos de imagem, como tomografia computadorizada ou ressonância magnética de alças intestinais, incrementam a possibilidade de definição de patologias não observadas por cápsula endoscópica, cerca de 20% em delgado proximal, ou mesmo para definição de doença celíaca soronegativa[2].

FISIOPATOLOGIA

As principais funções do intestino delgado incluem: digestão e absorção dos componentes alimentares; transporte aos cólons do conteúdo luminal não absorvido; e vigilância imunológica do seu conteúdo, promovendo respostas contra microrganismos e outros produtos antigênicos.

Aspectos fisiopatológicos incluem motilidade, controlada por mediadores hormonais e neurológicos (hipertireoidismo, diabete melito, esclerose sistêmica, pseudo-obstrução intestinal idiopática); secreção hidroeletrolítica, particularmente em diarreias secretoras; alterações da digestão luminal; alterações de solubilização intestinal; redução da disponibilidade de nutrientes ingeridos; alterações da digestão pelas células epiteliais; e, também, anormalidades do transporte linfático (Quadros 1 a 3).

INTOLERÂNCIA À LACTOSE

A intolerância à lactose é condição comum, decorrente da incapacidade de digestão de seus constituintes, glicose e galactose, pela baixa produção da enzima lactase presente nas bordas em escova das células duodenais.

Deficiência de lactase é a forma mais comum das insuficiências de produção de dissacaridase, e seus níveis são decrescentes no transcorrer dos anos, independentemente da utilização de produtos que contenham lactose.

Contrariamente às populações europeias e do nordeste da Índia, sul americanos, asiáticos e afrodescendentes demonstram maior propensão à deficiência de lactase[3].

QUADRO 1 Classificação fisiopatológica da digestão e absorção alteradas

Mecanismo	Fisiopatologia	Etiologia	Envolvimento nutricional
Digestão luminal (gorduras, proteínas)	Deficiência de enzimas pancreáticas	Pancreatite crônica, fibrose cística, ressecção pancreática	Gorduras, proteínas, vitamina B12 (raramente)
	Inativação das enzimas pancreáticas	Síndrome de Zollinger-Ellison	
Solubilização luminal (gorduras)	Deficiência de sais biliares	Obstrução biliar, doença de íleo distal, supercrescimento bacteriano	Gorduras, vitaminas lipossolúveis, cálcio
Disponibilidade de nutrientes ingeridos	Utilização de nutrientes por organismos luminais	Supercrescimento bacteriano intestinal, *Diphyllobothrium latum*	Vitamina B_{12}
	Ausência de quelantes que promovem absorção	Deficiência de fator intrínseco	Vitamina B_{12}
	Quelantes que reduzem absorção	Ânions orgânicos (fitato, oxalato) Colestiramina	Ferro, cálcio Gordura, vitaminas lipossolúveis, cálcio

(continua)

10 Doenças do intestino delgado 213

QUADRO 1 Classificação fisiopatológica da digestão e absorção alteradas (*continuação*)

Mecanismo	Fisiopatologia	Etiologia	Envolvimento nutricional
Digestão ou transporte pelas células epiteliais	Deficiências de dissacaridase	Genética, dano epitelial	Carboidratos
	Ausência de mecanismo de transporte para glicose e galactose	Genética	Carboidratos
	Não formação de quilomícrons	Abetalipoproteinemia	Gordura
	Diminuição de transporte de aminoácidos	Cistinúria, doença de Hartnup	Aminoácidos livres
	Diminuição do transporte de vitamina B12	Genética	Vitamina B12
	Perda das células epiteliais normais	Ressecção parcial de delgado, doença celíaca, doença de Crohn, enterite actínica, gastroenterite eosinofílica, isquemia intestinal, colchicina	Múltiplo
Transporte linfático	Obstrução linfática	Doença de Whipple, linfoma, tuberculose, doença de Crohn, linfangiectasia	Múltiplo

SEÇÃO IV Intestino delgado

QUADRO 2   Histopatologia de doenças de delgado causando má digestão ou má absorção

Doença	Principais anomalias
Doença celíaca	Atrofia vilositária, hiperplasia de criptas, infiltração linfoplasmocitária na lâmina própria
Doença de Whipple	Numerosos macrófagos na lâmina própria, bacilos em macrófagos, dilatação de vilosidades
Linfoma	Linfócitos ou histiócitos na parede intestinal, atrofia, vilosidades
Gastroenterite eosinofílica	Numerosos eosinófilos na parede intestinal
Amiloidose	Amiloide nos linfáticos da lâmina própria
Abetalipoproteinemia	Distorção das células do epitélio absortivo por lipídios
Doença de Crohn	Granulomas, infiltração linfoplasmocitária, úlceras

QUADRO 3   Causas de diarreia secretora

Exotoxinas bacterianas	*Vibrio cholerae, Escherichia coli, espécies de Shigella, Yersinia enterocolitica*
Hormônios e neurotransmissores	Peptídeo intestinal vasoativo (VIP), prostaglandinas, calcitonina, serotonina
Ácidos biliares (no cólon)	
Laxativos	Ácido ricinoleico, fenolftaleína, sulfosuccinato dioctil sódico, bisacodil, antraquinonas
Distensão intestinal (obstrução intestinal parcial)	

Fisiopatologia

Presente no leite e em alimentos processados, a lactose é um dissacarídeo que necessita de hidrólise a monossacarídeos para que possa ser absorvida pela mucosa do intestino delgado.

Redução da hidrólise por deficiência da enzima ocasiona efeito osmótico pela lactose na luz intestinal e, consequentemente, secreção de fluidos e eletrólitos. Esse conteúdo secretório proporciona efeito mecânico, por distensão das alças, e aumento da motilidade, aceleração de trânsito e redução da digestão adequada de lactose. Nos cólons, as bactérias colônicas promovem sua fermentação para liberação de hidrogênio e formação de ácidos graxos de cadeia curta. Secreção inadequada, aumento de motilidade e produção de gases são fatores propiciantes de sintomas, com intensidades variadas e suas consequentes repercussões no paciente[4]. No Brasil, Ponte et al.[5] relataram associação entre polimorfismo de nucleotídeos C>T–13910 e G>A-22018 e intolerância à lactose na região nordeste do país, enquanto estudo indo-europeu relacionou risco aumentado pela intolerância ao dissacarídeo em associação aos nucleotídeos rs4982235 SNP ou 13910 C>T[6].

Mais comumente, a intolerância à lactose desenvolve-se após a infância, sendo denominada intolerância primária. A deficiência secundária ou adquirida habitualmente surge em indivíduos sem patologia intestinal prévia com agressões à mucosa, como pode ocorrer nas gastroenterites agudas, no espru não celíaco, giardíase, ascaridíase, enterite actínica, quimioterapia ou gastropatia diabética. Deve-se ressaltar, entretanto, que intolerância à lactose congênita é condição genética, autossômica recessiva, muito rara, descrita em 1959 por Holzel et al. pela observação em duas crianças da mesma família, com diarreia e desnutrição atribuídas à deficiência de absorção de lactose à qual denominaram alactasia[7]

Epidemiologia

Estima-se, atualmente, que 70 a 75% da população mundial apresenta deficiência de lactase no transcorrer da vida, particularmente entre os 20 e 40 anos[8]. Embora haja intolerância à lactose em praticamente todos os grupos raciais, predominância ocorre entre populações da América do Sul, da Ásia e da África. Sua distribuição é semelhante entre sexos.

Dados de prevalência da intolerância à lactose em crianças de 1 a 5 anos são escassos, porém estimativas variam de 0 a 17,9% na forma primária e de 0 a 19% para intolerância à lactose secundária[9].

Diagnóstico

O teste considerado de escolha é o do hidrogênio respiratório, que se realiza após jejum de 8 a 10 horas e coletas, antes da administração de 50 g de lactose e após, consecutivamente, a cada 30 minutos, durante 3 horas, para determinação das concentrações de hidrogênio. O teste é considerado positivo, sugerindo deficiência de lactase, quando o aumento da concentração do hidrogênio expirado é superior a 20 partes por milhão acima do basal[10].

Outro teste, utilizado frequentemente no Brasil, é o de tolerância à lactose, com determinação dos níveis de glicemia em jejum e após administração de 50 g de lactose, nos tempos 0, 60 e 120 minutos. Considera-se o teste positivo quando os níveis glicêmicos não ultrapassam 20 mg/dL do basal. Embora de fácil realização, sua sensibilidade é de 75% e especificidade de 96%, com falso-negativos em algumas condições, como diabete melito, supercrescimento bacteriano intestinal ou por alterações do trânsito intestinal[11].

Teste de tolerância ao leite pode ser realizado com ingesta de 500 mL de leite e determinação glicêmica subsequente. O teste é indicativo de má absorção da lactose quando o aumento da glicemia é inferior a 9 mg/dL da aferida inicialmente.

Situações em que não estejam disponíveis testes laboratoriais permitem tentativa de exclusão de alimentos contendo lactose. Resolução dos sintomas pela sua retirada e sua recidiva após reintrodução de lactose são sugestivos de intolerância ao dissacarídeo[12,13].

Tratamento

Princípio básico da terapêutica para intolerância à lactose é adequação alimentar pela restrição de leite ou de produtos que o contenham, ou utilização de lactase comercializada, capaz de permitir melhor qualidade de vida para esses pacientes, reduzir morbidade e possíveis complicações, como redução dos níveis de vitamina D e de cálcio.

Mais recentemente, a utilização de probióticos demonstrou-se útil para melhora dos sintomas nesses pacientes, principalmente com cepas específicas, implementando o efeito de reposição da enzima aos que apresentam deficiência[14].

SUPERCRESCIMENTO BACTERIANO NO INTESTINO DELGADO

Em relatos iniciais definiu-se o supercrescimento bacteriano do intestino delgado (SIBO) como "evidências clínicas e/ou laboratoriais de má absorção ou má digestão relacionadas a alterações qualitativas e/ou quantitativas na microbiota do intestino delgado"[15]. Como consequência do supercrescimento bacteriano, e pela desproporção dos constituintes da microbiota, podem surgir alterações na absorção de vitaminas, principalmente B_{12}; desconjugação de sais biliares; no aproveitamento de proteínas; de carboidratos e de gorduras, ocasionadas por situações predisponentes distintas, como acloridria; alterações da motilidade intestinal ou de sua anatomia, como fístulas ou estenoses, de forma a atribuir-se participação do supercrescimento bacteriano a diversas doenças intestinais e extraintestinais, que podem se expressar com quadros de esteatorreia, deficiência de vitamina B_{12} ou enteropatia perdedora de proteína.

Nas fases iniciais de reconhecimento do supercrescimento houve sugestão de diagnóstico pela obtenção e cultura do conteúdo jejunal ou mesmo pelo estabelecimento de terapêutica empírica com administração de antimicrobianos de amplo espectro. Recentemente, testes respiratórios e coleta de fluido duodenal, por meio de endoscopia digestiva, têm sido utilizados para esse diagnóstico, embora ressaltando-se a importância de informações adequadas que possibilitem suposição do supercrescimento e de possíveis agentes causais.

É importante enfatizar que, mesmo em situações de supercrescimento bacteriano com sintomas relacionados, sua fisiopatologia ainda não é perfeitamente estabelecida[16].

O diagnóstico do supercrescimento bacteriano intestinal depende tanto de populações estudadas quanto dos testes utilizados, com variações de 0 a 20% entre possíveis controles saudáveis. Quadros funcionais, como a síndrome do intestino irritável (SII), apresentam prevalências de supercrescimento bacteriano variando entre 4 e 64%.

Abordando-se técnicas diagnósticas, é importante considerar aspectos de sensibilidade e especificidade de provas utilizadas, visto que circunstâncias, como o tempo de trânsito intestinal, podem modificar resultados. Assim, o teste respiratório com lactulose em pacientes com trânsito acelerado, como na própria SII em que é positivo em cerca de 34,3%, pode responsabilizar-se por resultado falso-positivo para supercrescimento bacteriano intestinal[17,18].

Sintomas comuns, embora inespecíficos, consistem de diarreia, dor abdominal e distensão abdominal. Em revisão da literatura, Grace et al. avaliaram a relação entre sintomas e SIBO, ressaltando a escassez de relatos de sintomas referentes à síndrome e sua inespecificidade sendo, portanto, relevante à identificação de fatores predisponentes ao seu surgimento[19]. É importante, dessa forma, o reconhecimento de condições possíveis de modificar a função normal predispondo à colonização oportunista, como acidez gástrica, motilidade intestinal e preservação da imunidade da mucosa, mais frequentes em pacientes idosos, nos quais o supercrescimento bacteriano deve ser excluído nas diarreias sem causas definidas.

Pacientes que foram investigados por meio de aspirado de suco duodenal para comprovação de supercrescimento bacteriano demonstraram como riscos aumentados, além da idade avançada, situações em que havia doença inflamatória intestinal, divertículos jejunais, pancreatite crônica, esteatorreia ou uso de narcóticos[20]. Outras doenças sistêmicas como diabete melito e esclerose sistêmica ou distúrbios como gastroparesia ou esofagite erosiva predispõem ao supercrescimento, provavelmente, pela dismotilidade intestinal que participa dessas entidades patológicas[16].

Nas hepatopatias crônicas existe risco para supercrescimento relacionado a fatores diversos, como redução do tempo de trânsito, estase venosa das alças intestinais e aumento da permeabilidade intestinal, esta responsabilizada por translocação bacteriana e eventuais complicações como bacteriemia e peritonite bacteriana espontânea, possíveis complicações graves das hepatopatias[21].

Associações ou predisposição ao supercrescimento bacteriano são relatadas, também, em procedimentos cirúrgicos, como cirurgias bariátricas, ou na fibrose cística, na qual se responsabilizam múltiplos fatores fisiopatológicos, ou mesmo em entidades sem adequada compreensão de seus desencadeantes, como na urticária crônica ou na síndrome das pernas inquietas[16].

Embora de grande interesse, a microbiota do intestino delgado tem, ainda, limitações de sua caracterização no SIBO em razão das significativas diferenças das populações microbianas em segmentos intestinais distintos, como demonstrado em animais de experimentação ou por técnicas de amostragem por material coletado em jejuno ou íleo[22,23].

O tratamento do SIBO, muitas vezes pela dificuldade de seu diagnóstico, é feito de forma empírica com utilização de antimicrobianos. Embora haja demonstração de maior eficiência dos antibióticos em relação aos placebos, alcançando-se normalização de testes respiratórios em mais de 50% desses pacientes, a adequada escolha do medicamento é de grande importância visto relatos de variações de respostas de 21,7%, com baixas doses de rifaximina, a 100% quando se utiliza ciprofloxacina[24]. Pelas altas taxas de recorrência do supercrescimento bacteriano, mostra-se adequada e promissora a utilização de mecanismos para recomposição da microbiota intestinal pela utilização de probióticos ou, mesmo, prebióticos ao término da antibioticoterapia, pelos seus efeitos próprios de proteção por produção de bacteriocinas, assim como de imunoestimulação[25].

SÍNDROME DO INTESTINO CURTO

Define-se síndrome do intestino curto a perda de partes do intestino delgado ou perda de sua função[26].

Quadros graves ocasionam insuficiência intestinal, geralmente originários de perdas externas por traumas, cirurgias ou infarto intestinal, necessitando de cuidados relacionados aos distúrbios hidroeletrolíticos e às necessidades nutricionais do paciente (Quadro 4).

QUADRO 4 Repercussões clínicas da síndrome do intestino curto

- 50 a 60% de ressecções de jejuno geralmente são bem toleradas
- Ressecções maiores que 30% de íleo são pouco toleradas
- Má absorção grave ocorre com intestino delgado menor que 60 cm
- Deficiências incluem fluidos, eletrólitos e absorção de nutrientes
- Perdas graves de fluidos e eletrólitos associam-se a jejunostomias
- Deficiências mais comuns são de magnésio, cálcio e zinco

Fonte: adaptado de O'Keefe et al., 2006[27].

A incidência da síndrome é desconhecida, fundamentalmente pela falta de definições precisas, entretanto existem estimativas de que 41% dos pacientes com intestino curto são aqueles dependentes de nutrição parenteral[27].

Estimativas de variações de normalidade do comprimento do intestino delgado compreendem valores de 300 a 850 cm, havendo sugestão de que a insuficiência intestinal inicia-se com extensões de delgados menores que 200 cm. Entretanto, interferem na gravidade da condição fatores como a doença de base, o remanescente intestinal, a presença ou a ausência de cólon e a válvula ileocecal, estabelecendo-se, de forma geral, que 65% dos pacientes com ressecções de intestino delgado de até 50 cm apresentam sobrevida aproximada de 6 anos, e redução desse tempo quando ressecções maiores são realizadas[28].

Considerando-se a insuficiência funcional intestinal, propôs-se definir a síndrome do intestino curto como condição resultante de circunstâncias abrangendo ressecções cirúrgicas, defeitos congênitos ou perda de absorção consequente a doenças associadas, caracterizando-se por incapacidade de manutenção da ener-

SEÇÃO IV Intestino delgado

gia proteica, balanço hidroeletrolítico ou de micronutrientes sob condição de dieta, ocasionalmente, aceita como normal[27].

Terapêuticas relacionadas ao quadro de má absorção dependem do grau de comprometimento orgânico e da doença causal, com grande variação de prognóstico (Quadro 5).

QUADRO 5   Estratégias de manuseio da síndrome do intestino curto

Líquidos

- Evitar ingerir com alimentos
- Distribuir ingesta ao longo do dia
- Restringir líquidos hipotônicos
- Solução de reidratação oral contendo sal e carboidratos

Dieta

- Refeições pequenas, fracionadas, balanceadas em nutrientes
- Acrescentar sal à dieta (para pacientes com cólon preservado)
- Aumentar ingesta alimentar
- Dieta com carboidratos de alta complexidade (para pacientes com cólon preservado)
- Evitar adoçantes osmoticamente ativos

Drogas

- Agentes antimotilidade
- Agentes antissecretores
- Considerar fatores de crescimento para melhora de adaptação e absorção

Cirurgia

- Transplante de intestino delgado
- Procedimentos de alongamento intestinal

Fonte: adaptado de O'Keefe et al., 2006[27].

SANGRAMENTO DE INTESTINO DELGADO

Estima-se que 10% dos sangramentos gastrointestinais tenham origem no intestino delgado, muitas vezes com episódios recorrentes e com riscos de instabilidade hemodinâmica aos pacientes[29].

As condições responsáveis por sangramentos no delgado, geralmente, são distintas entre pacientes jovens e idosos. Mais comumente, em jovens, ocorrem úlceras, tumores ou divertículo de Meckel, enquanto as malformações vasculares são mais frequentes em idosos[30], recomendando-se, portanto, investigação com cápsula endoscópica por constituir-se em procedimento não invasivo e com possibilidade diagnóstica aproximando-se de 90%. Suas contraindicações são definidas por sinais de obstrução intestinal ou instabilidade hemodinâmica[31,32].

Os sangramentos de intestino delgado, mais frequentemente, são causados por lesões vasculares/angioectasias; neoplasias em até 10% dos casos; hemangiomas, que representam aproximadamente 10% dos tumores benignos de delgado; lesões de Dieulafoy, caracterizadas por dilatação de artérias da submucosa; varizes de delgado, presentes em 6 a 8% dos pacientes com hipertensão portal; e úlceras de delgado, mais comumente causadas por anti-inflamatórios não esteroidais (AINE), denominadas enteropatia por AINE, ou pela doença de Crohn, que pode apresentar-se como úlceras superficiais ou profundas nessa região do intestino[33] (Quadro 6).

Relativamente aos AINE, é importante ressaltar sua frequente utilização, principalmente por pacientes com idade superior a 65 anos e que, distintamente das lesões gastroduodenais, não são dependentes de produção ácida pelo estômago. Reconhece-se sua patogênese como multifatorial, desencadeada por inibição da enzima ciclo-oxigenase (COX), cujo efeito tópico responsabiliza-se pelo rompimento da barreira mucosa e, consequentemente, au-

224 SEÇÃO IV Intestino delgado

mento da permeabilidade a toxinas bacterianas[34]. Ainda, é sabido que esses medicamentos são excretados na bile e, pelo ciclo êntero-hepático, ocasionam nova exposição aos glicoronídeos tóxicos dos anti-inflamatórios, possibilitando compreensão do possível dano intestinal mesmo quando da não utilização por via oral.

QUADRO 6 Diagnóstico e terapêutica das hemorragias no intestino delgado

Doença	Diagnóstico	Terapêutica
Angioectasias	Cápsula endoscópica	Coagulação com plasma de argônio; polidocanol, hemoclipe, análogos da somatostatina, talidomida
Lesões de Dieulafoy	Cápsula endoscópica	Eletrocauterização, coagulação com plasma de argônio, injeção de adrenalina, angiografia mesentérica, cirurgia
Neoplasia de delgado	Cápsula endoscópica	Cirurgia
Hemangiomas de delgado	Enteroscopia, cápsula endoscópica, ecoendoscopia	Polipectomia, injeção de polidocanol
Varizes de delgado	Cápsula endoscópica	Ligadura elástica, escleroterapia, clipe endoscópico, embolização transcateter percutânea, TIPS, embolização transplênica percutânea
Divertículo de delgado	Cápsula endoscópica, enteroscopia	Ressecção endoscópica, injeção com adrenalina na borda do divertículo, ressecção
Úlceras de delgado	Cápsula endoscópica, enteroscopia	Maleato de irsogladina, misoprostol, rabapamida

Fonte: adaptado de Zammit e Sidhan[33].

O crescente interesse na constituição da microbiota intestinal e na preservação de múltiplos aspectos da saúde participa também, em relação aos AINE, pela demonstração em estudos de experimentação da redução de bactérias Gram-positivas, como *Actinobacteria* e *Bifidobacteria* spp, com seu uso e, ao mesmo tempo, o de inibidores de bomba protônica (IBP) para eventual proteção, desencadeando disbiose intestinal e, assim, participando da enteropatia ocasionada por esse tipo de medicamento. Dessa forma, sugeriu-se que a terapêutica da disbiose, seja com antimicrobianos apropriados ou com probióticos adequados, pode constituir-se em importante estratégia de redução da enteropatia ocasionada por anti-inflamatórios, mesmo com administração de IBP com finalidade de redução de risco para lesões gastrointestinais[35].

TUMORES DO INTESTINO DELGADO

Diferentemente de outros segmentos do trato gastrointestinal, os tumores do intestino delgado são raros, incluem neoplasias benignas e malignas com grande diversidade histológica e comportamento biológico. Entre mais de 40 subtipos histológicos, há predomínio dos adenocarcinomas (30 a 45%), dos tumores neuroendócrinos (20 a 40%), dos linfomas (10 a 20%) e dos sarcomas (10 a 15%)[36,37].

Tratando-se de neoplasias pouco frequentes, geralmente seus diagnósticos são realizados em centros de referência e, principalmente, em pacientes que têm risco aumentado para elas, como adenomatose polipoide familiar, síndrome de Peutz-Jeghers, síndrome de Lynch, síndrome de Cowden, doença de Crohn e doença celíaca, esta, particularmente, em sua forma refratária[38].

Incidências populacionais que variam entre 1,1 e 2,3 novos casos para 100.000 habitantes para diferentes subtipos histológicos mostram aumento dessas neoplasias, sugerido pelo implemento de novas técnicas para diagnóstico das doenças do intestino delgado. Constatou-se no Reino Unido, a partir de 1990, aumento de

121% na incidência desses tumores, com estimativas de 1,9 a 2,4% a cada ano, nos últimos 10 anos[39].

Geralmente, para investigação dos tumores de delgado, utilizam-se exames como ultrassonografia abdominal, tomografia computadorizada, cápsula endoscópica, enteroscopia, enterografia por tomografia computadorizada ou por ressonância magnética.

DOENÇA CELÍACA E DOENÇA CELÍACA SORONEGATIVA

Importância crescente da prevalência da doença celíaca e de sua variante soronegativa distingue-as em capítulo à parte. Breve consideração, no entanto, relaciona-se à não definição exata de prevalência global entre ambas, com crescimento crescente em distintas partes do mundo contrariando prerrogativas anteriores de maior frequência entre caucasianos e passando-se à consideração de problema de saúde pública mundial.

Revisão sistemática e metanálise recente de soroprevalência positiva em populações da Europa, Ásia, África, Américas do Norte e do Sul e Austrália com testes positivos para anticorpos antitransglutaminase e/ou antiendomísio, bem como histologia alterada em biópsias de intestino delgado (grau ≥ 2 de Marsh) em 57 estudos adequadamente selecionados, permitiram confirmação anatomopatológica em 1.372 pacientes dentre a população total do estudo, compreendendo 138.792 indivíduos.

Foram observadas variações relativas a sexo, idade e localização geográfica, porém com soroprevalência global e prevalência, propriamente, da doença em 1,4% e 0,7%, respectivamente, entre distintas populações. A prevalência da doença modificou-se de 0,6% no período compreendido entre 1991 e 2000 para 0,8% entre 2001 e 2016[40].

Doença celíaca soronegativa é atribuída a pacientes que apresentam atrofia vilositária, anticorpos antitransglutaminase e antiendomísio IgA e IgG negativos e que tenham exclusão de outras enteropatias. Recentemente, propôs-se como sua definição aos "pacientes com atrofia vilositária que respondem à dieta sem glúten, porém com sorologia IgA e IgG negativas para anticorpos antitransglutaminase e antiendomísio". Condições em que se verifique IgA total negativa e IgG positiva confirmam o diagnóstico convencional de doença celíaca[41].

Estimativas anteriores situavam de 10 a 20% dos pacientes com sorologia negativa como forma soronegativa da doença, entretanto, testes que são realizados em época atual, com maior sensibilidade, consideram porcentual de 3 a 5% desses pacientes dentre a população de doença celíaca. Recentemente, estudos de prevalência da doença celíaca soronegativa na Itália demonstraram ser a condição responsável por 2% do total da população com doença celíaca, destacando a importância do correto diagnóstico da doença[42,43].

BIBLIOGRAFIA

1. Sidhu R. The black box of the GI tract? Current Opin Gastroenterol. 2018;34(3):152-3.
2. Lewis BS, Eisen GM, Friedman AS. A poled analysis to evaluate results of capsule endocscopy trials. Endoscopy. 2005;37:960-5.
3. Newcomer AD, Mc Gill DB, Thomas PJ, Hofmann AF. Tolerance to lactose among lactase-deficient American Indians. Gastroenterology. 1978;74(1):44-6.
4. Zhong Y, Priebe MG, Vonk RJ, Huang CY, Antoine JM, He T, et al. The role of colonic microbiota in lactose intolerance. Dig Dis Sci. 2004;49(1):78-83.
5. Ponte PR, de Medeiros PH, Havt A, Caetano JA, Cid DA, Prata Mde M, et al. Clinical evaluation, biochemistry and genetic polymorphism analysis for the diagnosis of lactose intolerance in a population from north eastern Brazil. Clinics (São Paulo). 2016;71(2):82-9.
6. Delaceur H, Leduc A, Loucano-Perdriat A, Plantamura J, Ceppa F. Diagnosis of genetic predisposition for lactose intolerance by high resolution melting analysis. Ann Biol Clin. 2017;75(1):67-74.

7. Auricchio S, Rubino A, Landott M, Semenza G, Prader A. Isolated intestinal lactase deficiency in the adult. Lancet. 1963;2(7303):324-60.
8. Corgneau M, Scher J, Ritie-Pertusa L, Le DTL, Petit J, Nikolova Y, et al. Recent advances on lactose intolerance: tolerance thresholds and currently available answers. Crit Rev Food Sci Nutr. 2017;54(15):3344-56.
9. Harvey L, Ludwig T, Hou AQ, Hock QS, Tan ML, Osatakul S, et al. Prevalence, cause and diagnosis of lactose intolerance in children aged 1-5 years: a systematic review of 1995-2015 literature. Asia Pac Clin Nutr. 2018;27(1):29-460.
10. Beyerlein L, Pohl D, Delco F, Stutz B, Fried M, Tutuian R. Correlation between symptoms developed after ingestion of 50g lactose and results of hydrogen breath testing for lactose intolerance. Aliment Pharmacol Ther. 2008;27(8):659-65.
11. Hermans MM, Brummer RJ, Ruijgers AM, Stockbrügger RW. The relationship between lactose tolerance test results and symptoms of lactose intolerance. Am J Gastroenterol. 1997;92(6):981-4.
12. Suarez FL, Savariano DA, Levitt MD. A comparison of symptoms after the consumption of milk or lactose-hydrolyzed milk by people with self-reported severe lactose intolerance. N Engl J Med. 1995;333(1):1-4
13. Carroccio A, Montalto G, Cavera G, Notarbatolo A. Lactose intolerance and self-reported milk intolerance: relationship with lactose maldigestion and nutrient intake. Lactase Deficiency Study Group. J Am Coll Nutr. 1998;17(6):631-6.
14. Pakdman MN, Udani JK, Molina JP, Shahani M. The effects of the DDS-1 atrain of lactobacillus on symptomatic relief for lactose intolerance – a randomized, double-blind, placebo-controlled, crossover clinical trial. Nutr J. 2016;15(1):560.
15. Quigley EMM, Quera R. Small intestinal bacterial overgrowth: roles of antibiotics, prebiotics and probiotics. Gastroenterology. 2006;130(2 Suppl):304-11.
16. Quigley EMM. Small intestinal overgrowth: what it is and what it is not. Curr Opin Gasroenterol. 2014;30:141-6.
17. Rana SV, Sharma S, Kaur J, Sinha SK, Singh K. Comparison of lactulose and glucose breath teste for diagnosis of small intestinal bacterial overgrowth in patients with irritable bowel syndrome. Digestion. 2012;85:243-7.
18. Yu D, Chessman F, Vanner S. Combined oro-cecal scintigraphy and lactulose hydrogen breath testing demonstrate that breath testing detects

oro-cecal transit, not small intestinal bacterial overgrowth in patients with IBS. Gut. 2011;60:334-40.

19. Grace E, Shaw C, Whelan K, Andreyev HJ. Review article: small intestinal bacterial overgrowth – prevalence, clinical features, current and developing diagnostic tests and treatment. Aliment Pharmacol Ther. 2013;38(7):674-88.

20. Choung RS, Ruff KC, Malhotra A, Herrick L, Locke GR 3rd, Harmsen WS, et al. Clinical predictors of small bowel bacterial overgrowth by duodenal aspirate culture. Aliment Pharmacol Ther. 2011; 33:1509-67.

21. Bellot P, Frances R, Such J. Pathological bacterial translocation in cirrhosis: pathophysiology, diagnosis and clinical implications. Liver Int. 2013;33:31-9.

22. Larsson E, Tremaroli V, Lee YS, Koren O, Nookaew I, Fricker A, et al. Analysis of gut microbial regulation of host gene expression. Along the length of the gut and regulation of gut microbial ecology through My D88. Gut. 2012;61:1124-31.

23. Quintanilha AG, Zilberstein B, Santos MA, Pajecki D, Moura EG, Alves PR, et al. A novel sampling method for the investigations of gut microbiota. Wolrd J Gastroenterol. 2007;13:3990-5.

24. Shah SC, Day LW, Somsou KM, Sewell JL. Meta-analysis: antibiotic therapy for small intestinal bacterial overgrowth. Aliment Pharmacol Ther. 2013; 38:925-35.

25. Rosana R, Giorgio F, Principi M, Amoruso A, Monno R, Di Leo A, et al. Effect of probiotic or prebiotic supplementation on antibiotic therapy in the small intestinal bacterial overgrowth: a comparative evaluation. Curr Clin Pharmacol. 2013;8:169-720.

26. Buchman AL, Scolapio J, Fryer J. AGA technical review on short bowel syndrome and intestinal transplation. Gastroenterology. 2003;124:1111-34.

27. O'Keefe SJD, Buchman AL, Fishbein TM, Jeejeebhoy KN, Jeppesen PB, Shaffer J. Short bowel syndrome and intestinal failure: consensus definitions and overview. Clin Gastroenterol Hepatol. 2006;4:6-10.

28. Buchman AL. The medical and surgical management of short bowel syndrome. Med Gen Med. 2004;6:12.

29. Gerson LB, Fidler JL, Cave DR, Leighton JA. ACG clinical guideline: diagnosis and management of small bowel bleeding. Am J Gastroenterol. 2015,110:1265-87.

30. Li L, Chen C, Li Y, Zhang B. The role of capsule endoscopy in the diagnosis and treatment of obscure gastrointestinal bleeding in older individuals. Eur J Gastroenterol Hepatol. 2016;28:1425-30.

31. Colégio Americano de Gastroenterologia, 2015

32. Liao Z, Gao R, Xu C, Li ZS. Indications and detection, completion, and retention review. Gastrointestin Endosc. 2010;71:280-6.

33. Zammit SC, Sidhan R. Small bowel bleeding: cause and the role of endoscopy and medical therapy. Curr Opin Gastroenterol. 2018;34(3):159-64.

34. Boelsterli UA, Redinbo MR, Saitta KS. Multiple NSAID-induced hits injure in the small intestine: underlying mechanisms and novel strategies. Toxicol Sci. 2013;131:654-67.

35. Syer SD, Blacker RW, Martin R, de Palma G, Rossi L, Verdu E, et al. NSAID enteropathy and bacteria: a complicated relationship. J Gastroenterol, 2015;50:387-93.

36. Neugut AI, Jacobson JS, Suh S, Mukherjee R, Arber N. The epidemiology of the cancer of the small bowel. Cancer Epidemiol Biomarkers Prev, 1988;7:243-51.

37. Pan SY, Morrison H. Epidemiology of cancer of the small intestine. World J Gastroint Inc, 2011;3:33-42.

38. Rondonotti E, Koulaouzidis A, Georgiou J, Pennazio M. Small bowell tumours: update in dignosis and management. Cur Opin Gastroenterol, 2018;34(3):159-64.

39. National Cancer Institute. SEER Stat fact sheets: small intestine cancer. Disponível em: https://seer.cancer.gov/statfacts/html/smint.

40. Singh P, Arora A, Strand TA, Leffler DA, Catassi C, Green PH, et al. Global prevalence of celiac disease: systematic review and meta-analysis. Clinical Gastr Hepatol. 2018;16:823-36.

41. Schiepatti A, Sanders DS, Biagi F. Seronegative coeliac disease: clearing the diagnostic dilema. Cur Opin Gasroenterol. 2018;34(3):154-8.

42. Volta U, Caio G, Boschetti E, Giancola F, Rhoden KJ, Ruggeri E, et al. Seronegative celiac disease: shedding light on an obscure clinical entity. Dig Liver Dis. 2016;48:1018-22.

43. Schiegatti A, Biagi F, Fraternale G, Vattiato C, Balduzzi D, Agazzi S, et al. Short article: mortality and differential diagnoses of villous atrophy without coeliac antibodies. Eur J Gastroenterol Hepatol. 2017;29:572-6.

Doença celíaca | 11

Janaína Luz Narciso-Schiavon

INTRODUÇÃO

A doença celíaca é uma doença autoimune desencadeada pela ingestão de glúten em indivíduos geneticamente predispostos. Sua prevalência em pessoas saudáveis é em torno de 1%. Apesar de conhecida como uma doença que afeta primariamente o intestino delgado e se apresenta clinicamente com anemia, diarreia, fadiga, perda de peso, dor abdominal e/ou síndrome de má absorção, a doença celíaca do século XXI é uma doença sistêmica, que pode se apresentar de várias formas, incluindo manifestações hepáticas, musculoesqueléticas, neurológicas, endocrinológicas, renais, cardíacas, pulmonares e em concomitância com outras doenças autoimunes e doenças malignas.

Atualmente a doença celíaca, que no passado foi considerada uma doença de crianças, é frequentemente diagnosticada em adultos e aproximadamente um quarto de todos os diagnósticos são feitos agora com a idade de 60 anos ou mais. Cerca de 4% são diagnosticados em indivíduos com 80 anos ou mais.

Neste capítulo serão abordados o quadro clínico, a investigação diagnóstica, o diagnóstico diferencial e o tratamento da doença celíaca.

DEFINIÇÕES

Historicamente a doença celíaca foi descrita como espru celíaco, intolerância ao glúten ou enteropatia sensível ao glúten.

Existe uma variedade de apresentações clínicas da doença, relacionadas ou não ao trato gastrointestinal, e também associadas a outras doenças autoimunes. Em 2011, Ludvigsson e mais 15 especialistas se reuniram em Oslo no 14º Simpósio Internacional de Doença Celíaca, e, a partir de uma extensa revisão da literatura, propuseram novas definições para doença celíaca e termos relacionados. No Quadro 1 são listadas as definições históricas das apresentações clínicas da doença celíaca e as definições de Oslo. Essas definições são mais bem compreendidas após a leitura do quadro clínico e diagnóstico da doença celíaca, adiante.

QUADRO CLÍNICO

A doença celíaca acomete o intestino delgado proximal, mas pode acometer todo o intestino delgado. Esse acometimento proximal do delgado frequentemente resulta em má absorção de ferro, ácido fólico, cálcio e vitaminas lipossolúveis, o que resulta em deficiência de ferro, folato e diminuição da densidade mineral óssea. Diarreia é o sintoma clássico da doença celíaca e ocorre em função da progressão da doença para o delgado distal. Quando só o delgado proximal é envolvido, os pacientes habitualmente não reclamam de diarreia, pois o delgado distal compensa a absorção dos produtos da digestão da gordura e dos carboidratos. O início

11 Doença celíaca 233

QUADRO 1   Definições históricas com relação à apresentação clínica da doença celíaca

Definição	Características
Doença celíaca assintomática	Assintomática Diagnosticada em rastreamentos populacionais, em familiares, ou em grupos de alto risco (com doenças associadas) Se com a retirada do glúten os pacientes perceberem que melhoraram de sintomas inespecíficos, como astenia e má qualidade de vida, devem ser reclassificados como doença celíaca subclínica
Doença celíaca típica	Enteropatia induzida pela ingestão do glúten se apresentando com sinais e sintomas de má absorção global (como diarreia ou desnutrição) ou síndrome de má absorção (perda de peso, esteatorreia ou edema por hipoalbuminemia) Muitos pacientes apresentam anemia, fadiga e dor abdominal Essa é uma definição histórica e o uso desse termo foi desencorajado porque a doença tem um espectro amplo e não somente esse. O novo termo seria "doença celíaca clássica"
Doença celíaca atípica	Seriam os pacientes com enteropatia glúten induzida, sem perda de peso, mas com alguns dos sintomas a seguir: sintomas gastrointestinais e disfunção hepática, manifestações extraintestinais como doenças metabólicas (dificuldade de ganhar peso, doenças da tireoide), sintomas neurológicos (depressão e ataxia glúten-induzida), doença de reprodução (anormalidades na menarca e menopausa), lesões orais e cutâneas (incluindo dermatite herpetiforme) e doenças ósseas O novo termo seria "doença celíaca não clássica"
Doença celíaca silenciosa	É equivalente ao novo termo "doença celíaca assintomática"
Doença celíaca evidente ou *overt*	É historicamente caracterizada pela presença de sintomas desencadeados pela ingestão do glúten, tanto gastrointestinais (dispepsia, diarreia e distensão) quanto extraintestinais (sintomas neurológicos, fadiga) O novo termo seria "doença celíaca sintomática"

(continua)

QUADRO 1   Definições históricas com relação à apresentação clínica da doença celíaca *(continuação)*

Doença celíaca latente	Existem muitas definições para doença celíaca latente: - sorologia positiva com biópsia de duodeno normal ou ausência de atrofia em pacientes ingerindo glúten, mas já teve ou ainda terá atrofia glúten-induzida - não diagnosticada - precedida por outra doença autoimune como diabete tipo I ou tireoidopatia - aumento da permeabilidade mucosa e anticorpos negativos Esse termo gera confusão e não deve mais ser utilizado. O novo termo seria "doença celíaca potencial"

Novas definições de Oslo com relação à apresentação clínica da doença celíaca

Definição	Características
Doença celíaca clássica	Apresenta-se com sinais e sintomas de má absorção: diarreia, esteatorreia, perda de peso ou retardo no crescimento Pode ocorrer desnutrição ou síndrome de má absorção (perda de peso, esteatorreia e edema por hipoalbuminemia) A apresentação clássica também engloba os casos de diarreia e anemia, ou perda de peso e anemia Déficit no crescimento, dificuldade em ganhar peso, perda muscular, diarreia, hiporexia e distensão abdominal compõem o quadro clássico da infância. Pode ocorrer alteração no humor e letargia associadas
Doença celíaca não clássica	Ausência de sinais e sintomas de má absorção Podem ocorrer constipação e dor abdominal ou sintomas isolados (mas não má absorção)
Doença celíaca subclínica	Era definida como doença celíaca silenciosa, em pacientes sem sintomas gastrointestinais, mas com alterações laboratoriais como anemia, testes hepáticos alterados, osteoporose. Entretanto, a definição de subclínicos se ampliou para as alterações que não são clinicamente detectáveis

(continua)

11 Doença celíaca 235

QUADRO 1 Definições históricas com relação à apresentação clínica da doença celíaca *(continuação)*

Novas definições de Oslo com relação à apresentação clínica da doença celíaca	
Definição	Características
Doença celíaca sintomática	Inclui os sintomas gastrointestinais e extraintestinais relacionados a ingesta do glúten Essa definição substitui a antiga "doença celíaca evidente ou *overt*"
Doença celíaca refratária	Consiste na persistência ou na recorrência de sinais ou sintomas disabsortivos (diarreia, dor abdominal, perda de peso, anemia e hipoalbuminemia) com atrofia vilositária apesar da dieta isenta em glúten por mais de 12 meses
Doença celíaca potencial	Pacientes com biópsia intestinal normal com risco aumentado de desenvolver doença celíaca em razão de sorologia positiva
Autoimunidade celíaca	Refere-se ao aumento dos títulos de tTG ou EmA em duas ocasiões ou mais, e não se tem o resultado da biópsia intestinal. Se a biópsia for positiva, então fecha o diagnóstico de doença celíaca. Se for negativa, é denominada doença celíaca potencial Se um paciente apresentar sorologia positiva em apenas uma ocasião, sugere-se chamar de pacientes com tTG positivo ou EmA positivo

do quadro pode ser gradual ou dramático, e os sintomas podem ser desencadeados por gravidez, gastroenterite, diarreia do viajante ou cirurgia do aparelho digestivo.

No entanto, o quadro clínico pode se apresentar de várias formas, incluindo manifestações hepáticas, musculoesqueléticas, neurológicas, endocrinológicas, renais, cardíacas, pulmonares e em concomitância com outras doenças autoimunes e doenças malignas. Por causa da complexidade e da variedade das apresentações, cada sistema acometido poderia compor um capítulo deste livro, mas procurou-se resumir as manifestações clínicas mais comuns no Quadro 2. As manifestações hepáticas são detalhadas a seguir.

236 SEÇÃO IV Intestino delgado

QUADRO 2 Manifestações clínicas da doença celíaca

Manifestações intestinais	Síndrome de má absorção: diarreia, esteatorreia, perda de peso ou retardo no crescimento; edema por hipoalbuminemia; anemia; perda muscular; hiporexia; distensão abdominal e até mesmo constipação
Manifestações hepáticas	Alteração de aminotransferases, esteatose hepática, cirrose e hipertensão portal. Associação com doenças hepáticas autoimunes (colangite esclerosante primária [CEP], colangite biliar primária [CBP] e hepatite autoimune [HAI])
Manifestações pancreáticas	Pancreatite aguda, pancreatite crônica, insuficiência pancreática exócrina e pancreatite aguda recorrente (talvez secundária a inflamação no duodeno/Oddi)
Manifestações orais	Úlceras aftosas e defeitos do esmalte dentário (podem ser a única manifestação clínica da doença celíaca)
Manifestações endocrinológicas	Doenças autoimunes da tireoide, diabete tipo 1, insuficiência adrenal e doença de Addison, hipoparatireoidismo, hipopituitarismo ou doença hipofisária, insuficiência ovariana e endocrinopatias glandulares múltiplas
Manifestações neurológicas	Ataxia glúten-induzida, neuropatia periférica, encefalopatia. São associações controversas: epilepsia, miopatia, mielopatia, esclerose múltipla, ataxia mioclônica, distúrbios do espectro do autismo, esquizofrenia, ansiedade, depressão, déficit de atenção, hiperatividade
Manifestações cardiovasculares	Miocardite, alterações do fluxo sanguíneo e fibrilação atrial. O risco cardiovascular geral não parece estar elevado na doença celíaca
Manifestações pulmonares	Os pulmões raramente estão envolvidos na doença celíaca, mas as manifestações pulmonares podem ser fatais. As condições pulmonares mais comuns observadas na doença celíaca são de natureza infecciosa. Pode ocorrer síndrome de Lane-Hamilton (hemossiderose pulmonar, dispneia e/ou hemoptise)

(continua)

QUADRO 2 Manifestações clínicas da doença celíaca *(continuação)*

Manifestações cutâneas	Dermatite herpetiforme é uma manifestação extraintestinal bem definida. Embora menos bem caracterizados que outros distúrbios da pele, pacientes com doença celíaca frequentemente relatam problemas de tegumento não específicos, incluindo pele seca, hematomas, unhas quebradiças e queda de cabelo, que respondem à melhora da nutrição. Doença celíaca pode ser investigada nos casos de psoríase grave ou refratária

Manifestações hepáticas

O envolvimento hepático na doença celíaca, apesar de pouco conhecido, tem sido amplamente descrito. A ausência de um padrão histológico comum de lesão hepática em pacientes com doença celíaca não favorece a hipótese de que essa doença danifica diretamente o fígado. Na presença de inflamação intestinal, supõe-se que a doença hepática possa ser provocada por linfócitos gerados no intestino, que entram na circulação portal hepática e desencadeiam inflamação. A doença celíaca pode cursar não somente com elevação assintomática das aminotransferases, mas também com cirrose hepática e hipertensão portal. Pode ser associada com doenças hepáticas autoimunes, como colangite esclerosante primária (CEP), colangite biliar primária (CBP) e hepatite autoimune (HAI). Existem particularidades que devem ser observadas para os pacientes com doença celíaca e portadores de infecção crônica pelos vírus da hepatite B e C. Deve ser também investigada no contexto do transplante hepático.

Elevação de aminotransferases

As causas mais comuns de elevação de aminotransferases são doença hepática alcoólica e gordurosa não alcoólica, lesão hepática induzida por drogas e hepatite crônica por vírus hepatotrópicos (especialmente B e C). Entre os pacientes com elevação crônica das aminotransferases sem causa definida, cerca de 3 a 4% apresentam doença celíaca comprovada por biópsia intestinal. Elevação das aminotransferases é descrita em 40 a 42% dos pacientes com doença celíaca e reverte com a dieta isenta em glúten. Se não reverter, deve-se investigar má adesão à dieta isenta em glúten ou outra causa para a alteração dos testes hepáticos, como as descritas anteriormente, ou causas raras, como doença hepática autoimune, por exemplo. Mesmo quando os valores das aminotransferases séricas são normais antes do tratamento, seus níveis diminuem significativamente após o início de uma dieta isenta de glúten.

Por essas razões, as diretrizes clínicas recomendam uma triagem inicial para a função hepática anormal em pacientes recém-diagnosticados com doença celíaca e testes rotineiros de função hepática como parte do acompanhamento da doença celíaca. A patogênese da lesão hepática relacionada à doença celíaca não é clara. Desconhece-se se a hepatite nesses casos se origina de autoanticorpos de reação cruzada (como na dermatite herpetiforme) ou se é iniciada por uma transferência de citocinas e outros mediadores inflamatórios do intestino delgado através da veia porta para o fígado.

No intuito de melhor compreender a lesão hepática em indivíduos com doença celíaca, observou-se aumento da permeabilidade intestinal em pacientes com elevação de aminotransferases, quando comparados àqueles com níveis normais. Com o aumento da permeabilidade intestinal, poderia ocorrer aumento na absorção de toxinas ou antígenos para o sangue portal, e isso pode levar à lesão hepática observada nesses indivíduos. Além disso, o anticorpo antitransglutaminase tecidual (tTG) pode ser encontrada não somente no intestino, mas também no fígado e em outros tecidos, o que torna possível um papel patológico da imunidade humoral (anti-tTG) na lesão hepática observada em pessoas com doença celíaca.

Esteatose hepática

Esteatose hepática sem síndrome metabólica pode estar relacionada com a presença concomitante de doença celíaca. Os pacientes com esteatose hepática devem ser rastreados para a doença celíaca na ausência de fatores de risco metabólicos uma vez que outras causas da doença do fígado tenham sido excluídas.

Foi observada uma maior prevalência de esteatose hepática à ultrassonografia em pacientes com doença celíaca e dieta isenta em glúten há mais de 6 meses do que na população geral. Não se sabe se isso acontece em função da dieta substitutiva utilizada ou da persistência de alterações no eixo intestino-fígado.

Hipertensão portal

Na Índia, 10% dos pacientes com hipertensão portal idiopática apresentam doença celíaca comprovada por biópsia. Além disso, nesses casos, a presença de doença celíaca prediz sobrevida reduzida livre de transplante. Foi sugerido que a doença celíaca possa ser um gatilho para o desenvolvimento da hipertensão portal intra-hepática não cirrótica idiopática. Os dados atuais sugerem a necessidade de pesquisa de anticorpos para a doença celíaca em todos os pacientes com hipertensão portal inexplicável, apesar de não se saber se uma dieta sem glúten pode alterar a evolução da doença ou melhorar a sobrevida.

Cirrose hepática

A doença celíaca é pelo menos duas vezes mais comum em pacientes com cirrose do que na população em geral. Casos de cirrose descompensada podem ser compensados após a introdução de uma dieta livre de glúten. Enquanto listados para transplante hepático, pacientes com insuficiência hepática terminal podem recuperar a função e sair da lista após introdução de dieta livre de glúten. Esses dados indicam que a doença celíaca deve ser pesquisada em pacientes cirróticos, especialmente naqueles com hipoalbuminemia e ascite. É importante salientar que os falsos-positivos do tTG são mais comuns em indivíduos cirróticos e os títulos baixos devem ser interpretados com cautela. Independentemente da etiologia de cirrose hepática, pacientes com doença hepática avançada e doença celíaca podem se beneficiar com uma dieta isenta de glúten.

Colangite biliar primária

A concomitância de doença celíaca e CBP tem sido amplamente relatada. A prevalência relativa de CBP é de 3% em pacientes com doença celíaca e 6% dos pacientes com CBP têm doença celíaca, e varia de acordo com a região. Em áreas de baixa prevalência de doença celíaca, na ausência de suspeita clínica, o custo-benefício para o rastreio de todos os pacientes com CBP para a doença celíaca é controversa. Além disso, a dieta sem glúten não melhora a bioquímica hepática em pacientes com CBP coexistente. Em estudos que evidenciaram melhora histológica com dieta sem glúten, os pacientes faziam uso de ursodesoxicólico ou corticosteroide concomitante, o que prejudica a interpretação do achado.

Salienta-se que essas duas doenças podem exibir diversos aspectos clínicos comuns. Perda de peso, má absorção, esteatorreia, doença óssea e aumento da fosfatase alcalina são frequentes tanto na doença celíaca quanto na CBP. De tal modo, a associação pode não ser facilmente reconhecida em estágios iniciais. Nesses casos, ou em regiões de alta prevalência, o rastreio da doença celíaca em pacientes com CBP é recomendável.

Hepatite autoimune

A doença celíaca é dez vezes mais comum em pacientes com HAI do que na população geral. Por outro lado, a prevalência de HAI em indivíduos com doença celíaca é de 1,6%. Com relação ao tratamento, indivíduos com HAI e doença celíaca, que fazem dieta sem glúten, respondem melhor à terapia imunossupressora e são menos propensos à recaída após a retirada dos imunossupressores, quando comparados com indivíduos com HAI não associada à doença celíaca. Por conseguinte, a investigação dos anticorpos para doença celíaca é recomendado de rotina em indivíduos com HAI.

Colangite esclerosante primária

Estudos de rastreamento de doença celíaca em indivíduos com CEP revelaram uma maior soroprevalência de doença celíaca nesse grupo, mas a histologia não foi avaliada. O diagnóstico de doença celíaca em pacientes com CEP deve ser lembrado em razão de possível coexistência das duas lesões, mas uma associação não foi definida. Portanto, a triagem ativa para detecção de anticorpos celíacos em pacientes com CEP não pode ser recomendada como rotina.

Hepatite B

A vacina contra o HBV em indivíduos com doença celíaca apresenta menor eficácia e devem ser adotadas estratégias de vacinação para assegurar proteção completa: doses mais elevadas de vacina e/ou de injeção adicional, a administração de doses de reforço da vacina de HBV por via intramuscular ou preferencialmente por via intradérmica. Além disso, tem sido sugerida a administração de uma dose de reforço a cada 10 anos para todos os pacientes com doença celíaca, incluindo os respondedores à vacina, uma vez que se demonstrou que os indivíduos portadores de doença celíaca estão predispostos a perder sua memória de anticorpos.

Hepatite C

A soroprevalência de doença celíaca em indivíduos com hepatite C varia entre 0 e 5,8%, quando são pesquisados os anticorpos antiendomísio (EmA) ou tTG, sendo igual à da população geral em locais de baixa prevalência de doença celíaca. Não há evidência para se recomendar o rastreamento de doença celíaca em indivíduos com hepatite C.

Quando o interferon peguilado é opção no tratamento da hepatite C, indivíduos com doença celíaca podem apresentar quadros graves durante sua administração, os quais podem resultar na interrupção do tratamento: diarreia grave com perda de peso, bem como dermatite herpetiforme, hipoferritinemia e anemia refratária, que podem persistir após a suspensão do tratamento. Alguns indivíduos com diagnóstico prévio de doença celíaca em dieta sem glúten podem apresentar sintomas como diarreia durante o tratamento com interferon, mas a maioria segue assintomática. O diagnóstico de doença celíaca tardio, após a descontinuação do tratamento à base de interferon, também já foi relatado. Embora a terapia à base de interferon por si só possa causar diarreia em até 10% dos pacientes, é importante excluir outras causas (principalmente infecciosas e autoimunidade) antes de atribuir os sintomas ao interferon. Contudo, o mais importante é solicitar os autoanticorpos antes do tratamento, pois os pacientes com doença celíaca devem receber, preferencialmente, os novos tratamentos livres de interferon.

Outras desordens relacionadas ao glúten além da enteropatia

Ataxia relacionada ao glúten

Ataxia relacionada ao glúten é definida como a presença de ataxia idiopática esporádica e de anticorpos angliadina positivos na ausência de enteropatia duodenal.

A ataxia relacionada ao glúten é uma das inúmeras manifestações neurológicas atribuídas à doença celíaca. Nesse caso, as alterações no duodeno estão presentes.

Dermatite herpetiforme

É uma manifestação cutânea da enteropatia do delgado, imunomediada, pela exposição ao glúten da dieta. É caracterizada por lesões papulares e vesículas urticariformes pruriginosas, especialmente nos cotovelos, joelhos e nádegas, e depósitos de IgA nas papilas dérmicas. A associação com HLA é a mesma que a da doença celíaca: 90% dos pacientes têm HLA-DQ2 e os demais têm HLA-DQ8.

As lesões de pele desaparecem com a dieta sem glúten, mas pode ser necessário tratamento com inibidor de neutrófilos (dapsona).

DIAGNÓSTICO

O diagnóstico de doença celíaca ocorre na presença de autoanticorpos detectados no soro e alterações características na biópsia de intestino delgado.

Desde a introdução dos anticorpos antigliadina (AGA), nos anos 1980, os anticorpos tornaram-se meios importantes para diagnosticar doença celíaca. Os anticorpos comercialmente disponíveis no Brasil para diagnóstico de doença celíaca são os anticorpos imunoglobulina A (IgA) e imunoglobulina G (IgG), antigliadina (AGA), antiendomísio (EmA), antitransglutaminase tecidual (tTG) e antipeptídeo de gliadina desamidada (DGP). Por ser uma doença de mucosas, os anticorpos IgA são preferencialmente investigados. No entanto, a deficiência de IgA afeta 2 a 5% dos pacientes diagnosticados com a doença celíaca. Quando são utilizados testes IgA em indivíduos com deficiência de IgA, os testes não são capazes de diagnosticar doença celíaca. Portanto, os níveis de IgA deverão ser testados em conjunto com os autoanticorpos, e aqueles indivíduos com deficiência de IgA deverão ser submetidos a um teste baseado em IgG. Essa abordagem é mais custo-eficaz do que solicitar os anticorpos IgA e IgG para todos os pacientes.

O glúten é um composto proteico encontrado no trigo que confere viscoelasticidade à massa e permite a coesão da farinha. Proteínas análogas secalina e hordeína também são encontradas em centeio e cevada, respectivamente. As prolaminas são frações proteicas solúveis em álcool, e a prolamina do trigo é a gliadina. A pesquisa dos anticorpos contra a prolamina do glúten, AGA, não é mais recomendada para o diagnóstico de doença celíaca na população adulta em virtude de seus baixos níveis de sensibilidade e especificidade. No entanto, o AGA IgA pode ser utilizado em crianças menores de 18 meses, com alta sensibilidade.

O teste EmA é realizado por imunofluorescência indireta e detecta a doença celíaca com menores níveis de sensibilidade do que outros ensaios sorológicos modernos, especialmente na presença da deficiência de IgA. No entanto, o anticorpo EmA é um marcador extremamente específico de danos na mucosa em doentes não tratados e é indicada como uma ferramenta de diagnóstico útil. Segundo o Protocolo Clínico e Diretrizes Terapêuticas (PCDT) do Ministério da Saúde do Brasil sobre doença celíaca, o EmA apresenta pior relação custo-benefício e técnica mais trabalhosa.

Anti-tTG ELISA tem alta sensibilidade e baixa especificidade com valores preditivos positivos diagnósticos significativamente menores do que aqueles para o ensaio EmA. Em algumas propostas de algoritmos diagnósticos, o tTG é recomendado como o único teste sorológico para a detecção de doença celíaca, e o EmA IgA pode ser utilizado como um teste de confirmação, no caso de positivo limítrofe (títulos baixos) ou resultados possivelmente falso-positivos de ensaios para anti-tTGA, que podem ocorrer em outras doenças autoimunes, ou na cirrose hepática. Em pacientes sem envolvimento gastrointestinal evidente, anticorpos séricos transglutaminase-2 (tTG2) podem estar ausentes. Esses pacientes normalmente têm anticorpos que reagem primariamente com uma isoenzima diferente da transglutaminase: tTG3 na dermatite herpetiforme e tTG6 em pacientes com doença neurológica.

Há mais de uma década, o anti-DGP foi introduzido como uma ferramenta de diagnóstico para a doença celíaca. Anticorpos reconhecendo DGP demonstram alta especificidade e sensibilidade. Eles também podem ser usados para medição de glúten em alimentos. Nenhum marcador isoladamente é 100% eficaz em diagnosticar a doença celíaca. Parece que a combinação de testes tem melhor desempenho e é capaz de detectar perto de 100% de todos os casos. Em adultos, os melhores testes únicos são IgA-tTG e os melhores testes de combinação são IgA-tTG + EmA, e IgG-DGP + IgA-tTG.

A endoscopia com biópsia do intestino delgado tem sido fundamental para a confirmação do diagnóstico de doença celíaca. As características endoscópicas típicas incluem padrão em mosaico, atrofia duodenal e erosões, mas não configuram critérios diagnósticos. O achado de endoscopia digestiva alta normal não afasta o diagnóstico de doença celíaca. Ou seja, o duodeno, mesmo com aspecto normal, deve ser biopsiado: 4 a 8 fragmentos é o recomendado.

Os achados histológicos típicos são: atrofia das vilosidades, hiperplasia das criptas e aumento do número de linfócitos intraepiteliais (IEL). Existem vários esquemas de classificação para análise histológica que encenam o grau de lesão patológica e podem permitir a padronização de resultados.

É importante salientar que a combinação de sorologia positiva com histologia normal foi anteriormente denominada latente e agora é considerada doença celíaca potencial.

O teste de HLA para DQ2 e DQ8 é recomendado em pacientes com sorologia anti-tTG positiva e EmA negativa a fim de identificar resultados tTG falso-positivos ou quando há desacordo entre resultados sorológicos e histológicos, para afastar diagnóstico de doença celíaca nos HLA-negativos.

Um desafio de glúten, em que o glúten puro ou a comida com glúten é reintroduzida, deve ser reservado apenas para pacientes que foram iniciados em dieta sem glúten, mas têm um diagnóstico duvidoso.

A importância do diagnóstico da doença celíaca se dá na medida em que, em pacientes com doença celíaca sintomática, introduzir dieta sem glúten pode levar a melhora significativa dos sintomas, normalizar testes bioquímicos e melhorar a qualidade de vida. O tratamento ao longo da vida também reduz o risco de malignidade e complicações não malignas. Preocupações permanecem sobre as consequências em longo prazo em pacientes com doença celíaca assintomática, e se a manutenção de uma dieta sem glúten ao longo da vida é necessária para todos os pacientes com doença celíaca potencial.

Pacientes com doença celíaca não tratada em longo prazo apresentam um risco elevado de complicações benignas e malignas, e mortalidade. Casos de doença celíaca não diagnosticada são mais propensos a desenvolver osteoporose, dermatite herpetiforme, fadiga crônica, tireoidite, doenças autoimunes e a ter um familiar diagnosticado com doença celíaca.

TRATAMENTO

O tratamento recomendado para doença celíaca é a dieta sem glúten. Este é seguro e eficaz na maior parte dos doentes, embora requeira considerável modificação de hábitos alimentares tradicionais.

Contudo, há casos em que a dieta sem glúten não acarreta melhorias consideráveis no quadro clínico. Por essas razões têm sido pesquisadas alternativas que complementem ou possam, no futuro, substituir a evicção de glúten: diminuição da exposição ao glúten, modificação da permeabilidade intestinal, modulação do sistema imune e até mesmo vacina.

Doença celíaca refratária

Consiste na persistência ou recorrência de sinais ou sintomas disabsortivos (diarreia, dor abdominal, perda de peso, anemia e hipoalbuminemia) com atrofia vilositária apesar da dieta isenta em glúten por mais de 12 meses, na ausência de outras causas para atrofia de vilosidades ou complicações neoplásicas.

O diagnóstico de doença celíaca refratária habitualmente ocorre quando os anticorpos EmA e tTG já estão negativos. Entretanto, se estiverem positivos, não afastam o diagnóstico de refratariedade, muito embora se levante a suspeita de má adesão à dieta.

Sempre na suspeita de refratariedade deve ser feita uma entrevista focada no recordatório alimentar para certificar-se da adesão à dieta sem glúten. Nem todos os pacientes que não respondem à dieta são classificados como refratários.

Existem dois tipos de doença celíaca refratária: tipo 1, em que os linfócitos intraepiteliais são policlonais e têm um fenótipo normal; e tipo 2, com expansão clonal de uma população de linfócitos intraepiteliais com imunofenótipo aberrante.

TERMINOLOGIAS RELACIONADAS AO GLÚTEN

Intolerância ao glúten

O termo intolerância ao glúten tem sido usado para indicar que um paciente experimenta uma melhora de sintomas após o início de uma dieta sem glúten, mesmo quando eles não têm doença celíaca. No entanto, o termo intolerância ao glúten é inespecífico e gera contradições. Embora a intolerância ao glúten possa ser uma consequência de má digestão, também pode ser o efeito de algumas propriedades do glúten ou de alimentos gerados a partir do glúten que causam desconforto gastrointestinal. Outro problema é que a intolerância ao glúten pode não refletir verdadeiramente a intolerância ao glúten, mas a outros componentes do trigo. Por causa dessas contradições, recomenda-se que o termo intolerância ao glúten não deva ser usado e que os distúrbios relacionados ao glúten sejam usados em seu lugar.

Distúrbios relacionados ao glúten

Recomenda-se que este termo seja usado para descrever todas as condições relacionadas ao glúten. Isso pode incluir transtornos como ataxia glúten-induzida, dermatite herpetiforme e sensibilidade ao glúten não celíaca

Sensibilidade ao glúten não celíaca

O termo sensibilidade ao glúten não celíaca refere-se a uma ou mais de uma variedade de situações clínicas precipitadas pela ingestão de glúten em pessoas nas quais doença celíaca foi excluída. Pode mostrar sinais de uma resposta imune inata ativada, mas sem a enteropatia, elevações nos anticorpos tTG, EmA ou DGP, e maior permeabilidade da mucosa característica de doença celíaca. Não está claro no momento quais componentes de grãos desencadeiam sintomas em pessoas com sensibilidade ao glúten não celíaca nem se algumas populações desse grupo têm alterações morfológicas do intestino delgado. Não há abordagem diagnóstica padrão para esses casos e deve ser feito diagnóstico diferencial com outras doenças.

BIBLIOGRAFIA

1. Bai JC, Ciacci C. World gastroenterology organisation global guidelines: celiac disease February 2017. J Clin Gastroenterol. 2017;51(9):755-68.
2. Collin P, Vilppula A, Luostarinen L, Holmes GKT, Kaukinen K. Review article: coeliac disease in later life must not be missed. Aliment Pharmacol Ther. 2018;47(5):563-72.
3. Cunha M, Carneiro F, Amil J. Doença celíaca refratária. Arquivos de Medicina. 2013;27:19-26.
4. Freeman HJ. Celiac disease: a disorder emerging from antiquity, its evolving classification and risk, and potential new treatment paradigms. Gut Liver. 2015;9(1):28-37.
5. Freeman HJ. Endocrine manifestations in celiac disease. World J Gastroenterol. 2016;22(38):8472-9.
6. Green PH, Jabri B. Coeliac disease. Lancet. 2003;362(9381):383-91.
7. Hadjivassiliou M, Sanders DS, Grunewald RA, Woodroofe N, Boscolo S, Aeschlimann D. Gluten sensitivity: from gut to brain. Lancet Neurol. 2010;9(3):318-30.
8. Hatanaka SA, Alcaire BP, Ronsoni MF, Schiavon LD, Narciso-Schiavon JL. Type 1 diabetic adults should be screened for coeliac autoimmunity. Arab J Gastroenterol. 2015;16(3-4):81-2.
9. Hatanaka SA, Silva NO, Dantas-Corrêa EB, Schiavon LL, Narciso-Schiavon JL. The effect of a gluten-free diet on alanine aminotransferase (ALT) in celiac patients. Rev Colomb Gastroenterol. 2015;30(4):412-8.
10. Hujoel IA, Van Dyke CT, Brantner T, Larson J, King KS, Sharma A, et al. Natural history and clinical detection of undiagnosed coeliac disease in a North American community. Aliment Pharmacol Ther. 2018;47(10):1358-66.
11. Leffler DA, Green PH, Fasano A. Extraintestinal manifestations of coeliac disease. Nat Rev Gastroenterol Hepatol. 2015;12(10):561-71.
12. Lerner A. More novel diagnostic antibodies for celiac disease. Expert Rev Gastroenterol Hepatol. 2016;10(7):767-8.
13. Lerner A. Serological diagnosis of celiac disease: moving beyond the tip of the iceberg. Internat J Celiac Dis. 2014;2(2):64-6.
14. Ludvigsson JF, Leffler DA, Bai JC, Biagi F, Fasano A, Green PH, et al. The Oslo definitions for coeliac disease and related terms. Gut. 2013;62(1):43-52.

15. Marciano F, Savoia M, Vajro P. Celiac disease-related hepatic injury: insights into associated conditions and underlying pathomechanisms. Dig Liver Dis. 2016;48(2):112-9.
16. Marconcini ML, Fayad L, Shiozawa MB, Dantas-Correa EB, Lucca Schiavon L, Narciso-Schiavon JL. Autoantibody profile in individuals with chronic hepatitis C. Rev Soc Bras Med Trop. 2013;46(2):147-53.
17. McAllister BP, Williams E, Clarke K. A comprehensive review of celiac disease/gluten-sensitive enteropathies. Clin Rev Allergy Immunol. 2018.
18. Narciso-Schiavon JL, Hatanaka SA, Schiavon LL. Should patients with liver disease be screened for celiac disease? J Res Development. 2014;116(2).
19. Narciso-Schiavon JL, Schiavon LL. Autoantibodies in chronic hepatitis C: a clinical perspective. World J Hepatol. 2015;7(5).
20. Narciso-Schiavon JL, Schiavon LL. Is screening for celiac disease needed in patients with liver disease? Int J Celiac Dis. 2015;3(3):91-4.
21. Narciso-Schiavon JL, Schiavon LL. To screen or not to screen? Celiac antibodies in liver diseases. World J Gastroenterol. 2017;23(5):776-91.
22. Narciso-Schiavon JL. Doença celíaca e fígado In: Ferraz ML, Silva AEB, Narciso-Schiavon JL. Manual de hepatologia para clínicos e residentes. Rio de Janeiro: Atheneu; 2018. p. 247-53.
23. Swift C, Woodward JM. Editorial: knowledge: a prescription for coeliac disease. Aliment Pharmacol Therapeutics. 2018;48(4):478-9.
24. Nau AL, Fayad L, Lazzarotto C, Shiozawa MB, Dantas-Correa EB, Schiavon LL, et al. Prevalence and clinical features of celiac disease in patients with hepatitis B virus infection in Southern Brazil. Rev Soc Bras Med Trop. 2013;46(4):397-402.
25. Ministério da Saúde/Secretaria de Atenção à Saúde. Protocolo Clínico e Diretrizes Terapêuticas. Doença celíaca. Portaria SAS/MS n. 1.149, de 11 de novembro de 2015. Disponível em: http://portalarquivos2.saude.gov.br/images/pdf/2015/novembro/13/Portaria-SAS-MS---1149-de-11-de-novembro-de-2015.pdf. Acessado em: 20 set. 2018.
26. Snyder MR, Murray JA. Celiac disease: advances in diagnosis. Expert Rev Clin Immunol. 2016;12(4):449-63.
27. Spijkerman M, Tan IL, Kolkman JJ, Withoff S, Wijmenga C, Visschedijk MC, et al. A large variety of clinical features and concomitant disorders in celiac disease: a cohort study in the Netherlands. Dig Liver Dis. 2016;48(5):499-505.

28. Swift C, Woodward JM. Editorial: knowledge: a prescription for coeliac disease. Aliment Pharmacol Therapeutics. 2018;48(4):478-9.
29. Tovoli F, Negrini G, Farì R, Guidetti E, Faggiano C, Napoli L, et al. Increased risk of nonalcoholic fatty liver disease in patients with coeliac disease on a gluten-free diet: beyond traditional metabolic factors. Aliment Pharmacol Ther. 2018;48(5):538-46.
30. Ventura A, Ronsoni MF, Shiozawa MBC, Dantas-Correa EB, Canalli MHBD, Schiavon LD, et al. Prevalence and clinical features of celiac disease in patients with autoimmune thyroiditis: cross-sectional study. Sao Paulo Med J. 2014;132(6):364-71.

Seção V

Doença inflamatória intestinal

12 Doença inflamatória intestinal

Genoile Oliveira Santana
Carla Andrade Lima

QUADRO CLÍNICO E DIAGNÓSTICO

O diagnóstico da doença inflamatória intestinal (DII) é feito com base em avaliação clínica, exames laboratoriais, endoscópicos, radiológicos e anatomopatológicos[1].

Os sintomas mais frequentes são dor abdominal, diarreia e perda ponderal. Uma história clínica detalhada pode ajudar no direcionamento da suspeita para doença de Crohn (DC) ou retocolite ulcerativa (RCU)[2] (Tabela 1). É importante o exame da região perianal e do ânus (Figura 1). Além disso, é necessário investigar a presença de sinais e sintomas característicos de manifestações extraintestinais, como: eritema nodoso, pioderma gangrenoso, artrite, espondilite anquilosante, episclerite e uveíte, entre outras[3,4].

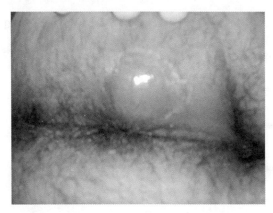

Figura 1   Abscesso perianal.

TABELA 1   Manifestações clínicas da retocolite ulcerativa (RCU) vs. doença de Crohn (DC)

Sinais/sintomas	RCU	DC
Dor abdominal	Cólica, sobretudo no quadrante inferior esquerdo	Proeminente, frequente no quadrante inferior direito
Diarreia	Frequente, pode alternar com constipação	Frequente
Hematoquezia	Relacionado à atividade de doença	Em 20 a 30% dos pacientes, principalmente em doença distal
Tenesmo/urgência	Frequente	Ocasional
Massa abdominal	Quadrante inferior esquerdo – se sigmoide inflamado	Quadrante inferior direito – íleo inflamado

(continua)

TABELA 1 Manifestações clínicas da retocolite ulcerativa (RCU) *vs.* doença de Crohn (DC) *(continuação)*

Sinais/sintomas	RCU	DC
Sintomas noturnos	Frequente	Frequente
Desnutrição	Ocasional	Frequente
Distensão abdominal	Apenas na doença grave	Presente
Sintomas obstrutivos	Ausentes	Frequentes
Doença perianal/ fístulas	Ausente	Em mais de 30% dos pacientes

Fonte: modificada de Cardozo e Sobrado, 2015[2].

Diagnóstico diferencial

Como não existe um único exame que defina o diagnóstico da DII, a avaliação clínica é de fundamental importância no direcionamento dos testes diagnósticos.

Infecções parasitárias e bacterianas do trato gastrointestinal podem simular DII. As diarreias bacterianas (causadas por *Salmonella*, *Shigella* e *Campylobacter*) podem apresentar-se sanguinolentas e associadas a febre e dor abdominal, que, apesar de serem autolimitadas, se assemelham com RCU na forma aguda[2]. No processo inflamatório do íleo terminal, o diagnóstico diferencial deve ser feito com tuberculose intestinal[5], infecção por *Campylobacter jejuni* e *Yersinia enterocolitica*[6]. Linfoma de intestino delgado também pode assemelhar-se à DC.

Os tumores de cólon podem ter evolução prolongada e cursar com diarreia associada a perda ponderal e anemia, semelhante à DII. Nos casos de diarreia sanguinolenta, a possibilidade de colite isquêmica deve ser também lembrada, sobretudo em pacientes mais idosos ou em uso de medicações como anti-inflamatórios não esteroidais (AINE), anti-hipertensivos e contraceptivos.

A apresentação da RCU e da DC pode ser bastante variável e, dependendo do sintoma predominante, será direcionada a investigação diagnóstica.

Ileocolonoscopia

Ileocolonoscopia com múltiplas biópsias é a principal ferramenta diagnóstica da DII. Pacientes com atividade intensa podem realizar inicialmente retossigmoidoscopia flexível pelo risco de complicações, postergando a ileocolonoscopia[7]. O aspecto endoscópico pode contribuir na diferenciação entre DC e RCU[8-10] (Tabela 2). O aspecto em "pedra de calçamento" pode ser visto na DC durante processo inflamatório intenso (Figura 2).

TABELA 2 Aspectos endoscópicos da retocolite ulcerativa (RCU) *vs.* doença de Crohn (DC)

RCU	DC
Comprometimento contínuo	Inflamação de forma salteada (entremeada por mucosa normal) = "pedra de calçamento"
Reto comprometido em 95%	Reto comprometido em 10%
Microulcerações podendo se unir em úlceras maiores e superficiais	Úlceras aftoides e/ou úlceras lineares profundas
Ileíte de refluxo – rara	Envolvimento do íleo – frequente
	Doença anal ou perianal

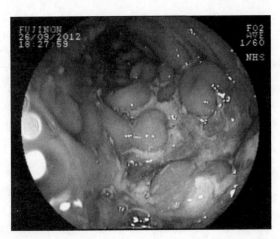

Figura 2   Aspecto em "pedra de calçamento" visto na DC em processo inflamatório intenso.

Exames de imagem

A DC pode acometer segmentos do intestino delgado não acessíveis aos exames endoscópicos convencionais [endoscopia digestiva alta (EDA) e colonoscopia]. Métodos radiológicos de imagem permitem uma melhor avaliação dessas áreas e consequente definição da localização e extensão da doença.

Os principais exames utilizados atualmente são a enterografia por tomografia computadorizada (TC) e a enterografia por ressonância magnética (RM). Não parece haver diferença significativa na acurácia diagnóstica entre esses 2 exames, porém a vantagem da RM é a ausência da radiação ionizante[11]. Alterações encontradas na DC: realce mucoso aumentado, estratificação mural (presença de edema intramural indica inflamação ativa), proliferação fibroadiposa do mesentério, edema e ingurgitamento do *vasa recta,* que penetra perpendicularmente ao lúmen, criando o *comb sign* ou sinal do "pente"[12,13]. Complicações da DC também podem ser visualizadas, como a estenose, definida pelo espessamento da parede com redução do lúmen intestinal, podendo ocorrer dilatação acima do estreitamento. Outras complicações comuns incluem fístulas e abscessos. As fístulas geralmente são trajetos com realce pelo meio de contraste endovenoso. A enterografia por RM é um exame importante na detecção de atividade da DC, podendo substituir a ileocolonoscopia em alguns casos[14]. Alguns índices foram desenvolvidos com esse objetivo, sendo o índice MaRIA um dos melhores para identificar não apenas doença ativa como também determinar a sua gravidade, podendo ser utilizado na prática clínica e em pesquisa[15].

Para avaliação de doença perianal, o exame proctológico sob anestesia é o padrão-ouro. A RM de pelve também consegue identificar e classificar o trajeto fistuloso com acurácia de até 100%[12] (Figura 3).

A cápsula endoscópica é uma sensível ferramenta para detectar alterações no intestino delgado. Entretanto, seu uso em casos suspeitos de DC fica limitado em razão da falta de especificidade. A recomendação para utilizar esse exame na suspeita de DC é em pacientes com sintomas típicos associados a manifestações extraintestinais, elevação de provas inflamatórias ou alterações em exames de imagem (RM ou TC)[16]. A principal complicação é a retenção da cápsula, que ocorre em pacientes com redução do lúmen intestinal ou estenoses[17], sendo estas, portanto, contraindicações à realização desse exame. Por esse motivo, recomenda-se avaliação radiológica do delgado em pacientes com suspeita diagnóstica de DC antes de realizar o exame de cápsula endoscópica.

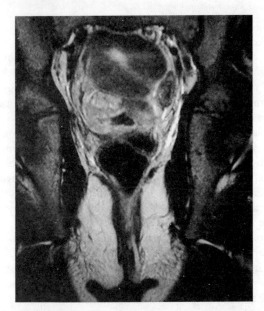

Figura 3   Ressonância magnética de pelve identificando o trajeto fistuloso.

Ultrassonografia (US) transabdominal é outro exame de imagem não invasivo que pode detectar atividade de doença. A região ileocecal, sigmoide e os cólons ascendente e descendente geralmente são bem visualizados na maioria dos pacientes. Entretanto, o íleo proximal e o jejuno podem ser difíceis de serem estudados. O diagnóstico de DC depende de vários recursos, mas principalmente na detecção do espessamento da parede intestinal, que é considerado o achado mais comum[12]. O desempenho da US pode ser melhorado com uso do Doppler e de contraste oral ou venoso[11].

Anatomopatologia

As biópsias obtidas durante a colonoscopia devem ser encaminhadas ao patologista junto com informações clínicas, como idade, tempo de doença e suspeitas diagnósticas. Um mínimo de duas biópsias de cada segmento colônico deve ser realizado (ceco, cólon ascendente, transverso, descendente, sigmoide e reto), além de biópsias do íleo terminal[18]. O estudo anatomopatológico contribui no diagnóstico diferencial entre DC e RCU (Tabela 3), além de ser útil para diferenciar de outras causas de diarreia. O granuloma não caseoso chama atenção para o diagnóstico de DC, porém só é visto em 20% dos espécimes de biópsias e pode ser visto em outras condições como micoses profundas, sarcoidose, doença granulomatosa crônica, entre outras (Figura 4).

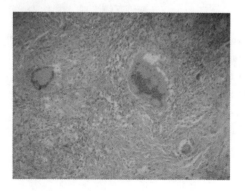

Figura 4

TABELA 3 Aspectos microscópicos para diagnóstico de doença inflamatória intestinal

	RCU	DC
Irregularidade na arquitetura das criptas	Difusa (contínua)	Focal (descontínua)
Inflamação crônica	Difusa (contínua) Diminui proximalmente	Focal (descontínua)
Irregularidade	Incomum	Variável
Localização	Superficial Transmucosa Algumas vezes na submucosa	Transmural
Serosite	Ausente, exceto na colite fulminante	Presente
Agregados linfoides	Frequentes na mucosa e submucosa	Comuns, transmurais
Granulomas	Ausentes, exceto na ruptura de criptas	Presentes
Inflamação aguda	Difusa (contínua)	Focal (descontínua)
Polimorfos epiteliais da cripta	Difusos (contínua)	Focais (descontínuos)
Abscessos de criptas	Comuns	Incomuns
Depleção de mucina	Presente, pronunciada	Incomum, leve
Hiperplasia neuronal	Rara	Comum
Hipertrofia muscular	Ausente	Presente
Metaplasia de células de Paneth	Presente	Incomum
Metaplasia de glândulas pilóricas	Rara	Presente

DC: doença de Crohn; RCU: retocolite ulcerativa. Fonte: traduzida e adaptada de Magro et al., 2013[18].

Exames laboratoriais

A avaliação laboratorial pode direcionar para DII na presença de plaquetose, anemia e leucocitose. As provas inflamatórias como proteína C-reativa (PCR), velocidade de hemossedimentação (VHS), além da presença de marcadores fecais, contribuem para avaliar a presença de atividade inflamatória[8] (Tabela 4). A avaliação da função hepática e renal auxilia na identificação de lesões em outros órgãos. Exames para rastreamento de infecções auxiliam no diagnóstico diferencial e na avaliação para uso de biológico. Os marcadores ASCA e pANCA têm valor diagnóstico limitado e custo elevado.

TABELA 4   Exames laboratoriais no diagnóstico da doença inflamatória intestinal

Exames	Contribuição no diagnóstico
Hemograma completo	Trombocitose como resultado de resposta inflamatória crônica Anemia decorrente de doença ativa crônica ou grave Leucocitose como complicação infecciosa
VHS e PCR	Indicam fase aguda da resposta inflamatória
Calprotectina fecal e lactoferrina	Marcadores de inflamação intestinal Úteis no diagnóstico de inflamação ativa
Estudo fecal (parasitológico de fezes, coprocultura e pesquisa de toxina)	Excluir infecção por patógenos comuns e pelo *Clostridium difficile*
ANCA: presente em 65 a 70% dos pacientes com retocolite ulcerativa (RCU) ASCA: 55 a 70% dos pacientes com doença de Crohn (DC)	Sensibilidade bastante limitada, não sendo úteis no diagnóstico e sendo também pouco prováveis de diferenciar DC da RCU

Após o diagnóstico de DII, é importante descrevê-la utilizando os parâmetros da Classificação de Montreal[19], idealizada para que os vários serviços utilizem a mesma linguagem ao descrever os pacientes (Tabelas 5 e 6).

TABELA 5 Classificação de Montreal para extensão de retocolite ulcerativa

Proctite	Envolvimento limitado ao reto
Colite esquerda	Envolvimento limitado à porção distal da flexura esplênica
Colite extensa	Envolvimento proximal à flexura esplênica

TABELA 6 Classificação de Montreal para doença de Crohn

Idade ao diagnóstico	A1: < 16 anos
	A2: 17 a 40 anos
	A3: > 40 anos
Localização	L1: ileal
	L2: colônica
	L3: ileocolônica
	L4: trato gastrointestinal superior
Comportamento	B1: não estenosante, não penetrante
	B2: estenosante
	B3: penetrante
	p: doença perianal associada

O tratamento da DC e da RCU depende da intensidade da atividade inflamatória. Dois critérios bastante utilizados para avaliar a gravidade da RCU são a classificação de Truelove e Witts[20] (Tabela 7) e o escore de Mayo[21] (Tabela 8). Para classificação da atividade da DC, utiliza-se o índice de atividade inflamatória – CDAI[22] (Tabela 9) ou uma forma simplificada, que é o índice de Harvey-Bradshaw[23] (Tabela 10).

TABELA 7   Classificação Truelove e Witts para retocolite ulcerativa

	Leve	Moderada	Grave
Número de evacuações/dia	≤ 4	5	≥ 6
Sangue vivo nas fezes	±	+	++
Temperatura (°C)	Normal	Valores intermediários	> 37,5°C à noite ou ≥ 37,8°C em 2 de 4 dias
Pulso	Normal	Intermediário	> 90
Hemoglobina (g/dL)	> 10,5	Intermediária	≤ 10,5
VHS (mm/1ª hora)	≤ 30	Intermediário	> 30

TABELA 8   Escore da Clínica Mayo para retocolite ulcerativa

Escore	Número de evacuações	Sangramento retal	Achados endoscópicos	Avaliação global
0	Habitual	Ausência	Ausência de doença ou doença inativa (cicatriz)	Normal
1	1 a 2 vezes além do habitual	Rajadas de sangue (menos da metade das evacuações)	Doença leve (enantema, perda do padrão vascular, leve friabilidade)	Doença leve
2	3 a 4 vezes além do habitual	Sangue vivo na maioria das evacuações	Doença moderada (enantema evidente, perda do padrão vascular, friabilidade, erosões)	Doença moderada
3	5 ou mais vezes além do habitual	Evacuação apenas com sangue	Doença grave (sangramento espontâneo, ulcerações)	Doença grave

(continua)

266 SEÇÃO V Doença inflamatória intestinal

TABELA 8 Escore da Clínica Mayo para retocolite ulcerativa *(continuação)*

Escore (pontos)	Gravidade da doença
0 a 2	Normal, remissão
3 a 5	Atividade leve
6 a 10	Atividade moderada
11 a 12	Atividade grave

TABELA 9 Índice de atividade inflamatória doença de Crohn (CDAI)

	Multiplicado por
Número de evacuações líquidas na última semana	2
Dor abdominal (ausente = 0; leve = 1; moderada = 2; grave = 3). Considerar a soma total dos dados individuais da última semana	5
Estado geral (ótimo = 0; bom = 1; regular = 2; mau = 3; péssimo = 4) Considerar a soma total dos dados individuais da última semana	7
Nº de sintomas/sinais associados, a listar por categorias: a) artralgia/ artrite; b) irite/uveíte; c) eritema nodoso/pioderma gangrenoso/aftas orais; d) fissura anal, fístula ou abscesso; e) outras fístulas; f) febre	20 (valor máximo = 120)
Consumo de antidiarreico (0 = não; 1 = sim)	30
Massa abdominal (ausente = 0; duvidosa = 2; bem definida = 5)	10
Déficit de hematócrito: homens = 47 Ht; mulheres = 42 Ht (diminuir em vez de somar no caso de o Ht do paciente ser > que o padrão)	6
(Peso/peso habitual) x 100 Peso*: porcentagem abaixo do esperado (diminuir em vez de somar se o peso do paciente for maior que o esperado)	1
Soma total (CDAI da doença de Crohn): < 150 = remissão 150 a 250 = leve 250 a 350 = moderada > 350 = grave	

12 Doença inflamatória intestinal 267

TABELA 10 Índice de Harvey-Bradshaw

Escore	0	1	2	3	4
Bem-estar geral	Muito bom	Bom	Ruim	Muito ruim	Péssimo
Dor abdominal	Nenhuma	Leve	Moderada	Grave	
Diarreia	1 por número de evacuação				
Massa abdominal	Nenhuma	Duvidosa	Bem definida	Bem definida e dolorosa	
Complicações	1 ponto por item: artralgia, uveíte, eritema nodoso, pioderma gangrenoso, úlcera aftosa, fissura anal, nova fístula ou abscesso				

Soma total: ≤ 4 = remissão; 5 a 8 = atividade moderada; ≥ 9 = atividade moderada.

BIBLIOGRAFIA

1. Mowat C, Cole A, Windsor A, Ahmad T, Arnott I, Driscoll R, et al. Guidelines for the management of inflammatory bowel disease in adults. Gut. 2011;60:571-607.
2. Cardozo WS, Sobrado CW. Doença inflamatória intestinal: manifestações clínicas na doença inflamatória intestinal. 2. ed. Barueri: Manole; 2015.
3. Gionchetti P, Dignass A, Danese S, Dias FJM, Rogler G, Lakatos PL, et al. 3rd European evidence-based consensus on the diagnosis and management of Crohn's disease 2016. Part 2: surgical management and special situations. J Crohns Colitis. 2017;11(2):135-49.
4. Harbord M, Annese V, Vavricka SR, Allez M, Barreiro-de Acosta M, Boberg KM, et al. The first European evidence-based consensus on extra-intestinal manifestations in inflammatory bowel disease. J Crohns Colitis. 2016;10(3):239-54.
5. Ma JY, Tong JL, Ran ZH. Intestinal tuberculosis and Crohn's disease: challenging differential diagnosis. J Dig Dis. 2016;17:155-61.

6. Sands BE. From symptom to diagnosis: clinical distinctions among various forms of intestinal inflammation. Gastroenterology. 2004;126:1518-32.

7. Annesea V, Dapernob M, Rutter MD, Amiote A, Bossuyt P, East J, et al. European evidence based consensus for endoscopy in inflammatory bowel disease. J Crohns Colitis. 2013;7:982-1018.

8. Gomollón F, Dignass A, Annese V, Tilg H, Van Assche G, Lindsay JO, et al. 3rd European evidence-based consensus on the diagnosis and management of Crohn's disease 2016. Part 1: diagnosis and medical management. J Crohns Colitis. 2017;11(1):3-25.

9. Magro F, Gionchetti P, Eliakim R, Ardizzone S, Armuzzi A, Barreiro-de Acosta M, et al. Third European evidence-based consensus on diagnosis and management of ulcerative colitis. Part 1: definitions, diagnosis, extra-intestinal manifestations, pregnancy, cancer surveillance, surgery, and ileo-anal pouch disorders. J Crohns Colitis. 2017;11(6):649-70.

10. Lee JM, Lee KM. Endoscopic diagnosis and differentiation of inflammatory bowel disease. Clin Endosc. 2016;49:370-5.

11. Greenup AJ, Bressler B, Rosenfeld G. Medical imaging in small bowel Crohn's disease — Computer tomography enterography, magnetic resonance enterography, and ultrasound: "Which one is the best for what?" Inflamm Bowel Dis. 2016;22:1246-61.

12. Panes J, Bouhnik Y, Reinisch W, Stoker J, Taylor SA, Baumgart DC, et al. Imaging techniques for assessment of inflammatory bowel disease: Joint ECCO and ESGAR evidence- based consensus guidelines. J Crohns Colitis. 2013;7:556-85.

13. Cury DB, Moss AC. Doenças inflamatórias intestinais. Retocolite ulcerativa e doença de Crohn: diagnóstico radiológico das doenças inflamatórias intestinais. 2. ed. Rio de Janeiro: Rubio; 2015.

14. Rimola J, Rodriguez S, García-Bosch O, Ordás I, Ayala E, Aceituno M, et al. Magnetic resonance for assessment of disease activity and severity in ileocolonic Crohn's disease. Gut. 2009;58:1113-20.

15. Rimola J, Alvarez-Cofin A, Pérez-Jeldres T, Ayuso C, Alfaro I, Rodríguez, et al. Comparison of three magnetic resonance enterography indices for grading activity in Crohn's disease. J Gastroenterol. 2017;52:585-93.

16. Luján-Sanchis M, Sanchis-Artero L, Larrey-Ruiz L, Peño-Muñoz L, Núñez-Martínez P, Castillo-López G, et al. Current role of capsule endoscopy in Crohn's disease. World J Gastrointest Endosc. 2016;8(17):572-83.

17. Choi M, Lim S, Choi MG, Shim KN, Lee SH. Effectiveness of capsule endoscopy compared with other diagnostic modalities in patients with small bowel Crohn's disease: a meta-analysis. Gut Liver. 2017;11(1):62-72.

18. Magro F, Langnerb C, Driessen A, Ensari A, Geboese K, Mantzaris GJ, et al. European consensus on the histopathology of inflammatory bowel disease. J Crohns Colitis. 2013;7:827-51.

19. Satsangi J, Silverberg MS, Vermeire S, Colombel J-F. The Montreal classification of inflammatory bowel disease: controversies, consensus, and implications. Gut. 2006;55:749-53.

20. Truelove SC, Witts LJ. Cortisone in ulcerative colitis; final report on a therapeutic trial. Br Med J. 1955;2:1041-8.

21. Schroeder KW, Tremaine WJ, Ilstrup DM. Coated oral 5-aminosalicylic acid therapy for mildly to moderately active ulcerative colitis. N Engl J Med. 1987;317:1625-9.

22. Best WR, Becktel JM, Singleton JW, Kern F Jr. Development of a Crohn's disease activity index. National Cooperative Crohn's Disease Study. Gastroenterology. 1976;70(3):439-44.

23. Harvey RF, Bradshaw JM. A simple index of Crohn's disease activity. Lancet. 1980;1(8167):514.

13 | Retocolite ulcerativa

Wilson Roberto Catapani

INTRODUÇÃO

A retocolite ulcerativa (RCU) é uma doença inflamatória crônica que compromete a mucosa do cólon em extensões variáveis. É notável o aumento de sua prevalência no Brasil nos últimos anos. Incide principalmente em adultos jovens, com segundo pico de incidência por volta dos 60 anos de idade. Pode acarretar grave prejuízo à qualidade de vida do paciente. A doença hoje deve fazer parte das hipóteses diagnósticas e do diagnóstico diferencial de todo paciente com diarreia crônica mucossanguinolenta.

ETIOLOGIA

Sua etiologia envolve uma complexa interação entre fatores genéticos, fatores ambientais, microbiota intestinal, alterações do sistema imune inato e adaptativo, que resulta no processo inflamatório da mucosa colônica (Figura 1).

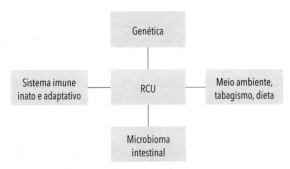

Figura 1   Interação entre fatores etiológicos na retocolite ulcerativa.

QUADRO CLÍNICO

O principal sintoma da RCU é a diarreia mucossanguinolenta, presente em mais de 95% dos pacientes. Também estão presentes a dor abdominal em cólica, febre e anorexia. São menos frequentes a desnutrição e a perda de peso acentuada. A presença de massa abdominal e sinais de obstrução devem remeter ao diagnóstico diferencial com a doença de Crohn, na qual essas situações são mais frequentes. O início da doença pode ser abrupto ou insidioso, e a evolução é variável em gravidade, podendo evoluir desde quadros leves até a colite fulminante.

A atividade da doença é classificada como leve (até 4 evacuações ao dia, com ou sem sangue, sem comprometimento sistêmico como febre, taquicardia, anemia e velocidade de hemossedimentação acima de 30), moderada (4 a 6 evacuações ao dia, com sangue, e com mínimo comprometimento sistêmico), ou grave (mais de 6 evacuações com sangue ao dia, e comprometimento sistêmico). A forma fulminante é definida pela presença de mais de 10 evacuações sanguinolentas ao dia, com febre, taquicardia, necessidade de transfusão sanguínea, e pode cursar com ou sem megacólon tóxico ou perfuração. O megacólon tóxico é definido por uma dilatação do cólon transverso maior que 6 cm à radiografia simples de abdome.

A classificação mais utilizada para avaliar a gravidade da retocolite ainda é a de Truelove e Witts (Tabela 1).

TABELA 1   Classificação de Truelove e Witts

	Leve	Moderada	Grave
Número de evacuações/dia	≤ 4	4 a 6	> 6
Sangue vivo nas fezes	±	++	+++
Temperatura	Normal	Valor intermediário	> 37,8°C
Pulso	Normal	Intermediário	> 90
Hemoglobina (g%)	Normal	Intermediária	< 10,5
VHS 1ª hora	< 30		> 30

A retocolite ulcerativa pode também apresentar manifestações extraintestinais (Tabela 2), sendo as articulares periféricas as mais frequentes. As manifestações periféricas ocorrem em cerca de 2 a 10% dos casos. Na forma oligoarticular, geralmente a dor é autolimitada e o envolvimento é assimétrico e migratório, podendo ocorrer em pequenas e grandes articulações, mais comumente no membro inferior. Acompanham a atividade da doença no intestino. A forma poliarticular independe da atividade intestinal da RCU. São comuns as entesites, principalmente do tendão do calcâneo. O envolvimento articular axial (espondilite anquilosante ou sacroiliíte) ocorre na RCU em uma frequência aproximada de 2 a 6% dos pacientes. A manifestação hepática mais importante é a colangite esclerosante, em cerca de 6% dos pacientes, embora também possa ocorrer a hepatite autoimune. As manifestações oculares mais frequentes são a episclerite e a uveíte, que podem ocorrer em até 10% dos pacientes. Na pele, pode variar entre 2 a 34%, sendo as mais frequentes o eritema nodoso, o pioderma gangrenoso e a síndrome de Sweet, as duas últimas mais raras do que a primeira.

TABELA 2 Manifestações extraintestinais

Manifestações		
Reumatológicas	Articulares periféricas	2 a 10%
	Articulares axiais	2 a 6%
Hepáticas	Colangite esclerosante	6%
Oftalmológicas	Episclerite, uveíte	10%
Dermatológicas	Eritema nodoso, pioderma gangrenoso, síndrome de Sweet	2 a 34%

DIAGNÓSTICO

O diagnóstico da retocolite ulcerativa é feito essencialmente pela colonoscopia e pela biópsia. Um paciente com diarreia crônica sanguinolenta, dor abdominal e outros sintomas compatíveis deve ser submetido à colonoscopia para a colheita de biópsias e avaliação da extensão da doença, que é fundamental para a escolha da terapêutica, como será visto na seção "Tratamento". De acordo com a extensão da doença, ela pode ser classificada como retite ou proctite (quando acomete apenas o reto), proctossigmoidite (comprometimento do reto e do sigmoide), colite esquerda (inflamação acometendo reto, sigmoide e cólon esquerdo) e pancolite, quando a inflamação se estende além do ângulo esplênico do cólon, em direção ao transverso e ascendente (Figuras 2 e 3).

A biópsia poderá mostrar criptite, microabscessos de criptas, plasmocitose basal, ulcerações superficiais de mucosa e distorção de criptas, com infiltrado inflamatório variável de acordo com o grau de atividade da doença.

O diagnóstico diferencial (Tabela 3) inclui doenças infecciosas agudas e crônicas por *Shigella*, *Samonella*, *Escherichia coli* êntero-hemorrágica, *Entamoeba histolytica*, *Clostridium difficile*. Colites isquêmicas são também um diagnóstico a ser considerado, bem como a própria doença de Crohn de localização colônica.

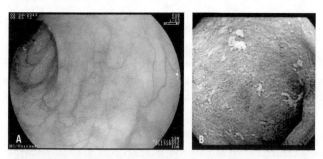

Figura 2 Colite ulcerativa. A) Aspecto normal da mucosa. B) Atividade moderada: eritema, friabilidade, apagamento da vascularização, ulcerações.
Fonte: cortesia do Prof. Dr. Claudio Coy.

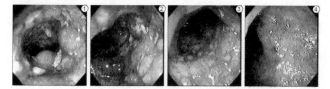

Figura 3 Colite ulcerativa. Atividade grave: eritema intenso, sangramento espontâneo, ulcerações. 1) reto-sigmoide; 2) reto-sigmoide; 3) reto-sigmoide; 4) reto.
Fonte: cortesia do Prof. Dr. Rogério S. Parra.

13 Retocolite ulcerativa 275

TABELA 3 Principais diagnósticos diferenciais

Infecções	*Salmonella, Shigella, Escherichia coli* êntero--hemorrágica, *Clostridium difficile, Entamoeba histolytica*
Colites isquêmicas	
Doença de Crohn colônica	

TRATAMENTO

O tratamento é baseado na extensão e no grau de atividade da doença. A extensão, definida como máxima extensão macroscópica do processo inflamatório, define se o tratamento será tópico ou oral, bem como a necessidade ou não de vigilância de displasia em longo prazo. A atividade define modalidade terapêutica e via de administração. O objetivo do tratamento é conseguir a remissão profunda sustentada, livre de corticosteroides, com menos do que três evacuações normais ao dia e com mucosa endoscopicamente normal.

A atividade da doença é avaliada por meio de parâmetros clínicos, conforme já referido anteriormente, e dados laboratoriais como a proteína C-reativa e particularmente a dosagem de calprotectina fecal, que devem ser solicitadas periodicamente, especialmente no paciente em remissão clínica, pois a calprotectina é bom indicador de inflamação da mucosa, com alto valor preditivo negativo, ou seja, valores normais indicam mucosa cicatrizada à colonoscopia. Como regra geral, a colonoscopia é solicitada para o diagnóstico, e se o paciente evolui bem com o tratamento monitorado pela calprotectina e pela proteína C-reativa, novo exame é feito em 8 meses a 1 ano após o início do tratamento, para avaliação de cicatrização de mucosa. Se o paciente não evolui bem, uma colonoscopia mais precoce pode ser indicada, a fim de checar a exatidão do diagnóstico e a presença de complicações.

O tratamento consiste na indução da remissão, e, uma vez obtida, na instituição do tratamento de manutenção.

INDUÇÃO DA REMISSÃO

Na proctite leve, o tratamento de escolha são os supositórios de mesalazina 1 g/dia. Na proctite moderada, corticosteroides, iniciando-se com prednisona oral 40 a 50 mg por 1 a 2 semanas, com desmame progressivo (Tabela 4).

TABELA 4   Indução da remissão – proctite

Leve	Moderada/grave
Mesalazina supositórios 1 g/dia	Prednisona 40 mg com desmame

Na proctossigmoidite leve a moderada, os enemas de mesalazina são o tratamento inicial, sempre em doses de 1 g/dia ou acima, podendo haver associação com a mesalazina oral na dose de 2,0 a 4,8 g/dia (Tabela 5).

TABELA 5   Indução da remissão – proctossigmoidite

Leve	Moderada/grave
Mesalazina enema dose > 1 g/dia	Prednisona 40 mg com desmame

Na colite esquerda leve a moderada, a terapia combinada é melhor que a oral isolada, como a descrita acima (Tabela 6). A sulfassalazina é tão eficaz quanto a mesalazina, porém menos tolerada. Não há diferença na eficácia entre tomada única ou doses divididas, bem como entre as diferentes formulações.

TABELA 6   Indução da remissão – colite esquerda

Leve/moderada	Moderada/grave
Mesalazina enema dose > 1 g/dia	Prednisona 40 mg com desmame
Mesalazina oral 2,0 a 4,8 g/dia	

Nas formas graves, a indução da remissão é feita com prednisona oral ou endovenosa. Se o paciente for internado, hidrocortisona 100 mg 4 vezes ao dia (*bolus* ou infusão), com resposta favorável esperada dentro de 3 dias. Na ausência de melhora, o resgate com ciclosporina ou infliximabe deve ser tentado, e na ausência de resposta a essa medida em 4 a 7 dias, há indicação de colectomia (Figura 4). A colite grave deve ser manejada em conjunto com o cirurgião.

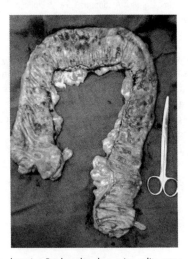

Figura 4   Colite ulcerativa. Produto de colectomia – colite grave.
Fonte: cortesia do Prof. Dr. Paulo Kotze.

Após a obtenção da remissão, deve ser instituída uma terapia de manutenção com mesalazina. A dose mínima eficaz é de 2 g/dia por via oral, ou 3 g/semana por via retal (um supositório de 1 g em dias alternados). No caso de refratariedade a esse esquema, ou nos pacientes corticodependentes, a azatioprina na dose de 1,5 a 2,5 mg/kg peso pode ser usada. Nos pacientes refratários à azatioprina, ou nos pacientes graves que foram resgatados com infliximabe, a terapia biológica é indicada, podendo ser usado o infliximabe, o adalimumabe ou o vedolizumabe (Tabela 7).

TABELA 7 Tratamento de manutenção

Inicial	Pacientes refratários à mesalazina	Pacientes refratários à azatioprina
Mesalazina oral mínimo 2 g/dia ou retal 1 g a cada 3 dias	Azatioprina 1,5 a 2,5 mg/kg	Infliximabe, adalimumabe ou vedolizumabe

Não deve ser esquecido o tratamento das manifestações extraintestinais, como artropatias (sacroiliíte, espondilite anquilosante), manifestações cutâneas (pioderma gangrenoso, psoríase), manifestações oculares (irite, episclerite), as quais devem ser vistas em conjunto com o dermatologista, o reumatologista e o oftalmologista.

A vigilância para displasia deve ter início após 8 anos de diagnóstico. A presença de displasia depende da duração e da extensão da doença (pancolite > colite E > proctite). Na proctite não há aumento de risco.

São fatores de risco também a história familiar de neoplasia colônica, presença de colangite esclerosante concomitante e início da doença no idoso.

BIBLIOGRAFIA

1. Harbord M, Eliakim R, Bettenworth D, Karmiris K, Katsanos K, Kopylov U, et al.; European Crohn's and Colitis Organisation [ECCO]. Third European Evidence-based Consensus on Diagnosis and Management of Ulcerative Colitis. Part 2: current management. J Crohns Colitis. 2017;11(7):769-84.
2. Magro F, Gionchetti P, Eliakim R, Ardizzone S, Armuzzi A, Barreiro-de Acosta M, et al.; European Crohn's and Colitis Organisation [ECCO]. Third European Evidence-based Consensus on Diagnosis and Management of Ulcerative Colitis. Part 1: definitions, diagnosis, extra-intestinal manifestations, pregnancy, cancer surveillance, surgery, and ileo-anal pouch disorders. J Crohns Colitis. 2017;11(6):649-70.
3. Mezzina N, Davies SEC, Ardizzone S . Non-biological therapeutic management of ulcerative colitis. Expert Opinion on Pharmacotherapy. Disponível em: https://doi.org/10.1080/14656566.2018.1525361. Acesso em 25/9/2018.

14 Tratamento da doença de Crohn

Adérson Omar Mourão Cintra Damião

INTRODUÇÃO

Nos últimos anos, tem-se presenciado mudanças no tratamento da doença inflamatória intestinal (DII) e nos objetivos terapêuticos. Sem dúvida, o arsenal terapêutico na DII aumentou consideravelmente (Tabela 1). Hoje se entende melhor a respeito dos mecanismos de ação de drogas tradicionalmente utilizadas na DII, como no caso dos derivados salicílicos, corticosteroides e imunossupressores. Paralelamente, a introdução da terapia biológica trouxe novos conceitos, como a remissão endoscópica, hoje incorporada aos objetivos terapêuticos, remissão esta capaz de impactar a história natural da doença (Tabela 2)[1-4].

TABELA 1   Arsenal terapêutico utilizado na doença inflamatória intestinal

Derivados salicílicos (sulfassalazina, mesalazina)
Corticosteroides ■ Prednisona ■ Hidrocortisona ■ Budesonida

(continua)

TABELA 1 Arsenal terapêutico utilizado na doença inflamatória intestinal *(continuação)*

Antibióticos (p. ex., metronidazol, ciprofloxacina)

Imunossupressores (p. ex., azatioprina, 6-mercaptopurina, metotrexato, ciclosporina, tacrolimo)

Terapêutica biológica
- Anti-TNF (p. ex., infliximabe, adalimumabe, certolizumabe, golimumabe)
- Anti-integrinas (p. ex., vedolizumabe)
- Anti-IL-12/23 (p. ex., ustequinumabe)

TABELA 2 Objetivos do tratamento clínico da doença inflamatória intestinal

Indução da remissão clínica

Remissão clínica sem corticosteroide

Manutenção da remissão clínica sem corticosteroide (remissão sustentada)

Remissão endoscópica/histológica

Evitar internações, cirurgia

Incrementar a qualidade de vida

Um dos maiores desafios enfrentados é o racional e sábio uso do arsenal terapêutico de que se dispõe, no sentido de oferecer aos pacientes com DII a melhor opção terapêutica[5]. Para tanto, vários fatores precisam ser considerados, entre eles, a gravidade e a extensão da doença, fatores preditivos de mau prognóstico, preferências do paciente, história pregressa, idade, sexo (pacientes jovens, do sexo masculino, têm risco maior de linfoma hepatoesplênico com o uso de terapia combinada envolvendo um antifator de necrose tumoral [anti-TNF] e um imunossupressor como azatioprina [AZA] ou 6-mercaptopurina [6-MP]), vigência de gravidez e o custo-benefício[6,7]. No presente capítulo, serão analisadas as várias estratégias de tratamento da DII, com ênfase nos trabalhos mais recentes que as avaliaram.

ESTRATÉGIAS DE TRATAMENTO DA DII

Retocolite ulcerativa (RCU)

Step-up convencional

A estratégia denominada *step-up* convencional corresponde ao uso inicial dos derivados salicílicos (oral e/ou tópico), que constituem a base da pirâmide (Figura 1). É a estratégia habitualmente recomendada pelos consensos e diretrizes de tratamento[8-13]. Pacientes não responsivos ou que requeiram, de início, tratamento mais intensivo seguem para o tratamento com corticosteroide (p. ex., prednisona). Caso não respondam ou se tornem dependentes do corticosteroide, têm indicação de imunossupressores (p. ex., AZA, 6-MP) ou biológicos, a depender da gravidade. Ciclosporina pode ser uma opção nas formas graves de RCU, não responsivas ao corticosteroide endovenoso (terapia de resgate)[3].

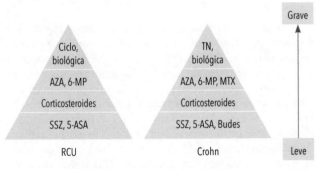

Figura 1 Abordagens convencionais no tratamento da doença inflamatória intestinal (*"step-up"*). 5-ASA: 5-aminossalicilatos; AZA: azatioprina; Budes: budesonida; Ciclo: ciclosporina; 6-MP: 6-mercaptopurina; MTX: metotrexato; SSZ: sulfassalazina; TN: terapia nutricional.

Doença de Crohn (DC)

Step-up convencional

Na DC, ao contrário da RCU, os derivados salicílicos carecem de eficácia, exceto no caso da sulfassalazina, que pode ter algum efeito em casos leves da doença com comprometimento colônico[14]. Pacientes com DC leve/moderada envolvendo a região ileocecal e/ou ascendente podem se beneficiar com o uso de budesonida oral, um corticosteroide de ação local rapidamente metabolizado na primeira passagem pelo fígado[2,9,15,16]. Os demais casos (moderados/graves) podem ser tratados inicialmente com prednisona. Os efeitos sistêmicos com a budesonida são menos frequentes e menos intensos do que os observados com a prednisona. Pacientes não responsivos à corticoterapia, que se tornam dependentes de corticosteroide ou que necessitam de manutenção podem se beneficiar com o emprego dos imunossupressores como a AZA ou 6-MP ou metotrexato (MTX). Caso não haja resposta, a terapia biológica está indicada. Vale ressaltar que, tanto no caso da RCU quanto no da DC, deve-se aguardar o tempo suficiente para ação das medicações em cada etapa de tratamento, por exemplo, cerca 2 a 4 semanas com o tratamento com a prednisona, 3 a 4 meses com o uso de AZA/6-MP, 12 semanas com anti-TNF. Esse procedimento evita que os pacientes permaneçam em um tipo de tratamento ineficaz ou que sejam considerados refratários precocemente, além de alertar para a mudança de patamar de tratamento (Figura 1)[7,9,15,16].

Step-up convencional acelerado

Nesta estratégia, permite-se que, em certas condições, uma determinada etapa possa ser pulada a depender da gravidade do caso. Por exemplo, um paciente não responsivo ao corticosteroide, após tempo adequado de uso, poderia migrar para o tratamento combinado envolvendo um anti-TNF (p. ex., adalimumabe, infliximabe) e um imunossupressor (AZA, 6-MP ou MTX). Isto porque um paciente refratário ao corticosteroide, bastante sintomático, em geral, não suporta o tempo de 3 a 4 meses para a ação de um imunossupressor como AZA ou 6-MP. Ademais, complicações da DC ou da corticoterapia podem ocorrer nesse tempo de espera da ação do imunossupressor[7].

Recentemente, na DC, a estratégia convencional foi comparada à estratégia convencional acelerada em que a terapia combinada com um imunossupressor (AZA, 6-MP ou MTX) mais um anti-TNF (adalimumabe ou infliximabe) foi oferecida àqueles pacientes não responsivos, do ponto de vista clínico, à corticoterapia (budesonida ou prednisona, a depender da gravidade e da localização da doença, por 4 a 12 semanas). O estudo, denominado REACT 1 (*Randomised Evaluation of an Algorithm for Crohn's Treatment*), envolveu 34 centros de tratamento da DII no Canadá e 5 na Bélgica[17]. De novidade, os centros foram randomizados e não os pacientes (randomização em *cluster*). Além disso, o REACT 1 introduz também, como nova modalidade de estudo na DII, a comparação de estratégias de tratamento. Outro exemplo de estudo comparativo de estratégias de abordagem da DC é o estudo POCER, em que se comparou a avaliação com ileocolonoscopia após 6 meses da cirurgia e o devido ajuste do tratamento clínico de acordo com a gravidade dos achados endoscópicos (classificação de Rutgeerts) com o acompanhamento clínico pós-operatório e ajuste terapêutico a depender da evolução clínica[18]. A estratégia de acompanhamento e ajuste terapêutico com base nos achados endoscópicos foi superior ao acompanhamento clínico exclusivo. Esse resultado serve de respaldo para a conduta recomendada atualmente de realização de ileocolonoscopia cerca de 6 meses após ressecção ileocólica e aplicação da classificação de Rutgeerts (atividade endoscópica no íleo terminal). Pacientes com índice de Rutgeerts ≥ 2 (i2, i3 ou i4) receberão tratamento ou otimização de tratamento já vigente.

No estudo REACT 1, 21 centros (1.084 pacientes) foram randomizados para a estratégia de algoritmo de terapia combinada precoce, e 18 centros (898 pacientes), para o tratamento convencional (*step-up* convencional). De acordo com o algoritmo, pacientes submetidos ao tratamento com corticosteroides (budesonida ou prednisona, a depender da gravidade e localização) e sem resposta adequada (índice de Harvey e Bradshaw [HBI] ≤ 4) após 4 a 12 semanas receberam terapia combinada (anti-TNF + AZA/6-MP ou MTX). Após 12 semanas de tratamento, no caso de falta de resposta (HBI ≥ 7), o anti-TNF era otimizado. Mais 12 semanas de acompanhamento e, na falta de resposta clínica com o tratamento combinado, o imunossupressor era mudado. Em caso de falta de resposta após outras 12 semanas, o anti-TNF era mudado e, finalmente, após mais 12 semanas de acompanhamento, no caso de falta de resposta clínica, o tratamento cirúrgico era discutido (p. ex., ressecção). Centros randomizados para o tratamento convencional não tiveram acesso ao algoritmo. O objetivo primário do trabalho foi a remissão clínica (HBI ≤ 4) em 12 meses. Os resultados em relação ao objetivo primário foram não significantes (61,9% no grupo convencional *versus* 66% no grupo terapia combinada precoce, P = 0,5169). Em 24 meses, apesar da vantagem numérica da terapia combinada precoce, também não houve diferença estatisticamente significante entre os grupos (65,1% no grupo convencional *versus* 73,1% no grupo terapia combinada precoce, P = 0,0829). Quando somente os pacientes em uso de corticosteroides de base foram analisados, a taxa de remissão clínica em 24 meses foi maior no grupo que recebeu terapia combinada precoce, sugerindo que pacientes com doença mais grave poderiam se beneficiar mais com esse tipo de estratégia terapêutica. Os resultados referentes às taxas de complicações (abs-

286 SEÇÃO V Doença inflamatória intestinal

cesso, nova fístula, manifestações extraintestinais e eventos adversos sérios [P = 0,0005]), de cirurgia (P = 0,0314) e de hospitalização ou cirurgia ou complicação (P = 0,0003), em 24 meses, foram menores no grupo terapia combinada precoce *versus* terapia convencional. Em suma, a terapia combinada precoce (*step-up* convencional acelerado) parece ser útil em pacientes com DC mais grave, com impacto na história da doença (desfechos clínicos e cirúrgicos) observado mais tardiamente (2 anos)[17].

Step-up acelerado propriamente dito

Diferentemente da abordagem *step-up* convencional acelerado, em que o paciente recebe inicialmente o corticosteroide e depois, diante de refratariedade, a terapia combinada (ver item anterior), no *step-up* acelerado propriamente dito, como inicialmente preconizado, o paciente recebe de início o imunossupressor oral (p. ex., AZA/6-MP), geralmente associado ao corticosteroide[7].

Dois trabalhos (AZTEC e RAPID)[19,20] avaliaram a terapia precoce com imunossupressor (AZA). Em ambos, os pacientes apresentavam DC de curta duração (menos de 8 semanas de diagnóstico no AZTEC e menos de 6 meses no RAPID). A maioria dos pacientes recebeu corticosteroide concomitantemente (cerca de 70% no estudo AZTEC e praticamente todos no RAPID [96 a 97%]). No estudo espanhol AZTEC (*AZathioprine for treatment of Early Crohns disease in adults*)[19], a introdução precoce de AZA não foi melhor que o placebo. A taxa de remissão clínica sem corticosteroide em 18 meses (objetivo primário) foi de 44,1% no grupo AZA *versus* 36,5% no placebo (P = 0,48). Entretanto, a proporção de pacientes com índice de atividade da DC (CDAI) maior ou igual a 220 a partir da semana 12 foi menor no grupo AZA (11,8%) *versus* o placebo (30,2%), sugerindo que pacientes com doença mais moderada poderiam beneficiar-se com essa estratégia. No estudo francês RAPID (*Résultat de l'Adjonction Précoce d'ImmunoDépresseurs*)[20], a proporção de pacientes em remissão clínica sem corticosteroide e sem anti-TNF por trimestre ao longo de 3 anos não foi estatisticamente diferente do grupo submetido à terapia convencional[20]. No entanto, houve menor ocorrência de lesões perianais ativas e menor taxa de cirurgia perianal no grupo com AZA precoce. Portanto, de acordo com esse trabalho, pacientes com fístula perianal simples poderiam beneficiar-se com o uso de AZA precoce[20].

Top-down propriamente dito

Em 2008, D'Haens et al. publicaram o trabalho em que pacientes com DC recentemente diagnosticada, moderada/grave, receberam de forma randomizada a associação de imunossupressor oral (AZA) e anti-TNF (infliximabe) inicialmente *versus* o tratamento convencional[21]. Na época, os autores optaram por não manter o anti-TNF periodicamente como se faz atualmente e, assim, os pacientes responsivos não receberam tratamento de manutenção. O anti-TNF foi utilizado de forma episódica após a indução, de acordo com a necessidade. A terapia *top-down* caracteriza-se pela não utilização da terapia com corticosteroides no início. Em 2 anos de acompanhamento, a frequência de remissão endoscópica foi de cerca de 70% no grupo *top-down versus* 20% no grupo com terapia convencional (*step-up* convencional)[21].

Top-down modificado

A modificação neste caso nada mais é do que manter a terapia biológica (anti-TNF) após a indução em vez da utilização episódica como no trabalho original descrito anteriormente. No estudo REACT 2, a terapia convencional será comparada a um algoritmo semelhante ao adotado no REACT 1, exceto que, no REACT 2, os pacientes com DC em atividade (clínica e endoscópica) receberão, de início, a terapia combinada (anti-TNF + AZA/ 6-MP ou MTX), e o corticosteroide será empregado somente se necessário e de acordo com o critério médico. Em seguida, os pacientes serão acompanhados a cada 16 semanas por ileocolonoscopia de controle, além da avaliação clínica. Em caso de falta de resposta (resposta = HBI ≤ 4, sem úlceras profundas e grandes à endoscopia, sem corticosteroide), os pacientes seguirão a otimização estabelecida no REACT 1. O estudo ainda está em andamento (ClinicalTrials.gov NCT01698307) e deverá fornecer importantes informações sobre o uso da ileocolonoscopia como instrumento de acompanhamento e os efeitos da indução e da manutenção da terapia combinada precoce (*top-down* modificado) *versus* a terapia convencional.

Obviamente, um grande obstáculo para o recrutamento de pacientes nesse estudo é "o aceite" do paciente em realizar a ileocolonoscopia a cada 4 meses.

Quando se fala em estratégia *top-down*, a pergunta inevitável que emerge é: quais pacientes merecem essa alternativa mais "intensiva" de tratamento já no início da doença? Para tanto, torna-se necessário destacar os fatores preditivos de doença mais grave ou "incapacitante"[22-26]. Na Tabela 3, estão listados os fatores preditivos de evolução para DC complicada. Fatores clínicos, endoscópicos, histológicos, sorológicos e genéticos têm sido descritos. Na prática, consideram-se os pacientes mais jovens (doença mais grave em geral), doença perianal grave (p. ex., fístulas complexas), necessidade de corticosteroide sistêmico no diagnóstico e úlceras extensas e profundas à ileocolonoscopia[22-26].

TABELA 3   Fatores preditivos de evolução para doença de Crohn (DC) complicada/incapacitante

Pacientes jovens (< 40 anos ao diagnóstico)
Doença perianal

(continua)

TABELA 3 Fatores preditivos de evolução para doença de Crohn (DC) complicada/incapacitante *(continuação)*

Necessidade de corticosteroide no diagnóstico
Úlceras extensas e profundas à colonoscopia
Doença estenosante, penetrante
Envolvimento do trato gastrointestinal superior, delgado proximal, DC ileal extensa, DC retal
Falta de remissão endoscópica após remissão clínica
Doença agressiva, com muitas recaídas por ano
Emagrecimento importante no diagnóstico
Presença de granulomas
Obesidade, tabagismo
Altos títulos de ASCA, anti-OmpC e anti-CBir1
Mutações nos genes *NOD2/CARD15*, *ATG16L1*, *MDR1*

CONCLUSÕES

O desafio enfrentado no tratamento da DII é a utilização adequada de todo o arsenal terapêutico de que se dispõe. Enquanto na RCU a estratégia tradicional de tratamento (*step-up* convencional) é a que predomina, na DC há várias estratégias de tratamento a depender da atividade da doença, do perfil dos pacientes e da localização/comportamento da doença, entre outros elementos. Fatores preditivos de gravidade da DC são úteis na seleção de pacientes para tratamento via estratégia *top-down*. Na Tabela 4, são sugeridas as situações na DC em que cada estratégia pode ser preferencialmente empregada e os estudos que a corroboram.

SEÇÃO V — Doença inflamatória intestinal

TABELA 4 Estratégias de tratamento da doença de Crohn e sugestões de indicações

Estratégias de tratamento	Estudos	Sugestão de indicação
Step-up convencional propriamente dito	REACT 1	Casos leves
Step-up convencional acelerado (terapia combinada precoce)	REACT 1	Casos moderados/graves
Step-up acelerado propriamente dito	AZTEC/RAPID	Casos moderados e fístulas simples
Top-down propriamente dito	TOP-DOWN	Casos graves
Top-down modificado	REACT 2	Casos graves

Sem dúvida, os biológicos configuram um grande avanço no tratamento da DII. Além dos anti-TNF já em uso no Brasil (p. ex., infliximabe e seu biossimilar, adalimumabe, certolizumabe, golimumabe), outros biológicos foram incorporados ao arsenal terapêutico da DII[27,28]. O vedolizumabe, já aprovado no Brasil para o tratamento da RCU e da DC, é um anticorpo monoclonal humanizado do tipo IgG1 que reconhece seletivamente a integrina α4 β7, portanto, tem seletividade para o trato gastrintestinal (TGI), bloqueando a interação entre a integrina α4 β7 e seu ligante no endotélio, também específico do TGI, a molécula MAdCAM-1[29-31]. Sua eficácia na indução e na manutenção da remissão clínica na DC e na RCU foi constatada nos estudos GEMINI[29-31], com perfil de segurança satisfatório[32].

O ustequinumabe, um anticorpo monoclonal humano do tipo IgG1 contra a subunidade p40 presente nas interleucinas-12 e -23, bloqueia a ação pró-inflamatória dessas citocinas[33]. Foi aprovado no Brasil para o tratamento da DC ativa e na sua manutenção com base nos estudos UNITI-1 e UNITI-2 (DC ativa) e no IM-UNITI (manutenção)[33,34].

Vale ressaltar também as chamadas "pequenas moléculas para uso oral", como é o caso do tofacitinibe, um inibidor de quinases (JAK) intracelulares[35-37].

Sem dúvida, um dos grandes desafios enfrentados daqui para frente será como posicionar os vários biológicos – e as pequenas moléculas para uso oral – na sequência terapêutica da DII. Isso se torna ainda mais difícil na ausência de estudos prospectivos comparando as várias opções terapêuticas (estudos *"head-to-head"*). No momento, o tratamento deve ser individualizado, levando-se em conta os vários aspectos salientados anteriormente, como sexo, idade, gravidade da doença, história pregressa e risco de infecções, intolerâncias, preferências do paciente, acesso às medicações, custo, entre outros[5,6].

BIBLIOGRAFIA

1. Damião AOMC, Rodrigues M, Damião EBC, Leite AZA, Sipahi AM. Doença inflamatória intestinal: retocolite ulcerativa inespecífica. Rev Bras Med. 2006;63(12):108-22.
2. Torres J, Mehandru S, Colombel JF, Peyrin-Biroulet L. Crohn's disease. Lancet. 2017;389(10080):1741-55.
3. Ungaro R, Mehandru S, Allen PB, Peyrin-Biroulet L, Colombel JF. Ulcerative colitis. Lancet. 2017;389(10080):1756-70.
4. Damião AOMC, Feitosa F, Milani LR. Tratamento clínico convencional na doença de Crohn. In: Cardozo WS, Sobrado CW. Doença inflamatória intestinal. Barueri: Manole; 2015. p.305-28.
5. Hindryck P, Vande-Casteele N, Novak G, Khanna R, D'Haens G, Sandborn WJ, et al. The expanding therapeutic armamentarium for inflammatory bowel disease: how to choose the right drug(s) for our patients? J Crohn's Colitis. 2018;12(1):105-19.
6. Danese S, Vuitton L, Peyrin-Biroulet L. Biologic agents for IBD: practical insights. Nat Rev Gastroenterol Hepatol. 2015;12:537-45.
7. Ordás I, Feagan BG, Sandborn WJ. Early use of immunosupressives or TNF antagonists for the treatment of Crohn's disease: time for a change. Gut. 2011;60:1754-63.

8. Kornbluth A, Sachar DB. Ulcerative colitis practice guidelines in adults: American College of Gastroenterology, Practice Parameters Committee. Am J Gastroenterol. 2010;105:501-23.

9. Brazilian Study Group of Inflammatory Bowel Diseases. Consensus guidelines for the management of inflammatory bowel disease. Arq Gastroenterol. 2010;47(3):313-25.

10. D'Haens GR, Panaccione R, Higgins PDR, Vermeire S, Gassull M, Chowers Y, et al. The London position statement of the World Congress of Gastroenterology on biological therapy for IBD with the European Crohn's Colitis Organization: when to start, when to stop, which drug to choose, and how to predict response? Am J Gastroenterol. 2011;106(2):199-212.

11. Talley NJ, Abreu MT, Achkar J-P, Bernstein CN, Dubinsky MC, Hanauer SB, et al. An evidence-based systematic review on medical therapies for inflammatory bowel disease. Am J Gastroenterol. 2011;106(Suppl 1):S2-S25.

12. Harbord M, Eliakim R, Bettenworth D, Karmiris K, Katsanos K, Kopylov U, et al. Third European evidence-based consensus on diagnosis and management of ulcerative colitis. Part 2: current management. J Crohn's Colitis. 2017;11(7):769-84.

13. Bressler B, Marshall JK, Bernstein CN, Bitton A, Jones J, Leontiadis GI, et al. Clinical practice guidelines for the management of nonhospitalized ulcerative colitis: the Toronto Consensus. Gastroenterology. 2015;148(5):1035-58.

14. Ford AC, Kane SV, Khan KJ, Achkar JP, Talley NJ, Marshall JK, et al. Efficacy of 5-aminosalicylates in Crohn's disease: systematic review and meta-analysis. Am J Gastroenterol. 2011;106(4):617-29.

15. Lichtenstein GR, Loftus Jr. EV, Isaacs K, Regueiro MD, Gerson LB, Sands BE. Management of Crohn's disease in adults. Am J Gastroenterol. 2018;113(4):481-517.

16. Gomollón F, Dignass A, Annese V, Tilg H, Van Assche G, Lindsay JOx, et al. 3rd European evidence-based consensus on the diagnosis and management of Crohn's disease: Part 1: diagnosis and medical management. J Crohn's Colitis. 2017;11(1):3-25.

17. Khanna R, Bressler B, Levesque BG, Zou G, Stitt LW, Greenberg G, et al. Early combined immunosuppression for the management of Crohn's disease (REACT): a cluster randomised controlled trial. Lancet. 2015;386(10006):1825-34.

18. De Cruz P, Kamm MA, Hamilton AL, Ritchie KJ, Krejany EO, Gorelik A, et al. Crohn's disease management after intestinal resection: a randomised trial. Lancet. 2015;385(9976):1406-17.

19. Panés J, López-Sanromán A, Bermejo F, García-Sánchez V, Esteve M, Torres Y, et al. Early azathioprine therapy is no more effective than placebo for newly diagnosed Crohn's disease. Gastroenterology. 2013;145(4):766-74.

20. Cosnes J, Bourrier A, Laharie D, Nahon S, Bouhnik Y, Carbonnel F, et al. Early administration of azathioprine vs conventional management of Crohn's disease: a ramdomized controlled trial. Gastroenterology. 2013;145(4):758-64.

21. D'Haens G, Baert F, Van Assche G, Caenepeel P, Vergauwe P, Tuynman H, et al. Early combined immunosuppression or conventional management in patients with newly diagnosed Crohn's disease: an open randomised trial. Lancet. 2008;371(9613):660-7.

22. Beaugerie L, Seksik P, Nion-Larmurier I, Gendre JP, Cosnes J. Predictors of Crohn's disease. Gastroenterology. 2006;130(3):650-6.

23. Louis E, Belaiche J, Reenaers C. Do clinical factors help to predict disease course in inflammatory bowel disease? World J Gastroenterol. 2010;16:2600-3.

24. Cerqueira RM, Lago P. Clinical predictive factors for Crohn's disease complications. Acta Med Port. 2011;24(Suppl 4):1057-62.

25. Yarur AJ, Strobel SG, Deshpande AR, Abreu MT. Predictors of aggressive inflammatory bowel disease. Gastroenterol Hepatol. 2011;7(10):652-9.

26. Blonski W, Buchner AM, Lichtenstein GR. Clinical predictors of aggressive/disabling disease: ulcerative colitis and Crohn's disease. Gastroenterol Clin N Am. 2012;41:443-62.

27. Argollo M, Fiorino G, Hindryck P, Peyrin-Biroulet L, Danese S. Novel therapeutic targets for inflammatory bowel disease. J Autoimmun. 2017;85:103-16.

28. Côte-Daigneault J, Bouin M, Lahaie R, Colombel JF, Poitras P. Biologics in inflammatory bowel disease: what are the data? UEG Journal. 2015;3(5):419-28.

29. Bryant RV, Sandborn WJ, Travis SPL. Introducing vedolizumab to clinical practice: who, when, and how? J Crohn's Colitis. 2015;9:356-66.

30. Soler-Ferran D, Briskin MJ. Integrin α4β7 antagonists: activities, mechanisms of action and therapeutic prospects. Curr Immunol Rev. 2012;8:118-34.

31. Argollo M, Fiorino G, Peyrin-Biroulet L, Danese S. Vedolizumab for the treatment of Crohn's disease. Expert Rev Clin Immunol. 2018;14(3):179-89.

32. Colombel JF, Sands BE, Rutgeerts P, Sandborn W, Danese S, D'Haens G, et al. The safety of vedolizumab for ulcerative colitis and Crohn's disease. Gut. 2017;66(5):839-51.

33. Kotze PG, Ma C, Almutairdi A, Panaccione R. Clinical utility of ustekinumab in Crohn's disease. J Inflamm Res. 2018;11:35-47.

34. Feagan B, Sandborn WJ, Gasink C, Jacobstein D, Lang Y, Friedman JR, et al. Ustekinumab as induction and maintenance therapy for Crohn's disease. N Engl J Med. 2016;375(20):1946-60.

35. Olivera P, Danese S, Peyrin-Biroulet L. Next generation of small molecules in inflammatory bowel disease. Gut. 2017;66:199-209.

36. Damião AOMC. Perspectivas futuras para o tratamento da doença de Crohn. In: Ruiz MA, Kaiser Jr. RL, Quadros LG, editores. Terapia celular na doença de Crohn. São José do Rio Preto: DLR; 2018. p.397-411.

37. Teixeira FV, Damião AOMC, Kotze PG. Tofacitinib in the management of ulcerative colitis refractory to anti-TNF and anti-integrin therapies. Arq Gastroenterol. 2018;55(2):198-200.

Seção VI

Doenças colorretais

15 | Doença diverticular dos cólons

Mauro Bafutto
Enio Chaves de Oliveira
Michelle Bafutto Gomes Costa

INTRODUÇÃO

Os divertículos colônicos podem ser congênitos ou adquiridos. A forma adquirida é consequência da protrusão da mucosa do intestino grosso por entre as fibras musculares da parede intestinal. Essa protrusão ocorre em áreas fracas da parede intestinal através das quais os vasos sanguíneos podem penetrar. Os divertículos adquiridos são na verdade pseudodivertículos (falsos divertículos), pois contêm apenas mucosa e submucosa cobertas por serosa e geralmente apresentam tamanho entre 5 e 10 mm. O termo que define a doença é derivado do latim *divertere,* ou seja, um pequeno desvio, nesse caso um pequeno desvio no trânsito intestinal. Os divertículos colônicos podem ser assintomáticos, recebendo assim a denominação de diverticulose, e a forma adquirida, sintomática, de doença diverticular dos cólons (DDC).

EPIDEMIOLOGIA E IMPACTO DA DOENÇA

A DDC é mais comum nos países industrializados. É comum no extremo leste da Europa, nos Estados Unidos, no Canadá e é incomum na Índia e na África. Enquanto nos países do ocidente a localização preferencial é o cólon sigmoide, nos países asiáticos o cólon direito é o mais comprometido, o que pode apontar etiologias distintas.

Os dados epidemiológicos apontam uma maior prevalência de acordo com a idade para o sexo feminino (Tabela 1). Ainda não está claro se esse efeito de gênero está relacionado a fatores hormonais ou antropométricos, embora tenha sido encontrada relação com o número de gestações e partos.

TABELA 1 Prevalência por idade e sexo da doença diverticular dos cólons

Prevalência por idade	
40 anos	5%
60 anos	30%
80 anos	70%
Prevalência por sexo	
< 50 anos	Mais frequente em homens
50 a 70 anos	Pouco mais em mulheres
>70 anos	Mais frequente em mulheres

Estudos mostram um aumento crescente de pacientes que são hospitalizados. Dados norte-americanos demonstram que em 1998 ocorreram 120.500 internações nos Estados Unidos em virtude de doença diverticular, enquanto em 2005 ocorreram 151.900 internações (acréscimo de 26% em 7 anos). Fato interessante, mas preocupante, é que esse aumento (82%) foi verificado mais na faixa etária entre 18 e 44 anos, sendo que entre 45 e 74 anos foi de 36%. No mesmo período, o número de intervenções cirúrgicas subiu 29% (de 16.100 para 22.500) e foi verificado um importante aumento (73%) de cirurgias na faixa etária entre 18 e 44 anos.

A DDC representa a quinta mais importante doença gastrointestinal nos países ocidentais. Os custos diretos e indiretos são estimados em 4 bilhões de dólares por ano nos Estados Unidos. A maioria dos estudos publicados relata uma taxa de mortalidade de 6 a 17% após cirurgia para DDC complicada. Considerando-se apenas os casos de diverticulite perfurada ou peritonite fecal, esses índices variam entre 22 e 39%.

FATORES DE RISCO E ETIOPATOGÊNESE

Mesmo com grande impacto da doença, somente nas últimas décadas começou-se a desvendar os mecanismos de desenvolvimento ou de causalidade da DDC. No entanto, há vários elementos reunidos e vários fatores de risco para explicar a gênese da DDC (Tabela 2), o que reflete a dificuldade de se encontrar um único fator que possa justificar satisfatoriamente sua etiologia.

TABELA 2   Fatores de risco para diverticulose e doença diverticular dos cólons

Idade
Dieta pobre em fibras
Alto consumo de carne vermelha
Maior nível socioeconômico
Hipertensão arterial
Número de partos
Baixa atividade física
Aumento do índice de massa corpórea
Síndromes de Ehlers Danlos, Marfan e doença policística renal

Embora recentemente o papel da dieta pobre em fibras tenha sido colocado em dúvida na fisiopatologia da DDC, sabe-se que alimentos refinados e a dieta altamente pobre em resíduos podem afetar a pressão intracólica e ser estímulos para uma atividade muscular aumentada, não só por causa da ausência de massa, como também por prováveis distúrbios motores preexistentes, promovendo uma hipertrofia das camadas musculares, encurtamento das tênias e estreitamento do lúmen, termo conhecido como "*mychosis*". Ambos, pressão intracólica aumentada e hipertrofia muscular, contribuem para aumentar a tensão na parede colônica, e, ao mesmo tempo, em decorrência da idade, há uma perda da elasticidade parietal (Figuras 1 a 3).

Na zona compreendida entre a tênia mesentérica e a tênia antimesentérica, nos locais onde as arteríolas penetram na parede muscular para se dirigirem para a mucosa e submucosa, formam-

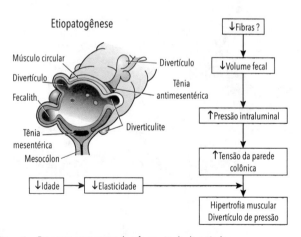

Figura 1 Esquema representando a formação de divertículos.

Etiopatogênese

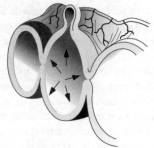

Figura 2 Pressão intracolônica e resistência da parede intestinal.

Etiopatogênese

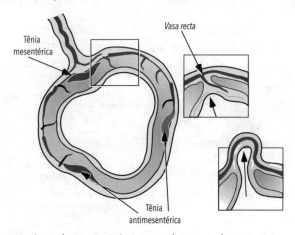

Figura 3 Locais de menor resistência na parede por meio dos quais originam os divertículos.

-se zonas de menor resistência na parede cólica. Nesses locais ocorre herniação da mucosa do intestino grosso por entre as fibras musculares da parede intestinal, dando origem aos divertículos de pulsão. O local mais comum, de acometimento do cólon por divertículos, nos países do ocidente, é o sigmoide, mas outros segmentos podem ser afetados. Acredita-se que o cólon sigmoide é o mais afetado em razão de seu menor calibre, o que pode ser explicado pela lei de Laplace, representada pela equação $P = kT/R$ (em que P é energia, K é uma constante, e T é a tensão na parede e é um raio).

FISIOPATOLOGIA

Recentes observações têm ressaltado a participação da microbiota intestinal assim como da resposta inflamatória na patogênese da doença diverticular. A microbiota intestinal exerce uma importante função de barreira contra toxinas ingeridas e bactérias patogênicas. Além disso, pode fornecer por meio de seus substratos, em especial os ácidos graxos de cadeia curta, mais especificamente o butirato, importante fonte de energia aos enterócitos. A presença de uma dieta pobre em fibras ou outros fatores que alterem a composição da microbiota colônica e o equilíbrio do sistema imune intestinal permitem a presença de um processo inflamatório crônico de baixa intensidade na mucosa intestinal (Figura 4). Portanto a patogênese da DDC estaria relacionada à inflamação crônica da parede intestinal, na forma de microcolite, a qual seria precursora das diversas fases e formas de diverticulite.

Por outro lado, evidências advindas da patologia mostram que pacientes com doença diverticular sintomática apresentam geralmente inflamação microscópica da mucosa próxima ao divertículo, e colonoscopistas experientes têm reportado inflamação diverticular (eritema e edema do óstio diverticular com presença de

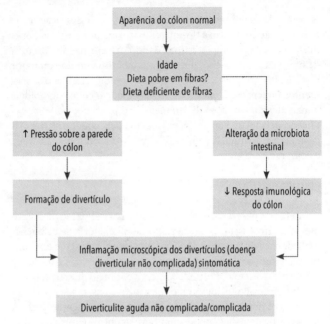

Figura 4 Eventos fisiopatológicos da diverticulose e doença diverticular dos cólons.

pus, e massa polipoide de tecido de granulação em um orifício diverticular) em pacientes sem evidências clínicas de diverticulite aguda. Em alguns casos tem sido encontrada inflamação extensa, descrita como colite diverticular.

QUADRO CLÍNICO E DIAGNÓSTICO

O termo diverticulose colônica é usado para definir pacientes portadores de divertículos nos cólons, que se comportam de forma assintomática. Para aqueles casos em que são observados sintomas ou complicações, são denominados doença diverticular. A classificação clínica proposta para DDC está descrita na Tabela 3.

TABELA 3 Classificação clínica da doença diverticular dos cólons (DDC)

- Formas não complicadas
- Doença sintomática não complicada
- Doença sintomática não complicada recorrente
- Formas complicadas
- Diverticulite aguda
  - Não complicada
  - Complicada (hemorragia, abscesso, flegmão, perfuração, peritonite, estenose, fístula, aderências...)

Formas não complicadas

Doença diverticular sintomática não complicada

É caracterizada por episódios não específicos de uma dor abdominal, geralmente em abdome inferior, localizada preferencialmente na fossa ilíaca esquerda ou região suprapúbica, sem evidência de sinais inflamatórios. A dor abdominal é geralmente tipo cólica, mas pode ser constante, e é aliviada frequentemente com a eliminação de flatos ou com a evacuação. A alteração do hábito intestinal é caracterizada por períodos de diarreia intermitente alternada com períodos de constipação, sendo esta mais comum do que a diarreia. Flatulência, tenesmo e alteração do hábito intestinal também podem ser encontrados. Além disso, o paciente pode queixar-se de sensação de desconforto, peso ou dolorimento no quadrante inferior esquerdo. Quando existir diminuição da luz do cólon, a obstipação poderá se tornar mais frequente e prolongada, acompanhando-se eventualmente de distensão abdominal.

Na presença de DDC o paciente pode referir dor localizada no local da palpação. Com o desenrolar da enfermidade, as dores podem se tornar mais intensas, a cólica abdominal pode dar lugar à dor localizada na fossa ilíaca esquerda e/ou hipogástrio de tipo pulsátil e intermitente.

Doença diverticular não complicada recorrente

É caracterizada pela forma intermitente da doença, com a remissão e o reaparecimento dos sintomas descritos anteriormente, geralmente diversas vezes por ano.

Formas complicadas

A complicação mais comum da doença diverticular é a diverticulite aguda, que ocorre em 10 a 25% dos pacientes. A hemorragia é também uma complicação frequente da doença diverticular, ocorrendo em 5 a 15% dos pacientes. Outras complicações menos prevalentes incluem abscesso, flegmão, perfuração, obstrução intestinal, peritonite fecal ou purulenta e fístulas.

Diverticulite aguda

É definida clinicamente como doença diverticular com presença de sinais e sintomas que refletem a inflamação diverticular, como febre, taquicardia, palidez cutaneomucosa, com distensão abdominal, dor à palpação abdominal, com ou sem o sinal da descompressão brusca, podendo ter presença de plastrão, tumoração ou massa palpável, principalmente na fossa ilíaca esquerda, e ruídos hidroaéreos normais, ausentes ou aumentados, de acordo com o estádio da doença. Ocasionalmente, há história de episódios passados com sintomas semelhantes.

Os sintomas clássicos são dor no quadrante inferior esquerdo, febre (na maioria das vezes moderada), náuseas ou vômitos. Geralmente nesses casos encontra-se descompressão brusca positiva, no quadrante inferior esquerdo, e eventualmente resistência à palpação ou massas. Essa forma de apresentação conceituou esse quadro como "apendicite aguda do lado esquerdo", por causa da semelhança de sinais e sintomas com a apendicite aguda, que usualmente ocorre na fossa ilíaca direita.

A radiografia simples de abdome pode ser de pouca valia ao diagnóstico, mas pode dar sinais indicativos, desde uma irritação localizada até de abdome agudo. A colonoscopia não é geralmente indicada na fase aguda, em razão dos riscos de perfuração intestinal. O enema baritado deve ser evitado, pois o risco de peritonite por bário é elevado. Se houver necessidade imperativa de estudo contrastado, pode-se usar contraste solúvel em água, com baixa pressão de introdução. A tomografia computadorizada (TC) tem sido considerada método de escolha para o diagnóstico da diverticulite aguda. Os dados clínicos associados à TC deram origem à classificação de Hinchey modificada para a diverticulite aguda (Tabela 4).

Diagnóstico laboratorial

Biomarcadores

Dados recentes apontam que a resposta inflamatória é a principal responsável pelo surgimento dos sintomas e complicações da DDC. A partir dessa descoberta, vários estudos foram realizados na busca de marcadores fecais e sanguíneos que pudessem ser utilizados no diagnóstico e no monitoramento da DDC. Os marcadores biológicos têm sido utilizados com sucesso no diagnóstico e no controle da atividade de doenças inflamatórias intestinais, e estudos recentes demonstraram excelentes resultados na DDC.

SEÇÃO VI Doenças colorretais

TABELA 4   Classificação da diverticulite aguda – Hinchey modificada

0	Diverticulite sintomática leve
Ia	Confinada a inflamação pericólica tipo flegmão
Ib	Confinada a abscesso pericólico
II	Abscesso pélvico, intra-abdominal ou retrocólico
III	Peritonite purulenta generalizada
IV	Peritonite fecal

Fonte: Kaiser et al., 2005.

Proteína C-reativa (PCR)

A PCR está aumentada na fase aguda da diverticulite e pode distinguir entre diverticulite aguda e DDC não complicada. Foi demonstrado que os valores médios da PCR são de 2,50 mg/dL (1,0 a 3,5 mg/dL) na DDC não complicada e de 20,50 mg/dL (15 a 33,50 mg/dL) na diverticulite aguda (p = -0,0005). Foi demonstrado também que valores superiores a 50 mg/dL são fortemente sugestivos de diverticulite aguda quando associados com dor no quadrante inferior esquerdo, na ausência de vômitos e idade superior a 50 anos.

Outros exames que podem ser solicitados como marcadores sorológicos são a contagem de leucócitos e a velocidade de hemossedimentação (VHS). A leucocitose pode ser observada na presença de diverticulite aguda e pode estar relacionada à gravidade da diverticulite, alcançando altos índices na diverticulite complicada. Entretanto, apresenta sensibilidade e especificidade inferiores à PCR no diagnóstico e no monitoramento da DDC.

Calprotectina fecal

Estudos demonstraram que a calprotectina fecal (CF) foi capaz de diferenciar a DDC da síndrome do intestino irritável (SII) em voluntários normais. Valores elevados são encontrados na diverticulite aguda. Ainda, após o tratamento da DDC, esses valores retornaram aos índices normais. Em conclusão, a CF demonstrou ser capaz de indicar a gravidade ou a intensidade da DDC, monitorar sua resposta terapêutica, além de diferenciá-la da SII. A aplicação na prática clínica oferece algumas limitações, pois qualquer condição que cause migração de neutrófilos para o intestino, como nas infecções e neoplasias, ou mesmo pequenos sangramentos podem elevar os índices da CF. Apesar disto, parece ser um método muito promissor no diagnóstico e no monitoramento da DDC.

Diagnóstico por imagem

De acordo com a suspeita clínica, podem ser solicitados exames complementares de imagem de acordo com a forma e a graduação da doença. As recomendações dos métodos de imagens apropriados na avaliação da DDC encontram-se na Tabela 5.

TABELA 5 Exames complementares recomendados de acordo com a graduação da doença diverticular dos cólons (DDC)

Graduação da DDC	Exame recomendado
Grau 1 – doença diverticular sintomática não complicada	Colonoscopia ou enema opaco
Grau 2 – doença diverticular sintomática recorrente não complicada	Colonoscopia ou enema opaco
Grau 3 – diverticulite aguda e diverticulite complicada	Tomografia computadorizada ou ressonância magnética

Diagnóstico diferencial

A doença diverticular pode simular ou se associar à neoplasia do cólon, de tal forma que muitas vezes o diagnóstico só pode ser estabelecido após o estudo da peça cirúrgica. A imagem radiológica pode ser duvidosa, e a colonoscopia, pela impossibilidade de o aparelho ultrapassar uma área estenosada, pode não ser útil para o diagnóstico diferencial. Ambas as doenças incidem na mesma faixa etária e tendem a se localizar no mesmo segmento do cólon.

Outras doenças do trato digestivo, urinário, ginecológicas e osteoartrites sacroilíacas podem ser consideradas no diagnóstico diferencial, embora raramente causem dificuldades diagnósticas. A maioria das doenças que fazem diagnóstico diferencial com a DDC está listada na Tabela 6.

TABELA 6   Diagnóstico diferencial da doença diverticular sintomática e da diverticulite

Apendicite aguda	Cisto ovariano
Câncer colorretal	Abscesso, neoplasia ou torção ovariana
Úlcera péptica complicada	Doença pancreática
Doença de Crohn	Doença inflamatória pélvica
Cistite	Peritonite
Gravidez ectópica	Colite pseudomembranosa
Doenças da vesícula biliar	Doenças renais
Hérnia encarcerada	Obstrução do intestino delgado
Colite isquêmica	Retocolite ulcerativa
	Infarto mesentérico

TRATAMENTO CLÍNICO

Tratamento dos pacientes com diverticulose

Intervenção terapêutica não é geralmente necessária em pacientes com diverticulose uma vez que são assintomáticos. Pode ser aconselhado a pacientes com diverticulose adotar uma alta ingestão de fibras, dieta pobre em gordura, manter o índice de massa corpórea (IMC) em torno de 25 kg/m² e aumentar sua atividade física, entre outros que estão listados na Tabela 7.

TABELA 7   Medidas apropriadas aos pacientes com diverticulose

Fibras > 25 g/dia
Praticar exercícios regularmente
IMC = 25 kgm/m²
Não fumar
Vitamina D em níveis normais
Evitar uso de anti-inflamatórios não esteroidais

Tratamento da doença diverticular não complicada

Os principais objetivos do tratamento incluem a melhora dos sintomas, a prevenção da recorrência da doença e o impedimento ou a limitação do desenvolvimento de complicações graves. As opções terapêuticas incluem o uso de fibras com suplementação acima de 25 g ao dia, o uso da mesalazina e da rifaximina, que demonstraram melhorar os sintomas da DDC não complicada. O uso da mesalazina e da rifaximina demonstrou, além de melhorar os sintomas, prevenir a recorrência da DDC e da diverticulite aguda primária (Tabela 8).

TABELA 8   Tratamento da doença diverticular dos cólons (DDC) não complicada

Medicação	Melhora dos sintomas e a ocorrência de DDC	Previne a recorrência da DDC	Previne a ocorrência da diverticulite
Fibras	+	–	–
Rifaximina	+	+	+
Mesalazina	+	+	+

Diverticulite aguda não complicada

Nos pacientes com as formas leves (sem febre alta, peritonite importante ou vômitos), formas não recorrentes, sem complicações, geralmente em estágio Hinchey I, o tratamento pode ser feito de forma ambulatorial e o uso de antibioticoterapia não se faz necessário.

Os pacientes imunocomprometidos, com comorbidades ou idade avançada podem ser conduzidos em ambiente hospitalar ou ambulatorial, com uso de antibioticoterapia oral ou endovenosa (EV), a depender da avaliação médica.

Diverticulite aguda complicada

Nos pacientes Hinchey Ib ou II com abscessos menores do que 5 cm, o uso de antibioticoterapia EV pode resolver em 70 a

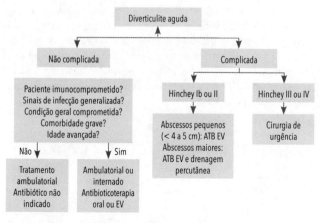

Figura 5 Algoritmo do tratamento da diverticulite aguda.

80% dos casos. Àqueles com abscessos maiores, é recomendada a drenagem percutânea por TC juntamente com a antibioticoterapia EV.

Para os pacientes Hinchey III ou IV está indicado o tratamento cirúrgico com as diferentes abordagens e técnicas na dependência do caso e da experiência do cirurgião.

BIBLIOGRAFIA

1. Annibale B, Carabotti M, Cuomo R. Italian guidelines for diverticular disease. J Clin Gastroenterol. 2016;50(Supp1):44-6.
2. Bafutto M, Oliveira EC. Doença diverticular dos cólons. 3. ed. São Paulo: Office; 2016.
3. Carabotti M, Annibale B. Treatment of diverticular disease: an update on latest evidence and clinical implications. Drugs in Context. 2018. Disponível em: https://www.drugsincontext.com/treatment-of-diverticular-disease-an-update-on-latest-evidence-and-clinical-implications.
4. Elisei W, Tursi A. Recent advances in the treatment of colonic diverticular disease and prevention of acute diverticulitis. Ann Gastroenterol. 2016;29:24-32.
5. Kruis W, Germer CT, Leifeld L. Diverticular disease: guidelines of the German society for gastroenterology, digestive and metabolic diseases and the German society for general and visceral surgery. Digestion. 2014;90(3):190-207.
6. Murphy T, Hunt RH, Fried M, Krabshuis JH. Diverticular disease. World Gastroenterology Organisation Practice Guidelines. 2007. Disponível em: http://www.worldgastroenterology.org/guidelines/global-guidelines/diverticular-disease/diverticular-disease-english.
7. Stollman N, Smalley W, Hirano I. AGA Institute Clinical Guidelines Committee. American Gastroenterological Association Institute Guideline on the management of acute diverticulitis. Gastroenterol. 2015;149:1944-9.
8. Tursi A, Picchio M, Elisei W, Di Mario F, Scarpignato C, Brandimarte G. Current management of patients with diverticulosis and diverticular disease. J Clin Gastroenterol. 2016;50(Supp1):97-100.

16 | Pólipos e poliposes

Flávio Antonio Quilici

INTRODUÇÃO

Pólipo é um termo descritivo para toda estrutura tecidual que se projeta acima da superfície da camada mucosa do trato digestivo, de forma regular e circunscrita, fazendo proeminência no seu lúmen.

De acordo com sua apresentação macroscópica, o pólipo é chamado de plano (Figura 1), séssil (Figura 2), subpediculado (Figura 3) ou pediculado (Figura 4).

Pode variar de 1 mm a mais de 10 cm de tamanho e ocorrer como lesão única (isolada) ou múltipla. Há pacientes que são portadores de grande número de lesões polipoides, em geral, acima de 100 pólipos, que caracterizam as "síndromes polipoides". Os pólipos são altamente prevalentes na população geral, em especial a partir da quinta década de vida. Embora os dados da literatura sejam bastante variados, estudos baseados em colonoscopias, radiologia contrastada e necrópsias mostram sua presença em 9 a 45% dos casos, dependendo das características das populações estudadas. Trabalhos epidemiológicos têm sugerido que várias causas ambientais contribuem para as diferenças na incidência

16 Pólipos e poliposes 313

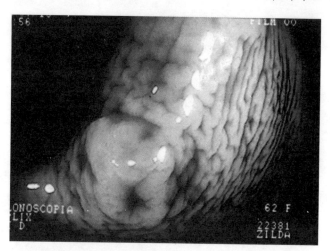

Figura 1   Pólipo plano de cólon direito.

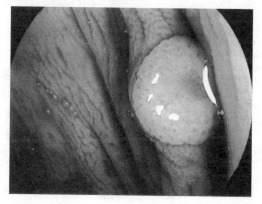

Figura 2   Pólipo séssil.

314 SEÇÃO VI Doenças colorretais

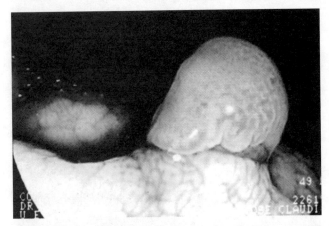

Figura 3   Pólipo subpediculado.

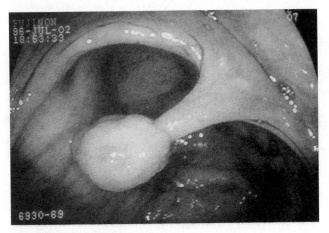

Figura 4   Pólipo pediculado.

dos pólipos em populações geograficamente distintas. As hipóteses são de que as diferenças do consumo de fibras e de antioxidantes na dieta desempenhem um importante papel no sua etiologia.

Alguns pólipos colorretais apresentam importante predisposição ao câncer colorretal e, por isso, quando são detectados, devem sempre ser removidos.

HISTOLOGIA

Os pólipos colorretais, em relação à histologia, são separados em neoplásicos e não neoplásicos (Quadro 1).

Pólipos não neoplásicos

Pólipos hiperplásicos

Os pólipos hiperplásicos são comuns no cólon e formados pela hiperproliferação das células normais da mucosa. São com frequência indistinguíveis, macroscopicamente, dos pólipos adenomatosos. Eles, em geral, não apresentam sintomas clínicos, sendo achados fortuitos nas endoscopias.

QUADRO 1   Classificação histológica dos pólipos colorretais

Neoplásicos
▪ Adenoma
Não neoplásicos
▪ Hamartoma
▪ Hiperplásico
▪ Inflamatório
▪ Submucoso

Pólipos inflamatórios

São lesões resultantes de uma reação epitelial inflamatória da mucosa cólica, manifestando-se como tecido de granulação em regeneração. Na sua maioria, são únicos e podem ser grandes, pediculados e causar sintomas, como sangramento e, até mesmo, obstrução. Não apresentam risco de malignização. São encontrados em 1% das crianças. Quando presentes em todo o cólon, caracterizam a polipose juvenil do cólon. Podem apresentar sangramento e/ou prolapso retal e retardo do desenvolvimento.

Pólipos da submucosa

Várias lesões da submucosa podem conferir um aspecto polipoide à mucosa intestinal, como os agregados linfoides, lipomas, leiomiomas, pneumatose cistoide intestinal, hemangiomas, fibromas, carcinoides e lesões metastáticas.

Pólipos hamartomatosos

São lesões que contêm uma mistura de vários tecidos que compõem a lâmina própria do cólon. Apresentam-se de tamanhos e formas variados e têm pequeno potencial maligno.

Pólipos neoplásicos

Os pólipos neoplásicos são os adenomas, considerados uma neoplasia benigna que pode aparecer na mucosa de todo o trato digestivo. Caracteriza-se, do ponto de vista histológico, por apresentar:

- Perda do controle do crescimento epitelial.
- Mitoses generalizadas em todas as camadas das criptas da mucosa.
- Importante distúrbio na renovação celular.

- Menor diferenciação celular.
- Maior produção de muco.

A importância dos pólipos adenomatosos está na frequência com que sofrem degeneração celular, com potencial de malignização ao redor de 10%, sendo por isso consideradas lesões pré-malignas. Os adenomas são também importantes por sua alta incidência, sendo diagnosticados em 1 a cada 4 colonoscopias realizadas, segundo a literatura. Estudos de necrópsias, em indivíduos com idade acima dos 40 anos, confirmam essa alta incidência. A maioria (80%) é menor que 1 cm e sua incidência aumenta com a idade.

Com relação à histologia, os pólipos adenomatosos diferenciam-se em três tipos:

- Tubulares: são os mais comuns, correspondendo a 46% e podem ser encontrados em qualquer localização colorretal.
- Tubulovilosos: com características intermediárias entre os pólipos tubulares e os vilosos e ocorrem em 31%.
- Vilosos: têm localização preferencial no reto, tendem a ser maior que os outros dois e apresentam-se com aspectos aveludado, lobulado e séssil.

Síndromes polipoides

São afecções hereditárias que incluem a polipose adenomatosa familial (PAF), as síndromes de Gardner, Turcot, Peutz-Jeghers, doença de Cowden etc. Algumas delas têm manifestações extraintestinais que ajudam a diferenciá-las.

Algumas delas apresentam alta incidência de degeneração maligna (PAF e as síndromes de Gardner e Turcot).

Polipose adenomatosa familial

Caracteriza-se pela presença de centenas a milhares de pólipos adenomatosos em todo o cólon e o reto. Pelo seu potencial de malignização, todos os pacientes com essa síndrome desenvolvem câncer colorretal se não forem tratados adequadamente.

A PAF é uma afecção hereditária autossômica dominante causada por mutações em trucagem no gene *APC* (polipose adenomatosa do cólon). As síndromes com mutação na linhagem germinativa do gene *APC* incluem, além da PAF, as síndromes de Gardner, Turcot e a polipose adenomatosa do cólon atenuada (AAPC).

A maioria dos enfermos com PAF é, inicialmente, assintomática. A presença de hemorragia retal, diarreia ou dor abdominal em pacientes jovens pode ser sugestiva da afecção. Antecedentes familiares de pólipos e/ou câncer colorretal na idade de 40 anos ou menos também são sugestivos, embora até 25% dos pacientes com PAF não tenham antecedentes familiares. O exame físico desses enfermos é pobre em achados. O diagnóstico pode ser realizado pela radiografia contrastada de cólon (enema opaco), pela retossigmoidoscopia e/ou pela colonoscopia pela presença de centenas a milhares de pólipos colorretais (Figura 5).

Feito o diagnóstico da PAF, o paciente deve ser submetido a uma endoscopia digestiva alta para pesquisar a presença de adenomas gástricos (fundo e corpo do estômago), duodenais e/ou periampulares, além de uma avaliação de intestino delgado para detecção de pólipos nesse segmento.

A complicação mais importante da PAF é o câncer colorretal, presente em 100% dos enfermos não tratados, seguido do adenocarcinoma periampular em até 12% e duodenal em 4% deles.

Os anti-inflamatórios não esteroidais orais, em especial os inibidores da ciclo-oxigenase-2 (COX-2), que suprimem a produção

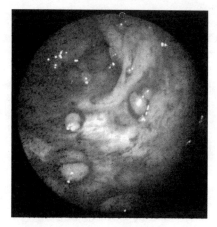

Figura 5   Visão de polipose colônica pela colonoscopia.

de prostaglandina E2, têm sido utilizados para a redução do tamanho e do número dos pólipos dos enfermos com PAF. No entanto, por causa da inevitabilidade do desenvolvimento do câncer colorretal nesses pacientes, pelo número de pólipos existentes e pela natureza difusa da polipose, a terapia deve ser cirúrgica. O prognóstico dos pacientes com PAF não tratada tem expectativa mediana de vida de 42 anos. Essa expectativa se prolonga muito naqueles tratados com cirurgia (retocolectomia). A probabilidade cumulativa de desenvolvimento de câncer não colorretal, em especial tumor ampular, é de 11% aos 50 anos e de 52% aos 75 anos.

Síndrome de Gardner

É uma enfermidade com o espectro fenotípico da PAF, originando-se em mutações da linhagem germinativa no gene *APC*, com quase 100% de penetrância quando o paciente tem 40 anos de idade. Caracteriza-se pelo desenvolvimento de pólipos adenomatosos em todo o trato gastrointestinal, com alto risco de transformação maligna, como carcinoma colorretal, gástrico e periampular, hepatoblastoma, osteossarcoma e carcinoma da suprarrenal. São acompanhados por manifestações extradigestivas, incluindo carcinoma papilar da tireoide, osteomas de mandíbula e crânio, anomalias dentárias, cistos epidérmicos e sebáceos, síndrome de Cushing e tumores desmoides (fibromas mesentéricos).

Síndrome de Turcot

Trata-se de uma síndrome autossômica recessiva rara, na qual os pacientes apresentam adenomas no cólon que, com frequência, se malignizam ao redor dos 30 anos de idade. Associa-se a tumores cerebrais (glioblastomas e meduloblastomas), manchas cutâneas de cor marrom, lipomas e carcinoma basocelular do couro cabeludo.

Está relacionada também a mutações do gene *APC* e apresenta um número menor de pólipos no cólon (20 a 100 no total), com transformação maligna por volta da terceira década.

Síndrome de Peutz-Jeghers

É afecção hereditária autossômica dominante rara, caracterizada por pólipos hamartomatosos intestinais associados a pigmentações melânicas na mucosa oral caracterizadas por máculas melanocíticas cutaneomucosas. Sua penetrância é variável, causando variadas manifestações fenotípicas entre os pacientes, como número de pólipos hamartomatosos, intensidade de apresentação das pigmentações e risco variável de câncer. Eles são considerados, em geral, com baixo potencial de malignização. Nessa síndrome, existe um risco relativo 15 vezes superior de desenvolver câncer em relação à população geral.

Suas manifestações clínicas podem ser: crises repetidas de dor abdominal em pacientes com menos de 25 anos, sintomas de suboclusão intestinal, hemorragia intestinal, prolapso através do reto, puberdade precoce etc. Seu sinal mais característico é a pigmentação cutânea (máculas com 1 a 5 mm) na região perioral.

O diagnóstico é feito por exames de imagem associados à confirmação histopatológica de pólipo hamartomatoso. Os pólipos grandes ou hemorrágicos devem ser retirados, se possível endoscopicamente, para controlar os sintomas. Quarenta e oito por cento deles desenvolvem câncer e morrem por causa dessa enfermidade por volta dos 57 anos de idade, apresentando um risco cumulativo de 90% aos 64 anos.

Síndrome de Cowden

É uma síndrome na qual os pacientes começam a apresentar sintomas com idade entre 10 e 30 anos. Caracteriza-se por pólipos hamartomatosos hiperplásicos em todo o trato gastrointestinal, incluindo o esôfago, associados a hamartomas orocutâneos da face, hamartomas pulmonares e tumores de mama, da tireoide ou do cólon.

QUADRO CLÍNICO

O pólipo colorretal, em especial quando único, é assintomático na maioria dos pacientes e seu achado é fortuito durante a propedêutica coloproctológica de rotina. Quando ocasionam sintomas, são discretos e intermitentes. O mais comum é o sangramento retal, de pequena intensidade, podendo ou não envolver as fezes. Os sangramentos de média e grande intensidade (enterorragia) são raros. Outros sintomas bem menos frequentes incluem a diarreia ou a constipação. Alguns pólipos localizados no reto podem, também, exteriorizar-se pelo ânus. A alteração do hábito intestinal, a suboclusão e a intussuscepção são raras e estão relacionadas com pólipos de grande tamanho localizados no delgado ou no cólon. Os de grande tamanho também podem manifestar-se com mucorreia.

DIAGNÓSTICO

A história clínica criteriosa e o exame físico completo são fundamentais em todos os enfermos, embora sejam muito pobres em informações na presença de pólipos colorretais. A propedêutica utilizada é descrita nos tópicos a seguir.

Exame proctológico

Toque retal
Pólipos retais distais isolados ou até mesmo a polipose podem ser detectados pela identificação tátil durante o toque retal.

Retossigmoidoscopia
Por ser um exame de fácil execução e de baixo custo, deve sempre ser realizado, já na primeira consulta do paciente. Ela é importante no diagnóstico dos pólipos localizados até o cólon sigmoide.

Colonoscopia

A colonoscopia é o padrão-ouro para o diagnóstico dos pólipos. Quando bem realizada, possibilita identificar pólipos pequenos, menores que 5 mm. Ela possibilita também o seu tratamento, pois, na sua maioria, eles podem ser retirados pela polipectomia endoscópica, com baixa morbimortalidade.

É o método de eleição para o diagnóstico dos pólipos colorretais. Como os pólipos intestinais podem ser múltiplos, sempre que se localiza um pólipo, deve-se proceder à avaliação de todo o cólon até o ceco, pela possibilidade de outros poderem ser encontrados. Estudos têm mostrado que, a cada três colonoscopias em que se encontram pólipos, em uma eles são múltiplos.

Exames por imagem

A ultrassonografia, a tomografia computadorizada e a ressonância magnética têm baixa sensibilidade e especificidade para a visão de lesões polipoides intestinais, pouco contribuindo para seu diagnóstico.

Exame radiológico contrastado de cólon

O enema opaco com duplo contraste tem boa capacidade para detectar pólipos colorretais de grande tamanho (> 1,5 cm), mas pode deixar de identificar os menores, em especial os menores que 5 mm. Por isso e por não possibilitar seu tratamento ou mesmo sua biópsia, não é considerado o exame de escolha para o diagnóstico dos pólipos colorretais.

Colonografia por tomografia

Permite a avaliação morfológica do intestino grosso. Várias publicações têm mostrado que ela faz a detecção de mais de 95% dos pólipos maiores que 5 mm. No Brasil, é pouco utilizada pelo seu alto custo.

TRATAMENTO

Polipectomia endoscópica

É o tratamento de escolha para os pólipos colorretais por ser procedimento seguro, de baixo custo e pequena morbimortalidade. Para sua realização, é necessário um bom preparo intestinal, além da sedação de rotina para o exame. Suas complicações são pouco frequentes e representadas pelo sangramento ou pela perfuração da área de ressecção do pólipo. Suas contraindicações são: presença de pólipos de grande tamanho e com base de implantação maior que 4 cm, por causa do risco maior de complicações. É importante ressaltar que todo pólipo ressecado deve ser encaminhado para exame histopatológico. Por isso, sua recuperação pós--polipectomia é fundamental.

Sempre que o exame histológico identificar um pólipo adenomatoso, ele deve especificar suas possíveis alterações displásicas. A displasia pode ser de "baixo grau" ou de "alto grau".

Ressecção cirúrgica

As biópsias realizadas nos pólipos adenomatosos não têm valor para avaliar a presença ou o grau de displasia e, em especial, a possibilidade de sua malignização. Por isso, todos os adenomas impossibilitados de ressecção endoscópica devem ser retirados por cirurgia. A preferência para os localizados no cólon é sua exérese pela colotomia ou pela colectomia segmentar.

ACOMPANHAMENTO

Todos os pacientes que tiveram ressecados um ou mais pólipos adenomatosos colorretais devem ser acompanhados pela colonoscopia, por causa da possibilidade do aparecimento novos adenomas, entre 3 e 10 anos após a polipectomia.

PÓLIPO MALIGNIZADO

Por motivos relacionados a mutações genéticas, os pólipos adenomatosos podem sofrer malignização. Essas alterações são chamadas de "sequência adenoma-carcinoma", todas relacionadas a mutações genéticas sequenciais, algumas bem estudadas (Quadro 2).

O pólipo deve ser chamado de malignizado quando nele houver a presença de um carcinoma. Quando o carcinoma estiver restrito à sua mucosa, é um "pólipo malignizado com carcinoma intramucoso" (*in situ*), e quando o carcinoma ultrapassa a camada muscular da mucosa, caracteriza-se um "pólipo malignizado com carcinoma invasivo".

QUADRO 2 Carcinogênese da "sequência adenoma-carcinoma"

Epitélio normal
▪ ß APC/MCC
Hiperproliferação epitelial
▪ ß Hipometilação do DNA
Pólipo adenomatoso
▪ ß K-ras/DCC
Adenoma com displasia
▪ ß p53
Carcinoma
▪ ß DCC
Metástases

BIBLIOGRAFIA

1. Bisgaard ML, Fenger K, Bulow S. Familial adenomatous polyposis: frequency, penetrance and mutation rate. Hum Mutat. 1994;3(2):121-5.
2. Boardman LA, Thibodeau SN, Schaid DJ. Increased risk for cancer in patients with the Peutz-Jeghers syndrome. Ann Intern Med. 1998;128(11):896-9.
3. Cohen LB, Waye JD. Colonoscopic polypectomy of polyps with adenocarcinoma: when is it curative? In: Barkin JS, Rogers AI. Difficult decisions in digestive diseases. Boca Raton: Year Book; 1989. p.405-46.
4. Cooper HS, Deppicsh LM, Gourley WK, Kahn EI, Lev R, Manley PN. Endoscopically removed malignant colorectal polyps: clinic-pathologic correlations. Gastroenterology. 1995;108:1657-65.
5. Cutait R, Rossini GF. Pólipos e síndromes polipoides. In: Quilici FA. Colonoscopia. São Paulo: Lemos; 2000. p.139-50.
6. Fenoglio-Preiser CM. Polyps and the subsequent development of carcinoma of the colon and rectum: definitions and hints on tissue handling. In: Fenoglio-Presiser CM, Rossini FP. Adenomas and adenomas containing carcinoma of the large bowel: advances in diagnosis and therapy. New York: Raven Press; 1985. p.15-29.
7. Fenlon HM, Nunes DP, Schroy PC. A comparison of virtual and conventional colonoscopy for the detection of colorectal polyps. N Engl J Med. 1999;341:496-503.
8. Friedl W, Meuschel S, Caspari R. Attenuated familial adenomatous polyposis due to a mutation in the APC gene. Hum Genet. 1996;97(5):579-84.
9. Geller M, Carakushansky G. Síndrome de Peutz-Jeghers: predisposição a neoplasias. JBM. 2003;84(4):73-6.
10. Hamilton SR, Liu B, Parsons RE. The molecular basis of Turcot's syndrome. N Eng J Med. 1995;332(13):839-47.
11. Kudo S. Early colorectal cancer: detection of depressed types of colorectal carcinoma. Tokyo: Igaku-Shoin; 1996.
12. Lynch HT, Lynch PM, Albano WA, Lynch JF. The cancer syndrome: a status report. Dis Colon Rectum. 1981;24:311-22.
13. Morson BC. Factors influencing the prognosis of early cancer of the rectum. Proc R Soc Med. 1996;59:607-8.

16 Pólipos e poliposes 327

14. Quilici FA, Quilici LCM. Rastreamento do câncer colorretal. In: Passos MCF. Gastroenterologia FBG. São Paulo: Office Editora; 2016. p. 111-5.

15. Quilici FA, Cordeiro F, Quilici LM. Neoplasias do intestino grosso benignas e malignas. In: Prado J. Tratado de enfermidades gastrointestinais e pancreáticas. São Paulo: Roca; 2008. p.1000-16.

16. Quilici FA, Cordeiro F. Pólipos colorretais. In: Federação Brasileira de Gastroenterologia. Condutas em Gastroenterologia. Rio de Janeiro: Revinter; 2004. p.253-61.

17. Quilici FA. Colonoscopia. In: Castro LP, Coelho LGV. Gastroenterologia. Rio de Janeiro: Medsi; 2004. p.2779-97.

18. Quilici FA. Câncer colorretal precoce. In: Alves JG. Atualização em Gastroenterologia. Rio de Janeiro: Rubio; 2004. p. 207-14.

19. Quilici FA. Colonoscopia. In: Sobed. Endoscopia digestiva. São Paulo: Medsi; 1994. p.271-8.

20. Quilici FA. Pólipos colorretais. In: Habr-Gama A, Barone B. Atualização em coloproctologia. São Paulo: Aquarela; 1995. p.26-8.

21. Quilici FA. Colonoscopia no diagnóstico dos pólipos e dos processos tumorais colorretais. In: Cruz GMG. Coloproctologia: propedêutica geral. Rio de Janeiro: Revinter; 1998. p.144-52.

22. Quilici FA. Early colorectal cancer. AIGE Gastro Bol. 1998;3(1):14-5.

23. Quilici FA, Oliveira LAR, Cordeiro F, Reis JA Jr. Pólipos e poliposes gastrointestinais. In: Parada AA, Gutierrez A, Venco FE. Atualização em endoscopia digestiva. São Paulo: Endomed-Pentax; 1990. p.120-3.

24. Quilici FA, Reis Neto JA, Cordeiro F, Ciquini AS, Reis JA Jr., Kagohara OH. Câncer colorretal precoce. GED. 1999:1(18):26-34.

25. Quilici FA. Colonoscopia. São Paulo: Lemos; 2000.

26. Quilici FA. Early colorectal cancer. In: Reis NJA. News trends in Coloproctology. Rio de Janeiro: Revinter; 2000. p.351-8.

27. Quilici FA, Oliveira LAR. Tumores colorretais. In: Sobed. Endoscopia digestiva. 3. ed. São Paulo: Medsi; 2000. p.545-66.

28. Tierney RP, Ballantyne GH, Modlin IM. The adenoma to carcinoma sequence. Surg Gynecol Obstet. 1990;171:81-94.

17 | Apendicite aguda

Fernando Cordeiro

É um processo inflamatório agudo do apêndice vermiforme, sendo uma das causas mais frequentes de abdome agudo inflamatório e de cirurgia de urgência.

Sua maior incidência ocorre na segunda e terceira décadas de vida, portanto, entre adolescentes e adultos jovens, com um discreto predomínio no sexo masculino, sendo de ocorrência excepcional antes do primeiro ano de vida e rara em idosos.

O quadro clínico é decorrente da etiologia inflamatória dessa enfermidade e pode progredir para um processo infeccioso que se alastra por toda a cavidade peritoneal. Também é influenciado pela localização e pelo posicionamento da víscera, considerando-se que o apêndice tem a sua base inserida no ceco, mas a sua ponta pode situar-se principalmente de modo retrocecal (30%), subseroso e paracólico (35%) e pélvico (30%). Os demais posicionamentos dividem-se entre pré-ileal, pós-ileal e promotórico.

Dessa forma, classicamente o quadro clínico inicia-se por dor em peso, insidiosa e que acaba por instalar-se em região de fossa ilíaca direita. Por conta de sua movimentação na cavidade abdominal, pode apresentar-se em hipocôndrio direito e também em mesogástrio. Acompanha essa sintomatologia dolorosa uma queda do estado geral com prostração, febre, vômitos e taquicardia. Episódios de diarreia e disúria também podem ser observados.

Em decorrência do posicionamento visceral e da proximidade ao músculo psoas do lado direito, o paciente também pode apresentar dificuldade para apoiar o membro inferior direito no chão, com dificuldade para se locomover.

À semiologia, a sensibilidade do abdome em seu quadrante direito pode ser observada à palpação da região, de maneira tanto superficial quanto profunda, podendo ser sentida inclusive uma discreta tumoração, mas classicamente essa compressão dolorosa acentua-se ao retirar bruscamente a mão de cima do abdome, provocando uma descompressão vigorosa no ponto de MacBurney. Esse sinal, chamado sinal de Blumberg, é o mais conhecido dos elementos que caracterizam a apendicite aguda.

Também em decorrência do posicionamento do apêndice, a compressão retrógrada do cólon, iniciando-se na região de fossa ilíaca esquerda em direção ascendente, pode provocar elevação da pressão intraluminal do ceco e também acentuar o quadro doloroso em fossa ilíaca esquerda (sinal de Rovsing). Por conta da proximidade com o músculo psoas direito, a elevação do membro inferior direito com palpação discreta da fossa ilíaca direita também pode provocar uma acentuação dolorosa (sinal de Lapinski).

Quando o apêndice vermiforme estiver localizado em situação pélvica, o exame retal pode ser doloroso e até pode favorecer o examinador na busca de tumoração na região direita.

Característica semiológica importante, frequentemente negligenciada, é a presença de elevação da temperatura retal com pelo menos 1°C acima da temperatura axilar (diferencial axilorretal), principalmente se esta se apresenta acima de 38°C (sinal de Lennander).

Também a presença de distensão abdominal, localizada ou generalizada, com diminuição dos ruídos hidroaéreos, favorece a formulação da hipótese diagnóstica do quadro apendicular agudo.

Em paciente do sexo masculino, o diagnóstico clínico de apendicite aguda com sinais e sintomas clássicos torna-se bastante confiável, porém, em pacientes do sexo feminino, além da avaliação ginecológica mandatória, a diferenciação com outras enfermidades ligadas preferencialmente ao sistema reprodutor faz-se necessária.

A comprovação dessa hipótese diagnóstica, elaborada com o histórico clínico e o exame físico, depende, principalmente da extensão do comprometimento visceral. O exame radiológico simples do abdome, com o paciente em posição de decúbito dorsal horizontal com raios verticais e com o paciente preferencialmente em pé com raios horizontais, pode apresentar imagem de alças com sinais de edemaciamento, localizado ou não, alças fixas e até níveis hidroaéreos. Também o apagamento do músculo psoas direito pode ser de importante auxílio ao examinador.

Atualmente, com a evolução da imaginologia e a popularização da ultrassonografia abdominal e da tomografia computadorizada abdominal, imagens de coleções intracavitárias e de alças intestinais em topografia de abdome inferior e à direita podem auxiliar na confirmação dessa hipótese.

Classicamente, observa-se que os exames laboratoriais não são específicos nem sensíveis na presença de um quadro inflamatório apendicular, podendo apresentar leucocitose, desvio à esquerda e proteína C-reativa elevados.

O diagnóstico de certeza se faz principalmente durante o ato operatório, com a observação do apêndice vermiforme e da condição da cavidade peritoneal.

Essa observação intraoperatória pode caracterizar o risco de infecção em quatro graus de gravidade:

17 Apendicite aguda 331

- Grau I: quando há um risco mínimo de infecção e somente sinais inflamatórios são observados (hiperemia e edema apendicular). Por conta desse edemaciamento de alça, podem-se observar grumos esbranquiçados livres na cavidade sem contaminação bacteriana;
- Grau II: quando existe um risco mais evidente por abertura do lúmen intestinal (perfuração ou necrose apendicular);
- Grau III: quando se observa coleção de aspecto purulento, localizado em topografia periapendicular ou pericecal, caracterizando um abscesso intraperitoneal, bloqueado ou não;
- Grau IV: quando se observa uma disseminação dessa coleção de aspecto purulento por toda a cavidade peritoneal.

Esse risco de contaminação da cavidade peritoneal orienta a conduta antibiótica terapêutica. Assim, no grau I, pelo risco infeccioso mínimo, a utilização antibiótica deve reservar-se à profilaxia por, no máximo, 24 horas, com início na indução anestésica. A ampicilina tem sido habitualmente utilizada. À elevação dos riscos, amplia-se a terapêutica, com vista às bactérias Gram-negativas e aos anaeróbios, sendo preferencialmente utilizadas associações entre cefalosporinas e metronidazol ou cefalosporinas e aminoglicosídeos. A esta última, também podem ser associados metronidazol ou penicilina.

Também em decorrência desse risco de contaminação, é necessário que o cirurgião tenha o hábito de realizar uma bacterioscopia das secreções coletadas intraperitonealmente com coloração de Gram, da mesma forma que uma cultura para posterior modificação em caso de não observar melhora com a antibioticoterapia inicialmente proposta.

Quanto à incisão cirúrgica proposta para a laparotomia, um indicativo clínico é a presença ou não de generalização do quadro abdominal, podendo ser utilizadas incisões clássicas, como a de

McBurney, até as laparotomias longitudinais. Com o advento da videolaparoscopia, a tática operatória será sempre a mesma até a identificação da extensão do quadro infeccioso.

Classicamente, também se impõe ao ato operatório a identificação de eventual divertículo de Meckel, avaliando pelo menos os últimos 50 cm do íleo terminal. Tal fato só está contraindicado na presença da apendicite classificada como grau III, pois essa pesquisa amplia uma peritonite localizada transformando-a em generalizada com maior morbidade.

As complicações da apendicectomia estão relacionadas diretamente ao tratamento da apendicite aguda e associam-se ao tempo para diagnóstico e tratamento, às condições do paciente e sua idade e às associações com outras enfermidades. As complicações mais prevalentes são infecção de parede, formação de abscessos residuais, fístulas estercoráceas, lesões acidentais de vísceras próximas, obstruções intestinais, formação de hematomas e sepses.

Muitos são os autores, principalmente os norte-americanos, que propõem o tratamento dessa enfermidade de maneira exclusivamente clínica, com antibioticoterapia e acompanhamento por exames de imagem para determinar a evolução da enfermidade, o que parece questionável quando se observa que a morbidade e a mortalidade estão diretamente relacionadas ao tempo para elucidação e condução da doença.

Não se pode, todavia, deixar de falar da possibilidade de tumores de apêndice, que podem ocorrer e ser eventual causa de uma apendicite aguda. O principal desses tumores é o carcinoide e, na maioria das vezes, é de achado incidental e ocasional.

O adenocarcinoma primário de apêndice é ainda mais raro.

O tratamento dessas enfermidades é a retirada ampla do ceco e eventualmente de todo o colo direito, com imediata reconstrução do trânsito intestinal.

BIBLIOGRAFIA

1. Bruno PMC, Bruno RC, Mangini C. Uso racional de antibióticos em operações colorretais. In: Campos FGCM, Regadas FSP, Pinho MSL. Tratado de coloproctologia. São Paulo: Atheneu; 2012. p.201-8.
2. Ferraz AAB, Araújo Junior JGC, Ferraz EM. Abdome agudo. In: FBG: condutas em gastroenterologia. Rio de Janeiro: Revinter; 2004. p.702-8.
3. Garcia RLS, Rocha JJR. Apendicite aguda. In: Rocha JJR. Coloproctologia: princípios e práticas. São Paulo: Atheneu; 2005. p. 99-110.
4. Hay DW, Santos CER (revisor técnico). Doenças gastrointestinais. Blue Book: manual prático indispensável. Rio de Janeiro: Revinter; 2007. p.138-40.
5. Petroianu A. Apendicite aguda. In: Petroianu A. Clínica cirúrgica do Colégio Brasileiro de Cirurgiões. São Paulo: Atheneu; 2010. p.375-91.
6. Petroianu A, Miranda ME, Oliveira RG. Blackbook cirurgia: medicamentos e rotinas médicas. Apendicite aguda. Belo Horizonte: Blackbook; 2008. p.305-12.
7. Varela JLS. Apendicite aguda. In: Saad Jr. R, Salles RARV, Carvalho WR, Maia AM, Castro Filho HF. Tratado de cirurgia do CBC. 2. ed. rev. atualiz. São Paulo: Atheneu; 2015. p.841-4.

18 | Adenocarcinoma colorretal: prevenção e tratamento

Fabio Guilherme Campos

INTRODUÇÃO

A incidência de câncer de cólon e reto (CCR) varia de maneira importante em diferentes partes do mundo. Nos Estados Unidos e no Brasil, os tumores malignos do cólon e reto são o segundo grupo de neoplasias mais prevalentes em mulheres e o terceiro mais comum em homens. É o terceiro câncer mais letal em ambos os sexos. Mais de 95% desses tumores são adenocarcinomas (tumores de células glandulares do epitélio da mucosa) e em mais de 75% são esporádicos (de caráter não familiar).

ETIOLOGIA E FATORES DE RISCO

O CCR resulta da interação entre fatores genéticos e ambientais. As alterações genéticas que levam ao CCR podem ser adquiridas (gerando o chamado câncer esporádico) ou hereditárias. O desenvolvimento de CCR associado a síndromes hereditárias representa menos de 5% dos casos diagnosticados. Os principais fatores envolvidos na etiologia do CCR estão relacionados na Tabela 1.

18 Adenocarcinoma colorretal: prevenção e tratamento 335

TABELA 1 Fatores envolvidos na etiologia do câncer de cólon e reto

Fatores protetores	Fatores de risco	Grupos de risco
Fibras (frutas, vegetais e cereais)	Alimentos: gordura, carne vermelha, aporte calórico	Idade superior a 40 anos
Constituintes das fibras	Hábitos: fumo, álcool, sedentarismo	Antecedentes: adenoma ou adenocarcinoma colorretal, câncer no trato gastrointestinal, câncer ginecológico
Micronutrientes: cálcio, folato, selênio, vitamina D, antioxidantes	Hidrocarbonetos aromáticos e aminas heterocíclicas	Doenças inflamatórias, doenças genéticas, lesão actínica colorretal

QUADRO CLÍNICO

Em paciente com suspeita de CCR, a avaliação inicial deve ser feita pela história clínica e exame físico (Tabela 2). Subsequentemente, realizam-se exames diagnósticos e para estadiamento. Dependendo dos sintomas mais relevantes, o diagnóstico diferencial deve ser feito com doenças inflamatórias, doença diverticular e até doenças anorretais.

TABELA 2 Quadro clínico e exame físico dos tumores do cólon direito e esquerdo

Cólon direito	Cólon esquerdo
Síndrome anêmica: perda de peso, fadiga, adinamia e sangramento intestinal raro	Cólicas, constipação, diarreia, alternância de hábito
Síndrome tumoral: massa palpável em flanco ou hipocôndrio direito	Enterorragia, mucorreia, massa abdominal
Síndrome dispéptica: diarreia leve/ constipação, dor abdominal à direita	Emagrecimento, astenia, anorexia

DIAGNÓSTICO

A colonoscopia constitui a forma mais acurada de examinar todo o cólon, com o benefício adicional de obter biópsias de massas tumorais, ressecar pólipos associados e diagnosticar tumores sincrônicos eventualmente existentes. Constituem contraindicações para a realização de colonoscopia: história recente de infarto miocárdico ou embolia pulmonar, neutropenia, gravidez no segundo trimestre, aneurismas de aorta ou vasos ilíacos, grande esplenomegalia e outras. A colografia por tomografia (colonoscopia virtual) é uma forma simples, segura e pouco invasiva de avaliar o cólon. Suas principais indicações são para rastreamento do câncer colorretal em pacientes de alto risco cardiológico ou contraindicações para colonoscopia convencional e para examinar pacientes com colonoscopia incompleta. Permite avaliar estruturas e órgãos vizinhos ao cólon, mas não tem potencial terapêutico.

O enema opaco deve ser reservado para situações em que não é possível realizar a colonoscopia ou quando sua realização é contraindicada por qualquer motivo.

ESTADIAMENTO

A disseminação do CCR ocorre por via linfática, hematogênica, por contiguidade, por via neural e por implantes. Por via hematogênica, os principais órgãos envolvidos são fígado, pulmões e ossos. Por contiguidade, os tumores invadem órgãos adjacentes ao segmento comprometido. O estadiamento serve para fazer uma estimativa da disseminação tumoral, avaliando a presença de invasão tumoral local, a distância, na parede intestinal ou em gânglios. Os objetivos do estadiamento são definir a conduta terapêutica, fazer uma estimativa do prognóstico, avaliar a necessidade de tratamento complementar e, no acompanhamento pós-operatório, fazer o diagnóstico de recidivas.

Os principais exames utilizados para aferir o estadiamento de tumores colorretais são antígeno carcinoembriônico (CEA), exames radiológicos e colonoscopia. A dosagem de CEA não tem valor diagnóstico, mas tem importância no prognóstico e no acompanhamento do paciente operado. Os exames radiológicos mais comumente realizados são a tomografia computadorizada (TC) de abdome e de tórax. Nos casos de câncer no reto, torna-se fundamental fazer ressonância magnética (RM) da pelve. A colonoscopia pode fazer o diagnóstico de lesões sincrônicas (adenomas ou câncer), alterando a extensão da ressecção colônica. Apesar desses dados, o exame intraoperatório pode confirmar ou não os achados prévios.

No pós-operatório, o estadiamento anatomopatológico mais empregado é a classificação TNM, que separa os tumores segundo sua penetração, acometimento linfonodal e metástases a distância.

TRATAMENTO

O manuseio do CCR depende do tamanho e da extensão, da localização e das condições gerais do paciente. As diferentes formas de tratamento podem ser empregadas de maneira combinada ou isolada. O tratamento curativo promove a remoção completa do tumor primário, dos órgãos ou das estruturas adjacentes invadidos e de metástases localizadas. Quando paliativo, o manuseio visa a apenas reduzir ou controlar os sintomas relacionados ao tumor (como obstrução intestinal, sangramento, dor), podendo ou não incluir sua ressecção, mas com evidências definitivas de que a doença local ou a distância não foi totalmente removida.

A videolaparoscopia é utilizada no tratamento de tumores colorretais, não comprometendo resultados oncológicos em longo prazo (sobrevida livre de doença e sobrevida global) e com melhores resultados imediatos do que a laparotomia (menor tempo de internação, menos dor pós-operatória, retorno mais rápido do trânsito intestinal).

A erradicação do CCR pelo tratamento cirúrgico envolve os seguintes aspectos técnicos:

- Estadiamento intraoperatório para estabelecimento de conduta e ressecabilidade.
- Ressecção do segmento acometido pelo tumor com margens de segurança, juntamente com a rede de drenagem linfática correspondente.
- A retirada da rede de drenagem linfática correspondente é obtida pela ligadura dos ramos da artéria mesentérica superior (MAS) e do tronco da artéria mesentérica inferior (AMI) em sua origem (de acordo com a localização do tumor).
- Órgãos e estruturas localmente invadidos devem ser ressecados em monobloco com o tumor.
- A exérese de metástases pulmonares, hepáticas e outras deve ser feita com finalidade curativa ou para abreviar a sintomatologia do paciente. Ressecções hepáticas podem ser realizadas no mesmo ato operatório ou em outro tempo cirúrgico.

A amplitude da excisão do cólon é ditada pela necessidade de ressecção da região de drenagem linfática correspondente ao segmento acometido, até a maior distância da lesão. Assim, a ressecção do carcinoma do ceco e do ascendente é a clássica hemicolectomia direita removendo-se os últimos centímetros do íleo, o ceco ascendente, a flexura hepática e o terço proximal do cólon transverso com ligadura das artérias cólicas direita e ileocólica na sua origem na mesentérica superior. Os tumores do ângulo hepático requerem ressecção até a metade do cólon transverso e, para tanto, é mister a ligadura também do ramo direito da cólica média.

As neoplasias do transverso necessitam de secção da cólica média na sua origem, da ileocólica e da cólica direita, enquanto os do ângulo esplênico, da ligadura da ileocólica, cólica direita, cólica média e o ramo ascendente da cólica esquerda. Nas lesões menores, existem alternativas que também atendem aos princípios oncológicos da cirurgia; nessas eventualidades, podem ser executadas a transversectomia e a colectomia esquerda, respectivamente. A transversectomia para tumores de cólon transverso é controversa e atualmente é pouco indicada. Essa cirurgia apresenta maiores taxas de deiscência de anastomose quando comparada com hemicolectomias direita ou esquerda.

Nas ressecções do cólon descendente ou sigmoide recomenda-se a ligadura da AMI na sua origem da aorta, para que seja incluído na ressecção maior contingente de mesocólon com linfonodos potencialmente com metástases. A veia mesentérica inferior (VMI) deve ser ligada na borda inferior do pâncreas.

A margem distal de ressecção deve ser de ao menos 5 cm para os tumores de cólon.

No tratamento cirúrgico do câncer retal, a decisão operatória deve levar em conta fatores relacionados ao doente, ao tumor e às preferências do cirurgião (Tabela 3).

TABELA 3   Variáveis importantes na decisão pré-operatória

Paciente	Tumor	Cirurgião
Idade	Distância da margem anal	Conhecimento das opções
Estado geral	Tamanho	Experiência acumulada
Doenças associadas	Mobilidade	Ambiente de trabalho
Características corpóreas	Infiltração parietal/linfonodal	

(continua)

TABELA 3 Variáveis importantes na decisão pré-operatória *(continuação)*

Paciente	Tumor	Cirurgião
Alterações esfincterianas	Diferenciação celular	
Cirurgias prévias	Invasão de outros órgãos	
Origem genética do CCR	Lesões sincrônicas	
Aceitação do estoma	Complicações do tumor	
Fatores religiosos	Metástases a distância	

Variáveis relacionadas ao paciente

Com relação ao doente, devem-se considerar idade, alterações do estado geral, presença de doenças associadas, características corpóreas (obesidade, pelve estreita), alterações esfincterianas, cirurgias prévias, origem genética do CCR, aceitação de um estoma e fatores religiosos. Dados de vários estudos indicam que ressecções radicais do reto são benéficas em pacientes idosos selecionados por sua condição clínica. Esse fato reveste-se de enorme importância social, uma vez que a incidência de câncer retal aumenta com a idade e a expectativa de vida de pessoas idosas continua a crescer.

Pacientes com história prévia de disfunção esfincteriana/incontinência anal podem não tolerar as consequências advindas de uma colectomia total, em que a diarreia pós-operatória pode se tornar um problema. Em particular, pacientes idosos são mais propensos a essas alterações e devem ser investigados quanto à continência no pré-operatório. Nesses casos, pode-se considerar colectomia com estoma definitivo em vez de reconstrução do trânsito intestinal, nos casos de anastomose ileorretal ou colorretal baixa.

No extremo oposto, entre os cuidados no tratamento cirúrgico de pacientes jovens, é importante considerar que a dissecção do reto e a ressecção do mesorreto podem levar a lesão neurovascular, interferindo nas funções vesical e sexual. A preservação dos nervos autonômicos depende de conhecimento da anatomia pélvica e possibilita uma redução da impotência masculina (de 50% para 10 a 28%), além de não comprometer a radicalidade da excisão do mesorreto. A ressecção do mesorreto também pode causar diminuição da fertilidade em mulheres.

Alterações nutricionais importantes detectadas no pré-operatório devem nortear o cirurgião em sua decisão, principalmente no que diz respeito à realização de anastomoses, visto que pacientes desnutridos têm maior risco de deiscência. Nesses casos, a confecção de um estoma proximal de proteção além da anastomose é uma opção, ou mesmo a realização de colostomia ou ileostomia terminal com fechamento do coto distal remanescente.

O antecedente de cirurgias abdominais prévias também pode influenciar a conduta operatória. Além de prever maior dificuldade técnica no descolamento intraoperatório, a presença de aderências pode, em alguns casos, contraindicar a realização de procedimento pela via laparoscópica. Outro fato importante a se considerar é a origem epidemiológica do CCR. Portadores de tumor retal de origem genética têm o manuseio modificado de acordo com características próprias da doença genética nos casos de polipose adenomatosa familiar (PAF) ou câncer colorretal hereditário não associado a polipose (síndrome de Lynch). Nesses pacientes, a colectomia total deve ser indicada.

O achado de um câncer retal associado à PAF obriga não somente a realização de colectomia profilática como também a ressecção do segmento retal que contém o tumor. Já pacientes com tumor alto na transição retossigmoide podem, em circunstâncias específicas, ser tratados por colectomia total e anastomose ileorretal. Para tanto, devem ter boa função esfincteriana e poucos pólipos retais, passíveis de ressecção endoscópica e acompanhamento pós-operatório. Tumores do reto médio e distal não devem ser submetidos a colectomia total e anastomose ileorretal em virtude das alterações secundárias à diarreia pós-colectomia total. Nesses casos, as opções cirúrgicas disponíveis são a confecção de bolsa ileal (em casos de tumores menores, bem diferenciados e de pouca penetração) ou colectomia total e amputação do reto (com ileostomia definitiva).

Em pacientes com síndrome de Lynch, a conduta é semelhante, com a indicação de proctocolectomia total e bolsa ileal no câncer retal e colectomia total, amputação de reto e ileostomia no câncer do reto baixo.

É importante ressaltar que todos os pacientes submetidos a operações intestinais devem ser esclarecidos sobre a necessidade eventual, em algum momento de seu tratamento, da indicação de um estoma intestinal temporário ou permanente.

Variáveis relacionadas ao tumor

Quanto aos fatores relacionados ao tumor, distância da margem anal, tamanho (volume), mobilidade, infiltração parietal e linfonodal, diferenciação celular, invasão de outros órgãos, lesões sincrônicas, complicações (obstrução, hemorragia e perfuração) e metástases a distância constituem fatores que podem influir na decisão.

Havendo acometimento tumoral por contiguidade, deve-se proceder à chamada ressecção alargada do CCR avançado, que compreende a retirada da massa tumoral em conjunto com suas vias de drenagem, tecidos e órgãos aderidos ou infiltrados pelo tumor. A ressecção multivisceral constitui preceito oncológico fundamental quando se visa à possibilidade de cura do CCR.

O diagnóstico de lesões sincrônicas (adenomas ou carcinomas) também pode influir na decisão operatória, uma vez que o reconhecimento de mucosa potencialmente carcinogênica determina a necessidade de ressecar todo o cólon. Situações como ocorrência de obstrução (10 a 30%) ou perfuração (< 5%) por CCR trazem maior morbimortalidade cirúrgica (10 a 20% e 40%, respectivamente), requerem conduta individualizada e afetam o prognóstico.

Em pacientes em que se configurar apenas a possibilidade de tratamento paliativo, as opções podem variar desde a não indicação de laparotomia, passando pela confecção de derivação interna ou externa, e chegar às ressecções, com ou sem restabelecimento do trânsito. Eventualmente, torna-se necessária a indicação da operação de Hartmann em tumores de cólon esquerdo ou reto localmente avançados (com ou sem metástase a distância), obstruídos ou perfurados ou que requeiram radioterapia pós-operatória.

Variáveis relacionadas ao cirurgião

Todos os cirurgiões devem estar cientes de sua capacidade prática e também de seus resultados. A qualidade do tratamento do câncer retal pode ser estimada de diversas maneiras, incluindo índices de recidiva local, resultados funcionais, função sexual pós-operatória e complicações cirúrgicas. A diminuição na incidência de recidiva local é um objetivo primordial que pode refletir destreza cirúrgica, mas também está relacionada a características biológicas do tumor tratado. A proporção de pacientes com recidiva local tem variado consideravelmente, de menos de 5% a mais de 50%, na dependência de fatores como definição de radicalidade e recidiva local, rotina de acompanhamento, habilidade do cirurgião e seleção dos pacientes.

A preservação da inervação autonômica (ANP) depende de conhecimento anatômico e técnica operatória apurada. Assim, a possibilidade de realizar uma cirurgia oncologicamente radical com preservação dos nervos pélvicos é altamente desejável em pacientes jovens.

A base do manuseio do câncer colorretal é o tratamento cirúrgico, mas os resultados podem variar consideravelmente entre os cirurgiões. Logo, o treinamento específico em ressecção oncológica, preferencialmente com credenciamento e habilitação, torna-se fundamental para otimizar resultados.

No caso dos tumores do reto, é preconizada a excisão total do mesorreto, pois aí estão os linfonodos potencialmente acometidos. Há a preocupação não apenas quanto à margem distal da ressecção, mas também quanto ao comprometimento da margem circunferencial. Admite-se atualmente margem distal de 1 cm caso isso possibilite realizar anastomose colorretal grampeada ou coloanal. Para tumores do terço proximal e médio do reto, a proctectomia (ou ressecção anterior do reto) é a cirurgia indicada. Nesses casos, a anastomose colorretal grampeada geralmente é realizada, com opção de realizar também ileostomia ou colostomia de proteção de acordo com a altura da anastomose. Em anastomoses baixas no reto, o índice de complicações como abscesso e deiscência da anastomose é em torno de 7%. Nos tumores no terço distal do reto, a proctectomia é indicada, porém, no caso de não haver margem distal suficiente até o canal anal, é feita a amputação do reto (APR). Em outros casos, quando há margem, pode ser realizada a ressecção interesfincteriana do reto com anastomose colorretal ou coloanal.

A radioquimioterapia neoadjuvante para o câncer do reto está indicada nos casos de tumores do terço médio e distal avançados. Além de diminuir as taxas de recidiva local, a radioterapia conformacional tridimensional (RCT) pode proporcionar uma diminuição do tumor (*downstaging*) e, com isso, o cirurgião pode alterar a proposta cirúrgica no momento do diagnóstico. Por exemplo, um candidato à amputação pode ter a massa tumoral reduzida a ponto de haver margem para ressecção e confecção de anastomose. Idealmente, a cirurgia deve ser feita após 8 a 12 semanas do término da radioquimioterapia.

É importante lembrar que, no caso de anastomoses colorretais baixas e coloanais, o paciente deve ter boa função esfincteriana, sob o risco de ficar incontinente. Além da função muscular dos esfincteres do ânus, a radioterapia pode prejudicar os resultados funcionais e também a própria retirada do reservatório, que é o reto. Anastomoses lateroterminais apresentam melhores resultados do que anastomoses terminoterminais nesses casos. Colostomia terminal é a opção nos casos em que a anastomose possa ter esses efeitos deletérios.

Em pacientes de alto risco, pode-se optar por tratamento paliativo com próteses endoluminais (nos casos de tumores grandes e obstrutivos) ou apenas derivação por colostomia. No caso de tumores menores, pode ser realizada ressecção local.

A ressecção local de tumores do reto também pode, em seletos casos, ser utilizada como tratamento curativo. Ela só deve ser indicada em tumores bem diferenciados, restritos à mucosa (T1), menores do que 3 cm, que acometam menos do que um terço da circunferência da luz do reto, sem sinais de invasão angiolinfática e sem comprometimento linfonodal aos métodos de imagem (ultrassonografia endorretal ou RM), nem doença metastática a distância.

A ressecção local ainda é discutida como terapia para tumores que sofreram importante *downstaging* após RCT neoadjuvante, porém o estágio clínico inicial parece influenciar os resultados oncológicos. Nos casos de resposta clínica completa, a ressecção local da lesão residual (caso haja) pode confirmar a resposta patológica completa. Nesses casos, atualmente há discussão sobre qual a melhor opção: se o paciente deve ser operado ou observado clínica e radiologicamente.

A ressecção local pode ser feita por técnica transanal convencional, porém resultados oncológicos bastante superiores são vistos com a técnica de microcirurgia transanal endoscópica (TEM).

PREVENÇÃO

A prevenção do CCR pode ser primária (manipulação dos fatores etiológicos) ou secundária (avaliação dos grupos de risco), e as medidas recomendadas estão na Tabela 4.

TABELA 4   Medidas recomendadas para prevenção primária e secundária do câncer de cólon e reto

Prevenção primária	Prevenção secundária
Consumir 20 a 30 g de fibras por dia	Rastrear grupos de risco
Limitar ingestão de carne vermelha, alimentos de origem animal, chamuscados, álcool e fumo	Acompanhar e tratar lesões pré-malignas
Ter cuidado com corantes e aditivos, escolher quantidades modestas de óleos vegetais	Acessar a mucosa colônica com exames adequados

BIBLIOGRAFIA

1. Campos FG, Waitzberg DL, Waitzberg AFL, Habr-Gama A, Kiss DR, Gama-Rodrigues J. Diet and colorectal cancer: current evidence for etiology and prevention. Nutr Hosp. 2005;20(1):18-25.
2. Campos FG, Regadas FS, Pinho MSL, editores. Tratado de coloproctologia. São Paulo: Atheneu; 2012.
3. Martinez CAR, Campos FG. Resposta patológica completa após terapia neoadjuvante: fatores prognósticos e resultados da literatura. In: Silva RG, Campos FG, Rodrigues BDS, editores. Câncer de reto. Fundamentos do tratamento multidisciplinar. São Paulo: Atheneu; 2017. p. 193-211.
4. Pellino G, Warren O, Mills S, Rasheed S, Tekkis PP, Kontovounisios C. Comparison of Western and Asian guidelines concerning the management of colon cancer. Dis Colon Rectum. 2018;61(2):250-9.
5. Veldkamp R, Kuhry E, Hop WC, Jeekel J, Kazemier G, Bonjer HJ, et al. Laparoscopic surgery versus open surgery for colon cancer: short-term outcomes of a randomised trial. Lancet Oncol. 2005;6(7):477-84.

Doenças anorretais | 19

Flávio Antonio Quilici

DOENÇA HEMORROIDÁRIA

A doença hemorroidária ocorre quando há congestão, dilatação e aumento dos corpos cavernosos do canal anal (plexos hemorroidários) formando grandes emaranhados vasculares, submucosos ou subcutâneos, flexíveis, que se enchem de sangue, denominados mamilos hemorroidários.

A natureza da doença hemorroidária não é, ainda, completamente conhecida. Vários fatores etiopatogênicos são importantes[1-6]:

- Dificuldade do esvaziamento sanguíneo do canal anal no ato defecatório, com congestão e dilatação dos corpos cavernosos. Prolapso anormal do plexo hemorroidário, durante a evacuação, por deficiência de sua fixação pela musculatura longitudinal da submucosa (músculo de Treitz).
- Excessivo esforço defecatório e/ou endurecimento das fezes.
- Presença das comunicações arteriovenosas, muito calibrosas, na submucosa do canal anal facilitando o aumento e a dilatação dos corpos cavernosos.

- Hiperatividade do esfíncter anal interno com hipertonia ocasionando distensão dos corpos cavernosos.

Na etiopatogenia da doença hemorroidária, deve-se considerar também seus fatores desencadeantes e agravantes, como os relacionados com hábitos defecatórios errôneos, a constipação intestinal, o abuso de laxativos, a diarreia crônica, a gravidez (pelo aumento da pressão intra-abdominal) e a posição bípede do ser humano.

É rara a sua remissão e, uma vez manifestada, sua evolução pode ser progressiva se não houver um tratamento adequado.

Classificação da doença hemorroidária

A mais utilizada está relacionada à localização do mamilo hemorroidário no canal anal (Tabela 1)[3,4,6].

TABELA 1   Classificação da doença hemorroidária

Mamilo hemorroidário interno
- 1° grau
- 2° grau
- 3° grau
- 4° grau
Mamilo hemorroidário externo
Mamilos hemorroidários mistos

Mamilo hemorroidário interno

É o mamilo situado acima da linha pectínea, na parte interna ou proximal do canal anal. Ele é subclassificado, de acordo com a presença ou a ausência de seu prolapso para fora do canal anal, em:

- 1º grau: é o mamilo hemorroidário interno que não prolaba pelo canal anal à evacuação ou aos esforços (Figura 1).
- 2º grau: quando ele prolaba através do canal anal durante o esforço evacuatório, exteriorizando-se pelo ânus, porém retornando espontaneamente após cessado esse esforço (Figura 2).
- 3º grau: o mamilo prolaba à evacuação e/ou aos esforços e não retorna espontaneamente, necessitando ser recolocado digitalmente para o interior do canal anal (Figura 3).
- 4º grau: mamilo interno permanentemente prolabado pelo canal anal, sem possibilidade de ser recolocado para o interior do canal anal (Figura 4).

Mamilo hemorroidário externo

É o mamilo localizado abaixo da linha pectínea, no anoderma (porção externa ou distal do canal anal). Caracteriza-se por um abaulamento de consistência mole, indolor e, às vezes, de coloração vinhosa (Figura 5).

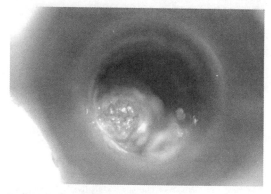

Figura 1 Presença de mamilo hemorroidário interno de 1º grau, que não prolaba para o exterior do ânus, observado pela anuscopia.

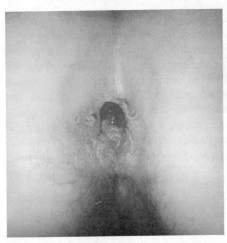

Figura 2 Presença de mamilo hemorroidário interno de 2º grau, prolabado para o exterior do canal anal ao esforço evacuatório que retorna espontaneamente, após cessado esse esforço.

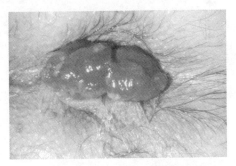

Figura 3 Presença de mamilos hemorroidários internos de 3º grau, prolabados para o exterior do canal anal ao esforço evacuatório, mas que não retornam espontaneamente após cessado esse esforço e necessitam ser recolocados digitalmente.

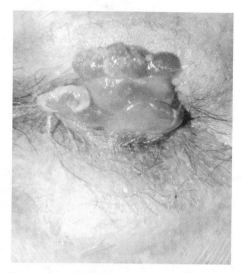

Figura 4 Presença de mamilos hemorroidários internos de 4º grau, prolabados para o exterior do canal anal permanentemente.

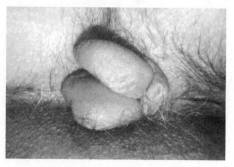

Figura 5 Presença de mamilos hemorroidários externos no canal anal.

Mamilo hemorroidário misto

Na existência concomitante de mamilos internos e externos, a doença hemorroidária é classificada como mista (Figura 6).

Quadro clínico

A enfermidade hemorroidária pode ser assintomática ou apresentar diferentes sintomas e sinais, com vários graus de intensidade. São eles:

- Sangramento: é o principal sinal, além de ser o mais frequente e, às vezes, o primeiro a manifestar-se. O sangue pode ser observado somente no papel higiênico durante a higiene anal e/ou gotejando ou ocorrendo em jato no vaso sanitário durante e/ou imediatamente após a evacuação. Caracteriza-se pela sua cor vermelho rutilante. Esse sangramento é frequentemente inter-

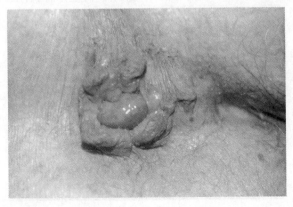

Figura 6 Presença de mamilos hemorroidários internos e externos e, portanto, chamados de mistos.

mitente e a principal causa da consulta médica. Ele é, em geral, esporádico, acontecendo em crises curtas de dias, pouco volumoso e relacionado com a evacuação. A enterorragia volumosa é rara na doença hemorroidária. É fundamental diferenciar esse sangramento originado da doença hemorroidária daquele ocasionado pelos tumores colorretais, pelas doenças inflamatórias intestinais, pela fissura anal etc., por serem bastante similares.

- Prolapso: caracteriza-se pela exteriorização do mamilo hemorroidário interno, para fora do canal anal, durante o ato evacuatório ou durante as atividades físicas. Ele deve ser diferenciado da papila anal hipertrófica prolabada, do pólipo retal baixo que se exterioriza pelo canal anal e da procidência retal que se caracteriza pela protusão de todas as camadas do reto para o exterior do ânus.
- Exsudação perianal: corresponde à umidade da pele perianal causada pela presença de muco nessa região, decorrente, sobretudo, da irritação da mucosa dos mamilos hemorroidários internos prolabados. Acompanha-se, em geral, pela dermatite e pelo prurido anal.
- Desconforto anal: durante ou após a evacuação, pode haver uma pressão anal, definida pelo paciente como um desconforto, porém sem dor anal, porque a simples presença de doença hemorroidária não dói. A presença de dor no canal anal concomitante à doença hemorroidária é causada ou pelas suas complicações, como a trombose vascular (endoflebite) e o hematoma, ou pela presença concomitante de outras enfermidades, como a fissura anal, a infecção perianal (criptite, papilite ou abscesso), as lesões inflamatórias ou tumorais.

Diagnóstico

É feito por meio da anamnese dos sintomas e sinais anteriormente mencionados, além da avaliação dos hábitos evacuatórios e alimentares dos pacientes, o uso de laxativos, a existência de doenças anteriores ou de cirurgias no trato digestivo.

Nas enfermidades agudas e dolorosas, como a trombose hemorroidária, o exame proctológico deve limitar-se ao mínimo necessário para confirmar o diagnóstico, sem agravar o sofrimento do paciente.

O exame proctológico deve seguir a sequência: inspeção estática e dinâmica do canal anal, palpação, toque retal, anuscopia e retossigmoidoscopia.

Diagnóstico diferencial

Para os leigos, sob a designação de "hemorroidas", é incluída, erroneamente, o diagnóstico diferencial da doença hemorroidária com as seguintes enfermidades: procidência retal, papila anal hipertrófica, hemangiomas perianais, condiloma, plicomas, fissura anal, processos infecciosos (criptites, papilites ou abscessos), doenças inflamatórias, tumores benignos ou malignos do canal anal e tumores retais prolabados benignos.

Tratamento

O tratamento da doença hemorroidária depende do tipo e da gravidade de seu sintoma. A doença hemorroidária que não ocasiona sintomas ao paciente não necessita de tratamento específico, mas de cuidados higiênico-dietéticos[3,4,6].

Tratamento clínico

O tratamento clínico pode ser indicado quando a doença hemorroidária acarreta sintomas discretos e esporádicos ao paciente, com longos períodos de acalmia. Está indicado, também, nas gestantes com doença hemorroidária não complicada, em especial no terceiro trimestre. Ele compreende os seguintes cuidados:

- Medidas higiênico-dietéticas: provocar o amolecimento das fezes e a diminuição do tempo de trânsito intestinal, evitando o trauma local e o esforço evacuatório, indicar a ingestão abundante de líquidos e evitar o uso excessivo de bebidas alcoólicas, pimentas e condimentos.
- Cuidados locais: deve-se proibir a utilização de papel higiênico, substituindo-o por banhos com água.
- Medicação tópica: é indicada para aliviar o desconforto local, fazendo-se uso de pomadas e/ou supositórios à base de anestésicos e anti-inflamatórios.

Tratamento cirúrgico

O tratamento curativo da doença hemorroidária sintomática é cirúrgico. Vários métodos terapêuticos podem ser utilizados, desde os mais conservadores aos mais radicais[5,6]. Nos enfermos que apresentam mamilos hemorroidários externos ou mistos, a melhor opção curativa é a hemorroidectomia. Esse procedimento pode ser realizado em ambulatório ou com o paciente hospitalizado.

Trombose hemorroidária

Alguns pacientes podem apresentar estase sanguínea, aguda e volumosa nos plexos hemorroidários tanto externos quanto internos que, com frequência, evoluem para um processo inflamatório endoflebítico, desencadeando a trombose hemorroidária[3,4,6]. Caracteriza-se por apresentar, além do processo inflamatório endoflebítico, intenso edema e necrose (Figura 7).

Seu aparecimento é rápido e abrupto. Causa dor local intensa, contínua e latejante. Há também importante edema local e sensação de tenesmo retal. Pode provocar dificuldade evacuatória e, até mesmo, retenção urinária.

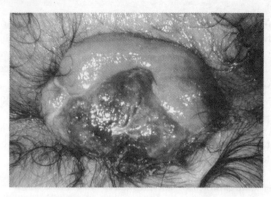

Figura 7 Presença de trombose hemorroidária com extenso processo inflamatório endoflebítico e intenso edema local.

O edema intenso que a trombose hemorroidária acarreta é irredutível, e qualquer manobra para reduzi-lo, mesmo sob analgesia, pode agravar o processo inflamatório.

O tratamento clínico é feito por meio de banhos de assento mornos, bolsa quente perianal, uso de analgésicos e anti-inflamatórios tópicos, na forma de pomadas, e parenterais, uso de auxiliares da defecação, como mucilagens e fibras, e repouso físico.

Hematoma perianal

O hematoma perianal é uma coleção sanguínea subcutânea (extravasal) decorrente da ruptura de um ou mais vasos da pele perianal, associado a trauma local, constipação intestinal, crise de diarreia e esforço evacuatório[3,4,6]. Os hematomas ficam confinados ao anoderma, não ultrapassando a linha pectínea em direção à mucosa do canal anal. É uma das doenças anorretais mais comuns, apresentando alta incidência em todas as faixas etárias e sem preferência quanto ao sexo. Tem aparecimento abrupto de um ou mais nódulos dolorosos de tamanhos variados e tem a coloração azulada (Figura 8). A etiologia dos hematomas perianais está associada a constipação intestinal, diarreia, esforço evacuatório, exercícios físicos exagerados e maus hábitos higiênicos, como a limpeza anal com papel.

A dor local é o principal sintoma, de aparecimento abrupto, com intensidade variável, frequentemente contínua e que raramente se altera com a evacuação. Os hematomas perianais, após dissolverem-se, podem resultar em um excesso de pele perianal, denominado plicoma residual. Às vezes, pode ocorrer ulceração da pele que recobre o hematoma, e essa ruptura provoca a eliminação espontânea dos coágulos extravasais, aliviando de imediato seus sintomas. Seu tratamento é conservador, objetivando a diminuição da dor local, a eliminação do nódulo (hematoma) e evitando sua recidiva.

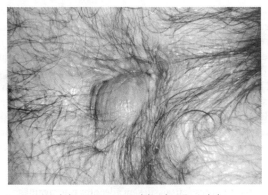

Figura 8   Presença de hematoma perianal de coloração azulada.

Os nódulos maiores, com dor anal intensa e que não diminuem em 48 horas de abordagem clínica, devem ter tratamento cirúrgico por meio da excisão do hematoma perianal feita em regime ambulatorial, sob anestesia local.

FISSURA ANAL

Serão abordadas aqui somente as fissuras anais inespecíficas associadas a traumas do anoderma e hipertonia do esfíncter anal interno. Caracterizam-se por uma úlcera linear situada (Figura 9) no canal anal que se estende da linha pectínea à margem anal (anoderma), que raramente ultrapassa a linha pectínea.

Sua incidência é comum, universal, benigna, que acomete ambos os sexos e todas as faixas etárias. Mesmo quando não passa de mera escoriação no epitélio do anoderma, ela pode causar dor intensa e espasmo anal que dificulta a evacuação[2-6].

Sua localização predominante é na região posterior do canal anal, correspondendo a 86% em nossa casuística. A fissura anterior ocorre em cerca de 10% dos enfermos, e a simultaneidade de ambas, anterior e posterior, em 3% deles, sendo sua localização lateral rara (1% dos pacientes). A fissura anal pode acarretar um processo inflamatório local em cerca de 10% dos enfermos, e isso pode provocar edema e/ou infecção discreta, que levam à formação de um plicoma sentinela na borda da pele e de uma papila anal hipertrófica na linha pectínea denominada "tríade fissurária". A lesão fissurária pode se aprofundar no anoderma até alcançar o músculo esfíncter anal interno, agravando a dor local e podendo acarretar espasmo esfincteriano e dificuldade evacuatória. A infecção pode ocorrer em qualquer momento e estender-se para os tecidos adjacentes, formando um abscesso perianal.

A etiologia da doença fissurária, embora controversa, apresenta vários fatores causais, desencadeantes e agravantes:

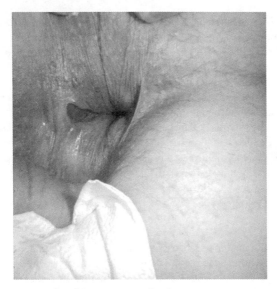

Figura 9   Lesão ulcerada posterior no canal anal.

- Fator traumático: é considerado o mais importante. O esforço evacuatório, a constipação intestinal crônica, a passagem de fezes endurecidas ou diarreicas e o uso de papel para higiene local podem produzir uma ruptura do epitélio de revestimento do ânus causando a lesão fissurária. Essa lesão estimula as terminações sensitivas do anoderma, levando a espasmo do esfíncter anal interno e sua hipertonia. A conscientização da evacuação dolorosa inicia um mecanismo reflexo, tanto voluntário quanto involuntário, de inibição da evacuação, provocando o ressecamento das fezes, que, quando expelidas endurecidas, podem traumatizar ainda mais o anoderma.

- Fator anatômico: no quadrante posterior do canal anal, há um ponto de fraqueza, formado pela confluência das fibras do músculo esfíncter anal interno e das fibras transversas do músculo esfíncter anal externo, local onde pode haver a ruptura do anoderma durante o ato evacuatório. O ponto onde o ânus se abre para a passagem das fezes é onde há a menor distensibilidade, tornando-o mais vulnerável às agressões.
- Fator vascular: o canal anal posterior é menos vascularizado, quando comparado às outras regiões do ânus. Essa redução do fluxo sanguíneo pode acarretar a isquemia dessa região, contribuindo para o aparecimento da fissura anal.

Quadro clínico

Dor anal

A dor anal intensa é o principal sintoma, sendo penetrante e aguda, do tipo latejante, durante e após as evacuações. Muitas vezes, essa dor se estende de forma espasmódica até a região genital, às costas ou aos membros inferiores, podendo manter-se por horas após a evacuação.

Obstipação intestinal

O receio da defecação dolorosa por causa da "dor antecipada" leva o paciente a não evacuar, adiando a defecação sempre que possível e, com isso, induz a constipação, agravando a dor.

Sangramento

Tem cor vermelha rutilante, sempre relacionado com a evacuação, podendo ocorrer por meio de gotejamento no vaso sanitário, visível no papel higiênico ou depositado nas fezes.

Irritação perianal

Pode estar associada ao prurido local, resultante da presença de secreção advinda da eliminação de muco pela lesão fissurária inflamada.

Infecção local

Na fissura anal, pode surgir uma infecção do leito fissurário, resultante de um processo inflamatório pela contaminação da passagem das fezes originando um abscesso perianal.

A doença fissurária é classificada, de acordo com a duração de seu quadro clínico, em aguda ou crônica.

Fissura anal aguda

Caracteriza-se por uma lesão em forma de fenda, estreita e superficial, sem elevação das bordas e com curto período de sintomas.

Fissura anal crônica

À medida que a fissura anal apresenta sintomas por períodos prolongados ou recidivantes, a lesão torna-se mais profunda, com bordos bem definidos e salientes, caracterizando sua fase crônica.

Diagnóstico

O diagnóstico é, em geral, fácil e simples. Na anamnese, a queixa de dores anais intensas, durante e/ou imediatamente após a defecação, do tipo latejante, já permite essa suspeição.

Na inspeção, observa-se lesão ulcerada no anoderma, de forma elíptica, medindo, em geral, de 1 a 2 cm de extensão em seu maior eixo longitudinal. Pode haver associação ou não do plicoma sentinela. A fissura anal, em geral, é única. O exame digital do ânus é também muito doloroso, e o toque retal, com frequência, só é possível após analgesia local. Ao realizá-lo, deve-se observar a presença ou não de papila hipertrófica e verificar a intensidade do espasmo esfincteriano.

Diagnóstico diferencial

Algumas enfermidades anorretais podem assemelhar-se, morfologicamente, à fissura anal, como: carcinomas do canal anal, doenças sexualmente transmissíveis, doenças inflamatórias intestinais e prurido anal. A ausência de hipertonia esfincteriana e a presença de fissura de localização lateral são particularmente importantes, exigindo observação e diagnóstico cuidadosos. Nos casos duvidosos, os exames histopatológicos e/ou sorológicos são necessários, pois fazem o diagnóstico diferencial.

Tratamento

Tratamento clínico

Na presença de fissura anal aguda, quando a hipertonia do músculo esfíncter anal interno não é intensa, indica-se tratamento conservador. Para isso, atua-se sobre as causas da dor da fissura, obtendo-se, em consequência, o relaxamento anal e a cicatrização da lesão. Faz-se por meio de dieta rica em fibras, de maior ingesta líquida para manter as fezes macias e bem formadas, e de auxiliares da defecação, como sene, plantago e mucilagens. Proíbem-se: uso de papel higiênico, condimentos, bebidas alcoólicas e utilização de laxativos catárticos. Emprega-se a aplicação de pomadas tópicas (melhor que supositórios), para combater a dor, o prurido e a infecção. Terapêuticas tópicas têm possibilitado a cicatrização de até 60% das fissuras anais agudas, que visam ao relaxamento anal temporário, permitindo a cicatrização da lesão. São a isossorbida, a nitroglicerina, a nifedipina, a indoramina e a desnervação transitória pela toxina botulínica.

Tratamento cirúrgico

Como há recorrência dos fatores desencadeantes da fissura anal, essa lesão pode apresentar dificuldade progressiva de cicatrização[3,5,6]. Por isso, na fissura anal crônica, cujo componente fisiopatológico principal é a hipertonia intensa do músculo esfíncter anal interno, a melhor conduta é a cirúrgica. Ela tem como objetivo a eliminação dessa hipertonia, por meio de uma esfincterotomia anal interna parcial, com cura definitiva da fissura.

PROCESSOS INFLAMATÓRIOS E INFECCIOSOS

Os processos inflamatórios e/ou infecciosos acometem, com frequência, a região anorretal, independentemente da idade ou do sexo do enfermo. Têm como fatores predisponentes o estado geral, a presença de doenças associadas, como o diabete melito, e as enfermidades que alteram o sistema imunológico, como aids, linfomas, leucemia, ou mesmo pacientes transplantados ou submetidos à quimioterapia e à radioterapia[3,4,5-7].

A inflamação da região criptoglandular do canal anal é a causa mais comum dos processos infecciosos anorretais. Por ser a mais importante e frequente, responsável por cerca de 80% de todas as infecções anorretais, será a abordada. Seu fator desencadeante é o traumatismo local, como a passagem de fezes endurecidas pelo canal anal, presença de diarreia intensa ou pelo uso de papel higiênico para limpeza local. Esse trauma pode acarretar uma lesão que propicia um processo inflamatório agudo local.

Quando a inflamação acomete as papilas anais, origina as papilites, e quando acomete as criptas anais, causa as criptites.

Se, durante a criptite, esse processo alcançar também o ducto de uma das glândulas anais, pode desencadear sua contaminação, com formação de um abscesso perianal. Havendo ruptura desse abscesso, espontaneamente ou por drenagem cirúrgica, pode originar a fístula perianal.

A criptite e o abscesso perianal, portanto, são as fases agudas, e a fístula, a fase crônica de um mesmo processo infeccioso anorretal (Tabela 2).

TABELA 2   Afecções criptoglandulares: etiopatogenia

Criptite
▪ Trauma na cripta anal
Abscesso anorretal
▪ Contaminação da glândula anal
Fístula anorretal
▪ Drenagem do abscesso

Papilites

Na fase aguda de um processo inflamatório da papila anal, pode haver o aumento de seu volume, com alargamento de sua base, em decorrência da cronificação do edema e da congestão, originando a papilite crônica, em geral, com aumento do seu tamanho e, por isso, denominada papila hipertrófica (Figura 10).

Seus sintomas são desconforto anal ou discreta dor na região anal, que piora com a defecação. Quando o tamanho da papila é maior que 1 cm, pode ocorrer seu prolapso à evacuação e, frequentemente, confusão com doença hemorroidária.

Diagnóstico

É realizado pelo toque retal, no qual se palpa na linha pectínea a presença de formação mamelonada, única ou múltipla, sensível ao toque. A anuscopia confirma a presença das papilas edemacia-

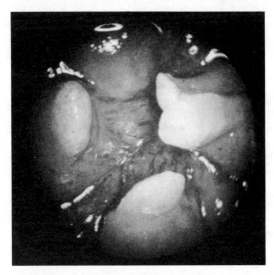

Figura 10 Visão à anuscopia de papilas anais edemaciadas, congestas e aumentadas de tamanho.

das e congestas, em geral, com volume aumentado. As papilas hipertróficas, pelo tamanho que às vezes atingem, podem exteriorizar-se pelo ânus, à evacuação, facilitando seu diagnóstico. Entretanto, o diagnóstico diferencial das papilites, especialmente a hipertrófica (crônica), deve ser feito com a doença hemorroidária e os pólipos retais prolabados. A diferenciação se faz pelo aspecto característico das papilas e sua localização no canal anal.

Tratamento

Na fase aguda da papilite, seu tratamento é clínico, por meio de anti-inflamatórios orais, pomadas ou supositórios analgésicos e anti-inflamatórios, calor local por bolsa quente e/ou banhos de assento em água morna. O tratamento cirúrgico é indicado somente para a papilite hipertrófica (crônica) que causa sintomas importantes, por meio da ressecção da papila.

Criptites

A cripta anal predispõe-se aos traumatismos no canal anal por causa de sua forma anatômica e da fragilidade de suas paredes e, por isso, facilita sua inflamação. Caracteriza-se pela dor na região anal que, quando intensa, é do tipo pulsante e contínua, piorando à evacuação, sendo às vezes acompanhada da eliminação de secreção perianal de muco ou purulenta. Pode ocorrer também a sensação de peso no canal anal e de evacuação incompleta.

Diagnóstico

À inspeção anal, às vezes, observa-se presença de muco ou de pus. O toque retal contribui pouco para o diagnóstico, pois a dor que acarreta dificulta todo o exame proctológico. A anuscopia, quando possível, pode mostrar congestão, enantema e edema na região da linha pectínea. A passagem do anuscópio pelo canal anal pode também provocar a eliminação de pus pela cripta infectada. Seu diagnóstico diferencial deve ser efetuado com as outras infecções do canal anal.

Tratamento

As criptites agudas, com frequência, têm regressão espontânea. Entretanto, as mais intensas levam o paciente a procurar atendimento médico. Seu tratamento é clínico, na maioria dos casos, mediante antibioticoterapia oral, pomadas ou supositórios analgésicos e anti-inflamatórios, calor local com bolsa quente e banhos de assento em água morna. É importante acompanhar a evolução do enfermo, pois, não havendo melhora do quadro clínico, deve-se indicar o tratamento cirúrgico. Nesses casos, realiza-se a exploração das criptas anais com estilete cirúrgico, sob anestesia local ou bloqueio medular. As criptas que estiverem pérvias à introdução do estilete são as acometidas pelo processo infeccioso e, portanto, as que deverão ser cauterizadas ou ressecadas.

Abscessos perianais

Os abscessos são processos infecciosos agudos, supurativos, caracterizados por coleções purulentas na região anorretal. Sua etiologia principal é a criptoglandular, pela infecção de uma cripta anal. As glândulas anais localizam-se ao redor do canal anal, na região da linha pectínea, no espaço existente entre o esfíncter anal interno e o externo. São em número de 8 a 12, e seus ductos desembocam nas bases das criptas anais. É pelos seus ductos que ocorre a contaminação glandular, originária de uma criptite preexistente. Essa infecção pode espalhar-se do espaço interesfincteriano às mais variadas direções. A classificação dos abscessos é feita conforme sua localização anatômica no canal anal e nas regiões perianal ou pélvica.

Quadro clínico

A dor é o sintoma mais importante e característico, sendo em geral contínua e latejante, de intensidade variável de acordo com o volume da coleção purulenta, piorando à deambulação, ao sentar-se e até mesmo à evacuação. Sintomas como febre, calafrios, tenesmos retal e urinário e tumoração perianal associam-se frequentemente ao quadro clínico.

Diagnóstico

É realizado pela inspeção que, nos abscessos superficiais, pode revelar os sinais flogísticos (tumoração, hiperemia, dor e calor local) e pela palpação que, nos abscessos profundos, permite sentir sua flutuação e seus limites, tanto perianal quanto intrarretal (Figura 11).

Nos abscessos profundos, a inspeção e a palpação podem nada revelar. Ao toque retal, podem-se palpar abaulamentos bastante dolorosos. A anuscopia costuma nada revelar, no entanto, em alguns enfermos, pode haver a presença de secreção purulenta no reto. Nos enfermos com dor intensa, o exame proctológico deve ser realizado sob analgesia, de preferência no centro cirúrgico. No enfermo com exame proctológico inconclusivo, devem-se efetuar a ultrassonografia endorretal e/ou a ressonância magnética pélvica, pois esses exames podem demonstrar a presença de abscessos profundos. A tomografia computadorizada e a cintilografia são de

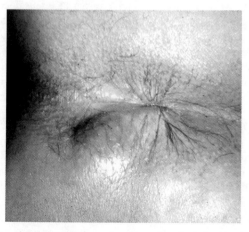

Figura 11 Abscesso perianal no qual se observa área abaulada e hiperêmica.

indicação menos comum, pois não apresentam a mesma especificidade diagnóstica.

O diagnóstico diferencial dos abscessos criptoglandulares deve ser feito com os originários de outros processos infecciosos, como o carcinoma do canal anal, a doença de Crohn anorretal e a tuberculose perianal.

Tratamento

O tratamento dos abscessos anorretais é essencialmente cirúrgico. Os abscessos, depois de diagnosticados, devem sempre ser drenados.

Fístulas perianais

São caracterizadas por um ou mais trajetos que comunicam o canal anal e/ou o reto ao períneo. No canal anal, localiza-se o orifício interno do trajeto da fístula e, no períneo, o externo (Figura 12).

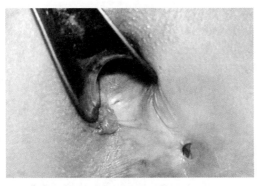

Figura 12 Visão de uma fístula perianal, vendo-se seu orifício interno junto à linha pectínea e o externo na região cutânea do canal anal.

A etiologia da fístula anorretal é criptoglandular em 80% dos enfermos e, em geral, decorrente da drenagem espontânea de um abscesso[3,5,6].

Nas fístulas perianais, podem existir um ou vários orifícios (externos e/ou internos) em várias localizações no canal anal ou, até mesmo, vários trajetos fistulosos relacionados a uma ou a múltiplas criptas anais infectadas.

A classificação das fístulas perianais é feita de várias maneiras. Elas são ditas completas quando é possível reconhecer seu orifício externo (cutâneo), o trajeto fistuloso e o orifício interno, geralmente na cripta anal comprometida. Não sendo identificado um dos orifícios, as fístulas são chamadas de incompletas. Quanto à profundidade do trajeto fistuloso, podem ser classificadas em superficiais ou profundas. São denominadas simples ou complexas de acordo com o tipo de seu trajeto fistuloso, com o número de orifícios (internos ou externos) e com a musculatura esfincteriana envolvida. São também classificadas, conforme a sua localização no canal anal, em interesfincterianas, transesfincterianas, extraesfincterianas e supraesfincterinas.

Quadro clínico

O sinal mais comum da fístula é a eliminação de secreção purulenta perianal, relativamente indolor. A dor ou a febre podem estar presentes nos casos de fístulas com recidiva do processo infeccioso supurativo.

À inspeção perianal, pode-se constatar a presença de um ou mais orifícios externos, com bordas endurecidas que, em geral, localizam-se próximos ao canal anal. Nas fístulas superficiais, pode-se palpar o trajeto fistuloso subcutâneo, entre seu orifício externo e o canal anal. Ao toque retal, bidigital, pode-se identificar o tecido fibroso na região anorretal. Essa compressão palpatória, com frequência, permite a saída de secreção pelo orifício da fístula e pode causar algum desconforto ao enfermo. Às vezes, é possível reconhecer o orifício interno da fístula pela anuscopia, inclusive com a saída de secreção purulenta. A exploração instrumental do trajeto fistuloso, com estilete, deve ser extremamente cuidadosa para não provocar dor ou falso trajeto, induzindo ao erro quanto à localização da cripta comprometida pela infecção.

Diagnóstico

É feito pela história e pelo exame físico do paciente. O estudo por imagens, em geral, não é necessário. A fistulografia (menor especificidade), a ultrassonografia endorretal e a ressonância magnética (maior especificidade) podem auxiliar o diagnóstico das fístulas complexas. O diagnóstico diferencial deve ser realizado com todas as enfermidades específicas ou não que ocasionam fístulas anorretais e com os tumores dessa região.

Tratamento

Muito embora a preferência do tratamento das fístulas anorretais seja cirúrgica, em algumas fístulas complexas sua correção cirúrgica pode acarretar sequelas (incontinência fecal, dificuldade cicatricial e estenoses anais). Esse fato é relevante, especialmente para as fístulas da doença de Crohn. Nesses casos, podem-se utilizar tratamentos conservadores, como a abordagem com cola de fibrina (selantes) injetada em seu trajeto para sua cicatrização[1]. Suas vantagens são não provocar danos à musculatura esfincteriana e, como consequência, nenhum risco de incontinência fecal. Os melhores resultados com o selante são obtidos nas fístulas interesfincterianas e transesfincterianas de origem criptoglandular de trajeto longo (maior que 3,5 cm).

Para seu tratamento cirúrgico, há duas opções: a técnica da fistulotomia, na qual se procede a sua abertura sem excisão do trajeto, e a da fistulectomia, na qual se realiza a ressecção de todo o trajeto da fístula, incluindo o orifício externo e o interno com a cripta infectada correspondente[3,5,6]. O trajeto fistuloso na técnica da fistulectomia é curetado, excisado e a ferida deixada aberta até a sua cicatrização total, por segunda intenção.

BIBLIOGRAFIA

1. Cintron JR, Park JJ, Orsay CP, Pearl RK, Nelson RL, Sone JH, et al. Repair of fistulas-in-ano using fibrin adhesive: long-term follow-up. Dis Colon Rectum. 2000;43(7):944-50.
2. Maria G, Cassetta E, Gui D. A comparison of botulinum toxin and saline for the treatment of chronic anal fissure. N Engl J Med. 1998;338(4):217-20.
3. Pitt J, Craggs MM, Henry MM, Boulos PB. Alpha-1 adrenoceptor blockade: potecial new treatment for anal fissures. Dis Colon Rectum. 2000;43(3):800-3.
4. Quilici FA. Tratamento atual das hemorroidas. In: Dani R. A gastroenterologia hoje e amanhã. São Paulo: FAPEGE; 1996.
5. Quilici FA, Reis Neto JA. Atlas de proctologia. São Paulo: Lemos; 2000.
6. Quilici FA, Reis Neto JA, Cordeiro F, Reis Jr. JA. Afecções proctológicas. In: Petroianu A, Pimenta LG. Clínica e cirurgia geriátrica. Rio de Janeiro: Guanabara Koogan; 1999. p.383-401.
7. Ramos JR, Mesquita RM. Uso de cola de fibrina no tratamento da fístula anal: há evidências de sua real eficácia? In: Catro LP, Savassi-Rocha PR, Lacero FA, Conceição SA. Tópicos em gastroenterologia – Avanços em coloproctologia. Rio de Janeiro: Medsi; 2001. p.447-52.
8. Quilici FA. Tratamento atual da doença hemorroidária. In: Coelho JCV, Malafaia O, Ribeiro JM. Cirurgia do aparelho digestivo. São Paulo: Lemos; 2000.
9. Quilici FA. Doenças anorretais. São Paulo: Lemos; 2002.
10. Quilici FA. Doenças proctológicas. In: Copelman H. Gastroproct. São Paulo: Lemos; 2003.

Seção VII

Doenças biliopancreáticas

20 | Pancreatite aguda

José Galvão-Alves
Marta Carvalho Galvão
Bruna Cerbino de Souza
Ricardo Henrique Rocha de Rodrigues

INTRODUÇÃO

A pancreatite aguda (PA) é uma das mais temidas condições abdominais e responde por 270.000 hospitalizações por ano nos Estados Unidos, com 5% de mortalidade.

Trata-se de uma das causas mais comuns de admissão hospitalar nos serviços de gastroenterologia nos Estados Unidos, estando a maioria dos casos associada à presença de litíase biliar ou ao consumo frequente e exacerbado de álcool, este último relacionado à forma agudizada de pancreatite crônica. Atenção especial tem-se dado na literatura atual à pancreatite medicamentosa, por hipertrigliceridemia, pós-colangiopancreatografia retrógrada endoscópica (CPRE) e a forma autoimune. O que se considera imprescindível é a busca incessante da etiologia, evitando-se PA recorrentes e colecistectomias desnecessárias. Para isto, é fundamental um serviço de imagem com alta tecnologia, técnicos experientes e, quando necessário, um grupo de ecoendoscopistas altamente qualificado.

As primeiras 24 horas da PA são determinantes em sua forma evolutiva e em seu desfecho final, sendo por isto atualmente denominadas "horas de ouro".

Objetiva-se neste primeiro dia diagnosticar a doença, prognosticar sua gravidade, realizar uma adequada e segura ressuscitação hídrica e decidir a necessidade da CPRE.

AVALIAÇÃO DA GRAVIDADE

Embora importante nas decisões e condutas da PA, a determinação da gravidade da doença tem sido melhor definida após 48 horas do início da dor. No entanto, este é um período muito longo para as principais decisões de terapêutica, local de internação (centro de terapia intensiva *vs.* enfermaria) e outras medidas de suporte.

Diversos sistemas de pontuação foram elaborados na tentativa de auxiliar os profissionais na caracterização dos episódios de PA e da gravidade de sua evolução. Do ponto de vista clínico, admite-se que a presença de alguns fatores possa predizer maior chance de evolução desfavorável/risco de quadros mais graves, sendo estes: idade (> 55 anos), obesidade (IMC > 30 kg/m^2), presença de comorbidades (diabetes, doenças cardiovasculares, pneumopatias), alteração do nível de consciência, presença de infecção nosocomial concomitante e/ou síndrome da resposta inflamatória sistêmica (SIRS).

Um desses sistemas prognósticos é o método BISAP (*Bedside Index for Severity of Acute Pancreatitis*), por meio do qual objetiva-se que, no momento do diagnóstico, ao chegar ao hospital, seja possível estimar a gravidade da doença.

O método BISAP avalia cinco itens: nitrogênio ureico (BUN), estado mental pela escala de Glasgow, SIRS, idade > 60 anos e presença de derrame pleural. Pontua-se cada item com 1 unidade, variando a gravidade, portanto, de 0 a 5 pontos (Tabela 1).

Em estudo retrospectivo com 18.256 pacientes em 177 centros, no período de 2004-2005, pode-se constatar que o escore 3 apresentava 5,3% de mortalidade, o 4 cerca de 12,5% e o 5 cerca de 22,5%.

SEÇÃO VII   Doenças biliopancreáticas

TABELA 1   Método BISAP original vs. adaptação para o Brasil

BUN > 25 mg/dL	Ureia > 50 mg/dL
Impaired mental state	Alteração do nível de consciência
Systemic inflammatory response syndrome	Síndrome da resposta inflamatória sistêmica (SIRS)
Age > 60 years	Idade > 60 anos
Pleural effusion	Presença de derrame pleural

Hoje, o método BISAP de aferição está consagrado para avaliação da gravidade da PA nas primeiras 24 horas.

DEFINIÇÃO

Entende-se por pancreatite aguda o processo inflamatório do pâncreas e/ou de tecido peripancreático, de etiologia variada, que se manifesta, em sua maioria, por dor abdominal, elevação das enzimas pancreáticas (amilase e/ou lipase) no sangue e alteração morfológica identificada na tomografia computadorizada (TC) de abdome ou na ultrassonografia (US).

Considera-se, com propósito diagnóstico, elevação das enzimas pancreáticas em nível acima de três vezes o seu limite superior. É relevante frisar que o grau de elevação das enzimas pancreáticas não tem valor prognóstico.

A associação de dor com mais um dos parâmetros anteriormente citados, elevação das enzimas ou alteração morfológica, é diagnóstica de PA.

Merece apreciação a situação de dor abdominal em barra no andar superior do abdome associada a náuseas e vômitos, muito sugestiva de origem pancreática que, no entanto, cursa com enzimas e TC normais. Embora não se possa excluir PA, também não se pode confirmá-la.

Este grupo de pacientes, que responde por 5 a 10% do total das pancreatites agudas, deve ser orientado para investigações futuras e mais especializadas, para manter-se atento a novos episódios dolorosos.

ETIOLOGIA

Várias condições têm sido apontadas como responsáveis por desencadear episódios de PA, estando a litíase biliar, em especial a microlitíase (cálculos < 3 mm), e o consumo abusivo de álcool entre as causas mais prevalentes, responsáveis por cerca de dois terços dos casos de PA nos Estados Unidos. Além dessas, outras etiologias clássicas devem ser lembradas, embora sejam menos frequentes: hipertrigliceridemia (TG sérico > 1.000 mg/dL), hipercalcemia, infecção (ex.: vírus, bactérias, parasitas, fungos), pós-CPRE, pós-trauma abdominal, uso de drogas (ex.: inibidores da enzima conversora de angiotensina, furosemida, ácido valproico, mesalazina, azatioprina, 6-mercaptopurina, citarabina, tetraciclina), obstrução neoplásica e autoimune, que por vezes se apresenta de forma aguda. Discute-se ainda na literatura origens consideradas controversas, como *pancreas divisum*, pâncreas ectópico e disfunção do esfíncter de Oddi. Dados recentes sugerem que o tabagismo atua como fator de risco independente para pancreatite, seja ela aguda ou crônica.

Em cerca de 90 a 95% das PA, a etiologia é facilmente determinada; no entanto, em cerca de 5 a 10% a busca da causa é por vezes inglória, e isto constitui risco de recorrência e um dilema para médicos e pacientes.

CLASSIFICAÇÃO E FORMAS EVOLUTIVAS

Em 1992, um grupo de 40 especialistas em doenças pancreáticas reuniram-se em Atlanta, Geórgia, Estados Unidos, sob a coordenação do Professor Edward L. Bradley III, responsável pelo Departamento de Cirurgia do Memory University School of Medicine, para unificar as principais definições e terminologias sobre PA, sendo então na ocasião elaborados critérios discriminatórios, objetivando classificar os achados e as diferentes condições clínicas encontradas, a fim de se estabelecer uma avaliação prognóstica mais acurada. Esses critérios foram posteriormente revisados em 2012 e, ainda hoje, constituem guias sobre esta doença. Assim, de acordo com os critérios revisados de Atlanta, a PA pode ser dividida nas formas a seguir.

Pancreatite aguda leve (edematosa intersticial)

É a forma mais comum de apresentação (80 a 90%). Caracteriza-se por doença não complicada restrita ao pâncreas com evolução clínica e laboratorial favoráveis. Por vezes, é de diagnóstico extremamente difícil, pois pode cursar com enzimas pancreáticas e TC do pâncreas normais.

Embora possa apresentar toxicidade sistêmica, esta é geralmente autolimitada, ou seja, não há falência orgânica. A mortalidade gira em torno de 2% e, muitas vezes, está relacionada com o estado clínico prévio do paciente.

Pancreatite aguda moderada

Forma que se caracteriza pela presença de complicações locais e/ou por uma falência orgânica transitória, ou seja, que se resolve em até 48 horas. Por exemplo, paciente que na admissão hospitalar apresenta elevação das escórias nitrogenadas e, após adequada hidratação venosa, nova dosagem sérica de ureia e creatinina revelam a normalização de seus níveis, concluindo que houve boa resposta à reposição volêmica.

Pancreatite aguda grave

Doença sistêmica grave, caracterizada pela presença de falência orgânica persistente de um ou mais sistemas (respiratório, cardiovascular, renal) e complicações locais, como necrose estéril ou infectada, pseudocisto e abscesso. A mortalidade pode atingir 20 a 40%. Nessa forma de apresentação, a TC com contraste em bolo (mapeamento dinâmico do pâncreas) apresenta um índice diagnóstico próximo a 95%.

Fica bastante claro que existem três grandes formas evolutivas de PA, com apresentações clínicas distintas e que envolvem condutas diagnósticas e terapêuticas diferentes. Enquanto o paciente com PA leve pode ser adequadamente tratado em um leito de enfermaria por uma equipe experiente, o portador de PA moderada/grave necessita de internação em centro de terapia intensiva para melhor monitorização e caracterização de sua evolução, muitas vezes com uma equipe mais completa, da qual devem fazer parte clínicos, cirurgiões, endoscopistas, intensivistas, radiologistas intervencionistas, nutrólogos, fisioterapeutas respiratórios, entre outros.

COMPLICAÇÕES

Coleção fluida aguda

Esta condição ocorre precocemente no curso da PA, localiza-se mais frequentemente próximo ao pâncreas e não há tecido de granulação ou fibrose que a envolva (Figura 1).

Estas coleções constituem o substrato para o pseudocisto e o abscesso pancreático agudo.

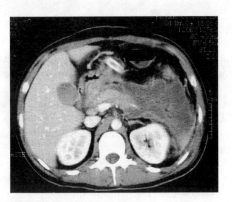

Figura 1   Pancreatite aguda. Coleção líquida aguda.

Necrose pancreática

Corresponde a uma área focal ou difusa de parênquima pancreático não viável, que é tipicamente associado à necrose gordurosa peripancreática (Figura 2).

É o principal fator morfológico de gravidade da PA, e o padrão-ouro para sua identificação é a TC com contraste oral e venoso.

A distinção entre necrose estéril e infectada é crítica, pois a presença de infecção aumenta a morbidade e a letalidade e, por vezes, obriga a drenagem preferencialmente cirúrgica.

Já a necrose estéril pode permitir um criterioso acompanhamento clínico laboratorial.

Esta importante distinção, entre estéril e infectada, deve ser conduzida por meio de punção por agulha fina guiada por TC, cujo material coletado será encaminhado à coloração pelo Gram e cultura (Figura 3).

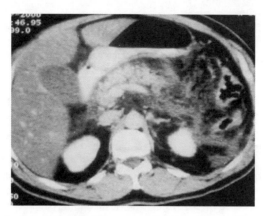

Figura 2   Pancreatite aguda. Necrose parenquimatosa e peripancreática.

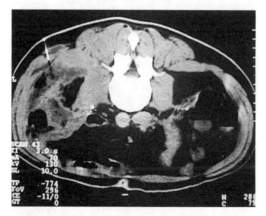

Figura 3   Punção por agulha fina de coleção suspeita de infecção guiada portomografia. Infecção confirmada.

Pseudocisto agudo

Pseudocisto é uma coleção de suco pancreático, envolvida por uma parede não epitelizada (Figura 4). É originário de PA, trauma pancreático ou pancreatite crônica.

É rico em enzimas pancreáticas e estéril. Sua formação requer 4 ou mais semanas a partir do início da PA.

Abscesso pancreático

Coleção intra-abdominal, purulenta, circunscrita, geralmente na proximidade do pâncreas, contendo pouco ou nenhum tecido necrótico e que se origina de PA ou trauma pancreático (Figura 5).

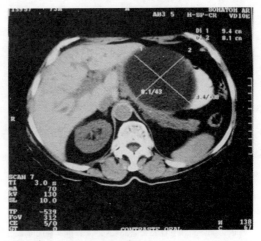

Figura 4   Pseudocisto no corpo pancreático.

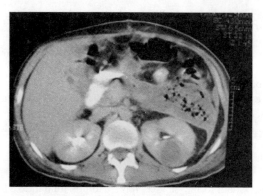

Figura 5   Abscesso pancreático em cauda pancreática.

Ocorre tardiamente na evolução da PA, geralmente a partir da quarta semana ou mais do início do quadro.

Origina-se muito provavelmente de necrose delimitada com subsequente liquefação e infecção secundária.

Deve ser diferenciado da necrose infectada, pois esta não é bem delimitada e contém grande quantidade de tecido necrótico, ao passo que o abscesso tem pouca necrose em seu interior e contém pus com cultura positiva para bactéria ou fungo.

Recentemente, tem-se proposto a denominação "necrose organizada" para a situação em que a necrose é bem delimitada por um tecido granuloso, mas ainda não liquefeito para tornar-se pseudocisto e também bastante rico em conteúdo necrótico para ser considerado um abscesso. Logo, a partir do tecido necrótico pode-se ter inúmeras formas de apresentação. É fundamental ter a percepção atual de que necrose infectada é diferente de abscesso, e que pseudocisto infectado deve ser considerado abscesso. Salienta-se que o índice de mortalidade por necrose infectada é o dobro daquele por abscesso pancreático.

TERAPÊUTICA

A apresentação clássica da PA tem como sintoma cardinal a dor, presente em cerca de 95% dos pacientes. Embora a dor "em barra" ou "em cinto" seja a mais característica, esta encontra-se presente, em no máximo, 30 a 50% dos casos, sendo a localização epigástrica a forma de apresentação mais comum (60%). Cabe lembrar que muitas vezes ela se comporta de maneira atípica e pode localizar-se em qualquer ponto do tórax ou do abdome.

Náuseas acompanhadas de vômitos, presentes em 80% das vezes, podem tornar-se incoercíveis, impossibilitando a hidratação oral e contribuindo para o estado de hipovolemia desses pacientes.

Distensão abdominal por diminuição de peristalse (íleo paralítico), equimose periumbilical (sinal de Cullen) ou equimose nos flancos (sinal de Grey-Turner) e ascite livre podem ser identificados no exame físico do abdome.

A presença de equimose, vista em apenas 3% das pancreatites, traduz necrose e hemorragia no retroperitônio e, assim como a ascite, relaciona-se com maior gravidade do quadro (Figura 6).

Manifestações sistêmicas, distantes do pâncreas, representam também pior prognóstico e podem expressar-se por meio de alterações nos mais variados aparelhos e sistemas.

A primeira decisão na terapêutica do paciente com PA é decidir em que setor ele deverá ser internado. Nos casos indicativos de uma forma leve opta-se por deixá-lo num leito de enfermaria, ao passo que aqueles com sinais de gravidade e/ou comorbidades significativas devem ser lotados no centro de terapia intensiva.

Este grupo de pacientes depende de médicos competentes, instituição qualificada, equipe de saúde harmonizada e experiente.

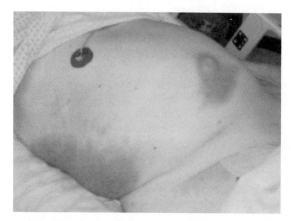

Figura 6   Sinal de Cullen (equimose periumbilical) e de Grey-Turney (equimose no flanco) por complicações hemorrágicas da pancreatite aguda.

Reposição volêmica

Em decorrência da não ingestão hídrica adequada, da perda volêmica decorrente de vômitos, sudorese, perspiração, íleo paralítico e queimadura retroperitoneal, a volemia destes pacientes encontra-se consideravelmente comprometida, podendo agravar, caso não adequadamente corrigida, o estado geral do paciente, em decorrência de má perfusão renal, intestinal e pancreática. Na PA grave, associa-se ainda a vasodilatação decorrente da liberação de mediadores inflamatórios. Portanto, pouco volume numa rede vascular mais dilatada tem como consequências possíveis a hipotensão e o choque.

A ressuscitação hídrica deve obedecer a uma cuidadosa avaliação hemodinâmica do paciente, bem como a coexistência de comorbidades que possam dificultar a introdução de grandes volumes, como a insuficiência cardíaca e/ou renal.

Isto visto, propõe-se reidratação de acordo com a gravidade de depleção volêmica e, assim, os mais graves deverão receber em torno de 1.000-2.000 mL na primeira hora e, posteriormente, cerca de 250 a 300 mL/hora.

Deve-se ressaltar a importância de se entender a reposição de fluidos como uma conduta dinâmica e baseada em parâmetros clínicos e laboratoriais de vigília contínua. Dessa forma, reavaliações devem ser feitas a cada 6 horas, com adequada monitorização e registro dos sinais vitais (pressão arterial, frequência cardíaca, saturação arterial de oxigênio, temperatura axilar) e do balanço hídrico, sendo a diurese ideal em torno de 0,5 mL/kg/hora.

Outro ponto a se discutir na hidratação endovenosa é o tipo de fluido a ser administrado. Na PA leve/moderada, não há dúvida quanto à preferência pelos cristaloides, em especial o Ringer lactato em bomba infusora; no entanto, quando se trata de forma necrosante, é bem provável que tenhamos que associar os coloides, em especial a albumina humana. Em casos especiais de PA em alcoolista com hepatopatia crônica concomitante, pode-se cogitar o uso de plasma fresco. Nos raros casos de PA causada por hipercalcemia, não utilizar Ringer lactato, dado o alto teor de cálcio em sua composição.

A administração de concentrado de hemácias deve ser indicada quando o hematócrito está abaixo de 25% ou quando entre 25 e 30%, mas com instabilidade hemodinâmica presente.

Analgesia

A dor é o mais comum sintoma da PA e principal razão de busca ao setor de emergência. Ela por vezes é lancinante e de difícil controle, necessitando de analgésicos comuns ou até do uso de opiáceos.

Existem várias medidas disponíveis para alívio da dor, a começar pelo jejum, denominado dieta zero oral, que elimina o estímulo gastroentérico ao pâncreas e, por conseguinte, a secreção pancreática. Em presença de íleo paralítico substancial, a introdução de uma sonda nasogástrica de curta duração (24 a 48 horas) pode promover alívio sintomático significativo.

A analgesia farmacológica deve evitar a via oral e, preferencialmente, é feita por via endovenosa.

Os analgésicos comuns como a dipirona em infusão contínua, na dose de 320 mg/hora, ou em *bolus* na dose de 2 g endovenosos a cada 8 horas têm se mostrado efetivos no controle da dor da PA.

Esta substância não é agressiva à mucosa gastrointestinal e aos rins, no entanto, apresenta risco de provocar agranulocitose em pequeno número de usuários. Tem sido a primeira opção há muitos anos, inclusive em decorrência de sua disponibilidade e custo.

Os anti-inflamatórios não hormonais são os mais utilizados na prática clínica como analgésicos não opioides, no entanto, seus principais paraefeitos, como hemorragia digestiva, disfunção renal e mielotoxicidade, obriga-nos a recomendá-los com cautela e por curto período.

Por último, observa-se o uso dos opioides intravenosos em ordem progressiva: tramadol, meperidina e morfina (Tabela 2), que devem ser utilizados cuidadosamente, pois têm ação nos receptores opioides do sistema nervoso central e seu uso pode associar-se à dependência, em especial nos alcoolistas.

Embora citado na literatura, não se tem indicado o fentanil como analgésico em PA, pelo risco potencial de depressão respiratória.

Os opioides também têm sido recomendados para uso por via epidural, no entanto, esta via não é utilizada na PA e, sim, por vezes, na dor refratária de pancreatite crônica e câncer pancreático.

TABELA 2 Analgésicos opioides

Nome	Dose	Via	Intervalo
Tramadol	100 a 150 mg	IV	6/6 h – 8/8 h
Meperidina	10 mg	IV	4/4 h – 6/6 h
Morfina	2 mg	IV	4/4 h – 6/6 h

Nutrição

A dieta zero por via oral deve ser conduta comum a todas as formas de PA e tem sido recomendada em todas as diretrizes sobre o assunto.

Na PA leve, esta conduta deve ser mantida até que uma evolução clínica e laboratorial favorável autorize a reintroduzir progressivamente a alimentação oral com segurança. Nos pacientes que apresentam alívio precoce da dor, presença de peristalse, sensação de "fome", leucócitos e PCR próximos ao normal, reinicia-se a alimentação apenas com líquidos claros, no sentido de observar-se a aceitação. Em caso de boa resposta, progride-se para uma dieta líquida pastosa e posteriormente branda, isenta de lipídios.

Caso a aceitação seja difícil, o reinício da alimentação oral deverá ser conduzido com maior cuidado e de forma mais lenta.

Já nas formas de apresentação mais graves, por tratar-se de condição hipermetabólica e catabólica, a perda de proteínas é de tal relevância que aumenta significativamente a morbidade e a letalidade destes pacientes. Neste grupo, impõe-se a intervenção nutricional o mais precocemente possível, pois ao cabo de uma semana esgotará a reserva proteica, se não suplementada adequadamente.

A primeira decisão sobre nutrir o paciente com PA grave recai sobre a via de inserção do suplemento alimentar.

Os cinco maiores estudos comparativos, randomizados e sua metanálise demonstram que a alimentação enteral é consistentemente superior à nutrição parenteral, com menor custo, menos complicações e melhor evolução.

Isso se deve especialmente à maior eficiência da nutrição enteral em preservar a função intestinal, diminuir a translocação bacteriana, melhorar a imunidade local e sistêmica, diminuindo a desnutrição, a infecção, a sepse e a falência múltipla de órgãos.

O cuidado ao optar-se pela nutrição enteral é posicionar a sonda nasoenteral, ainda que por via endoscópica, a cerca de 20 a 30 cm do ângulo de Treitz (Figura 7).

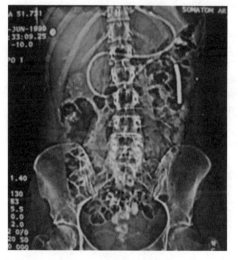

Figura 7   Sonda nasoenteral.

Em algumas situações, como íleo paralítico grave, a não aceitação de dieta enteral e outras, pode-se necessitar do uso da nutrição parenteral total, embora de maior custo, com risco de hiperglicemias extremas e de infecção no cateter.

Ambas necessitam de um grupo de nutrição enteral/parenteral de excelência.

Antibioticoterapia

Em razão da alta frequência da infecção bacteriana em pacientes com PA necrosante e sua clara correlação com elevada morbidade e letalidade, este assunto tem provocado inúmeras reuniões e trabalhos científicos, buscando-se a conduta antibiótica mais adequada.

Na PA leve, sem necrose, não há nenhum motivo para antibioticoterapia, muito menos profilática.

O principal substrato para infecção pancreática e/ou peripancreática é a presença de necrose e sua extensão.

Em pacientes com menos de 50% de tecido necrótico, 23% apresentarão infecção, ao passo que pacientes com mais de 50% de área de necrose podem atingir até 84%.

O risco de infecção aumenta também com a duração da doença, podendo atingir até 70% por volta da terceira semana (Figura 8).

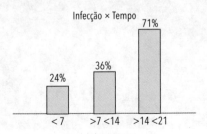

Figura 8   Infecção e duração da pancreatite aguda.

Os pacientes com agressão aguda do tipo necrótica possuem diminuição significativa das defesas imunes, o que os tornam mais vulneráveis à infecção local e sistêmica.

Os patógenos podem então atingir o tecido necrótico por via hematogênica, linfática ou por translocação bacteriana através do trato gastrointestinal.

O trato gastrointestinal, inflamado e parético, é a mais importante fonte dos patógenos envolvidos na infecção da PA, o que pode ser confirmado pela identificação dos bacilos Gram-negativos entéricos em 50 a 70% das culturas do tecido necrótico infectado (Tabela 3).

TABELA 3   Microrganismos identificados na necrose infectada

Patógeno	%
Gram-negativos	50 a 70
Cocos Gram-positivos	20 a 40
Anaeróbios	£ 10
Fungos	10 a 40

Por último, sabendo-se que a necrose e sua extensão são importantes fatores de risco para infecção local na PA e que os patógenos na infecção primária, em sua maioria, são bacilos Gram-negativos entéricos, cabe avaliar quais são as drogas antibióticas mais adequadas a esta situação.

Imipenem foi o primeiro agente antimicrobiano que se mostrou efetivo em reduzir as complicações infecciosas neste grupo de pacientes. Este antimicrobiano de amplo espectro concentrava-se adequadamente no tecido pancreático e peripancreático.

O segundo grupo de escolha para infecção bacteriana na PA é o das quinolonas, em especial o ciprofloxacino, que associado ao metronidazol tem se tornado uma opção ao imipenem, quando este não está disponível.

Inúmeros trabalhos têm avaliado o uso adequado dos antimicrobianos profiláticos na pancreatite necrosante, no entanto, não há consenso na literatura sobre isso.

Quanto à infecção fúngica, especificamente a relacionada com *Candida albicans*, parece ser de ocorrência secundária, posterior ao uso de antibióticos profiláticos.

Considerando que a PA necrosante tem um alto índice de infecção, que as bactérias envolvidas são sensíveis a antibióticos de amplo espectro, como carbapenêmicos e à associação de ciprofloxacino e metronidazol e que estes concentram-se de forma eficaz no pâncreas inflamado, é natural pensar em utilizá-los precocemente na PA grave e com isto diminuir o risco de infecção, sepse e mortalidade. Artigos de Beger et al. na década de 1980 e de Pedarzoli na década de 1990 pareciam indicar que o uso "profilático" de antimicrobianos na PA necrosante diminuíram a sepse e suas complicações. Seguiram-se outros, por Siano et al. e, posteriormente, por Bassi, indicando que o uso nas primeiras 72 horas poderia diminuir morbidade e letalidade.

Com base nestas informações, universalizou-se o uso precoce de antibióticos, com o objetivo de evitar a infecção da necrose pancreática.

Em sequência, dois grandes estudos, multicêntricos, randomizados, duplo cegos têm mudado a opinião quanto ao uso de antimicrobianos na necrose pancreática estéril. Isenmann et al. publicaram em 2004 no *Gastroenterology* estudo baseado em evidências mostrando que o uso de ciprofloxacino e metronidazol não previne infecção e suas complicações na PA grave.

Em seguida, Dellinger et al., em estudo multicêntrico, envolvendo 32 centros nos Estados Unidos e na Europa, compararam o uso de meropenem e placebo no 5º dia após admissão com PA grave e a medicação foi administrada continuamente por 7 a 21 dias. Este importante estudo não demonstrou diferença entre o grupo que usou antimicrobiano e o placebo quanto a infecção pancreática e peripancreática, intervenção cirúrgica e mortalidade.

Com base nestes estudos, o emprego de antibioticoterapia fica restrito à presença de sepse biliar ou infecção pancreática/peripancreática confirmada.

Para tanto, em casos que se desconfia da possível presença de infecção bacteriana opta-se por rastreá-la cuidadosamente com hemoculturas, urinocultura e, se disponível, com tecido ou secreção da área de necrose, coletada por meio da punção com agulha fina guiada por TC (Figura 3).

NECROSE INFECTADA

Aproximadamente 30 a 40% dos pacientes com pancreatite necrosante desenvolvem infecção da necrose. O método ideal para diagnosticá-la é a punção com agulha guiada por TC, com sensibilidade de 95%. Na ausência de infecção, a necrose é tratada conservadoramente.

Já na necrose infectada, deve-se iniciar imediatamente antibióticos que atinjam alta concentração pancreática, como os carbapenêmicos (imipenem ou meropenem) ou a associação de quinolonas com metronidazol, na ausência dos primeiros.

Caso o paciente apresente alta suspeita de infecção e não seja disponível a punção por TC, fato comum em nosso meio, antibioticoterapia deve ser iniciada. Aqui, não está se falando de prevenção, mas sim, de terapêutica da infecção.

Já a drenagem cirúrgica, endoscópica ou radiológica deve ser realizada no momento adequado, de acordo com a condição de cada paciente.

ABORDAGEM CIRÚRGICA

No passado, o diagnóstico de infecção na necrose pancreática era indicação de intervenção cirúrgica imediata, no entanto, isto tem se modificado. Em resumo, a conduta atual mais adequada seria a de primeiro estabilizar o paciente, já em uso de antibióticos, e permitir uma maior e melhor organização da necrose infectada, com avaliação individualizada e frequente da evolução clínica destes doentes.

Após uma revisão de 11 estudos com 1.136 pacientes, os autores concluíram haver uma significativa relação entre o momento cirúrgico e a mortalidade.

O consenso atual é que o manejo inicial da necrose infectada, em pacientes clinicamente estáveis, deve observar um curso de 2 a 4 semanas de antibióticos antes da abordagem cirúrgica.

Nos casos mais graves, a conduta deve ser selecionada "caso a caso". Em pacientes com PA de origem biliar, a colecistectomia deve ser realizada na mesma internação, visando prevenir a recorrência da pancreatite.

Pacientes com PA e colangite ascendente concomitante devem ser submetidos à CPRE com papilotomia endoscópica nas primeiras 24 horas de admissão. Outra situação em que a CPRE precoce estaria bem indicada seria nos casos em que há piora clínica associada à elevação dos testes hepatobiliares, o que sugere obstrução biliar em curso.

BIBLIOGRAFIA

1. Crockett SD, Wani S, Gardner TB, Falck-Ytter Y, Barkun AN, Crockett S, et al.; American Gastroenterological Association Institute. Guideline on initial management of acute pancreatitis. Gastroenterology. 2018;154(4):1096-101.

2. Akshintala VS, Kamal A, Singh VK. Uncomplicated acute pancreatitis. Gastrointest Endosc Clin N Am. 2018;28(4):425-38.

3. Jagannath S, Garg PK. Recurrent acute pancreatitis: current concepts in the diagnosis and management. Curr Treat Options Gastroenterol. 2018.

4. Portelli M, Jones CD. Severe acute pancreatitis: pathogenesis, diagnosis and surgical management. Hepatobiliary Pancreat Dis Int. 2017;16(2):155-9.

5. Stigliano S, Sternby H, de Madaria E, Capurso G, Petrov MS. Early management of acute pancreatitis: a review of the best evidence. Digestive and Liver Disease. 2017;49(6):585-94.

6. Greenberg JA, Hsu J, Bawazeer M, Marshall J, Friedrich JO, Nathens A, et al. Clinical practice guideline: management of acute pancreatitis. Canadian J Surg. 2016;59(2):128-40.

7. Janisch NH, Gardner TB. Advances in management of acute pancreatitis. Gastroenterol Clin North Am. 2016;45(1):1-8.

8. Schreyer AG, Grenacher L, Juchems M. Pankreatitis. Der Radiologe. 2016;56(4):355-62.

9. Pezzilli R, Zerbi A, Campra D, Capurso G, Golfieri R, Arcidiacono PG, et al. Consensus guidelines on severe acute pancreatitis. Digest Liver Dis. 2015;47(7):532-43.

10. Srinivasan G, Venkatakrishnan L, Sambandam S, Singh G, Kaur M, Janarthan K, et al. Current concepts in the management of acute pancreatitis. J Family Med Prim Care. 2016;5:752-8.

11. Yokoe M, Takada T, Mayumi T, Yoshida M, Isaji S, Wada K, et al. Japanese guidelines for the management of acute pancreatitis: Japanese Guidelines 2015. J Hepato-Biliary-Pancreat Sci. 2015;22(6):405-32.

12. DiMagno MJ. Clinical update on fluid therapy and nutritional support in acute pancreatitis. Pancreatol. 2015;15(6):583-8.

13. Fisher JM, Gardner TB. The "golden hours" of management in acute pancreatitis. Am J Gastroenterol. 2012;107:1146-50.

14. Singh VK, Wu BU, Bollen TL, Repas K, Maurer R, Johannes RS, et al. A prospective evaluation of the bedside index for severity in acute pancreatitis score in assessing mortality and intermediate markers of severity in acute pancreatitis. Am J Gastroenterol. 2009;104(4):966-71.

15. Wu BU, Johannes RS, Sun X, Tabak Y, Conwell DL, Banks PA. The early prediction of mortality in acute pancreatitis: a large population-based study. Gut. 2008;57:1698-703.

16. Banks PA, Freeman ML. Practice guidelines in acute pancreatitis. Am J Gastroenterol. 2006;1001:2379-400.
17. Bradley EL. Acute pancreatitis, diagnosis and therapy. Nova York: Raven Press; 1994.
18. Bradley III EL. A clinically based classification system for acute pancreatitis. Summary of the International Symposium on Acute Pancreatitis, Atlanta, Ga, September 11 through 13, 1992. Arch Surg. 1993;128:586-90.
19. Banks PA. Acute pancreatitis: medical and surgical management. Am J Med. 1994;89(8):578-85.
20. Feldman M, Friedman LS, Brandt LJ. Sleisenger and Fordtran's gastrointestinal and liver disease. 10. ed, cap. 58. Philadelphia: Elsevier; 2016.
21. Steer ML. Exocrine pancreas. In: Townsend CM. Sabiston textbook of surgery. 18 ed. cap. 55. Philadelphia: Saunders Elsevier; 2010. p. 1491-522,.
22. Lankasch PG, Maisonneuve P, Lowenfels AB. Etiology and epidemiology of acute pancreatitis. In: Beger HH, Matsuno S, Cameron JL. Diseases of the pancreas. Berlin: Springer; 2008. p.131-42.
23. Domingues-Muñoz JE. Guidelines for the detection of the etiologic factor of acute pancreatitis. In: Domingues-Muñoz JE. Clinical pancreatology. Massachusetts: Blackwell; 2005. p. 40-6.
24. Gullol, Migliori M, Oláh A, Farkas G, Levy P, Arvanitakis C, et al. Acute pancreatitis in five European countries: etiology and mortality. Pancreas. 2002;24:223-7.
25. Ros E, Navarro S, Beu C, Garcia Pugés A, Valderrama R. Occult microlithiasis in "idiopathic" Acute pancreatitis: prevention of relapses by cholecystectomy or ursodeoxycholic acid therapy. Gastroenterol. 1991;101:1701-9.
26. Lee SP, Nicholls JF, Park HZ. Biliary sludge as a cause of acute pancreatitis. N Engl J Med. 1992;326:589-93.
27. Toskes PD. Hyperlipidemic pancreatitis. Gastroenterol Clin North Am. 1990;19:783-91.
28. Trivedi CD, Pitchumoni CS. Drug-induced pancreatitis. An update. J Clin Gastroenterol. 2005;39:709-16.
29. Cooper ST, Slivka A. Incidence, risk factors, and prevention of post-ERCP pancreatitis. Gastroenterol Clin N Am. 2007;36:259-76.
30. Tenner S. Initial management of acute pancreatitis: critical issues during the first 72 hours. Am J Gastroenterol. 2004;99:2489.

31. Osman MO, Jensen SL. Acute pancreatitis: the pathophysiological role of cytokines and integrins. Dig Surg. 1999;16:347-62.

32. Ates F. Clinical significance of pulmonary function tests in patients unit acute pancreatitis. Digestive Disease and Sciences. 2006;51(1):7-10.

33. Domingues-Muñoz JE. Diagnosis of acute pancreatitis: any news or still amilase? In: Buchler MW, Uhl W, Friess H, Malfertheiner P (eds.). Acute pancreatitis: novel concepts in biology and therapy. Londres: Blackwell Sciences; 1999. p.171-80.

34. Balthazar EJ, Krinsky G. Role of imaging methods in acute pancreatitis: diagnosis, staging, and detection of complications. In: Dominguez-Muñoz JE. Clinical pancreatology. Londres: Blackwell Sciences; 2005. p.56-80.

35. Balthazar EJ. Imaging diagnosis of acute pancreatitis. In: Beger HG, Matsuno S, Cameron JL. Disease of the pancreas: current surgical therapy. Berlim: Springer- Verlag; 2008; p.193-202.

36. Banks PA, Freeman ML. Practice guidelines in acute pancreatitis. Am J Gastroenterol. 2006;101:2379-400.

37. Brown A, Orav J, Banks PA. Hemoconcentration is am early marker for organ failure anda necrotizna pancreatitis. Pancreas. 2000;20:367-72.

38. Eckerwall G, Olin H, Andersson B, Andersson R. Fluid resuscitation and nutritional support during severe acute pancreatitis in the past: What have we leaned and how can we do better? Clin Nutr. 2006;25:497-504.

39. Mao EQ, Tang Yce, Li L, Qin S, Wu J, Liu W, et al. Strategy of controlling fluid resuscitation for sever acute pancreatitis in acute phase. Zhonghua Wai Ke Za Zhi. 2007;45:1331-4.

40. Gardner TB, Vege SS, Pearson RK, Chari ST. Fluid resuscitation in acute pancreatitis. Clinical Gastroenterol and Hepatol. 2008;6:1070-6.

41. Peiró AM, Martinez J, Martinez E, de Madaria E, Llorens P, Horga JF, et al. Efficacy and tolerance of metimazole versus morphine for acute pancreatitis pain. Pancratology. 2008;8:25-9.

42. Martinez J, Pérez-Mateo M. Guidelines for the treatment of pain in acute pancreatitis. In: Domingues-Muñoz. Clinical pancreatology for practising gastroenterologists and surgeons. Oxford: Blackwell; 2005. p. 87-94.

43. Shaw JH, Wolfe RR. Glucose, fatty acid, and urea kinetics in patients with severe pancreatitis. The response to substrate infusion and total parenteral nutrition. Ann Surg. 1986;204:665-72.

44. Sitzmann J, Steinborn P, Zinner M, Cameron JL. Total parenteral nutrition and alternate energy substrates in treatment of severe acute pancreatitis. Surg Gynecol Obstet. 1989;168:311-6.

45. O'Keefe SJD, Sharma S. Nutrition support in severe acute pancreatitis. Gastroenteral Clin N Am. 2007;36:297-312.

46. O'Keefe SJD, Lee RB, Li J, Zhou W, Stoll B, Dang Q. Trypsin and splanchnic protein turnover during feeding and fasting in human subjects. Am J Physiol Gastrointest Liver Physiol. 2006;290(2):G213-21.

47. McClave SA, Greene LM, Snider HL, Makk LJ, Cheadle WG, Owens NA, et al. Comparison of the safety of early enteral vs parenteral in mild acute pancreatitis. J Parenter Enteral Nutr. 1997;21:14-20.

48. Eatock FC, Chong P, Menezes N, Murray L, McKay CJ, Carter CR, et al. A randomized study of early nasogastric versus nasojejunal feeding in severe acute pancreatitis. Am J Gastroenterol. 2005;100:432-9.

49. Marik PE, Zaloga GP. Meta-analysis of parenteral nutrition versus enteral nutrition in patitents with acute pancreatitis. Br Med J. 2004;328(7453):1407-13.

50. Moore FA, Moore EE, Kudsk KA, Brown RO, Bower RH, Koruda MJ, et al. Clinical benefits of an immune-enhancing diet for early postinjury enteral feeding. J Trauma. 1994;37(4):607-15.

51. Vries AC, Besselink MGH, Buskens E, Ridwan BU, Schipper M, van Erpecum KJ, et al. Randomized controlled trials of antibiotic prophylaxis in severe acute pancreatitis. Relationship between methodological quality and outcome. Pancreatology. 2007;7:531-2.

52. Garg Pk, Khanna S, Bohidor NP, Kapil A, Tandon RK. Incidence, spectivas and antibiotics scusitivity pattern of bacterial infections among patients with acute pancreatitis. J Gastroenteral Hepatol. 2001;16:1055-9.

53. Beger HG, Bittner R, Blocks, Büchler M. Bacterial contamination of pancreatic necrosis: a prospective clinical study. Gastroenterology. 1986;91:433-8.

54. Renzulli P, Jakob SM, Täuber M, Candinas D, Gloor B. Severe acute pancreatitis: case-oriented discussion of interdisciplinary management. Pancreatology. 2005;5:145-56.

55. Hughes SJ, Papachristou Gi, Federle MP, Lee KK. Necrotizing pancreatitis. Gastroenterol Clin N Am. 2007;36:313-23.

56. Pederzoli P, Bassi C, Vesentini S, Campedelli A. A randomized multicenter clinical trial of antibiotic prophylaris of septic complications in acute necrotizing pancreatitis with imipeneas. Surg Gynecol Obitit. 1993;176:480-3.
57. Berzin TM, Rocha FG, Whang EE, Mortele KJ, Ashley SW, Banks PA. Prevalence of primary fungol infections in necrotizing pancreatitis. Pancreatology. 2007;7:63-6.
58. Sainio V, Kemppainen E, Puolakkainen P, Taavitsainen M, Kivisaari L, Valtonen V. Early antibiotic treatment in acute necrotising pancreatitis. Lancet. 1995; 346:663-7.
59. Bassi C, Larvin M, Villatoro. Antibiotic therapy for prophylaxis against infection of pancreatic necrosis in acute pancreatitis. Cochrane Database Syst Rev. 2003:CD002941.
60. Isenmann R, Runzi M, Kron M, Kahl S, Kraus D, Jung N, et al. Prophylactic antibiotic treatment in patients with predicted severe acute pancreatitis: a placebo controlled, double blind trial. Gastroenterology. 2004;126:997-1004.
61. Dellinger EP, Tellado JM, Soto NE, Ashley SW, Barie PS, Dugernier T, et al. Early antibiotic treatment for severe acute necrotizing pncreatitis: a randomized, double blind, placebo controlled study. Ann Surg. 2007;245:674-83.
62. Besselink MG, Berwer TJ, Shoenmaeckers EJ, Buskens E, Ridwan BU, Visser MR, et al. Timing of surgical intervention in necrotizing pancreatitis. Arch Surg. 2007;142:1194-201.

21 | Pancreatite crônica: definição, classificação e avanços no diagnóstico

José Galvão-Alves
Marta Carvalho Galvão
Ricardo Henrique Rocha de Rodrigues
Bruna Cerbino de Souza

INTRODUÇÃO

A pancreatite crônica (PC) tem ganhado uma especial atenção na literatura médica, pois, com o reconhecimento da pancreatite autoimune, do avanço dos estudos genéticos e das aquisições tecnológicas mais modernas, como colangiorressonância magnética (colângio-RM) e ecoendoscopia (ultrassom endoscópico), podem ser definidas mais claramente suas etiologias, avaliar suas complicações e decidir com mais presteza as opções terapêuticas.

Acrescenta-se à solicitação de rotina, por clínicos e gastroenterologistas, a mensuração das enzimas pancreáticas que podem, ao mostrarem-se elevadas, traduzir enfermidade pancreática.

Com isto, vive-se um momento de "ouro" dos estudos e do crescimento da pancreatologia.

DEFINIÇÃO

As pancreatites crônicas caracterizam-se por fibrose progressiva do parênquima glandular, inicialmente focal e, na sequência, por todo o pâncreas.

Do ponto de vista evolutivo, geralmente há persistência das lesões, mesmo com a retirada do fator causal, talvez excetuando-se a pancreatite autoimune, que pode involuir com a corticoterapia.

CLASSIFICAÇÃO

Embora existam inúmeras classificações de PC, as duas mais referidas na literatura são a de Marselha-Roma (1988) e TIGAR-O (*Toxic-Metabolic, Idiopathic, Genetic, Autoimmune, Recurrent and Severe Acute Pancreatitis, Obstructive Classification System*) (2001). Na Diretriz Nacional de 2016, idealizou-se uma classificação que teria como base a de Marselha-Roma, porém acrescentando-se de maneira individualizada as autoimunes, a exemplo do que se observa em TIGAR-O. O Quadro 1 mostra o que se considera ideal.

QUADRO 1 Classificação da pancreatite crônica – Diretriz Brasileira

Pancreatite crônica calcificante
Álcool
Genética
Metabólica
Nutricional
Idiopática
Pancreatite crônica obstrutiva
Pancreas divisum
Estenose do ducto pancreático principal
Estenose de papila
Tumores do pâncreas e tumores periampulares

(continua)

QUADRO 1	Classificação da pancreatite crônica – Diretriz Brasileira (*continuação*)
Pancreatite autoimune	
Pancreatite crônica isolada	
Pancreatite crônica sindrômica	
Pancreatite não classificada	

Adaptado de Sarles et al., 1989 e Etemad e Whitcomb, 2001

A pancreatite crônica calcificante (PCC), que tem no álcool seu principal fator de risco, apresenta como identificador mais comum a calcificação pancreática; porém, hoje, com a aquisição da ecoendoscopia (EE) e com base no Consenso de Rosemont, é possível um diagnóstico precoce.

Já a pancreatite autoimune, recentemente descrita, caracteriza-se por uma tríade diagnóstica alicerçada na imagem radiológica (ultrassonografia – US, tomografia computadorizada – TC, ressonância magnética – RM, colangiopancreatografia retrógrada endoscópica – CPRE), na elevação sérica de IgG4 (> 2X LSN) e na histopatologia (US, TC, CPRE).

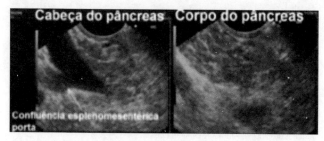

Figura 1 Ecoendoscopia exibindo aspecto em "favo de mel". Presença de estrias hiperecogênicas.

21 Pancreatite crônica: definição, classificação e avanços no diagnóstico 403

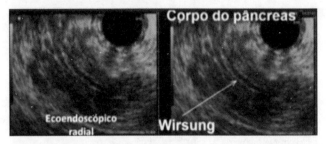

Figura 2 Ecoendoscopia – sinais de ductite. Wirsung de calibre normal e com paredes mais hiperecogênicas que o habitual.

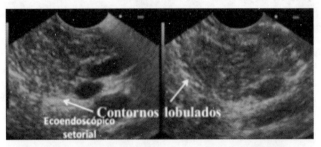

Figura 3 Ecoendoscopia – contornos lobulados. Corpo e colo do pâncreas.

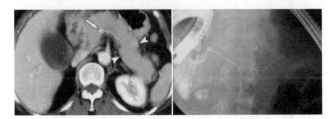

Figura 4 Tomografia computadorizada. Pré-tratamento: aumento difuso do pâncreas e estreitamento de veia esplênica.

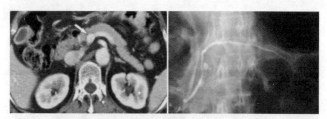

Figura 5   Tomografia computadorizada. Após corticoterapia, diminuição e atrofia pancreática com recanalização da veia esplênica.

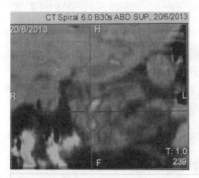

Técnica: foi realizada tomografia computadorizada (TC) helicoidal multidetector em conjunto com PET-CT adquirida em equipamento dedicado (PET-LSO), obtendo-se fusão das imagens metabólicas e anatômicas (PET-CT), estendendo-se da linha órbito-meatal ao terço médio do fêmur e precedida por aquisição helicoidal do tórax em inspiração máxima. Foi realizado protocolo de alta contagem dedicado ao estudo do abdome superior. Estudo realizado cerca de 1 hora após a injeção intravenosa de 10,9 mCi de FDG marcada com flúor-18 e com preparo oral prévio.

Achados: hipercaptação do radiofármaco:
- De padrão difuso ao longo do pâncreas, destacando-se foco mais evidente na cabeça pancreática, notando-se discreta densificação da gordura peripancreática.
- Em grau acentuado em pequena imagem hipodensa no lobo direito da glândula tireoide.

Nota-se distribuição fisiológica do radiofármaco no restante das estruturas individualizadas.

Figura 6   Tomografia por emissão de pósitron (PET-CT) com fluordeoxiglicose (FDG).

Por fim, uma revolução tem sido dada na PC obstrutiva, com o diagnóstico e a abordagem terapêutica mais eficazes graças à evolução da colangiopancreatografia (RM e endoscópico) e da EE.

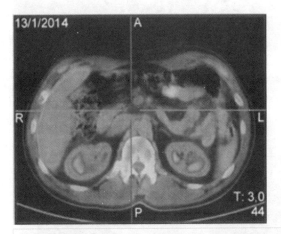

Técnica: foi realizada tomografia computadorizada (TC) helicoidal multidetector em conjunto com PET-CT adquirida em equipamento dedicado (PET-LSO), obtendo-se fusão das imagens metabólicas e anatômicas (PET-CT), estendendo-se da linha órbito-meatal ao terço médio do fêmur e precedida por aquisição helicoidal do tórax em inspiração máxima. Foi realizado protocolo de alta contagem dedicado ao estudo do abdome superior. Estudo realizado cerca de 1 hora após a injeção intravenosa de 11,9 mCi de FDG marcada com flúor-18 e com preparo oral prévio.

Achados: foi realizada análise comparativa com estudo de PET-CT, que demonstrou regressão completa da captação difusa do radiotraçador no pâncreas, agora notando-se sinais de atrofia pancreática. Não mais se observa densificação da gordura peripancreática. Permanece a significativa captação focal do radiotraçador em imagem hipodensa no lobo direito da glândula tireoide.
Não há evidência de novos focos de captação anômala do radiotraçador.

Figura 7   Tomografia por emissão de pósitron (PET-CT) com fluordeoxiglicose (FDG).

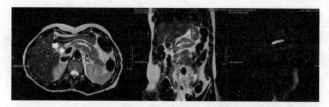

Figura 8 Ressonância magnética. Dilatação do ducto pancreático principal, falha de enchimento na transição cabeça-corpo. Estenose do ducto pancreático.

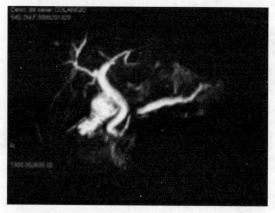

Figura 9 Colangiopancreatografia por ressonância magnética (CPRM). Dilatação do ducto pancreático principal, falha de enchimento na transição cabeça-corpo. Estenose do ducto pancreático.

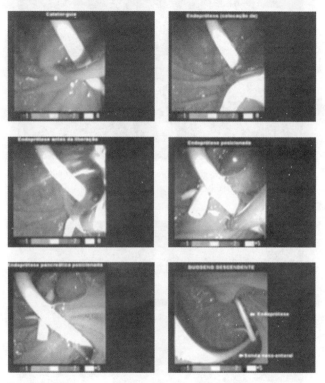

Figura 10   Endoprótese pancreática colocada por 2 meses.

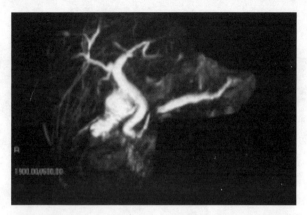

Figura 11   Colangiopancreatografia por ressonância magnética (CPRM) antes da endoprótese: acentuada dilatação do ducto pancreático principal (DPP).

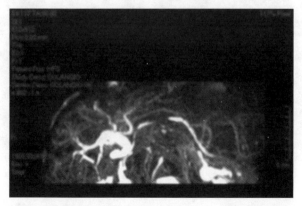

Figura 12   Colangiopancreatografia por ressonância magnética (CPRM) após tratamento e retirada da endoprótese: redução de dilatação do ducto pancreático principal (DPP).

ETIOLOGIA

PC é uma afecção complexa de etiologia diversa, predominando no Ocidente, especialmente no Brasil, a etiologia alcoólica. O álcool é o principal fator etiológico da PC, atuando como cofator em pessoas que são suscetíveis a desenvolver a doença por outros motivos, dentre eles genéticos e ambientais.

O tabagismo aumenta o risco de PC e acelera a progressão de todas as formas da doença. O risco de PC é 7 a 17 vezes maior para tabagistas, comparados a não fumantes.

De acordo com Dani et al., em estudo epidemiológico das PC em Belo Horizonte e São Paulo, o álcool responde por cerca de 90% da etiologia.

Estes dados foram confirmados em outros centros brasileiros. Recentemente, porém, ganharam importância outras etiologias de PC, particularmente formas genéticas, obstrutivas e autoimunes, as quais devem ser fortemente consideradas, em especial, na ausência de alcoolismo.

MANIFESTAÇÕES CLÍNICAS

Considerando a etiologia mais comum, a alcoólica, a PC será predominante no sexo masculino e suas principais manifestações serão dor recorrente em andar superior do abdome, desencadeadas por ingesta alcoólica e/ou alimentar, emagrecimento e, em fases mais avançadas, diabete e esteatorreia.

Icterícia, derrames cavitários (ascite e pleural), pseudocistos e hemorragia digestiva constituem as principais complicações, que podem ocorrer em qualquer período da doença, porém são mais frequentes no início, quando há mais parênquima pancreático funcionante. Embora na literatura haja extensa referência à maior incidência da neoplasia pancreática, este achado é conflitante.

410 SEÇÃO VII Doenças biliopancreáticas

Finalmente, em pacientes portadores de PC de causa indeterminada, devem ser lembradas as possibilidades, raras, de pancreatite hereditária, de pancreatite autoimune e de fibrose cística.

Avaliação laboratorial

O diagnóstico laboratorial da PC fundamenta-se na avaliação da função exócrina da glândula, com identificação de insuficiência exócrina pancreática (IEP). Esta, porém, não é específica da PC, pois pode estar relacionada a outras alterações pancreáticas, como obstruções ductais (benignas e malignas), fibrose cística do pâncreas, anomalias congênitas, entre outras.

As dosagens séricas da amilase e da lipase têm baixa sensibilidade para a PC, embora, quando elevadas, induzam ao diagnóstico de agudização da PC ou de complicações, como pseudocisto.

Os testes laboratoriais que documentam a insuficiência glandular exócrina são sensíveis somente em fases avançadas da PC; os que avaliam a secreção da glândula têm potencial para detectar a PC em fases iniciais e são chamados de testes funcionais diretos, pois analisam os componentes do suco pancreático após estímulo hormonal. No entanto, são invasivos e não estão disponíveis na prática clínica diária.

Entre os testes laboratoriais que avaliam a IEP na PC de forma indireta, a dosagem fecal da elastase-1, por ser enzima exclusivamente pancreática e não degradável no trato digestório, é útil nos casos de insuficiência exócrina moderada ou grave. O teste respiratório com triglicerídeos marcados com C^{13} também auxilia na detecção da IEP, em fases avançadas da PC, mas não é acessível em nosso meio.

A quantificação da gordura fecal é um método para diagnóstico da esteatorreia. Pode ser útil, em alguns casos específicos, para a avaliação da resposta à reposição exógena de enzimas. É um método de difícil realização e pouco disponível.

A pesquisa qualitativa de gordura fecal (Sudam III) não é útil como critério diagnóstico de esteatorreia, por sua baixa sensibilidade.

Em relação à PC de origem autoimune, os exames laboratoriais podem contribuir para o diagnóstico, principalmente os marcadores de autoimunidade. Merecem destaque a hiperglobulinemia, o fator antinuclear (FAN) e a IgG4.

Avaliação por imagem

Radiologia convencional

A radiografia panorâmica do abdome tem uma boa sensibilidade para detecção de calcificação pancreática (mais alta que a US e mais baixa que a TC). Embora altamente sugestiva de PC, sobretudo em pacientes alcoolistas, a calcificação no leito pancreático tem outros diagnósticos diferenciais, como hematoma e/ou infarto pancreáticos, metástases, pseudocistos, neoplasias císticas, tumores neuroendócrinos, entre outros. Alterações calcificantes na coluna lombar e ateroma aórtico podem ser confundidos com calcificação pancreática na incidência frontal, podendo ser diferenciados com a incidência em perfil.

Outro achado menos específico que sugere massa na cabeça pancreática é a presença de alargamento do arco duodenal, melhor visualizado com uso de contraste oral baritado, mas que hoje, com a disponibilidade da US e da TC, não constitui indicação formal para esta finalidade. Aumentos focais em outros locais do pâncreas podem determinar rechaço de alças digestivas.

A radiografia do tórax deve complementar o estudo radiológico, pois pode identificar complicações, como derrame pleural e pseudocistos intratorácicos, entre outros.

Ultrassonografia de abdome

Atrofia glandular, heterogeneidade parenquimatosa, calcificações, irregularidade e/ou dilatação ductal e complicações como formações císticas e/ou sólidas, dilatação das vias biliares e derrames intracavitários podem ser detectados pela US transabdominal. Esta não avalia pequenas alterações ductais (irregularidades ou pequenas dilatações).

Tomografia computadorizada

Atualmente, é o método de imagem de escolha na avaliação inicial da PC clinicamente suspeita. Aumento ou atrofia do pâncreas, dilatação do ducto pancreático principal, presença de calcificações, pseudocistos, pseudoaneurismas, obstrução do tubo digestivo, espessamento de planos fasciais e envolvimento dos ductos biliares são achados e complicações detectáveis.

A diferenciação entre PC e carcinoma pancreático, quando é encontrado aumento focal ou difuso da glândula e/ou alteração textural, é por vezes impossível pelos métodos de imagem, até mesmo RM e EE, sem a complementação histológica. Se há extenso tecido fibroso, nota-se retardo da captação pelo meio de contraste, o que dificulta ainda mais o diagnóstico diferencial; no entanto, a presença de calcificações parenquimatosas é o achado mais sensível e específico para PC.

Presença de mais de 10 focos de calcificações parenquimatosas correlaciona-se com fibrose em estágio avançado. A TC é mais sensível para detecção de calcificações parenquimatosas do que os demais métodos de imagem não invasivos.

A atualmente denominada pancreatite da goteira duodenopancreática (*groove pancreatitis*) é uma forma rara de PC que afeta o espaço entre a cabeça pancreática, o duodeno e o colédoco. A causa é desconhecida, mas há forte associação com o abuso do álcool, a hiperplasia da glândula de Brunner e a obstrução funcional do ducto de Santorini (papila menor). No entanto, pode ser difícil a diferenciação de malignidade periampular apenas pela imagem.

Uma forma não rara de PC é a de etiologia autoimune, como componente da síndrome IgG4.

Ressonância magnética e colangiopancreatografia por ressonância magnética

A RM tem a capacidade de detectar e caracterizar alterações do parênquima pancreático e dos ductos pancreáticos na PC, valendo-se de sequências que propiciam diferenciação tecidual e da técnica de colangiopancreatografia por ressonância magnética (CPRM).

Os aspectos de imagem mais típicos da PC são as calcificações, mais facilmente identificadas na tomografia computadorizada e de difícil caracterização nos exames de RM. A atrofia e a heterogeneidade parenquimatosa são idealmente verificadas com a administração intravenosa de substância de contraste (gadolínio). Associam-se a estes achados a dilatação do ducto principal e/ou secundários, bem como o padrão alternado de estenose/dilatação ductal, a presença de cálculos intrapancreáticos e de pseudocistos. Quando disponível, preconiza-se a utilização da secretina por via endovenosa nos protocolos de CPRM (sCPRM), que, face à maior quantidade de secreção resultante, propicia melhor identificação de alterações morfológicas dos ductos pancreáticos, inclusive em fases precoces da PC.

Sendo assim, a análise morfológica completa do pâncreas pela RM, nos casos confirmados de PC ou nas suspeitas, deve incluir as sequências multiplanares tradicionalmente aplicadas para caracterização tecidual (sequências pesadas em T1, antes e após a administração de contraste paramagnético, e sequências pesadas em

Colangiopancreatografia retrógrada endoscópica

T2, ambas associadas a técnicas com supressão de gordura), bem como técnica para análise da morfologia ductal (CPRM).

Colangiopancreatografia retrógrada endoscópica

Embora até o momento não exista um verdadeiro padrão ouro, a endoscopia ainda é considerada o melhor método para o diagnóstico de PC, especialmente em um subgrupo de pacientes com dor abdominal crônica e suspeita diagnóstica, porém que não apresentam evidências clínicas claras de insuficiência pancreática ou imagenologia anormal. Atualmente, a posição ocupada pela endoscopia tornou-se ainda mais forte, considerando-se, em conjunto, a complementação da CPRE pela EE que, além das imagens que fornece, possibilita a colheita de material por meio de agulhas para avaliação histopatológica. Do ponto de vista da CPRE, representam limitações ao exame papilas localizadas no interior de divertículos duodenais que tenham orifício de entrada muito estreito. Pacientes gastrectomizados à Billroth II com alça aferente longa ou com reconstrução do trânsito à Y de Roux ou submetidos à cirurgia bariátrica, cujas papilas localizam-se a uma distância fora do alcance dos duodenoscópios convencionais, são hoje factíveis ao procedimento, através dos enteroscópios de balão(ões) assistidos.

Atualmente, com o advento da pancreatografia por RM e da EE, a CPRE tornou-se um método mais terapêutico do que diagnóstico. Por exemplo: a estenose e a litíase no duto pancreático principal geralmente se acompanham de hipertensão canalicular. No caso de estenose única localizada no óstio do canal pancreático principal, é possível o tratamento endoscópico pela osteotomia seletiva do Wirsung e, nas estenoses múltiplas, pelo emprego de balões hidrostáticos. Igualmente, na litíase pancreática, é possível a extração dos cálculos empregando as cestas de Dormia após a realização de osteotomia e litotripsia mecânica ou por ondas de choque. Nas fístulas, a endoscopia possibilita a implantação de endopróteses plásticas, que devem permanecer até que ocorra o seu fechamento ou que se torne óbvio o insucesso desta terapêutica. De igual forma, é possível a drenagem dos cálculos, principalmente os que estão em contato com a parede posterior do estômago ou duodeno, considerados de localização ideal para abordagem endoscópica. Além disso, nos cerca de 10 a 30% de pacientes com PC que desenvolvem estenose da porção intrapancreática do colédoco, a endoscopia oferece a alternativa de drenagem biliar por endopróteses nos casos que representem alto risco cirúrgico.

Ecoendoscopia

A EE deve ser indicada para o diagnóstico de PC após insucesso dos outros métodos de imagem. A EE produz imagens detalhadas do pâncreas. Este método possibilita avaliar critérios morfológicos parenquimatosos (focos e traves hiperecoicas, lobularidade glandular, cistos e calcificações) e ductais (ectasia ductal principal e secundária, irregularidade ductal, paredes ductais hiperecoicas e calcificações), possibilitando estadiar a PC.

Não existe padronização da técnica e a maioria das publicações emprega terminologia ecográfica não consensual, dificultando a interpretação e a concordância dos achados, sobretudo entre os observadores. Organizando os critérios morfológicos ecográficos, o 1º Consenso de Rosemont (2007) propôs uma classificação diagnóstica gradativa.

A EE permite a detecção de alterações da PC leve, possivelmente não visíveis em outros métodos de imagem, unindo elementos qualitativos e quantitativos, e espera estabelecer o diagnóstico ecoendoscópico da PC por meio da soma de seus critérios.

No entanto, tomando por base apenas achados ecoendoscópicos, ainda permanece controverso o diagnóstico da PC inicial.

Com a progressão da doença, achados como cálculos, focos hiperecoicos, focos com sombra acústica posterior e ectasia ductal principal podem estar correlacionados à insuficiência pancreática, possivelmente contribuindo com a decisão terapêutica.

Representando novo recurso semiológico ecográfico, a elastografia qualitativa e a quantitativa podem contribuir na identificação gradativa dos diferentes grupos descritos na classificação de Rosemont e da probabilidade de haver insuficiência pancreática.

Pelo risco de complicação e pela ausência de critérios histológicos definidos para PC, a indicação de punção ecoguiada aspirativa com agulha fina (EE-PAAF) ficou restrita ao diagnóstico diferencial das massas pancreáticas, notadamente das neoplasias malignas pancreáticas. Embora sem consenso e recomendando considerar a relação custo-benefício em cada caso, estudos recentes demonstram que a EE-PAAF melhora o valor preditivo negativo da EE e, combinada aos seus achados, pode contribuir na compreensão da fase de doença.

Terapêutica

Dor

A dor é sintoma cardinal da PC, acometendo mais de 90% dos casos, sendo incapacitante na metade deles. Seu controle é o objetivo principal no tratamento da doença.

Entre as medidas gerais para o controle da dor, a abstinência alcoólica é indispensável, sendo o álcool agressor direto do pâncreas, promotor de inflamação e estímulo secretório com modificações na composição do suco pancreático, agravando a obstrução intracanalicular.

A suspensão do tabaco é essencial, pois a nicotina é fator de risco independente na gênese da PC e na instalação e progressão da dor por mecanismos neuropáticos.

A restrição dietética se aplica apenas aos episódios de agudização, devendo a alimentação ser retomada tão logo possível. O consumo de alimentos ricos em nutrientes antioxidantes, como frutas e legumes, deve ser estimulado, embora não seja suficiente como medida isolada para controle da dor.

A reposição de enzimas pancreáticas, embora com resultados inconsistentes como medida analgésica isolada em estudos de metanálise, tem sido largamente empregada para permitir o suporte nutricional adequado em pacientes com dor, mesmo na ausência de esteatorreia. Esta reposição inibiria o estímulo alimentar do pâncreas pela secretina/colecistocinina e as formulações microcapsuladas e microesferuladas podem também ser empregadas com essa finalidade.

O uso concomitante de inibidor de bomba de próton para a neutralização ácida complementaria essa inibição e permitiria o controle de sintomas resultantes da redução da secreção de bicarbonato pelo pâncreas.

A intensidade da dor e seu caráter crônico determinam quase sempre a necessidade de tratamento analgésico medicamentoso escalonado, começando pelos analgésicos comuns em associação com codeína e progredindo para os outros opioides.

A resposta inadequada ao tratamento com opioides mais leves deve levar sem atrasos à utilização de analgésicos de ação central empregados no tratamento da dor crônica neuropática, sendo a amitriptilina, a gabapentina e a pregabalina os mais indicados.

A pregabalina deve ser empregada com cautela em pacientes em uso de insulina, pelo risco de hipoglicemia.

A falência do tratamento clínico impõe a busca de outras causas de dor, como pseudocistos, que podem causar hipertensão pancreática parenquimatosa e ductal. Essas causas podem exigir tratamento endoscópico ou cirúrgico.

Uma vez que a dor não sedada tende a se perpetuar por mecanismos de reorganização neural e as cirurgias que combinam técnicas de ablação com descompressão ductal e parenquimatosa são menos eficientes no controle da dor quando indicadas tardiamente, casos refratários ao tratamento clínico devem ser considerados candidatos para tratamento cirúrgico, pesando-se os riscos e as complicações cirúrgicas, entre as quais a instalação do diabete e a piora da insuficiência exócrina.

O bloqueio neural do plexo celíaco deve ser reservado para pacientes com dor refratária sem condições para outras técnicas cirúrgicas, sendo seus efeitos transitórios.

Insuficiência exócrina do pâncreas

A PC é a principal causa de insuficiência exócrina do pâncreas em adultos no mundo ocidental e tem no etilismo crônico seu principal fator de risco.

No paciente com PC, a reposição enzimática deve iniciar-se precocemente, quando a desnutrição de micro e macronutrientes se faz evidente, mesmo na ausência de esteatorreia.

Recomenda-se já no primeiro contato com o paciente a mensuração laboratorial de pré-albumina, albumina, vitaminas lipossolúveis, vitamina B12, ácido fólico, magnésio, cálcio, zinco e tiamina, que ajudará no diagnóstico precoce de IEP, na avaliação nutricional e na resposta terapêutica.

Recomendam-se enzimas pancreáticas, em forma de microesferas ácido-resistentes, que tenham como principal componente a lipase para que se misturem ao quimo e atinjam o duodeno, no qual, em pH > 5,0, promoverão uma adequada digestão.

A dose inicial é avaliada de acordo com o grau de insuficiência ou disfunção exócrina do pâncreas. Em geral, inicia-se com 25.000-50.000 unidades durante as principais refeições (café, almoço e jantar), relacionando-se com o grau de lipídeos ingeridos.

Não são aconselhadas dietas hipolipídicas, pois, além de pouco palatáveis, aumentam o risco de déficit de ácidos graxos e de vitaminas lipossolúveis. Além disso, a presença de gordura na dieta estimula a ação da enzima administrada.

Em caso de carência de micronutrientes, orienta-se associá-los sob a forma de reposição junto às refeições.

Frente a uma resposta parcial ou inadequada, deve-se associar um bloqueador H2 antes do café da manhã e jantar ou um inibidor de bomba de prótons em jejum.

Caso o objetivo não seja atingido, pode-se acrescentar mais 25.000 unidades numa dose máxima de 75.000 U por refeição.

O paciente não responsivo e com diarreia e/ou esteatorreia deve ser avaliado quanto a supercrescimento bacteriano e enteroparasitoses, como giardíase ou estrongiloidíase.

Insuficiência endócrina

O diabetes melito decorrente da PC (tipo III-c), caracterizado pela redução da insulina, pela hipoglucagonemia e pela consequente labilidade do controle glicêmico, necessita de orientação dietética com aporte calórico de acordo com o índice de massa corpórea (IMC) e índices glicêmicos de jejum e pós-prandiais.

A adaptação ao extrato enzimático prescrito deve ser observada, pois muitas formulações não apresentam biodisponibilidade enzimática adequada por alteração na conformação espacial da enzima pelo pH gástrico (formulações não protegidas contra a acidez gástrica) ou condicionadas em cápsulas de difícil degranulação, impossibilitando a adequada distribuição junto ao bolo alimentar.

Na PC, a necessidade de altas doses de insulina é incomum, em decorrência do déficit concomitante da secreção de glucagon e da desnutrição.

A utilização de hipoglicemiantes orais é a opção inicial em determinados casos, seguida da insulinoterapia monitorada por mensurações dos níveis glicêmicos nos períodos pré e pós-prandiais. Estas dosagens poderão auxiliar na posologia adequada da insulina, evitando-se assim os frequentes casos de hipoglicemia, habitualmente mais graves do que os episódios de hiperglicemias moderadas. O diabete tipo III-c raramente se complica com cetoacidose. A raridade dos acidentes de cetoacidose pode estar relacionada à diminuição paralela de glucagon, que exerce um papel importante no agravamento da cetoacidose do diabete tipo I. Também não parece haver diferença significativa na necessidade de insulina entre os pacientes portadores de diabete tipo I, II e III-c.

As complicações tardias do diabete tipo III-c, sobretudo aquelas relacionadas às microangiopatias, merecem atenção especial. Estudos sugerem que a microangiopatia diabética e suas complicações estão mais relacionadas aos desequilíbrios metabólicos do diabete tipo III-c do que às desordens imunológicas ligadas ao DM tipo I.

A pancreatite autoimune necessita de tratamento específico com corticosteroides, com excelente resposta a curto prazo. No entanto, trabalhos recentes têm mostrado ocorrência frequente de resistência à corticoterapia e, nesses casos, a terapia imunossupressora é uma opção.

Complicações

Complicações vasculares

As complicações vasculares da PC, apesar de pouco comuns, associam-se à elevada morbidade e mortalidade, especialmente se não diagnosticadas precocemente e tratadas de modo adequado. Devem ser consideradas no diagnóstico diferencial de pacientes com PC, evoluindo com sangramento intracavitário e/ou gastrointestinal. Essas complicações decorrem de lesões da vascularização pancreática ou peripancreática, podendo ser de origem arterial ou venosa.

O acometimento vascular de artérias próximas ao pâncreas – esplênica, hepática, gastroduodenal ou pancreaticoduodenal – pode levar à formação de lesão cística vascular denominada pseudoaneurisma.

A evolução do pseudoaneurisma é variável, podendo haver sangramento arterial para o interior do pseudocisto (com aumento do seu volume), para a cavidade peritoneal (hemoperitônio) ou sangramento para o interior do ducto pancreático (*hemosuccus pancreaticus*). Nesse último caso, o paciente pode apresentar-se clinicamente com quadro de hemorragia digestiva alta, que varia desde sangramento gastrointestinal intermitente até hemorragia maciça com colapso circulatório e óbito.

As complicações vasculares da PC associadas ao acometimento venoso resultam de inflamação e trombose da veia esplênica (que apresenta anatomia vulnerável, por localizar-se próxima à borda inferoposterior do pâncreas), podendo desencadear hipertensão portal segmentar, seletiva ou esquerda, com consequente formação de varizes, predominantemente gástricas. Raramente há compressão ou obstrução portal.

A obstrução ou a trombose da veia esplênica pode advir de diversas causas, como edema pancreático, fibrose e pseudocisto pancreático, com estase venosa, lesão da íntima e hipercoagulabilidade.

Clinicamente, esses pacientes podem ser assintomáticos ou apresentar sangramento gastrointestinal de intensidade variável (sangue oculto, hematêmese, melena, hematoquezia ou anemia ferropriva).

Os métodos de avaliação por imagem (US abdominal com Doppler, angiografia por TC ou por RM, EE) são fundamentais para confirmar a suspeita clínica de complicação vascular em paciente com PC. Porém, a angiografia mesentérica permanece com papel expressivo nesse contexto clínico, pois, além de permitir o diagnóstico dessas complicações e a localização da origem do sangramento, possibilita conduta terapêutica.

Em pacientes com sangramento proveniente de pseudoaneurisma, a embolização angiográfica está indicada com intuito de promover hemostasia definitiva e/ou estabilização hemodinâmica. Quando do insucesso ou indisponibilidade do tratamento angiográfico, o tratamento cirúrgico deve ser realizado, apesar de associar-se com alto índice de morbidade e mortalidade.

A esplenectomia é o procedimento cirúrgico mais eficaz em controlar, de forma permanente, o sangramento gastrointestinal por varizes nos pacientes com trombose de veia esplênica e hipertensão portal segmentar.

Pseudocisto

O pseudocisto pancreático pode ser definido como uma coleção organizada, rica em enzimas pancreáticas, que surge como consequência e permanece após um episódio de pancreatite aguda ou após exacerbação de uma PC. O pseudocisto se desenvolve quando o ducto pancreático principal ou um de seus ramos se rompe, liberando secreção pancreática para o retroperitônio ou para os planos peritoneais peripancreáticos. Sua parede é formada por uma cápsula fibrosa, sem epitélio próprio.

A classificação revisada de Atlanta (2012) conceitua pseudocisto como uma coleção exclusivamente líquida e com parede fibrosa. As coleções com mais de 4 semanas de evolução, parede formada por tecido de granulação e conteúdo misto em seu interior secundárias à pancreatite aguda são atualmente caracterizadas como necrose organizada (*walled off necrosis*, WON).

História e exame clínico de PC, associados com exame de RM ou TC evidenciando alterações pancreáticas compatíveis (calcificações, ducto pancreático em rosário, atrofia parenquimatosa) e coleção peripancreática exclusivamente líquida com mais de 4 semanas de evolução, são os achados típicos de um pseudocisto.

O diagnóstico diferencial deve ser feito com: a) coleções fluidas agudas peripancreáticas; b) coleções necróticas agudas; c) necrose organizada WON; d) neoplasias císticas do pâncreas.

A RM é atualmente o exame de primeira linha na identificação de um pseudocisto, uma vez que caracteriza melhor as diferenças entre pseudocistos e necrose organizada, secundária aos processos agudos. Para o planejamento do tratamento, é importante ter informações detalhadas sobre o ducto pancreático, bem como as relações anatômicas do pseudocisto.

A CPRE deve ser indicada criteriosamente em decorrência de seu potencial de complicações, mas dentre as modalidades de imagem, é a que melhor oferece visão anatômica e dinâmica do ducto pancreático. É importante na caracterização de comunicação entre o pseudocisto e o ducto pancreático e na suspeita de síndrome de desconexão distal.

A EE, além do estudo morfológico, permite obter material para análise bioquímica e citopatológica na dúvida diagnóstica.

O risco de complicações graves em pseudocistos assintomáticos tem sido referido como menor que 10%. Diferentemente da concepção anterior, na qual pseudocistos maiores que 6 cm e com 6 semanas de evolução sem regressão eram drenados, atualmente considera-se que pseudocistos assintomáticos devem ser inicialmente observados. A drenagem percutânea só deve ser realizada nos casos sintomáticos em que não há comunicação da coleção com o ducto pancreático e com janela segura de drenagem. A drenagem endoscópica é considerada a primeira escolha no tratamento de pseudocistos sintomáticos, estando a cirurgia indicada nos casos de insucesso ou impossibilidade do tratamento endoscópico. Estudo randomizado comprova esta afirmativa.

Quando indicado, o tratamento cirúrgico habitualmente é realizado por cistogastrostomia e cistojejunostomia em Y de Roux.

Na presença de síndrome de desconexão distal, o tratamento cirúrgico permanece como primeira opção.

Derrame pleural

O derrame pleural é uma apresentação clínica que resulta do escoamento do suco pancreático para o espaço pleural, secundário ao rompimento de ductos pancreáticos ou de um pseudocisto. Pode ser volumoso e dificultar a dinâmica respiratória, sendo uma complicação incomum. Se não tratada adequadamente, associa-se à alta taxa de morbidade e mortalidade.

O derrame pleural é mais comum à esquerda e corresponde a um exsudato rico em amilase e lipase. Os pacientes, quando sintomáticos, apresentam-se mais comumente com tosse, dor torácica e dispneia. Em até um quarto dos pacientes, pode-se verificar a presença simultânea de ascite pancreática.

O diagnóstico depende de uma grande suspeição clínica, devendo ser considerado na vigência de derrame pleural sem etiologia definida. Pode ser confirmado por exames de imagem (radiografia e TC de tórax) e análise laboratorial do líquido pleural, que demonstra alto conteúdo de amilase (> 1.000 UI/L) e proteínas (> 3 g/dL).

A TC e a RM com colangiorressonância são úteis na avaliação de morfologia pancreática, dilatação, estenose dos ductos, pseudocisto e fístula.

A CPRE é indicada em casos de não identificação do trajeto fistuloso pelos exames anteriores ou quando a colocação de endopróteses torna-se necessária.

O tratamento inicial é conservador e consiste em repouso gastrointestinal com dieta oral zero, nutrição preferencialmente enteral elementar, ou eventualmente parenteral total nos casos de desnutrição grave ou não funcionamento do trato gastrointestinal. Repetidas drenagens (toracocenteses) podem ser necessárias. A utilização de droga antissecretora (octreotide) permanece controversa.

O tratamento endoscópico/cirúrgico tem indicação na falha da terapia conservadora, que deve durar até 2 a 3 semanas. O tipo de intervenção depende da anatomia do ducto pancreático principal visto na CPRE.

Ascite

Ascite pancreática é uma complicação pouco frequente na PC, associada a alta morbidade e mortalidade. É necessária grande suspeição clínica, porém o diagnóstico é fácil de realizar, pois as dosagens de amilase e proteína elevadas no fluido cavitário confirmam a hipótese diagnóstica. Atualmente, dieta enteral é a mais importante conduta terapêutica clínica. A realização de um exame de imagem (CPRM, CPRE e TC) com a identificação do local de ruptura do ducto ou do pseudocisto determina o tipo de tratamento.

Frente à ruptura de ductos secundários ou quando não é identificado o ponto de ruptura, deve-se optar por tratamento clínico conservador. Na falha do tratamento clínico, após 3 semanas, a terapia endoscópica é a conduta de escolha. Nas rupturas parciais do ducto principal, a papilotomia com colocação de prótese pancreática ou sonda nasopancreática está indicada; nos casos de ruptura total, o tratamento inicial deve ser cirúrgico. Quando há ruptura de um pseudocisto comunicante com o ducto pancreático, a drenagem endoscópica do ducto é a primeira opção.

Obstrução biliar

A incidência da obstrução das vias biliares em pacientes com PC varia de 4 a 30%. As manifestações clínicas, quando presentes, são variáveis e caracterizam-se por episódios de exacerbação e remissão. A principal queixa é a presença de icterícia intermitente ou contínua, eventualmente acompanhada por episódios de colangite.

Inicialmente, opta-se pelo tratamento conservador, pois a icterícia pode ser autolimitada pela diminuição do edema da região ou resolução de um pseudocisto cefálico. A descompressão da via biliar é indicada quando a icterícia persiste por mais de 30 dias ou na vigência de colangite.

A drenagem endoscópica constitui uma solução aceitável a curto e médio prazos, mas não deve ser recomendada como tratamento definitivo, que é obtido com maior sucesso pela cirurgia; entretanto, pode ser a única opção de tratamento nos casos com hipertensão portal seletiva e com contraindicação cirúrgica.

A experiência clínica tem demonstrado piores resultados do tratamento endoscópico nos pacientes com calcificação da porção cefálica do pâncreas.

A cirurgia com anastomose coledocojejunal em Y de Roux proporciona ótima drenagem biliar, sendo a melhor opção terapêutica a longo prazo. No entanto, a escolha do tipo de cirurgia baseia-se também na condição do paciente e na presença de outros fatores concomitantes, como obstrução duodenal e complicações pancreáticas que requeiram tratamento cirúrgico.

A obstrução duodenal é menos frequente do que a da via biliar, ocorrendo em 0,5 a 13% dos pacientes internados. Pode apresentar-se de forma transitória, mais comum, sendo causada pelo edema característico dos episódios de agudização e, mais raramente, como obstrução prolongada ou permanente, pela fibrose ou pseudocisto cefálicos. A obstrução duodenal na PC pode se resolver com tratamento conservador, de modo semelhante à obstrução biliar.

Os pacientes que persistem com sintomas após 3 a 4 semanas ou que apresentam obstrução total do duodeno têm indicação de tratamento cirúrgico.

Os raros casos de pacientes com obstrução duodenal persistente devem ser tratados por meio de gastroenteroanastomose, derivação ou drenagem de pseudocisto ou mesmo duodenopancreatectomia, dependendo da associação com outras lesões e com quadro de dor não responsiva ao tratamento clínico.

Fístulas

As fístulas pancreáticas são definidas como a ocorrência de um extravasamento de secreção pancreática exócrina a partir de uma solução de continuidade do sistema ductal pancreático.

As fístulas podem ser divididas em fístulas internas (fluido pancreático drena para cavidade peritoneal, pleural ou para vísceras adjacentes) ou externas, com exteriorização cutânea da secreção pancreática.

As fístulas externas ocorrem quase sempre em decorrência de uma manipulação direta do pâncreas por procedimentos propedêuticos ou terapêuticos.

As principais caracterizações de fístulas externas atualmente empregadas são a da International Study Group for Pancreatic Fistulae (ISGPF-2005), em que qualquer volume drenado a partir do terceiro dia, com amilase superior a 3 vezes o nível sérico, é considerado fístula, e a de Sarr (2007), que conceitua fístula pancreática como a drenagem superior a 30 mL, após o quinto dia, com amilase superior a 5 vezes o valor de referência para o nível sérico desta, embora não exista consenso sobre o assunto.

As fístulas pancreáticas são classicamente divididas em grau A (tratada conservadoramente), grau B (necessita de procedimentos intervencionistas) e grau C (necessita de reoperações em caráter de urgência). A ocorrência de fístulas de grau C se associa frequentemente a outros eventos abdominais (sepse, sangramento ou perfuração de vísceras ocas), sendo diretamente responsável por um aumento na mortalidade destes pacientes. Existe atualmente uma tendência a substituir a atual classificação do grau das fístulas pelos critérios de Dindo-Clavien, que associa aspectos clínicos da evolução do paciente à necessidade de intervenções em cada caso.

O tratamento das fístulas pancreaticocutâneas é em geral conservador. Fístulas direcionadas, não associadas a fatores obstrutivos, tendem a evoluir bem, com fechamento espontâneo na maioria dos casos. O emprego de antibióticos pode ser necessário. Coleções localizadas podem ser drenadas, preferencialmente por via percutânea, podendo, no entanto, ser guiadas por EE nos casos em que uma janela adequada não possa ser obtida.

É importante obter uma drenagem ampla, independente da via de acesso escolhida. Intervenções cirúrgicas (abertas ou laparoscópicas) podem ser necessárias em situações especiais por sepse, hemorragia ou perfuração visceral, estando sempre associadas a aumento significativo da mortalidade.

Necrose

Necrose pancreática é definida como presença de parênquima não viável detectável pela TC ou RM com contraste. Não é uma complicação comum na PC, apresentando-se em aproximadamente 10% dos casos, de forma localizada e em qualquer estágio da doença, mas sempre em episódio de agudização.

Existem ao menos dois mecanismos de necrose pancreática na PC: ativação intrapancreática de enzimas e obstrução dos ductos pancreáticos, levando à elevação da pressão intraductal, redução do fluxo sanguíneo, isquemia e necrose.

As necroses na PC determinam uma série de complicações.

Nas situações de necrose focal, seguida de fibrose acometendo o ducto pancreático principal, pode-se seguir dilatação ductal, hipertensão intraparenquimatosa, que pode resultar em novos focos de necrose pelos mecanismos anteriormente assinalados, ou então uma progressiva atrofia e disfunção do órgão. Em algumas situações, a necrose pode evoluir para pseudocistos pancreáticos de dimensões variáveis e com complicações diversas, anteriormente citadas.

Embora menos comum do que na pancreatite aguda, este tecido inviável pode infectar-se (necrose infectada) ou organizar-se e também se infectar. Ambas merecem drenagem preferencialmente por procedimentos endoscópico ou radiológico e, eventualmente, cirúrgico.

BIBLIOGRAFIA

1. Löhr JM, Dominguez-Munoz E, Rosendahl J, Besselink M, Mayerle J, Lerch MM, et al. United European Gastroenterology evidence-based guidelines for the diagnosis and therapy of chronic pancreatitis (HaPanEU). United European Gastroenterol J. 2017;5(2):153-99.
2. Hammad AY, Ditillo M, Castanon L. Pancreatitis. Surg Clin North Am. 2018; 98(5):895-913.
3. Lew D, Afghani E, Pandol S. Chronic pancreatitis: current status and challenges for prevention and treatment. Dig Dis Sci. 2017;62(7):1702-12.
4. Kleeff J, Whitcomb DC, Shimosegawa T, Esposito I, Lerch MM, Gress T, et al. Chronic pancreatitis. Nat Rev Dis Primers. 2017;3:17060.
5. Majumder S, Chari ST. Chronic pancreatitis. Lancet. 2016;387(10031):1957-66.
6. Yang D, Forsmark CE. Chronic pancreatitis. Curr Opin Gastroenterol. 2017;33(5):396-403.
7. Pham A, Forsmark C. Chronic pancreatitis: review and update of etiology, risk factors, and management. F1000 Res. 2018;7:607.
8. Muñoz JED. Últimos avances en pancreatitis crónica. Gastroenterología y Hepatología. 2015;38:86-90.
9. Feldman M, Friedman LS, Brandt LJ. Sleisenger and Fordtran's gastrointestinal and liver disease. 10. ed, cap. 59. Philadelphia: Elsevier; 2016.
10. Etemad B, Whitcomb DC. Chronic pancreatitis: diagnosis, classification and new genetic developments. Gastroenterology. 2001;120,682-707.

11. Guarita DR, Felga GEG, Marzinotto M, et al. Doenças pancreáticas. In: Martins MA, Carrilho FJ, Alves VAF, et al. Clínica médica. 2a ed. Barueri: Manole; 2016, p. 136-50.

12. Sarles H, Adler G, Dani R, Frey C, Gullo L, Harada H, et al. The pancreatitis classification of Marseille-Rome 1988. Scand J Gastroenterol. 1989;24:641-2.

13. Schneider A, Löhr JM, Singer MV. The M-ANNHEIM classification of chronic pancreatitis: introduction of a unifying classification system based on a review of previous classifications of the disease. J Gastroenterol. 2007;42:101-19.

14. Dani R, Mott CB, Guarita DR, Nogueira CED. Epidemiology and etiology of chronic pancreatitis in Brazil: a tale of two cities. Pancreas. 1990;5:474-8.

15. Maisonneuve P, Lowenfels AB, Mullhaupt B, Cavallini G, Lankisch PG, Andersen JR, et al. Cigarette smoking accelerates progression of alcoholic chronic pancreatitis. Gut. 2005;54:510-4.

16. Kamisawa T, Chari ST, Lerch MM, Kim MH, Gress TM, Shimosegawa T. Recent advances in autoimmune pancreatitis: type 1 and type 2. Gut. 2013;62:1373-80.

17. Mott CB, Guarita DR, Pedroso MRA. Pancreatite crônica. In: Lopes AC, Amato-Neto V, eds. Tratado de clínica médica. 2ªed. São Paulo: Roca; 2009. p. 1060-3.

18. Frokjaer JB, Bouwense SAW, Olesen SS, Lundager FH, Eskildsen SF, van Goor H, et al. Reduced cortical thickness of brain areas involved in pain processing in patients with chronic pancreatitis. Clin Gastroenterol Hepatol. 2012:10:434-8.

19. LiebIi JG. Draganov PV. Pancreatic function testing. Here to stay for the 21 st century. World J Gastroenterol. 2008;14(20):3149-58.

20. Chowdhury RS, Forsmark CE. Review article: pancreatic function testing. Aliment Pharmacol Ther. 2003;17:733-50.

21. Draganov P, Patel A, Fazel A, Toskes P, Forsmark C. Prospective evaluation of the accuracy of the intraductal secretin stimulation test in the diagnosis of chronic pancreatitis. Clin Gastroenterol Hepatol. 2005;3:695-9.

22. Domínguez-Muñoz JE. Pancreatic exocrine insufficiency: diagnosis and treatment. J Gastroenterol Hepatol. 2011;26(Suppl 2):12-6.

21 Pancreatite crônica: definição, classificação e avanços no diagnóstico   431

23. Lindkvist B. Diagnosis and treatment of pancreatic exocrine insufficiency. World J Gastroenterol. 2013;19(42):7258-66.

24. Katschinski M, Schirra J, Bross A, Göke B, Arnold R. Duodenal secretion and fecal excretion of pancreatic elastase-1 in healthy humans and patients with chronic pancreatitis. Pancreas. 1997;15(2):191-200.

25. Dominguez-Munoz JE, Hieronymus C, Sauerbruch T, Malfertheiner P. Fecal elastase test: evaluation of a new noninvasive pancreatic function test. Am J Gastroenterol. 1995;90:1834-7.

26. Lankisch PG, Schmidt I, Konig H, Lehnick D, Knollmann R, Löhr M, et al. Faecal elastase 1: not helpful in diagnosing chronic pancreatitis associated with mild to moderate exocrine pancreatic insufficiency. Gut. 1998;42: 551-4.

27. Perez-Johnston R, Sainani DV. Imaging of chronic pancreatitis (including groove and autoimune pancreatitis). Radiol Clin N Am. 2012;50:447-66.

28. Choueiri NE, Balci NC, Alkaade S, Burton FR. Advanced imaging of chronic pancreatitis. Curr Gastroenterol Rep. 2010(12):114-20.

29. Raman SP, Salaria SN, Hruban RH, Fishman EK. Groove pancreatitis: spectrum of imaging findings and radiology-pathology correlation. AJR. 2013(201):W29-W39.

30. Zamboni GA, Ambrosetti MC, D'Onofrio M, Mucelli RP. Ultrasonography of the pancreas. Radiol Clin N Am. 2012(50):395-406.

31. Miller FH, Keppke AL, Wadhwa A, Ly JN, Dalal K, Kamler VA. MRI of pancreatitis and its complications: part 2, chronic pancreatitis. AJR Am J Roentgenol. 2004;183:1645-52.

32. Sica GT, Miller FH, Rodriguez G, McTavish J, Banks PA. Magnetic resonance imaging in patients with pancreatitis: evaluation of signal intensity and enhancement changes. J Magn Reson Imaging. 2002;15:275-84.

33. Siddiqi AJ, Miller F. Chronic pancreatitis: ultrasound, computed tomography, and magnetic resonance imaging features. Semin Ultrasound CT MR. 2007;28(5):384-94.

34. Classen M, Koch H, Frühmorgen P. Results of retrograde pancreatography. Gastroent Jap. 1972;7:131-34.

35. Machado G. Colangiopancreatografia retrógrada endocópica. Tema apresentado na mesa-redonda "Recentes Avanços em Endoscopia Digestiva", I Seminário Brasileiro de Endoscopia Digestiva, Rio de Janeiro, 14 de julho de 1973.

432 SEÇÃO VII Doenças biliopancreáticas

36. Saleem A, Baron Th, Gastout CJ, Topazian MD, Levy MJ, Petersen BT, et al. Endoscopic retrograde cholangiopancreatography using a single-balloon enteroscope in patients with altered Roux-en-Y anatomy. Endoscopy. 2010;42:656-60.

37. RöschT, Daniel S, Scholz M, Huibregtse K, Smits M, Schneider T, et al. Endoscopic treatment of chronic pancreatitis: a multicenter study of 1000 patients with long-term follow-up. Endoscopy. 2002;34(10):765-71.

38. Kalmin B, Hoffman B, Hawes R, Romagnuolo J. Conventional versus Rosemont endoscopic ultrasound criteria for chronic pancreatitis: Comparing interobserver reliability and intertest agreement. Can J Gastroenterol. 2011;25(5):261-4.

39. Tandan M, Reddy DN. Endotherapy in chronic pancreatitis. World J Gastroenterol. 2013;19(37):6156-64.

40. Catalano MF, Lahoti S, Geenen JE, Hogan WJ. Prospective evaluation of endoscopic ultrasonography, endoscopic retrograde pancreatography, and secretin test in the diagnosis of chronic pancreatitis. Gastrointest Endosc. 1998;48(1):11-7.

41. Catalano MF, Sahai A, Levy M, Romagnuolo J, Wiersema M, Brugge W, et al. EUS-based criteria for the diagnosis of chronic pancreatitis: the Rosemont classification. Gastrointest Endosc. 2009;69(7):1251-61.

42. DeWitt J, McGreevy K, LeBlanc J, McHenry L, Cummings O, Sherman S. EUS-guided Trucut biopsy of suspected nonfocal chronic pancreatitis. Gastrointest Endosc. 2005;62(1):76-84.

43. Warshaw AL, Banks PA, Fernández-Del Castillo C. AGA technical rewiew treatment of pain in chronic pancreatitis. Gastroenterology. 1998;115(3): 765-76.

44. Gilron I, Baron R, Jensen T. Neuropathic pain: principles of diagnosis and treatment. Mayo Clin Proc. 2015;90(4):532-45.

45. Moran RA, James T, Pasricha PJ. Pancreatic pain. Curr Opin Gastroenterol. 2015;31:407-15.

46. Olessen SS, Frøkjær JB, Lelic D, Valeriani M, Drewes AM. Pain-associated adaptive cortical reorganization in chronic pancreatitis. Pancreatology. 2010;10(6):742-51.

47. Talukdar R, Reddy DN. Pain in chronic pancreatitis: managing beyond the pancreatic duct. World J Gastroenterol. 2013;19(38):6319-28.

21 Pancreatite crônica: definição, classificação e avanços no diagnóstico 433

48. Yang CJ, Bliss LA, Freedman SD, Sheth S, Vollmer CM, Ng SC, et al. Surgery for chronic pancreatitis: the role of early surgery in pain management. Pancreas. 2015;44(5):819-23.

49. Lindkvist B, Dominguez-Muñoz JE, Luacis-Regueira M, Castiñeiras-Alvariño M, Nieto-Garcia L, Iglesias-Garcia J. Serum nutricional markers for prediction of pancreatic exocrine insufficiency in chronic pancreatitis. Pancreatology. 2012;12:305-10.

50. Dominguez-muñoz JE. Pancreatic exocrine insufficiency: when is it indicated, what is the goad and how to do it? Adv Med Sci. 2011;56:1-5.

51. Löhr JM. Exocrine pancreatic insufficiency. 2nd ed. Bremen: UNI-MED Scienci 2010:91.

52. Gupte A, Forsmark CE. Chronic pancreatitis. Curr Opin Gastroenterol. 2014;30:500-5.

53. Choudhuri G, Lakshmi CP, Goel A. Pancreatic diabetes. Trop Gastroenterol. 2009;30(2):71-5.

54. Levitt NS, Adams G, Salmon J, Marks IN, Musson G, Swanepoel C, et al. The prevalence and severity of microvascular complications in pancreatic diabetes and IDDM. Diabetes Care. 1995;18:971-4.

55. Larsen S, Hilsted J, Philipsen EK, Tronier B, Damkjaer NM, Worning H. The effect of insulin withdrawal on intermediary metabolism in patients with diabetes secondary to chronic pancreatitis. Acta Endocrinol (Copenh). 1991;124:510-5.

56. Sakorafas GH, Sarr MG, Farley DR, Farnel MB. The significance of sinistral portal hypertension complicating chronic pancreatitis. Am J Surg. 2000;179(2):129-33.

57. Marshall GT, Howell DA, Hansen BL, Amberson SM, Abourjaily GS, Bradenberg CE. Multidisciplinary approach to pseudoaneurysms complicating pancreatic pseudocysts: impact of pretreatment diagnosis. Arch Surg. 1996;131:278-83.

58. Yeo CJ, Bastidas JA, Lynch-Nyhan A, Fishman EK, Zinner MJ, Cameron JL. The natural history of pancreatic pseudocysts documented by computed tomography. Surg Gynecol Obstet. 1990;170:411.

59. Worning H. Incidence and prevalence of chronic pancreatitis. In: Beger HG, Buchler M, Ditschuneit H, Malfertheiner P (eds.). Chronic pancreatitis. Berlin: Springr-Verlag; 1990. p.8-14.

60. Heider TR, Azeem S, Galanko JA, Behrns KE. The natural history of pancreatitis-induced splenic vein thrombosis. Ann Surg. 2004;239:876.

61. Nadkarni NA, Khanna S, Vege SS. Splanchnic venous thrombosis and pancreatitis. Pancreas. 2013;42:924.
62. Phillip SG, Weizmann Mikhayla, Watson RR. Pancreatic pseudocysts advances in endoscopic management. Gastroenterol Clin N Am. 2015;45(1):9-27. Disponível em: http://dx.doi.org/10.1016/j.gtc.2015.10.003.
63. Zhao X, Feng T, Ji W. Endoscopic versus surgical treatment forpancreatic pseudocyst, Digestive Endoscopy. 2016;28:83-91.
64. Varadalajulu S, Bang JY, Sutton BS, Trevino JM, Christein JD, Wilcox CM. Equal efficacy of endoscopic and surgical cystogastrostomy for pancreatic pseudocyst drainage in a randomized trial. Gastroenterology. 2013;145:583-90.
65. Chebli JM, Gaburri PD, de Souza AF, Ornellas AT, Martins Junior EV, Chebli LA, et al. Internal pancreatic fistulas: proposal of a management algorithm based on a case serie analisys. J Clin Gastroenterol. 2004;38:795-800.
66. Cunha JE, Machado M, Bacchella T, Penteado S, Mott CB, Jukemura J, et al. Surgical treatment of pancreatic ascites and pancreatic pleural effusions. Hepatogastroenterology. 1995;42:748-51.
67. Gomez-Cerezo J, Barbado Cano A, Suárez I, Soto A, Ríos JJ, Vázquez JJ. Pancreatic ascites study of therapeutic options by analysis of case reports and case series between the years 1975 and 2000. Am J Gastroenterol. 2003;98:568-77
68. Varadarajulu S, Rana SS, Bhasin DK. Endoscopic therapy for pancreatic duct leaks and disruptions. Gastrointest Endoscopy Clin N Am. 2013;23:863-92.
69. Mirtallo JM, Forbes A, McClave SA, Jensen GL, Waitzberg DL, Davies AR. International consensus guidelines for nutrition therapy in pancreatitis. JPEN J Parenter Enteral Nutr. 2012;36:284-91.
70. Nandasena, Wijerathne, de Silva. Fluctuating serum amylase levels in a patient with pancreatic ascites. Ceylon Med J. 2015;60:161-2.
71. Abdallah AA, Krige JE, Bornman PC. Biliary tract obstruction in chronic pancreatitis. HPB (Oxford). 2007;9:421-8.
72. da Cunha JE, Bacchella T, Mott CB, Jukemura J, Abdo EE, Machado MC. Surgical treatment of biliary complications from calcifying chronic pancreatitis. Int Surg. 1984;69:149-54.
73. Taylor S, Adams D, Anderson M. Duodenal stricture: a complication of chronic fibrocalcific pancreatitis. South Med J. 1991;84:338-341.

21 Pancreatite crônica: definição, classificação e avanços no diagnóstico 435

74. Vijungco JD, Prinz RA. Management of biliary and duodenal complications of chronic pancreatitis. World J Surg. 2003;27(11):1258-70.

75. Frey CF, Suzuki M, Isaji S. Treatment of chronic pancreatitis complicated by obstruction of the common bile duct or duodenum. World J Surg. 1990;14(1):59-69.

76. Stabile BE, Calabria R, Wilson SE, Passaro E Jr. Stricture of the common bile duct from chronic pancreatitis. Surg, Gynecol and Obstet. 1987;165(2):121-6.

77. Huizinga WK, Baker LW. Surgical intervention for regional complications of chronic pancreatitis. International Surgery. 1993;78(4):315-9

78. Parr ZE, Sutherland FR, Bathe OF, Dixon E. Pancreatic fistulae: are we making progress? J Hepatobiliary Pancreat Surg. 2008;15(6):563-9.

79. Bassi C, Dervenis C, Buttunini G, Fingerhut A, Yeo C, Izbicki J, et al. Postoperative pancreatic fistula: an international study group (ISGPF) definition. Surgery. 2005;138(1):8-13.

80. Reid-Lombardo KM, Farnell MB, Crippa S, Barnett M, Maupin G, Bassi C, et al. Pancreatic anastomotic leakage after pancreaticoduodenetomy in 1.507 patients: a report from the Pancreatic Anastomotic Leak Study Group. J Gastrointest Surg. 2007;11(11):14511-8.

81. Strasberg SM, Linehan DC, Clavien PA, Barkun JS. Proposal for definition and severity grading of pancreatic anastomosis failure and pancreatic occlusion failure. Surgery. 2007;141(4):420-6.

82. Barreto G, D´Souza MA, Shukla PJ, Shrikhande SV. The gray zone between post pancreaticoduodenectomy collections and pancreatic fistula. Pancreas. 2008;37(4):422-5.

83. da Cunha JE, Bacchella T, Mott Cde B, Machado MC. Management of pancreatic pseudocysts in chronic alcoholic pancreatitis with duct dilatation. Int Surg. 1985;70(1):53-6.

84. Monteiro da Cunha JE, Bacchella T, Mott CB, Jukemura J, Abdo EE, Machado MC. Surgical treatment of biliary complications from calcifying chronic pancreatitis. Int Surg. 1984;69(2):149-54.

85. Blasbalg R, Baroni RH, Costa DN, Machado MC. MRI features of groove pancreatitis. AJR Am J Roentgenol. 2007;189(1):73-80.

22 | Cistos pancreáticos

Julio Maria Fonseca Chebli
Carlos Henrique Teixeira Cordeiro

INTRODUÇÃO

A detecção de lesões císticas pancreáticas tem aumentado nos últimos anos, na maioria das vezes como um achado incidental em exames de tomografia computadorizada (TC) e ressonância magnética (RM) de rotina. Estima-se que entre 3 e 14% dos pacientes submetidos a esses exames na atualidade terão cistos pancreáticos diagnosticados incidentalmente, sendo a incidência maior em pacientes com idade mais avançada. A etiologia varia entre cistos benignos sem potencial maligno, cistos benignos com potencial de malignidade e cistos francamente malignos. O diagnóstico preciso dessas lesões muitas vezes é difícil, gerando ansiedade tanto para o médico quanto para o paciente, necessidade de controle por imagem, testes invasivos e até cirurgia. A abordagem apropriada deve ser individualizada, levando em consideração a apresentação clínica, as características da imagem à TC ou RM, à ultrassonografia (USG) endoscópica, além da análise do líquido cístico.

ETIOLOGIA

As lesões císticas do pâncreas dividem-se em neoplasias císticas, cistos não neoplásicos e pseudocistos. Até alguns anos atrás, os pseudocistos inflamatórios representavam cerca de 90% das lesões císticas pancreáticas, mas dados recentes com base em exames de imagem de melhor qualidade e alta resolução, capazes de detectar lesões cada vez menores, mostram que a prevalência de cistos pancreáticos incidentais em pacientes sem história de pancreatite é bem maior, sugerindo que as neoplasias císticas sejam mais comuns. A etiologia das neoplasias císticas é apresentada na Tabela 1.

TABELA 1   Etiologia das neoplasias císticas

Origem epitelial	Origem exócrina	Origem mista/ desconhecida	Origem endócrina	Origem mesenquimal
Neoplasia cística mucinosa	Carcinoma de célula acinar	Neoplasia pseudopapilar sólida	Tumor neuroendócrino cístico	Sarcoma
Neoplasia mucinosa papilar intraductal (NMPI)		Tumor de células gigantes		Linfoma
Adenocarcinoma cístico ductal		Blastoma pancreático		Linfangioma cístico
Cistoadenoma seroso		Teratoma cístico		

Algumas lesões que lembram neoplasias císticas pancreáticas incluem: pseudocisto, cisto linfoepitelial, cistos de duplicação en-

438 SEÇÃO VII Doenças biliopancreáticas

térica, cisto hidático, cisto esplênico acessório, cisto de retenção, tumor de estroma cístico do trato gastrointestinal, entre outras.

QUADRO CLÍNICO

A maioria das neoplasias císticas do pâncreas são assintomáticas e diagnosticadas incidentalmente em exames de imagem por outro motivo, mas sinais e sintomas podem estar presentes e auxiliam na propedêutica médica. As características clínicas e epidemiológicas das principais lesões císticas pancreáticas são apresentadas na Tabela 2.

TABELA 2 Características clínicas e epidemiológicas das principais lesões císticas do pâncreas

Tipo	Predileção de sexo	Pico de incidência	Características clínicas	Potencial maligno
Pseudocisto	Masculino	Entre 30 e 50 anos	Coleção de secreção pancreática extravasada de um ducto rompido História de pancreatite ou trauma abdominal prévio Geralmente sintomático (dor abdominal)	Lesão não neoplásica
Cistoadenoma seroso	Feminino (75%)	Após os 60 anos	Tumor de crescimento lento Maioria assintomático Dor ou desconforto abdominal vago, pancreatite, icterícia, massa palpável (> 10 cm)	Raro (<1%) Dor abdominal, icterícia

(continua)

22 Cistos pancreáticos 439

TABELA 2 Características clínicas e epidemiológicas das principais lesões císticas do pâncreas *(continuação)*

Tipo	Predileção de sexo	Pico de incidência	Características clínicas	Potencial maligno
Neoplasia cística mucinosa	Feminino (95%)	Entre 40 e 50 anos	Produção de mucina com estroma ovariano Não comunica com o ducto pancreático principal Maioria assintomático (75%) Dor ou desconforto abdominal vago, pancreatite, massa palpável (10%)	Moderado (18%) Tamanho > 4 cm, nódulos murais, projeções papilares internas, calcificações periféricas
Neoplasia mucinosa papilar intraductal (NMPI)	Distribuição igual	Após os 60 anos	Produção de mucina, comunicação com o ducto pancreático principal Maioria é sintomático: dor abdominal, pancreatite aguda ou recorrente, icterícia, emagrecimento, diabete de início recente, esteatorreia Assintomáticos: geralmente achados de imagens de NMPI de ductos secundários	Alto (até 60%) Lesões pré-malignas ou malignas Icterícia, diabete de início recente, emagrecimento
Neoplasia pseudopapilar sólida	Feminino	Entre 20 e 40 anos Raro após os 50 anos	Assintomático até atingir grandes tamanhos (> 10 cm) Dor abdominal, pancreatite, icterícia, massa palpável	Moderado (15%)

DIAGNÓSTICO

A neoplasia cística mucinosa, o cistoadenoma seroso e a neoplasia mucinosa papilar intraductal (NMPI) correspondem a mais de 80% das neoplasias císticas do pâncreas. Outras neoplasias císticas pancreáticas menos comuns incluem: neoplasia endócrina cística (< 10%), adenocarcinoma ductal com degeneração cística (< 1%) e cistoadenocarcinoma de células acinares (< 1%). Uma análise combinada de história clínica, características radiológicas (TC ou RM) e à USG endoscópica, com ou sem aspiração do cisto, são fundamentais para o diagnóstico e o manejo adequados de cada caso. As características radiológicas das principais lesões císticas pancreáticas são apresentadas na Tabela 3, e as características do fluido cístico são apresentadas na Tabela 4.

TABELA 3   Características imaginológicas das principais lesões císticas do pâncreas

Tipo	Número de lesões	Localização	Achados macroscópicos
Pseudocisto	Geralmente única	Variável	Unilocular, homogêneo, sem componente sólido, parede geralmente fina (< 4 mm), achados de pancreatite crônica associados (Figura 1)
Cistoadenoma seroso	Geralmente único; incomumente múltiplos	Variável (cabeça, corpo e cauda)	Bem circunscrito, septos fibrosos dando aparência de múltiplos microcistos (multilocular) em "favo de mel", cicatriz central que pode estar calcificada. Achado patognomônico: massa esponjosa com calcificação central "em raios de sol" (Figura 2)

(continua)

22 Cistos pancreáticos 441

TABELA 3 Características imaginológicas das principais lesões císticas do pâncreas (*continuação*)

Tipo	Número de lesões	Localização	Achados macroscópicos
Neoplasia cística mucinosa	Única	Corpo ou cauda (95%)	Cápsula fibrosa espessa, nódulos murais, arquitetura interna complexa, pode conter septações ou debris (multilocular), pode apresentar calcificações periféricas (preditivas de malignidade), não comunica com o ducto pancreático principal (Figura 3)
Neoplasia mucinosa papilar intraductal (NMPI)	Geralmente multifocal	Predomínio na cabeça do pâncreas	Dilatação do ducto pancreático principal, ductos secundários ou ambos, com ou sem massa cística associada, defeitos de enchimento em virtude de muco viscoso, comunicação do cisto com o ducto pancreático principal (Figuras 4 e 5) A CPRE pode mostrar ampola de Vater distendida com saída de muco (patognomônico)
Neoplasia pseudopapilar sólida	Geralmente única	Variável (cabeça, corpo e cauda)	Tumor grande (> 10 cm) em mulheres jovens, sintomático, heterogêneo, mistura de componentes sólido e cístico. Calcificações irregulares podem estar presentes (20%) (Figura 6) Tumores pequenos são encontrados como lesões relativamente sólidas, enquanto as variantes maiores apresentam degeneração cística

CPRE: colangiopancreatografia retrógrada endoscópica.

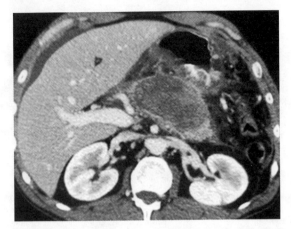

Figura 1 Pseudocisto.

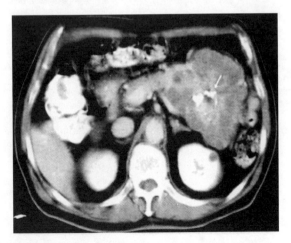

Figura 2 Cistoadenoma seroso.

22 Cistos pancreáticos 443

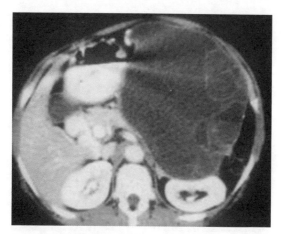

Figura 3 Neoplasia cística mucinosa.

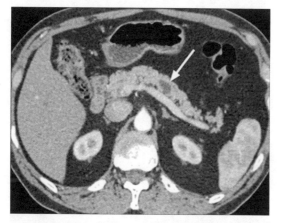

Figura 4 Neoplasia mucinosa papilar intraductal (NMPI) de ducto pancreático principal.

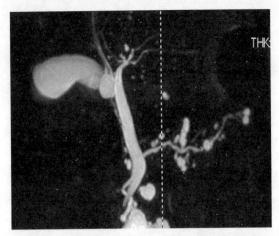

Figura 5   Neoplasia mucinosa papilar intraductal (NMPI) de ductos secundários.

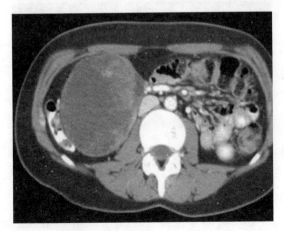

Figura 6   Neoplasia pseudopapilar sólida.

22 Cistos pancreáticos 445

TABELA 4 Análise do fluido cístico das principais lesões císticas do pâncreas

Parâmetro	Pseudocisto	Cistoadenoma seroso	NCM – benigna	NCM – maligna	NMPI
Viscosidade	Baixa	Baixa	Alta	Alta	Alta
Amilase	Alta	Baixa	Baixa	Baixa	Alta
CEA	Baixo	Baixo	Alto	Alto	Alto
CA 72-4	Baixo	Baixo	Intermediário	Alto	Intermediário a alto
Achados citológicos	Histiócitos	Células cuboides com citoplasma rico em glicogênio	Células epiteliais mucinosas colunares com atipia variável	Células de adenocarcinoma	Células epiteliais mucinosas colunares com atipia variável

CEA: antígeno carcinoembrionário; NCM: neoplasia cística mucinosa; NMPI: neoplasia mucinosa papilar intraductal.

Uma vez estabelecidas as características clínicas, radiológicas e do líquido cístico da lesão, é de suma importância conhecer o potencial de malignidade intrínseco de cada lesão cística do pâncreas e os preditores associados a maior risco de malignidade (Tabelas 5 e 6).

TABELA 5 Potencial de malignidade das lesões císticas do pâncreas

Benigna	*Borderline*	Maligna
Pseudocisto	NMPI de ducto secundário	Cistoadenocarcinoma
Cistoadenoma seroso	Neoplasia cística mucinosa	NMPI de ducto pancreático principal
Cisto epitelial verdadeiro	Neoplasia pseudopapilar sólida	Neoplasia neuroendócrina cística
		Carcinoma de célula acinar
		Outras malignidades raras

NMPI: neoplasia mucinosa papilar intraductal.

SEÇÃO VII Doenças biliopancreáticas

TABELA 6   Preditores clínicos nos exames de imagem e achados do líquido cístico associados a maior risco de malignidade

Preditores clínicos	Preditores em exames de imagem	Achados do líquido cístico
Sexo masculino Idade > 50 anos Sintomas sistêmicos (perda de peso, icterícia e dor abdominal) Enzimas hepáticas aumentadas	Massa sólida Diâmetro do DPP > 10 mm Envolvimento difuso ou multifocal do DPP Presença de calcificação intraluminal Nódulo mural Ramificação lateral ou combinada > 5 cm Ramificação lateral > 3 cm	Presença de mucina Níveis elevados de CEA e CA 19-9 Citologia positiva para malignidade Alto conteúdo de DNA

DPP: ducto pancreático principal; CEA: antígeno carcinoembrionário.

TRATAMENTO

A decisão terapêutica sobre as lesões císticas pancreáticas deve ser individualizada, analisando os riscos da abordagem cirúrgica e da vigilância radiológica com a preferência do paciente, presença de comorbidades, idade, expectativa de vida e qualidade de vida. A ressecção cirúrgica deve ser considerada para as neoplasias císticas sintomáticas, para as neoplasias associadas com malignidade avançada (câncer invasivo ou displasia de alto grau) ou com alto risco de desenvolver malignidade dentro do tempo de vida do paciente (Tabela 7). Para os pacientes com neoplasia cística pancreática sem malignidade evidente, mas com potencial de malignizar, podem-se adotar a vigilância clínica e o controle radiológico ou a ressecção cirúrgica para aqueles que permanecem em risco de malignização do cisto. Nos casos em que se optou pelo tratamento cirúrgico, as orientações quanto ao seguimento pós-

-ressecção para cada tipo de lesão são apresentadas na Tabela 8. Para os pacientes assintomáticos e sem potencial de malignizar, nem a ressecção cirúrgica nem o controle radiológico são necessários.

TABELA 7 Indicações cirúrgicas nas neoplasias císticas pancreáticas

Qualquer lesão cística sintomática
Degeneração cística de adenocarcinoma pancreático
Qualquer cisto com componente sólido que reforça com o contraste
Neoplasia neuroendócrina cística
Cistoadenoma seroso: considerar em lesões > 6 cm, com crescimento rápido ou impossibilidade de se excluir lesão pré-maligna ou maligna
Neoplasia pseudopapilar sólida
Neoplasia mucinosa cística
NMPI de ducto pancreático principal (> 10 mm)
NMPI de ductos secundários: conforme Consenso de Fukuoka (Figura 7)

NMPI: neoplasia mucinosa papilar intraductal.

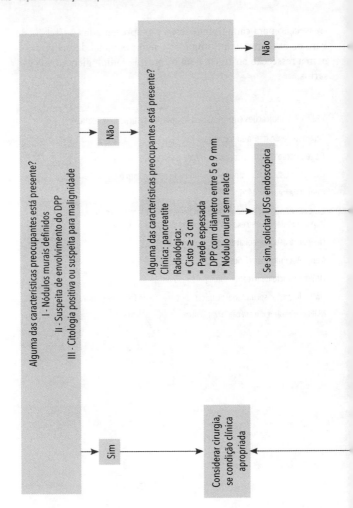

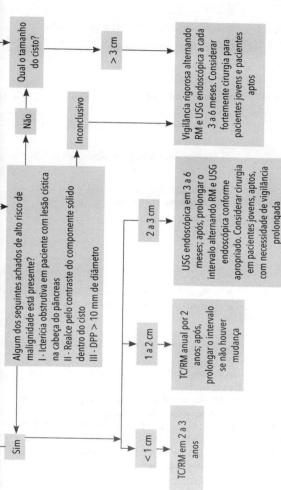

Figura 7 Abordagem das lesões císticas do pâncreas – Normas de Fukuoka. DPP: ducto pancreático principal; RM: ressonância magnética; TC: tomografia computadorizada; USG: ultrassonografia.

TABELA 8 Acompanhamento pós-ressecção das lesões císticas do pâncreas

Tipo	Necessidade de controle pós-ressecção
Cistoadenoma seroso	Não (exceto se neoplasia invasiva na análise histopatológica)
Neoplasia cística mucinosa	Não (exceto se neoplasia invasiva na análise histopatológica)
NMPI não invasiva	Sim (até 10% de recorrência). RM ou USG endoscópica anual
NMPI invasiva	Sim (até 90% de recorrência). Supervisão similar ao adenocarcinoma de pâncreas
Neoplasia pseudopapilar sólida	Sim (embora recorrência incomum); inicialmente anual e, posteriormente, a cada 2 a 3 anos

NMPI: neoplasia mucinosa papilar intraductal; RM: ressonância magnética; USG: ultrassonografia.

BIBLIOGRAFIA

1. Elta GH, Enestvedt BK, Sauer BG, Lennon AM. ACG Clinical guideline: diagnosis and management of pancreatic cysts. Am J Gastroenterol. 2018;113(4):464-79.
2. European Study Group on Cystic Tumours of the Pancreas. European evidence-based guidelines on pancreatic cystic neoplasms. Gut. 2018;67(5):789-804.
3. Farrel JJ. Pancreatic cysts and guidelines. Dig Dis Sci. 2017;62(7):1827-39.
4. Scheiman JM, Hwang JH, Moayyedi P. American Gastroenterological Assocation Technical Review on the diagnosis and management of asymptomatic neoplastic pancreatic cysts. Gastroenterology. 2015;148:824-48.
5. Vege SS, Ziring B, Jain R, Moayyedi P, Clinical Guidelines Committee, American Gastroenterology Association. American Gastroenterological Association Institute Guideline on the diagnosis and management of asymptomatic neoplastic pancreatic cysts. Gastroenterology. 2015;148:819-22.

Colecistite | 23

Maria da Penha Zago-Gomes

INTRODUÇÃO

Cálculos biliares são depósitos cristalizados que se formam mais comumente na vesícula biliar, contendo colesterol e/ou bilirrubina. Nos países ocidentais, os cálculos biliares são compostos principalmente de colesterol, enquanto nas nações em desenvolvimento e na Ásia são mais frequentes os cálculos mistos ou pigmentares[1].

Os cálculos biliares são comuns em populações ocidentais, ocorrendo em até 20% dos adultos na Europa e nos Estados Unidos, porém existem variações importantes de prevalência, em virtude de fatores genéticos e ambientais[1]. Aproximadamente 6,3 milhões de homens e 14,2 milhões de mulheres entre 20 e 74 anos nos Estados Unidos têm doença da vesícula biliar[2], com aproximadamente 700 mil colecistectomias realizadas anualmente nesse país[1].

Doença da vesícula e da via biliar é um termo usado para presença de cálculos na vesícula ou no ducto biliar comum e os sintomas e complicações causados pela litíase biliar[3]. Somente poucos pacientes com litíase biliar desenvolvem sintomas, cerca de 20% dos pacientes em acompanhamento de mais de 17 anos[1].

Existe uma forte ligação com distúrbios metabólicos, como obesidade, dislipidemia, diabete tipo 2, hiperinsulinemia, hipertrigliceridemia e síndrome metabólica. Alguns fatores de risco para a doença do cálculo biliar são modificáveis e algumas estratégias preventivas tornaram-se necessárias para reduzir o início e a gravidade das complicações[2].

Doença de vesícula e da via biliar pode se apresentar como cálculo de vesícula assintomático; cálculo de vesícula sintomático, incluindo cólica biliar e colecistite aguda; síndrome de Mirizzi e colecistite xantogranulomatosa; além de cálculos em ductos biliares, colangite, icterícia obstrutiva e pancreatite por cálculos biliares[3].

Foi demonstrado aumento de mortalidade em pacientes com cálculos biliares, por estarem associados a doença cardiovascular, cânceres gastrointestinais e doença hepática gordurosa não alcoólica[1]. Estudos populacionais[4] indicam que 30% de todas as causas de mortalidade são em indivíduos com litíase biliar, incluindo 40% a mais da mortalidade por doença cardiovascular e 30% a mais da mortalidade por câncer. Os pacientes com esteato-hepatite não alcoólica têm cerca do dobro de colelitíase que a população controle.

CLASSIFICAÇÃO E PATOGÊNESE DOS CÁLCULOS BILIARES

A patogênese de cálculos biliares de colesterol inclui fatores genéticos, hipersecreção hepática do colesterol, hipomotilidade da vesícula biliar, hipersecreção e acúmulo de mucina na vesícula biliar e alterações intestinais, principalmente alteração na absorção de colesterol, tempo de trânsito intestinal, neuro-hormônios intestinais e microbiota intestinal. Quando a solubilização do colesterol na bile é reduzida, o excesso de colesterol se precipita como cristais monoidratados de colesterol[2].

Fatores de risco para a formação do cálculo incluem aumento da idade, sexo feminino, gravidez, síndrome metabólica e resistência à insulina, vida sedentária, obesidade, rápida perda de peso, dieta rica em colesterol, estase da vesícula biliar, estrogênio e contraceptivos orais e diabete. A ocorrência de cálculos biliares de colesterol e alguns marcadores da síndrome metabólica apontam para um papel-chave para a resistência à insulina[2].

Os cálculos biliares pigmentares refletem anormalidades no metabolismo da bilirrubina no eixo intestinal e hepático. Os fatores de risco mais comuns incluem cirrose hepática, anemia hemolítica, fibrose cística, doença de Crohn, ressecção ileal extensa, infecção biliar, dietas deficientes em ácido fólico ou vitamina B_{12} e envelhecimento[2].

Os fatores de risco para o desenvolvimento de sintomas são sexo feminino, múltiplos cálculos, cálculos maiores que 10 mm e idade acima de 50 anos. O risco de colecistite foi calculado em 3,2/1.000 pessoas/ano para homem com um cálculo biliar pequeno, porém, para mulher com múltiplos cálculos e pelo menos um cálculo maior que 10 mm, o risco de colecistite sobe para 23,5/1.000 pessoas/ano (razão de risco = 11,05, intervalo de confiança = 3,76 a 32,44)[1].

DIAGNÓSTICO DE CÁLCULOS BILIARES

Os cálculos biliares podem ser descobertos incidentalmente em pacientes assintomáticos ou detectados quando a dor cólica biliar típica ocorre ou surgem complicações[2]. Pacientes com suspeita clínica de colecistite aguda devem realizar dosagem de enzimas hepáticas e ultrassonografia abdominal. Se a ultrassonografia não detectar cálculos biliares, porém o ducto biliar estiver dilatado ou os resultados dos testes da função hepática estiverem anormais, colangiopancreatografia por ressonância magnética (CPRM) deve ser indicada. Ultrassonografia endoscópica somente deve ser solicitada se os exames anteriores forem inconclusivos e a supeição clínica for importante[5]. A radiografia simples do hi-

454 SEÇÃO VII Doenças biliopancreáticas

pocôndrio direito detecta apenas cálculos biliares calcificados. Colangiopancreatografia retrógrada endoscópica (CPRE) é realizada para terapêutica, quando a drenagem biliar é necessária em razão de coledocolitíase[2].

HISTÓRIA NATURAL E TRATAMENTO DE PACIENTES ASSINTOMÁTICOS

Na maioria dos pacientes, os cálculos biliares permanecem assintomáticos. A possibilidade de aparecimento de sintomas tem incidência estimada de 1 a 4% ao ano. Complicações são incomuns em pacientes assintomáticos e as taxas gerais de risco para complicações são muito baixas, com incidência anual de 0,3[2,5].

Considerando a história natural benigna de cálculos biliares assintomáticos e os custos e riscos gerais da cirurgia (morbidade e mortalidade), pacientes assintomáticos com cálculo biliar ou pacientes com sintomas atípicos (p. ex., dispepsia) devem ser manejados conservadoramente[2,5].

Quando os sintomas típicos aparecem, há uma grande possibilidade de que eles se tornem recorrentes ou sejam acompanhados por complicações. Aproximadamente dois terços dos pacientes sintomáticos apresentam sintomas recorrentes dentro de 24 meses[2]. Dessa maneira, está indicado tratamento cirúrgico em doença biliar após o aparecimento de sintomas[5].

Colecistectomia profilática em pacientes assintomáticos

Em um subgrupo selecionado de pacientes com cálculos biliares assintomáticos, mas com alto risco de desenvolver sintomas ou câncer de vesícula biliar ou pancreatite biliar, a opção de tratamento inclui a colecistectomia "profilática"[2]. O Quadro 1 apresenta as situações em que a colecistectomia profilática está indicada.

QUADRO 1   Indicações para colecistectomia profilática em pacientes com cálculos biliares assintomáticos

Condição clínica	Justificativa
Crianças	Muitos anos na presença física de cálculos
Programação da cirurgia bariátrica em obesos mórbidos	Alto risco de cálculos biliares de colesterol com risco de sintomas na rápida perda de peso
Grandes cálculos biliares (> 3 cm)	Risco aumentado de câncer de vesícula biliar
Pólipos de vesícula crescendo ou > 1 cm	Risco aumentado de câncer de vesícula biliar
Pólipos de vesícula (até < 1 cm) e cálculos biliares	Alto risco de câncer de vesícula biliar
Indígenas americanos	Maior risco de câncer de vesícula biliar
Anemia falciforme	Formação de cálculos biliares por hemólise
Pequenos cálculos biliares com dismotilidade da vesícula biliar	Aumento do risco de pancreatite aguda biliar

Fonte: adaptado de Portincasa et al., 2015[2].

CONDUTA NOS PACIENTES SINTOMÁTICOS

A colelitíase sintomática sem complicações é caracterizada por um ou mais episódios típicos de dor em cólica típica. A terapia de primeira linha da cólica biliar inclui analgésicos não narcóticos de ação rápida, como os anti-inflamatórios não esteroidais (AINE), que são superiores aos antiespasmódicos. Quando os AINE são contraindicados ou ineficazes, os opioides (meperidina, hidromorfona, butorfanol) podem ser usados[2].

A colecistectomia eletiva é atualmente considerada o tratamento definitivo de cálculos biliares sintomáticos e não complicados. Colecistectomia videolaparoscópica (VL) e colecistectomia por pequena incisão (< 8 cm de comprimento) são seguras (taxas de mortalidade de 0,1 a 0,7%) comparadas à colecistectomia aberta, com menor tempo de internação, retorno às atividades e menor custo. Para diminuir a morbidade, a colecistectomia deve ser realizada dentro de 24 horas em pacientes com cólica biliar, em 24 a 72 horas em pacientes com colecistite aguda e em 48 horas em pacientes com pancreatite aguda[2]. A VL pode ser programada para internação breve, inclusive como hospital-dia. Em pacientes com colecistite aguda, a cirurgia deve ser precoce, realizada em cerca de 1 semana do início da dor[5].

Uso de medicamentos orais para cálculos biliares de colesterol, como o ácido ursodesoxicólico, é sugerido atualmente para um pequeno subgrupo de indivíduos com cálculos de colesterol pequenos (≤ 5 mm de diâmetro) e não calcificados, em uma vesícula biliar funcionante, com ducto cístico "patente", que não podem ser operados. Os ácidos biliares orais são capazes de reduzir a secreção hepática do colesterol biliar e dessaturar a bile da vesícula biliar[2].

COMPLICAÇÕES DOS CÁLCULOS BILIARES

As complicações mais frequentes das doenças da vesícula e da via biliar da estão listadas no Quadro 2.

QUADRO 2   Principais complicações da doença calculosa biliar

Colecistite aguda e crônica
Íleo biliar
Coledocolitíase
Colangite aguda
Pancreatite aguda biliar

(continua)

QUADRO 2   Principais complicações da doença calculosa biliar *(continuação)*

Síndrome de Mirizzi
Carcinoma vesicular
Vesícula em porcelana
Colangite recorrente biliar

Fonte: adaptado de Portincasa et al., 2016.[2]

Colecistite aguda

Colecistite aguda é a inflamação aguda da vesícula biliar, geralmente decorrente de obstrução do ducto cístico por cálculos ou lama biliar. Embora rara, pode complicar com empiema, colecistite enfisematosa, gangrena, perfuração, abscesso pericolecístico, peritonite aguda, fístulas colecistoenteréricas e íleo biliar[2].

Em 2018, a Sociedade Japonesa de Cirurgia Hepato-biliar-pancreática publicou consenso dos critérios diagnósticos e gravidade da colecistite aguda, descritos no Quadro 3[5].

QUADRO 3   Critérios diagnósticos de colecistite aguda

A. Sinais locais de inflamação como:
  1. sinal de Murphy
  2. massa, dor e plastrão no quadrante superior direito do abdome

B. Sinais sistêmicos de inflamação:
  1. febre
  2. elevação da proteína C-reativa
  3. leucocitose

C. Exames de imagens sugestivas de colecistite
Suspeita diagnóstica = um sinal do item A e um sinal do item B
Diagnóstico definitivo = um sinal do item A e um sinal do item B + C

Utilizando esse critério, obteve-se sensibilidade de 91,2% e especificidade de 96,9%[5].

O tratamento da colecistite aguda baseia-se em cuidados de suporte, antimicrobianos, monitoramento de parâmetros vitais e hemodinâmica[2]. Quando a colecistectomia precoce não pode ser realizada (até em 72 horas do início dos sintomas), o melhor momento para a cirurgia é após 6 semanas, por causa da maior morbidade entre 7 e 45 dias, em comparação com a colecistectomia precoce[2].

A escolha do tipo de cirurgia para colecistite aguda ainda provoca discussão, diferentemente da conduta cirúrgica de colecistite crônica, em que já é estabelecida a VL. Coccolini et al.[6], em 2015, avaliando 10 trabalhos em que laparoscopia aberta (LA) foi comparada à VL em colecistite aguda, por uma revisão sistemática e metanálise, analisaram dados de 1.248 pacientes (677 LA; 697 VL). Os dados mostraram metade da morbidade pós-operatória em pacientes que realizaram VL (OR = 0,46), menor mortalidade (OR = 0,2), menor infecção e pneumonia (OR = 0,54 e 0,51), além de menos dias de internação (menos 4,74 dias). Não houve diferença nas complicações cirúrgicas como lesão biliar, sangramento e tempo operatório.

Colecistite crônica

Colecistite crônica é uma complicação frequente, secundária a episódios recorrentes de colecistite aguda ou presença prolongada de cálculos biliares. O manejo da colecistite crônica corresponde ao de uma doença de cálculo biliar sintomática e não complicada[2]. O tratamento cirúrgico indicado na colecistite crônica é a VL[6].

Coledocolitíase

A presença de cálculos biliares no ducto biliar comum pode ser uma condição primária (formação de cálculos exclusivamente no ducto biliar comum) ou uma complicação secundária, em virtude da migração do cálculo da vesícula biliar[2]. A pressão ductal biliar normal é de 7 a 14 cmH$_2$O; quando a pressão intraductal excede 25 cmH$_2$O, pode ocorrer refluxo colangiovenoso e colangiolinfático, levando a bacteriemia e endotoxinemia[7].

A obstrução ductal é geralmente incompleta. Estase biliar prolongada pode gerar cirrose biliar secundária, hipertensão portal e insuficiência hepática em aproximadamente 5 anos. Pode ocorrer translocação bacteriana, levando a colangite. A gravidade dessa complicação está ligada a inflamação sistêmica, colestase e disfunção concomitante de diferentes órgãos e sistemas[2].

Os sintomas clínicos característicos da colangite são dor em hipocôndrio direito, icterícia, colúria, acolia fecal, prurido e sinais de infecção sistêmica. Estudos laboratoriais anormais sugestivos de infecção e de obstrução biliar, com exames de imagem com dilatação de via biliar, confirmam o diagnóstico. Colangite é diagnosticada em 6 a 9% dos pacientes internados com doença do cálculo biliar[7].

Diferentes estratégias de manejo da coledocolitíase são possíveis, no entanto, VL com colangiografia intraoperatória, com ou sem CPRE pós-operatória, parece ser a abordagem mais custo-efetiva[2].

Pancreatite biliar aguda

A doença biliar, particularmente microlitíase, é uma das principais causas de pancreatite aguda. Ultrassonografia endoscópica e CPRM são as técnicas de imagem preferidas para detectar cálculos no ducto biliar em pacientes com pancreatite biliar em risco de coledocolitíase. A CPRE precoce (dentro de 24 horas após a admissão) com papilotomia para remover cálculos no ducto biliar é recomendada se houver presença de pancreatite aguda biliar e colangite concomitante[2].

Íleo de cálculos biliares

Íleo de cálculos biliares é uma complicação rara (< 0,5%) secundária a uma fístula biliar-entérica. Essa condição apresenta altas taxas de morbidade e mortalidade, especialmente em pacientes idosos, e pode levar à obstrução mecânica do intestino quando o cálculo atinge a válvula ileocecal[2].

Síndrome de Mirizzi

Síndrome de Mirizzi é uma complicação que ocorre quando um cálculo impacta no ducto cístico ou na bolsa de Hartmann e leva a compressão e obstrução do ducto hepático comum ou do ducto biliar comum. Pode proporcionar a formação de uma fístula colecistoentérica e desenvolver íleo do cálculo biliar, que complica a síndrome de Mirizzi[2].

Carcinoma de vesícula biliar

Litíase biliar é um dos principais fatores de risco para o câncer de vesícula, embora esta seja uma complicação rara, com menos de 3% dos pacientes com cálculos biliares[2].

Colecistite aguda acalculosa

Colecistite aguda acalculosa é uma doença necroinflamatória aguda na ausência de cálculo biliar. A patogênese é multifatorial.

Ocorre em 0,2 a 0,4% de todos os casos de pacientes criticamente enfermos, principalmente naqueles acima de 60 anos, com trauma, cirurgia, choque e sepse. A mortalidade é alta[8].

CONCLUSÃO

Litíase biliar, sobretudo cálculos de colesterol, pode indicar maior risco de mortalidade principalmente por doenças cardiovasculares e neoplasias. A presença de doença biliar indica atenção especial ao tratamento das alterações metabólicas. O desenvolvimento e o conhecimento de protocolos clínicos são importantes para definir o tempo correto para colecistectomia na doença biliar.

BIBLIOGRAFIA

1. Tiderington E, Lee SP, Ko CW. Gallstones: new insights into an old story. F1000 Res. 2016;5. pii: F1000 Faculty Rev-1817.
2. Portincasa P, Di Ciaula A, de Bari O, Garruti G, Palmieri VO, Wang DQ. Management of gallstones and its related complications. Expert Rev Gastroenterol Hepatol. 2016;10(1):93-112.
3. National Institute for Health and Care Excellence (NICE). Gallstone disease: diagnosis and management. 2014. Disponível em: https://www.nice.org.uk/guidance/cg188.
4. National Institute for Health and Care Excellence (NHANES). Clinical Guidelines. Gallstone disease: diagnosis and management of cholelithiasis, cholecystitis and choledocholithiasis. Editors Internal Clinical Guidelines Team (UK). London: National Institute for Health and Care Excellence; 2014.
5. Yokoe M, Takada T, Mayumi T, Yoshida M, Isaji S, Wada K, et al. Japanese guidelines for the management of acute pancreatitis 2015: revised concepts and updated points. J Hepatobiliary Pancreat Sci. 2015;22(6):405-32.
6. Coccolini F, Catena F, Pisano M, Gheza F, Fagiuoli S, Di Saverio S, et al. Open versus laparoscopic cholecystectomy in acute cholecystitis. Systematic review and meta-analysis. Int J Surg. 2015;18:196-204.

7. Ahmed M. Acute cholangitis: an update. World J Gastrointest Pathophysiol. 2018;9(1):1-7.
8. Huffman JL, Schenker S. Acute acalculous cholecystitis: a review. Clin Gastroenterol Hepatol. 2010;8(1):15-22.
9. Germanos S, Gourgiotis S, Kocher HM. Clinical update: early surgery for acute cholecystitis. Lancet. 2007;369(9575):1774-6.
10. Wakabayashi G, Iwashita Y, Hibi T, Takada T, Strasberg SM, Asbun HJ, et al. Tokyo Guidelines 2018: surgical management of acute cholecystitis: safe steps in laparoscopic cholecystectomy for acute cholecystitis (with videos). J Hepatobiliary Pancreat Sci. 2018;25(1):73-86.

Seção VIII

Fígado

24 | Hepatite C crônica

Raul Carlos Wahle

INTRODUÇÃO

A eliminação viral espontânea, após infecção aguda pelo vírus da hepatite C (HCV), ocorre em cerca de 20% dos casos e evolui para cura. Os demais cursam com cronificação da infecção e, em média, 20% desses pacientes podem evoluir para cirrose hepática ao longo de 10 a 50 anos após o contágio inicial. Naqueles que progridem para cirrose hepática, o risco de desenvolver carcinoma hepatocelular (CHC) é de 3 a 4% ao ano. A velocidade de progressão da doença hepática na hepatite C depende de variáveis relacionadas ao hospedeiro, sendo que o consumo elevado de álcool, a coinfecção pelo HIV, a aquisição de infecção pelo HCV após a idade de 40 a 55 anos e o sexo masculino podem estar associados a uma progressão mais rápida da lesão hepática segundo diferentes estudos.

EPIDEMIOLOGIA

Estima-se que mais de 70 milhões de pessoas estejam infectadas pelo HCV em todo o mundo e que cerca de 400 mil vão a óbito todo ano, em razão de complicações dessa doença, principalmente por cirrose hepática e CHC. No Brasil, o Ministério da Saúde estima que a soroprevalência de anti-HCV seja de 0,7%, o que corresponde a cerca de 657 mil indivíduos com viremia ativa no Brasil, sendo que de 1999 a 2017 apenas 331.855 casos de hepatite C foram notificados.

Desde 1999, entre os 200.839 casos confirmados de hepatite C, 116.512 (58,0%) ocorreram em indivíduos do sexo masculino e observa-se que os casos notificados ocorreram, em sua maioria, na faixa etária acima de 60 anos (20%), conforme a Figura 1. Além disso, no período de 2007 a 2017, 9,4% (16.034) do total de casos notificados de hepatite C apresentou coinfecção com o HIV.

Sua transmissão ocorre principalmente por via parenteral, por meio de contato com sangue contaminado, compartilhamento de agulhas, seringas e outros objetos para uso de drogas entre pessoas infectadas, reutilização ou falhas de esterilização de equipamentos tanto médico-odontológicos quanto de manicures ou de material para realização de tatuagem, e uso de sangue e seus derivados contaminados. A transmissão sexual do HCV também tem sido relatada esporadicamente e há relatos de transmissão vertical, em menor proporção. No Brasil, quanto à provável fonte ou mecanismo de infecção, verificou-se que o maior percentual foi referente ao uso de drogas (13,2%), seguido de transfusão sanguínea (11,4%) e de relação sexual desprotegida (8,9%), sendo que em 2017 a proporção de infecções por via sexual (9,2%) foi superior ao percentual de infecções relacionadas ao uso de drogas (8,1%).

ETIOLOGIA

O HCV pertence ao gênero *Hepacivirus*, família Flaviviridae. Sua estrutura genômica é composta por uma fita simples de ácido ribonucleico (RNA), de polaridade positiva, com aproximadamen-

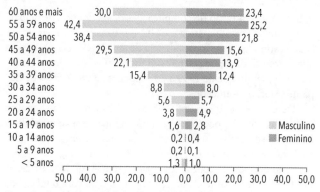

Figura 1   Taxa de detecção de hepatite C por faixa etária e sexo. Brasil, 2017.

te 9.400 nucleotídeos. Existem 7 genótipos e 67 subtipos do vírus. O genótipo 1 é o mais prevalente no mundo e representa 46% dos casos, seguido pelo genótipo 3 (30%). No Brasil, o genótipo 1 é o mais comum, seguido do genótipo 3. O genótipo 2 é frequente no Centro-Oeste (11%) e o genótipo 3 é mais frequente na região Sul (43%).

DIAGNÓSTICO

A hepatite C aguda tem apresentação assintomática e anictérica, o que dificulta o diagnóstico precoce. Sintomas estão presentes na minoria de casos (20 a 30%) e geralmente são inespecíficos, como anorexia, astenia, mal-estar e dor abdominal. Da mesma forma, a hepatite C crônica é uma doença de caráter insidioso, caracterizando-se por um processo inflamatório hepático persistente que pode desencadear cirrose hepática em longo prazo. A doença é descoberta usualmente em exames de rotina ou em doação de sangue na presença de anti-HCV reagente por mais de 6 meses e confirmação diagnóstica com HCV-RNA detectável por mais de 6 meses.

É recomendado que o diagnóstico laboratorial da hepatite C seja realizado com, pelo menos, dois testes. O teste inicial deve ser realizado por meio da pesquisa de anticorpos para esse vírus. Caso esse primeiro teste seja reagente, em uma segunda etapa, deve-se realizar a investigação da presença de replicação viral por meio de teste de biologia molecular que identifica a presença do RNA viral (Figura 2).

Embora os testes moleculares normalmente sejam utilizados para complementar o diagnóstico após um resultado reagente no teste para detecção do anti-HCV, o RNA do HCV (carga viral) pode ser identificado no soro antes da presença do anticorpo. Em determinadas situações clínicas, como em pacientes imunodeprimidos e dialíticos, a presença de anticorpos anti-HCV pode não ocorrer, em decorrência da incapacidade imunológica desses pa-

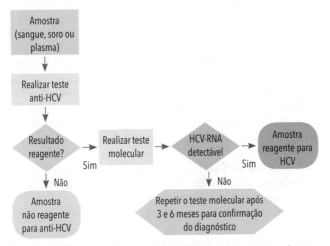

Figura 2 Fluxograma de diagnóstico de hepatite C conforme o *Manual técnico para o diagnóstico das hepatites virais* do Ministério da Saúde PCDT 2018.

cientes para produzir anticorpos. Nessas situações, o diagnóstico da infecção pelo HCV deverá ser realizado pela presença do RNA-HCV, por método de biologia molecular. Da mesma forma, em pacientes com doença aguda pelo HCV em fase inicial (até 30 dias), é possível que a presença de anticorpos não seja detectada. Também nesse cenário se recomenda a identificação dessa infecção mediante a presença da carga viral (reação em cadeia da polimerase [PCR] HCV quantitativo).

O exame de genotipagem do HCV utiliza testes moleculares capazes de identificar os genótipos, subtipos e populações mistas do HCV. A metodologia utilizada para a genotipagem exige que a amostra apresente carga viral mínima de 500 UI/mL, que deverá ser comprovada por teste de quantificação da carga viral, realizado em um período anterior máximo de 12 meses.

Para o adequado atendimento à pessoa que vive com o HCV, é importante pesquisar comorbidades e coinfecções pelo HBV e HIV, e é necessária uma cuidadosa avaliação pré-tratamento das condições clínicas, psiquiátricas e sociais do paciente. Cabe o rastreamento de todas as infecções sexualmente transmissíveis (IST). É muito importante o correto controle de todas as comorbidades, particularmente as relacionadas à síndrome metabólica. Além disso, todos os pacientes com hepatite C crônica devem ser imunizados contra as hepatites A e B. Os pacientes com cirrose devem ser imunizados contra *influenza* e pneumococo.

O Protocolo Clínico e Diretrizes Terapêuticas para Hepatite C e Coinfecções (PCDT) do Ministério da Saúde preconiza a relação de exames complementares nos portadores de hepatite C crônica que consta nas Tabelas 1 a 4.

O tratamento da hepatite C está indicado na presença da infecção aguda ou crônica pelo HCV, independentemente do estadiamento da fibrose hepática. No entanto, é fundamental saber se o paciente tem fibrose avançada (F3) ou cirrose (F4), já que esse diagnóstico poderá afetar a condução clínica do paciente e o esquema de tratamento proposto.

Recomenda-se que o estadiamento da doença hepática seja realizado para todos os portadores de hepatite C, coinfectados ou não pelo HIV, de modo a caracterizar ausência ou presença de doença avançada, a fim de definir o esquema terapêutico adequado. O estadiamento poderá ser realizado por qualquer um dos métodos disponíveis: métodos séricos indiretos como APRI ou FIB4, biópsia hepática ou por elastografia hepática com emprego de ultrassonografia de baixa frequência (elastografia transitória) ou acústica (elastografia por ARFI), ambos já disponíveis no Brasil.

ESTADIAMENTO DA DOENÇA HEPÁTICA

APRI e FIB4

Para ampliar o acesso à terapêutica e minimizar as dificuldades inerentes à realização da biópsia hepática, está indicada a aplicação dos índices APRI (*AST to Platelet Ratio Index*) e FIB4 (*Fibrosis-4*) para identificar a fibrose avançada e ambos os métodos são amplamente validados em pacientes monoinfectados. APRI e FIB4 são escores de biomarcadores que apresentam boa especificidade, porém baixa sensibilidade. Caso o paciente não seja classificado como F3 ou F4 por esses métodos, a realização de métodos complementares, como a biópsia hepática ou a elastografia hepática, poderá ser indicada.

Biópsia hepática

A biópsia hepática é o exame padrão-ouro para a avaliação da fibrose hepática. Pode ser realizada com diferentes técnicas e tipos de agulha. Além disso, é útil no diagnóstico de outras doenças hepáticas concomitantes, como a doença gordurosa, que influencia de maneira significativa a evolução dos casos e o manejo dos pacientes. Entretanto, a biópsia hepática é um procedimento invasivo, que requer estrutura apropriada. A principal limitação da biópsia hepática é o erro de amostragem, muitas vezes relacionado ao tamanho exíguo do fragmento e ao local do qual foi coletado. A biópsia ideal deve ser cilíndrica, não fragmentada, contendo, idealmente, de 10 a 20 espaços-porta.

Elastografia hepática

Realizada por meio de diferentes métodos, a elastografia hepática é um procedimento não invasivo que permite a identificação do estágio de fibrose. Uma das suas principais vantagens é a possibilidade de avaliação de uma área maior do que a avaliada por fragmento de biópsia hepática. Outra vantagem – mediante o adequado treinamento do operador – é a obtenção de resultados que reproduzam a real situação do parênquima.

TABELA 1   Exames complementares recomendados a todos os pacientes com HCV que devem ser solicitados em 1ª consulta e no acompanhamento – PCDT 2018

Exame	Finalidade/periodicidade
Anti-HAV/HBsAg/anti-HBc/anti-HBs[a]	Para indicar a imunização e detectar possíveis coinfecções
Anti-HIV	Rastreamento
β-HCG	A ser realizado antes da indicação do tratamento
Endoscopia digestiva alta	A cada 6 a 12 meses, conforme diagnóstico de cirrose
Ultrassonografia de abdome[b]	A cada 6 meses, na vigência de cirrose
Biópsia hepática[c]	A cada 3 a 5 anos

(continua)

24 Hepatite C crônica 471

TABELA 1 Exames complementares recomendados a todos os pacientes com HCV que devem ser solicitados em 1ª consulta e no acompanhamento – PCDT 2018 *(continuação)*

Exame	Finalidade/periodicidade
Elastografia hepática[d]	Individualizar
Hemograma	A cada 3 a 6 meses
Coagulograma	
Na (sódio)/K (potássio)	
Ureia e creatinina (*clearance* estimado de creatinina)[e]	
AST/TGO (aspartato aminotransferase), ALT/TGP (alanina aminotransferase)	
Fosfatase alcalina/gama glutamil transferase/bilirrubina total e frações	
Glicemia de jejum	
Proteína total/albumina	
Urina tipo 1	
TSH/T4L	A cada 12 meses ou conforme tratamento instituído
HCV-RNA quantitativo (carga viral)	Na confirmação do diagnóstico, no pré--tratamento e após o tratamento, conforme a modalidade escolhida
Lipídios (colesterol total e frações, triglicérides) e ferritina	A cada 12 meses

(a) As vacinas para hepatite A e para hepatite B estão disponíveis no SUS.
(b) Características ultrassonográficas que definem doença hepática avançada/cirrose: circulação colateral, fígado reduzido e irregular, esplenomegalia, aumento do calibre da veia porta, redução do fluxo portal, ascite.
(c) Biópsia hepática a critério médico, pois o tratamento está indicado para todos.
(d) Métodos não invasivos para avaliação de fibrose são úteis para identificar o estágio de fibrose avançada (F3 e F4) com a finalidade de avaliar o tempo de extensão do tratamento.
(e) *Clearance* de creatinina a cada 3 a 6 meses indicado apenas nos casos de doença renal crônica e cirrose.

472 SEÇÃO VIII Fígado

TABELA 2 Exames recomendados para acompanhamento ambulatorial dos pacientes com hepatite C crônica sem cirrose – PCDT 2018

Exame	Periodicidade
Hemograma	A cada 6 meses
Coagulograma	
Na (sódio)/K (potássio)/ureia/creatinina	
Clearance de creatinina	
AST/TGO (aspartato aminotransferase) ALT/TGP (alanina aminotransferase)	
Fosfatase alcalina/gama glutamil transferase/bilirrubina total e frações	
Glicemia de jejum	
Proteína total/albumina	
Urina tipo 1	A cada 12 meses

TABELA 3 Exames recomendados para acompanhamento ambulatorial dos pacientes com hepatite C crônica com cirrose – PCDT 2018

Exame	Periodicidade
Hemograma	A cada 3 a 4 meses
Coagulograma	
Na (sódio)/K (potássio)/ureia/creatinina *Clearance* estimado de creatinina	
AST/TGO (aspartato aminotransferase) ALT/TGP (alanina aminotransferase)	
Fosfatase alcalina/gama glutamil transferase/bilirrubina total e frações	
Glicemia de jejum	
Proteína total/albumina	

24 Hepatite C crônica 473

TABELA 4 Exames recomendados para rastreamento de carcinoma hepatocelular em paciente com estadiamento de fibrose F3 ou F4 – PCDT 2018

Exame	Periodicidade
Ultrassonografia de abdome total	A cada 6 meses
Alfafetoproteína	

Os métodos elastográficos que utilizam a ultrassonografia (elastografia transitória e ARFI) são os mais recomendados internacionalmente para a avaliação do estadiamento de fibrose hepática. Os pontos de corte da elastografia para classificação do estadiamento de fibrose hepática conforme a escala METAVIR é apresentada segundo modalidade de imagem e aparelho utilizado (Tabela 6).

Identificação da cirrose descompensada

A cirrose compensada é distinguida da descompensada pelo escore de Child-Pugh. Diante de sinais clínicos e/ou ecográficos de cirrose, o tratamento do HCV deve ser priorizado, mas, em pacientes descompensados, esse tratamento deve ser realizado em centros especializados.

TABELA 5 Caracterização de fibrose hepática conforme valores de APRI e FIB4

APRI (avaliação de fibrose hepática avançada)			
Resultado	< 0,5	0,5 a 1,49	≥ 1,5
Interpretação	Baixa probabilidade de fibrose hepática F2, F3 ou F4	Não é possível determinar o estágio de fibrose hepática	Alta probabilidade de fibrose hepática F3 ou F4

(continua)

SEÇÃO VIII   Fígado

TABELA 5   Caracterização de fibrose hepática conforme valores de APRI e FIB4 *(continuação)*

APRI (avaliação de cirrose hepática)			
Resultado	< 1,0	1,0 a 1,49	≥ 2,0
Interpretação	Baixa probabilidade de cirrose (F4)	Não é possível determinar o estágio de fibrose hepática	Alta probabilidade de cirrose (F4)
FIB-4 (avaliação de fibrose hepática avançada ou cirrose)			
Resultado	< 1,45	1,45 a 3,24	≥ 3,25
Interpretação	Baixa probabilidade de fibrose hepática F2, F3 ou F4	Não é possível determinar o estágio de fibrose hepática	Alta probabilidade de F3 ou F4

TABELA 6   Pontos de corte da elastografia baseada em ultrassonografia, segundo aparelho, para classificação do estágio de fibrose hepática – PCDT 2018

Estágio da fibrose hepática pela escala METAVIR	Philips (m/s)	SuperSonic Imagine (m/s)	Toshiba (m/s)	GE (m/s)	ET (kPa)	Siemens (m/s)
Fibrose ≥ 2	1,22	1,5	NA	1,66	7,1	1,34
Fibrose ≥ 3	1,49	1,7	NA	1,77	9,5	1,55
Fibrose ≥ 4	2,21	1,9	2,23	1,99	12,5	1,8

TRATAMENTO

O tratamento da hepatite C está indicado para todos os pacientes com diagnóstico de infecção pelo HCV, independentemente do estágio de fibrose hepática. Na vigência de CHC, o tratamento é assunto controverso, considerando relatos de recidiva tumoral pós-tratamento. Na cirrose descompensada com indicação de transplante hepático e escore MELD < 20, deve-se tratar o HCV antes do transplante, caso não haja nenhuma urgência específica.

Os altos índices de cura superiores a 95%, a facilidade posológica e o perfil de segurança com as novas drogas têm permitido a ampliação do acesso ao tratamento no Brasil. As atuais opções de tratamento disponibilizadas pelo Ministério da Saúde diferem quanto ao genótipo do HCV e gravidade da doença hepática, e estão especificados a seguir:

- Daclatasvir (inibidor do complexo enzimático NS5A).
- Simeprevir (inibidor de protease NS3/4A).
- Sofosbuvir (análogo de nucleotídeo que inibe a polimerase do HCV).
- Associação de ombitasvir (NS5A), dasabuvir (inibidor não nucleosídico NS5B), veruprevir (NS3/4A) e ritonavir (potencializador farmacocinético) - 3D.
- Associação de ledipasvir (NS5A) e sofosbuvir.
- Associação de elbasvir (NS5A) e grazoprevir (inibidor da protease NS3/4A).

TABELA 7

Medicamento	Posologia
Daclatasvir (DCV) 30 mg	1 comprimido de 30 mg/dia, via oral (VO)
Daclatasvir (DCV) comprimidos de 60 mg	1 comprimido de 60 mg/dia, VO
Simeprevir (SIM) comprimidos de 150 mg	1 comprimido de 150 mg/dia, VO
Sofosbuvir (SOF) comprimidos de 400 mg	1 comprimido de 400 mg/dia, VO

(continua)

TABELA 7 *(continuação)*

Medicamento	Posologia
Veruprevir 75 mg/ritonavir 50 mg/ombitasvir 12,5 mg/dasabuvir 250 mg (3D)	Veruprevir 75 mg/ritonavir 50 mg/ombitasvir 12,5 mg (2 comprimidos 1 vez/dia, pela manhã) + dasabuvir 250 mg (1 comprimido 2 vezes/dia, manhã e noite)
Sofosbuvir (400 mg)/ledipasvir (90 mg) (SOF/LED)	1 comprimido/dia, VO
Elbasvir 50 mg/grazoprevir 100 mg (EBR/GZR)	1 comprimido/dia, VO
Ribavirina comprimidos de 250 mg (RBV)	11 mg/kg/dia ou 1 g (< 75 kg) e 1,25 g (> 75 kg), VO

No genótipo 1, não sendo possível identificar o subgenótipo, tratar como 1a. Além disso, o uso concomitante de amiodarona ou digoxina é uma contraindicação absoluta ao tratamento. Em pacientes com insuficiência renal com taxa de filtração glomerular < 30 mL/min, optar por esquemas com elbasvir + grazoprevir ou ombitasvir/veruprevir/ritonavir e dasabuvir.

TABELA 8 Genótipo 1a

Esquema	Tempo de tratamento	Tempo de tratamento	Tempo de tratamento
	Não cirrótico	Cirrótico Child-Pugh A	Cirrótico Child-Pugh B ou C
Sofosbuvir + simeprevir ± ribavirina€	12 semanas ± ribavirina	12 semanas + ribavirina	Esquema não indicado***
Sofosbuvir + daclatasvir ± ribavirina€	12 semanas ± ribavirina	12 semanas + ribavirina	24 semanas ± ribavirina (500 mg)**

(continua)

24 Hepatite C crônica 477

TABELA 8 Genótipo 1a *(continuação)*

Esquema	Tempo de tratamento	Tempo de tratamento	Tempo de tratamento
Ombitasvir/veruprevir/ ritonavir e dasabuvir + ribavirina	12 semanas + ribavirina	Esquema não indicado ***	Esquema não indicado***
Sofosbuvir/ledipasvir ± ribavirina€	12 semanas	12 semanas	24 semanas ± ribavirina (500 mg)**
Sofosbuvir/ledipasvir	8 semanas	Esquema não indicado****	Esquema não indicado***
Elbasvir/grazoprevir + ribavirina*	16 semanas* + ribavirina	16 semanas* + ribavirina	Esquema não indicado***
Elbasvir/grazoprevir	12 semanas	12 semanas	Esquema não indicado***

*Diante de polimorfismos de resistência não disponíveis no Brasil, prolongar o tratamento + RBV.
**Em Child-Pugh B/C, a dose inicial RBV deve ser de 500 mg/dia, podendo ser aumentada até 11 mg/kg/dia.
€ A adição de ribavirina, quando possível, é sempre recomendada em pacientes com cirrose e em todos aqueles com menor chance de resposta virológica: falhados a esquemas com interferon, genótipo 3, sexo masculino, idade acima de 40 anos, ou a critério da equipe médica.
***Esquema não indicado = esquema contraindicado.
****O tempo de tratamento de 8 semanas está indicado apenas para pacientes virgens de tratamento, que apresentam carga viral ≤ 6 milhões UI/mL, não afrodescendentes, não coinfectados pelo HIV.

TABELA 9 Genótipo 1b

Esquema	Tempo de tratamento	Tempo de tratamento	Tempo de tratamento
	Não cirrótico	Cirrótico Child-Pugh A	Cirrótico Child-Pugh B ou C
Sofosbuvir + simeprevir ± ribavirina€	12 semanas ± ribavirina	12 semanas + ribavirina	Esquema não indicado***

(continua)

478 SEÇÃO VIII Fígado

TABELA 9 Genótipo 1b *(continuação)*

Esquema	Tempo de tratamento	Tempo de tratamento	Tempo de tratamento
Sofosbuvir + daclatasvir ± ribavirina€	12 semanas ± ribavirina	12 semanas + ribavirina	24 semanas ± ribavirina (500 mg)*
Ombitasvir/veruprevir/ ritonavir e dasabuvir ± ribavirina	12 semanas	12 semanas com ribavirina	Esquema não indicado***
Elbasvir/grazoprevir	12 semanas	12 semanas	Esquema não indicado***
Sofosbuvir/ledipasvir ± ribavirina€	12 semanas	12 semanas	24 semanas ± ribavirina (500 mg)*
Sofosbuvir/ledipasvir	8 semanas****	Esquema não indicado****	Esquema não indicado***

Em Child-Pugh B/C, a dose inicial RBV deve ser de 500 mg/dia, podendo ser aumentada até 11 mg/kg/dia.
€ A adição de ribavirina, quando possível, é sempre recomendada em pacientes com cirrose e todos aqueles com menor chance de resposta virológica: falhados a esquemas com interferon, genótipo 3, sexo masculino, idade acima de 40 anos, ou a critério da equipe médica.
***Esquema não indicado = esquema contraindicado.
**** O tempo de tratamento de 8 semanas está indicado apenas para pacientes virgens de tratamento, que apresentam carga viral ≤ 6 milhões UI/mL, não afrodescendentes, não coinfectados pelo HIV.

TABELA 10 Genótipo 2

Esquema	Tempo de tratamento	Tempo de tratamento	Tempo de tratamento
	Não cirrótico	Cirrótico Child-Pugh A	Cirrótico Child-Pugh B ou C
Sofosbuvir + daclatasvir ± ribavirina	12 semanas ± ribavirina	12 semanas + ribavirina	24 semanas ± ribavirina (500 mg)*

*Em Child-Pugh B/C, a dose inicial RBV deve ser de 500 mg/dia, podendo ser aumentada até 11 mg/kg/dia.

24 Hepatite C crônica **479**

TABELA 11 Genótipo 3

Esquema	Tempo de tratamento	Tempo de tratamento	Tempo de tratamento
	Não cirrótico	Cirrótico Child-Pugh A	Cirrótico Child-Pugh B ou C
Sofosbuvir + daclatasvir ± ribavirina	12 semanas ± ribavirina	24 semanas + ribavirina	24 semanas ± ribavirina (500 mg)*

*Em Child-Pugh B/C, a dose inicial RBV deve ser de 500 mg/dia, podendo ser aumentada até 11 mg/kg/dia.

TABELA 12 Genótipo 4

Esquema	Tempo de tratamento	Tempo de tratamento	Tempo de tratamento
	Não cirrótico	Cirrótico Child-Pugh A	Cirrótico Child-Pugh B ou C
Sofosbuvir + simeprevir ± ribavirina	12 semanas ± ribavirina	12 semanas + ribavirina	Esquema não indicado***
Sofosbuvir + daclatasvir ± ribavirina	12 semanas ± ribavirina	12 semanas + ribavirina	24 semanas ± ribavirina (500 mg)**
Elbasvir/grazoprevir	12 semanas*	12 semanas*	Esquema não indicado***
Elbasvir/grazoprevir + ribavirina*	16 semanas	16 semanas	Esquema não indicado***

*Se genótipo 4 com tratamento prévio com PEG-IFN + RBV, prolongar tratamento por 16 semanas + RBV.
**Em Child-Pugh B/C, a dose inicial RBV deve ser de 500 mg/dia, podendo ser aumentada até 11 mg/kg/dia.
***Esquema não indicado = esquema contraindicado.

TABELA 13 Genótipos 5 e 6

Esquema	Tempo de tratamento	Tempo de tratamento	Tempo de tratamento
	Não cirrótico	Cirrótico Child-Pugh A	Cirrótico Child-Pugh B ou C
Sofosbuvir + daclatasvir ± ribavirina	12 semanas ± ribavirina	12 semanas + ribavirina	24 semanas ± ribavirina (500 mg)*

*Em Child-Pugh B/C, a dose inicial RBV deve ser de 500 mg/dia, podendo ser aumentada até 11 mg/kg/dia.

A gravidez deverá ser evitada durante todo o tratamento antiviral e até o 6º mês ao seu término aconselha-se que mulheres em idade reprodutiva utilizem métodos contraceptivos de barreira. Recomenda-se também que o aleitamento seja evitado durante o tratamento antiviral.

A realização do teste de PCR HCV quantitativo por biologia molecular está indicada ao término do tratamento e no 3º mês após para avaliar a erradicação viral. Ressalta-se que a hepatite C não confere imunidade protetora após a primeira infecção, havendo o risco de reinfecção.

BIBLIOGRAFIA

1. Asrani SK, Devarbhavi H, Eaton J, Kamath PS. Burden of liver diseases in the world. J Hepatol. 2018. pii: S0168-8278(18) 32388-2.
2. Mauss S, Berg T, Rockstroh J, Sarrazin C, Wedemeyer H. Hepatology: a clinical textbook. 9. ed. Disponível em: https://www.hepatologytextbook.com.
3. Ministério da Saúde. Boletim epidemiológico. Hepatites virais, vol. 49, n. 31; 2018. Disponível em: http://portalms.saude.gov.br.
4. Ministério da Saúde. Protocolo clínico de diretrizes terapêuticas para hepatite C e coinfecções; 2018. Disponível em: http://www.aids.gov.br.

Doença hepática gordurosa não alcoólica

25

Amanda Medeiros Recuero
José Tadeu Stefano
Claudia Pinto Marques Souza de Oliveira

INTRODUÇÃO

A doença hepática gordurosa não alcoólica (DHGNA) é atualmente a hepatopatia mais comum, especialmente nos países ocidentais, com uma prevalência que acompanha os índices epidêmicos globais de obesidade, variando entre 25 e 45%[1].

É uma condição clinicopatológica, com amplo espectro de manifestações que variam desde um simples depósito de gordura no interior do hepatócito, sem inflamação ou fibrose (esteatose simples) até casos de esteato-hepatite não alcoólica (EHNA), em pacientes sem história de etilismo. Sua gravidade pode variar conforme o grau de fibrose, evolução para cirrose e suas complicações. Sabe-se que 25 a 30% dos pacientes com DHGNA apresentam EHNA e, destes, cerca de 20% evoluirão com cirrose e possibilidade de evolução para carcinoma hepatocelular. Em portadores de obesidade grave (índice de massa corpórea [IMC] ≥ 40 kg/m2), esses índices são ainda maiores, com uma prevalência de 95 a 100% de DHGNA e 20 a 50% de EHNA.

DEFINIÇÃO E DIAGNÓSTICO

A DHGNA é definida pela presença de esteatose hepática, seja por diagnóstico por imagem ou por histologia, na ausência de causas secundárias de hepatopatias (Quadro 1), como o consumo excessivo de álcool. O consumo diário significativo de álcool é considerado como aquele ≥ 30 g para o sexo masculino e ≥ 20 g para o sexo feminino2. Vale ressaltar que a relação entre o álcool e o grau de lesão hepática depende de inúmeros cofatores, como tipo de bebida alcoólica, padrão de consumo, duração da exposição, suscetibilidade genética e presença de outros fatores de risco, como os componentes da síndrome metabólica (SM).

QUADRO 1   Hepatopatias mais comuns que cursam com esteatose hepática, exceto doença hepática alcoólica

- Doença hepática induzida por fármacos (tamoxifeno, amiodarona, ácido valproico, metotrexato, glicocorticoides, terapia antirretroviral)
- Hepatite C crônica (especialmente o genótipo 3)
- Hemocromatose
- Doença de Wilson
- Hepatite autoimune
- Doença celíaca
- A/hipobetalipoproteinemia
- Deficiência de lipase ácida lisossomal
- Desnutrição/nutrição parenteral

O diagnóstico por imagem da esteatose hepática pode ser realizado por ultrassonografia (US) de abdome ou tomografia computadorizada (TC), com sensibilidades comparáveis, detectando com segurança a esteatose ≥ 20%. A US possui ainda sensibilidade limitada em obesos com IMC > 40 kg/ m². Já a espectroscopia por ressonância magnética (RM) é considerada padrão-ouro e possui sensibilidade superior aos demais métodos, chegando a detectar esteatose de até mesmo 5%, mas a custo mais elevado, sendo usada em centros específicos e, na grande maioria das vezes, para propósitos de estudo[3].

Histologicamente, a DHGNA pode ser categorizada em esteatose isolada ou EHNA. A esteatose isolada é caracterizada pela presença de esteatose, normalmente macrovesicular, em mais de 5% dos hepatócitos, na ausência de balonização e fibrose, podendo conter leve inflamação lobular. Já a EHNA é definida pela presença de esteatose, infiltrado inflamatório lobular misto e balonização hepatocelular, com ou sem fibrose perissinudoidal em zona 3. Apesar do seu valor prognóstico, a presença de fibrose não é obrigatória para o diagnóstico. Outros achados como inflamação portal, corpúsculos de Mallory-Denk, corpos apoptóticos, esteatose microvesicular, megamitocôndrias e inflamação periportal podem estar presentes, porém, não são necessários para o diagnóstico[2]. O diagnóstico definitivo de EHNA só pode ser fornecido por meio da biópsia hepática e, uma vez que os achados histológicos são semelhantes aos da esteato-hepatite alcoólica (EHA), somente os dados clínicos podem excluir essa etiologia.

FISIOPATOLOGIA

Pouco se sabe sobre os mecanismos fisiopatológicos da DHGNA, a despeito de sua alta prevalência e morbidade. Os fatores de risco, no entanto, são bem conhecidos e estão relacionados principalmente à SM (Quadro 2). A associação entre os componentes da SM e a DHGNA tem se mostrado bidirecional, especialmente no que concerne a hipertensão arterial e diabete, podendo a presença de esteatose ou EHNA agravar caracteres da SM, aumentar a incidência de eventos cardiovasculares e a mortalidade[4]. Dieta hipercalórica, excesso de gorduras saturadas, carboidratos refinados, bebidas açucaradas, ingestão elevada de frutose e uma dieta ocidental foram associados ao sobrepeso, à obesidade e, mais recentemente, à DHGNA[5]. Além desses fatores, uma série de patologias vem sendo recentemente associada a um maior risco de DHGNA (Quadro 3)[6].

QUADRO 2   Componentes da síndrome metabólica[7]

- Circunferência abdominal ≥ 102/ ≥ 88 cm para homens/ mulheres
- Pressão arterial ≥ 130/85 mmHg ou sob tratamento para a hipertensão
- Glicemia em jejum ≥ 100 mg/ dL ou sob tratamento para diabete melito tipo 2 (DM2)
- Triglicérides ≥ 150 mg/ dL
- Colesterol HDL < 40/50 mg/ dL para homens/ mulheres

QUADRO 3   Outras patologias associadas à DHGNA

- Hipotireoidismo
- Apneia obstrutiva do sono
- Hipopituitarismo
- Hipogonadismo
- Ressecção pancreatoduodenal
- Psoríase
- Síndrome dos ovários policísticos

Dentre as hipóteses consideradas para explicar a fisiopatogênese da DHGNA e sua evolução para EHNA, destaca-se a teoria dos múltiplos *hits*, que confere à resistência insulínica (RI) papel central, levando à lipogênese hepática *de novo* e à subsequente redução da lipólise no tecido adiposo, com consequente aumento do afluxo hepático de ácidos graxos. Essas alterações, somadas a estímulos como estresse oxidativo, ativação de citocinas inflamatórias, estresse do retículo endotelial e disfunção mitocondrial, favorecem o desenvolvimento de inflamação e fibrose[8].

Apesar da alta prevalência da DHGNA em portadores de SM, somente uma pequena parcela cursa com EHNA e formas progressivas da doença, mesmo em vigência de fatores de risco ambientais semelhantes. Acredita-se que fatores genéticos sejam também responsáveis por uma parcela dessa diversidade de manifestações[9]. A associação genética mais bem caracterizada é com o polimorfismo do gene da *Patatin-Like Phospholipase Domain Containing 3* [PNPLA3 (variante I148M)], que foi inicialmente identificado a partir de estudos de associação genômica ampla e confirmado em várias coortes e etnias como fator de risco para DHGNA e modificador da gravidade histológica[10,11]. A forma variante E167K codificada pelo gene *Transmembrane 6 superfamily 2 human* (TM6SF2) foi descrita recentemente como outro modificador da doença, conferindo maior risco de progressão da EHNA, porém, determinando aparentemente um menor risco cardiovascular[12,13]. Apesar de os fatores genéticos levarem a um melhor entendimento do potencial de progressão da doença e permitirem um manejo individualizado, a genotipagem não é habitualmente recomendada, sendo limitada a ensaios clínicos.

Estudos em metabolômica têm permitido aprofundar o conhecimento a respeito da base molecular da DHGNA, com identificação de inúmeros perfis associados aos diferentes estágios da doença. Além disso, o eixo "intestino-fígado" tem se demonstrado um importante componente no desenvolvimento da DHGNA, podendo as alterações da composição da microbiota intestinal (MI) estar associadas à progressão da doença[8]. O aumento da permeabilidade intestinal e o supercrescimento bacteriano estão comumente as-

sociados ao consumo de uma dieta ocidental e à obesidade, e induzem a lesão hepática por aumentar a produção de lipopolissacarídeos
(LPS) derivados de bactérias Gram-negativas do intestino e a produção de fator de necrose tumoral alfa (TNF-α), sugerindo que a
MI aumenta a exposição do fígado a subprodutos negativos, como
endotoxinas, por meio da circulação portal[14].

AVALIAÇÃO INICIAL E ESTRATIFICAÇÃO DE RISCO

Avaliação inicial do paciente com achado incidental de esteatose em exame de imagem

Alguns pacientes podem apresentar achado incidental de esteatose ao exame de imagem, e este é um cenário bastante comum
na rotina do médico gastroenterologista e hepatologista. Apesar
de estudo recente demonstrar que cerca de 11% desses pacientes
apresentam risco elevado de fibrose avançada, estimado por meio
do escore de fibrose na DHGNA (NFS, do inglês *NAFLD fibrosis
score*)[15], a história natural e o manejo ideal desses pacientes ainda
não foram bem esclarecidos. Esses pacientes devem passar por
avaliação dos antecedentes pessoais e familiares de doenças associadas à DHGNA, exames laboratoriais com enzimas hepáticas e
testes de função hepática, exclusão de causas secundárias de hepatopatias e rastreio de fatores de risco metabólicos, como diabete e dislipidemia (Figura 1).

Avaliação inicial de pacientes com fatores de risco para DHGNA

A presença de obesidade, diabete melito tipo 2 (DM2), hipertensão arterial sistêmica (HAS) ou alterações de enzimas hepáticas em pacientes com fatores de risco metabólicos deve levar ao

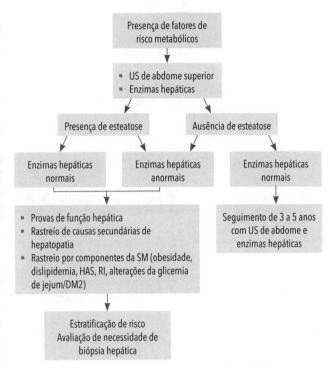

Figura 1 Algoritmo para diagnóstico e avaliação inicial da DHGNA[2].
US: ultrassonografia; SM: síndrome metabólica; HAS: hipertensão arterial sistêmica; RI: resistência insulínica; DM2: diabete melito tipo 2.

rastreio não invasivo de esteatose hepática (Figura 1), bem como estratificação de risco, com avaliação de possibilidade de fibrose avançada (Figura 2). As manifestações clínico-laboratoriais estão representadas na Tabela 1.

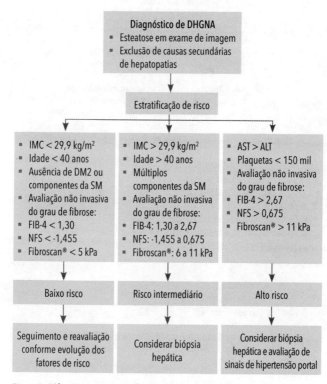

Figura 2   Algoritmo para estratificação de risco na DHGNA[16]
IMC: índice de massa corpórea; DM2: diabete melito tipo 2; SM: síndrome metabólica; AST: aspartato aminotransferase; ALT: alanina aminotransferase.

25 Doença hepática gordurosa não alcoólica **489**

TABELA 1 Manifestações clínicas e laboratoriais em pacientes portadores de DHGNA

Sintomas e exame físico	Exames laboratoriais
▪ Normalmente assintomático ▪ Queixas inespecíficas: desconforto no quadrante superior direito do abdome, fadiga ▪ Sobrepeso (IMC > 25 kg/m²) ▪ Hipertensão arterial sistêmica ▪ Obesidade central/adiposidade visceral ▪ Hepatomegalia ▪ Esplenomegalia ▪ Sinais de insuficiência hepática crônica: ginecomastia, eritema palmar, *"spider"*	▪ Enzimas hepáticas normais ou elevação de transaminases (< 4 vezes o LSN) ▪ ALT > AST* ▪ Elevação de GGT (< 6 vezes o LSN) ▪ Glicemia de jejum alterada ▪ Alterações do perfil lipídico ▪ Sinais de insuficiência hepática crônica (hipoalbuminemia, hiperbilirrubinemia e RNI alargado)

* Os valores de AST podem ser superiores aos de ALT em caso de cirrose ou de consumo etílico associado.
ALT: alanina aminotransferase; AST: aspartato aminotransferase; GGT: gamaglutamil transferase; RNI: razão normalizada internacional; LSN: limite superior da normalidade.

Avaliação não invasiva da esteatose hepática

Além dos exames de imagem já citados anteriormente, escores clínicos para avaliação não invasiva da esteatose são alternativas quando não houver disponibilidade desses exames. Três deles têm ganhado relevância por já terem sido validados externamente, apesar de servirem apenas para estabelecer a presença, e não a gravidade: o índice de gordura hepática (FLI, do inglês *fatty liver index*); o SteatoTest˚; e o escore de gordura hepática para DHGNA (em inglês, *NAFLD liver fat score*). Nenhum desses escores estima o grau de esteatose, porém a quantificação do conteúdo lipídico não é de interesse na prática clínica, exceto quando utilizada como desfecho substituto da eficácia do tratamento[2].

O parâmetro de atenuação controlada (CAP, do inglês *controlled attenuation parameter*), medido junto à elastografia hepática por meio do FibroScan®, demonstrou boa correlação com a evidência histológica de esteatose[17], mas se mostra menos confiável para sua graduação[18].

Preditores não invasivos de esteato-hepatite não alcoólica

O diagnóstico de EHNA tem valor prognóstico e indica um maior risco de progressão da fibrose, com evolução para cirrose e potenciais complicações, sinalizando maior necessidade de seguimento desses pacientes, com tratamento por vezes mais agressivo. Até o momento, não existem métodos clínicos, bioquímicos e de imagem validados para o diagnóstico de EHNA. Fragmentos de citoqueratina-18 (CK-18) resultantes da morte celular ou apoptose têm sensibilidade e especificidade razoáveis, modificando-se conforme a melhoria histológica, mas não sendo capazes de substituir a alanina aminotransferase (ALT) na identificação de respondedores histológicos[19]. Somente a biópsia hepática pode confirmar o diagnóstico de EHNA.

Avaliação não invasiva da fibrose hepática

Já para diagnóstico de fibrose, grande determinante do prognóstico na DHGNA, foram também desenvolvidos escores, sendo os mais bem estabelecidos, já validados externamente, o NFS e o calculador de fibrose 4 (FIB-4), além do FibroTest®, este já usado anteriormente em hepatite crônica B e C para estabelecer fibrose avançada. Esses testes são mais acurados para distinguir fibrose avançada ($\geq$ F3) de não avançada.

Outra ferramenta de avaliação não invasiva é a elastografia hepática por meio de métodos de imagem, que pode ser realizada por meio de elastografia transitória (TE) por FibroScan*, de RM ou de tecnologias acopladas ao aparelho de US [*Acoustic Radiation Force Impulse* (ARFI) e *Real-Time Shear Wave Elastography* (SWE)]. Desses métodos, o FibroScan* é o mais estudado, possui valor preditivo negativo (VPN) superior ao positivo (VPP) e melhor desempenho na exclusão de fibrose avançada[20]. A elastografia por RM é a mais acurada, tendo especial valor nos pacientes com maior grau de obesidade, nos quais os demais métodos apresentam maiores índices de falha. Os métodos de elastografia acoplados ao US, apesar de promissores, necessitam de melhor definição de pontos de corte e parâmetros de qualidade[20].

Biópsia hepática

Atualmente ainda não existem estratégias bem traçadas de utilização das modalidades não invasivas de avaliação da fibrose na prática clínica a fim de evitar a biópsia hepática, porém, alguns autores sugerem o uso de escores clínico-laboratoriais em associação com estimativa do grau de fibrose por elastografia, com melhor desempenho na exclusão de grupos de risco do que de maneira isolada[21]. A decisão de se propor a biópsia deve ser discutida e individualizada com cada paciente, uma vez que traz custos adicionais e riscos de morbimortalidade.

Um número de achados clínicos associados à EHNA e/ou à fibrose avançada em pacientes com DHGNA pode auxiliar na indicação de biópsia hepática, especialmente: idade acima de 45 anos, presença de obesidade ou de DM2 e a relação AST/ALT > 1.

Dois sistemas de graduação (escores) são mais utilizados na avaliação da EHNA: o escore de atividade da EHNA (NAS, do inglês *NASH activity score*) e o escore de fibrose e atividade na esteatose (SAF, do inglês *steatosis activity and fibrosis*). Ambos se baseiam no grau de esteatose, de balonização e de infiltrado inflamatório, além da fibrose, sendo esta pontuada à parte no NAS. Um valor de 5 para o NAS era tradicionalmente usado para se considerar EHNA, entretanto, orientações mais recentes sugerem que o diagnóstico deve se basear na avaliação patológica geral, devendo-se usar os escores para a graduação da doença apenas. O NAS, contudo, não se mostrou adequado para prognóstico; o SAF ainda não tem relevância clínica ou prognóstica determinada[2].

O sistema de graduação mais aceito na literatura para a DHGNA foi desenvolvido pelo Nonalcoholic Steatohepatitis Clinical Research Network[22], incluindo um escore de atividade, que varia de 0 a 8, baseado na presença e na intensidade da esteatose, da balonização e da inflamação lobular. Os critérios para estadiamento da fibrose, propostos previamente por Brunt et al.[23], foram incorporados a esse sistema. No Brasil, o diagnóstico de EHNA é dado de acordo com os critérios adotados pelo Clube de Patologia Hepática da Sociedade Brasileira de Patologia, no qual a esteatose é classificada segundo o tipo (macro ou microvacuolar) e a intensidade (grau 0: < 5% dos hepatócitos com esteatose; grau 1: 5 a 33%; grau 2: > 33 a 66%; e grau 3: > 66%). A análise da balonização apresenta intensidade de 0 a 2. O infiltrado inflamatório é classificado segundo a localização (lobular/acinar ou portal), o tipo celular (mononuclear, polimorfonuclear ou misto) e a intensidade, que, no caso da inflamação lobular, vai de 0 a 3. Uma vez estabelecido o diagnóstico, é essencial graduar a atividade e a fibrose e, para isso, utiliza-se o sistema de graduação de Kleiner et al.[22].

TRATAMENTO

O tratamento da DHGNA deve consistir não só no tratamento da hepatopatia, mas também das comorbidades metabólicas associadas, visando ao longo prazo:

1. Reduzir a progressão da lesão hepática, principalmente para cirrose.
2. Reduzir a incidência de carcinoma hepatocelular.
3. Reduzir a mortalidade.

Mudanças do estilo de vida

Uma combinação de dieta de baixo teor calórico com o incentivo à prática de atividade física deve ser instituída para todos os pacientes. O principal objetivo consiste em perda ponderal sustentada, sendo esta a medida mais eficaz de controle da doença. Perda ponderal de pelo menos 5 a 7% do peso corporal já é capaz de promover melhora histológica na inflamação e na balonização. Uma perda mais significativa, de pelo menos 10%, é necessária para regressão do grau histológico da fibrose[6].

Tanto os exercícios aeróbicos quanto os treinos de resistência parecem ser efetivos no controle do depósito de gordura no fígado, visando à melhora também da sensibilidade à insulina. Dados sugerem que a prática regular e contínua, com pelo menos 150 min/semana, promove redução das aminotransferases, independentemente da perda ponderal. A atividade física isolada é capaz de prevenir e melhorar o grau de esteatose, mas não foi demonstrada ainda na literatura a melhora histológica dos demais aspectos da EHNA[6,24].

Terapia farmacológica

A terapia farmacológica específica pode ser utilizada somente em pacientes com EHNA comprovada por biópsia hepática e que têm risco para evoluir para formas mais graves. Pacientes com fibrose ($\geq$ F2) apresentam alto risco de progressão e, portanto, necessitam de terapias dirigidas ao fígado. Indiscutivelmente, pacientes em fases anteriores, mas com fatores de risco acumulado para fibrose hepática (ver Figura 2) também poderiam ser candidatos a esses tratamentos.

A terapia medicamentosa já existente, assim como a emergente, baseia-se na compreensão da patogênese da doença, com foco na RI, no estresse oxidativo, no processo inflamatório e nos mecanismos envolvidos direta e indiretamente na progressão da fibrose.

Drogas com propriedades antioxidantes

Vitamina E

Entre as drogas que têm propriedade antioxidante, a vitamina E está entre as mais estudadas e utilizadas. Seu uso ganhou impulso após o estudo PIVENS[25], no qual Sanyal et al. mostraram melhora do NAS com o uso de vitamina E, em uma dose de 800 UI/dia, em não cirróticos e não diabéticos. Estudo clínico recente comparou o uso de vitamina E em pacientes diabéticos derivados do grupo placebo do estudo FLINT[26] com pacientes não diabéticos do mesmo grupo, e ainda com pacientes não diabéticos do grupo de vitamina E e placebo do estudo PIVENS[25], demonstrando melhora histológica e segurança similar entre os grupos[27]. Com os dados de literatura atuais, o uso de vitamina E deve ser restrito aos pacientes não cirróticos e não diabéticos com EHNA comprovada por biópsia, pois ainda não existe evidência suficiente para se indicar nos portadores de DM2 nem nos pacientes com cirrose[6]. Ainda não se conhece o tempo ideal de uso, porém, sabe-se que o uso prolongado de vitamina E deve ser evitado, pois foram observados aumento da incidência de câncer de próstata em homens acima de 50 anos e da incidência de acidente vascular cerebral (AVC) hemorrágico. Nos pacientes que antes do tratamento têm enzimas hepáticas elevadas, a não redução dos seus níveis após 6 meses de uso pode ser utilizada como critério de suspensão[2].

N-acetilcisteína (NAC)

Precursor de glutationa, leva à redução das espécies reativas de oxigênio com menor lesão aos hepatócitos pela diminuição do estresse oxidativo. Alguns trabalhos usando NAC isoladamente ou em associação com outras drogas, como a metformina, mostraram benefício na histologia hepática[28,29].

Agentes sensibilizadores de insulina

Metformina

Atua inibindo a gliconeogênese hepática e reduzindo a absorção de glicose, o que leva a uma maior captação da glicose pelas células musculares. Apesar de o uso de metformina em pacientes com EHNA levar a perda de peso, diminuição da RI e melhora das aminotransferases[6], não é capaz de promover melhora histológica[30,31]. Pode ser utilizada como adjuvante nos pacientes portadores de DM2 ou de glicemia de jejum alterada/intolerância à glicose, em associação com vitamina E e/ou glitazonas.

Pioglitazona

É o agente da classe das tiazolinedionas mais estudado na EHNA. A pioglitazona é um agonista do receptor γ de peroxissomo proliferador-ativado (PPAR-γ), encontrado no tecido adiposo, no músculo esquelético e no fígado. Age reduzindo a RI na periferia, além de reduzir a produção de glicose pelo fígado. O estudo PI-VENS[25] comparou seu uso na dose de 30 mg/dia por 2 anos em pacientes não cirróticos e não diabéticos, com placebo e com vitamina E. Foi demonstrada melhora histológica da balonização, da inflamação e da esteatose, com diferença estatisticamente significativa em relação ao placebo, mas sem melhora no grau de fibrose hepática. Estudos dos efeitos da medicação em pacientes diabéticos com EHNA apresentaram resultados semelhantes. Efeitos colaterais relatados com o uso da droga em longo prazo são ganho ponderal (em média 3 kg em 3 anos), aumento na incidência de fraturas, especialmente em mulheres, e insuficiência cardíaca congestiva. A pioglitazona pode ser utilizada em diabéticos e não diabéticos, com EHNA comprovada por biópsia, mas efeitos em longo prazo ainda são desconhecidos e o tempo de tratamento seguro permanece obscuro.

Liraglutide

Trata-se de análogo da incretina (GLP-1) que aumenta a secreção glicose-dependente de insulina, reduz a secreção inapropriada do glucagon e diminui a velocidade do esvaziamento gástrico, com consequente saciedade precoce. No estudo multicêntrico LEAN[32], a dose diária de 1,8 mg de liraglutide subcutâneo por 48 semanas foi avaliada em pacientes com sobrepeso *vs.* placebo, com melhora clínica e resolução histológica da EHNA significativa no grupo do tratamento.

Hipolipemiantes

O uso das estatinas, de ômega-3 e de outras substâncias hipolipemiantes é permitido nos pacientes com DHGNA e deve ser estimulado nos pacientes portadores de dislipidemia. Até a presente data, entretanto, não há estudos que mostrem benefício direto desses fármacos na melhora histológica da EHNA.

Drogas em estudos de fase 3

Cenicriviroc

Agente antagonista dos receptores de quimiocinas CCR2 e CCR5, que se encontra atualmente em estudo multicêntrico de fase 3 (AURORA - NCT002217475). No estudo de fase 2 CENTAUR[33], no qual foi utilizada a dose de 150 mg/dia por 1 ano, foi demonstrada melhora do grau de fibrose em pelo menos 1 estágio (P = 0,023), além da redução de biomarcadores inflamatórios sistêmicos, comparado ao placebo.

Selonsertibe

Inibidor da quinase 1 reguladora do sinal de apoptose (ASK1), o selonsertibe (GS-4997) foi recentemente avaliado em estudo de fase 2[34], envolvendo 72 pacientes com EHNA estágios 2/3 de fibrose, que comparou a eficácia do tratamento por 24 semanas com o sintuzumabe, anticorpo monoclonal humanizado contra a enzima lisil oxidase-*like 2*, e com a associação de ambos. Os resultados demonstraram que os pacientes que receberam selonsertibe, isolado ou em associação com sintuzumabe, demonstraram melhora do grau de esteatose e fibrose, comparados aos pacientes em uso de sintuzumabe isoladamente. A melhora da esteatose apresentou caráter dose-dependente com o selonsertibe. No momento, a droga encontra-se em estudo multicêntrico de fase 3 (STELLAR 3 – NCT03053050).

Elafibranor

Agonista PPAR-α/δ, o elafibranor (GFT-505) atua melhorando a sensibilidade insulínica, a homeostase glicêmica e o metabolismo lipídico, reduzindo a inflamação. Dados do estudo de fase 2 demonstraram que elafibranor na dose de 120 mg/dia por 1 ano, em comparação ao placebo, promoveu melhora histológica, com redução do NAS sem piora do grau de fibrose, além de redução nos níveis de aminotransferases[35]. O estudo de fase 3 (RESOLVE-IT - NCT02704403) irá comparar a medicação nessa mesma dose *vs.* placebo em pacientes com fibrose estágios 1-3.

Ácido obeticólico

Agonista natural seletivo do receptor farnesoide X, teve eficácia superior ao placebo demonstrada no estudo FLINT[25], com redução da atividade da doença e da fibrose. Nesse mesmo estudo, apresentou como efeitos colaterais prurido e dislipidemia. Contudo, como aconteceram óbitos por uso de dose inadequada do ácido obeticólico no estudo de fase 3, o estudo foi suspenso até que se identifique melhor segurança com a droga.

Cirurgia bariátrica

Para pacientes com obesidade grave (IMC > 35 kg/m²) e que têm EHNA, a cirurgia bariátrica é uma opção a ser considerada, visto que, para a maioria desses pacientes, dieta e atividade física não são eficazes, não sendo capazes de obter perda ponderal significativa e sustentada. Uma vez que uma perda de peso rápida pode piorar a histologia hepática, as cirurgias bariátricas que utilizam *bypass* jejunoileal devem ser evitadas e gastroplastias ou bandas ajustáveis devem ser preferidas.

Seguimento

Risco cardiovascular

A doença cardiovascular é a causa mais comum de morte em pacientes com DHGNA, independentemente dos fatores metabólicos. Dessa maneira, modificação agressiva dos fatores de risco cardiovascular deve ser considerada em todos os pacientes com DHGNA.

Risco de carcinoma hepatocelular (CHC)

A DHGNA é a terceira causa de CHC, o qual normalmente acomete pacientes de idade mais avançada, com cardiopatia asso-

25 Doença hepática gordurosa não alcoólica 499

ciada, tendo, portanto, uma maior chance de mortalidade associada a essa neoplasia do que os demais pacientes com CHC relacionado a outras hepatopatias. O rastreio do CHC deve ser considerado em pacientes com fibrose avançada, de acordo com as recomendações dos atuais *guidelines*[36,37].

BIBLIOGRAFIA

1. Rinella ME. Nonalcoholic fatty liver disease: a systematic review. JAMA. 2015;313(22):2263-73.
2. European Association for the Study of the Liver (EASL); European Association for the Study of Diabetes (EASD); European Association for the Study of Obesity (EASO). EASL-EASD-EASO clinical practice guidelines for the management of non-alcoholic fatty liver disease. J Hepatol. 2016;64(6):1388-402.
3. Friedman SL, Neuschwander-Tetri BA, Rinella M, Sanyal AJ. Mechanisms of NAFLD development and therapeutic strategies. Nat Med. 2018;24(7):908-22.
4. Allen AM, Therneau TM, Larson JJ, Coward A, Somers VK, Kamath PS. Nonalcoholic fatty liver disease incidence and impact on metabolic burden and death: a 20 year-community study. Hepatology. 2018;67(5):1726-36.
5. Barrera F, George J. The role of diet and nutritional intervention for the management of patients with NAFLD. Clin Liver Dis. 2014;18(1):91-112.
6. Chalasani N, Younossi Z, Lavine JE, Charlton M, Cusi K, Rinella M, et al. The diagnosis and management of nonalcoholic fatty liver disease: practice guidance from the American Association for the Study of Liver Diseases. Hepatology. 2018;67(1):328-57.
7. Alberti KG, Eckel RH, Grundy SM, Zimmet PZ, Cleeman JI, Donato KA, et al. Harmonizing the metabolic syndrome: a joint interim statement of the International Diabetes Federation task force on epidemiology and prevention; National Heart, Lung, and Blood Institute; American Heart Association; World Heart Federation; International Atherosclerosis Society; and International Association for the Study of Obesity. Circulation. 2009;120(16):1640-5.

500 SEÇÃO VIII Fígado

8. Caussy C, Hsu C, Lo MT, Liu A, Bettencourt R, Ajmera VH, et al. Link between gut-microbiome derived metabolite and shared gene-effects with hepatic steatosis and fibrosis in NAFLD. Hepatology. 2018. [Epub ahead of print]

9. Anstee QM, Daly AK, Day CP. Genetics of alcoholic and nonalcoholic fatty liver disease. Semin Liver Dis. 2011;31(2):128-46.

10. Valenti L, Al-Serri A, Daly AK, Galmozzi E, Rametta R, Dongiovanni P, et al. Homozygosity for the patatin-like phospholipase-3/adiponutrin I148M polymorphism influences liver fibrosis in patients with nonalcoholic fatty liver disease. Hepatology. 2010;51(4):1209-17.

11. Romeo S, Kozlitina J, Xing C, Pertsemlidis A, Cox D, Pennacchio LA, et al. Genetic variation in PNPLA3 confers susceptibility to nonalcoholic fatty liver disease. Nat Genet. 2008;40(12):1461-5.

12. Liu YL, Reeves HL, Burt AD, Tiniakos D, McPherson S, Leathart JB, et al. TM6SF2 rs58542926 influences hepatic fibrosis progression in patients with non-alcoholic fatty liver disease. Nat Commun. 2014;5:4309.

13. Dongiovanni P, Petta S, Maglio C, Fracanzani AL, Pipitone R, Mozzi E, et al. Transmembrane 6 superfamily member 2 gene variant disentangles nonalcoholic steatohepatitis from cardiovascular disease. Hepatology. 2015;61(2):506-14.

14. Roychowdhury S, Selvakumar PC, Cresci GAM. The role of the gut microbiome in nonalcoholic fatty liver disease. Med Sci (Basel). 2018;6(2).

15. Wright AP, Desai AP, Bajpai S, King LY, Sahani DV, Corey KE. Gaps in recognition and evaluation of incidentally identified hepatic steatosis. Dig Dis Sci. 2015;60(2):333-8.

16. Rinella ME, Sanyal AJ. Management of NAFLD: a stage-based approach. Nat Rev Gastroenterol Hepatol. 2016;13(4):196-205.

17. Karlas T, Petroff D, Sasso M, Fan JG, Mi YQ, De Ledinghen V, et al. Individual patient data meta-analysis of controlled attenuation parameter (CAP) technology for assessing steatosis. J Hepatol. 2017;66(5):1022-30.

18. Bedossa P, Patel K. Biopsy and noninvasive methods to assess progression of nonalcoholic fatty liver disease. Gastroenterology. 2016;150(8):1811-22.E4.

19. Cusi K, Chang Z, Harrison S, Lomonaco R, Bril F, Orsak B, et al. Limited value of plasma cytokeratin-18 as a biomarker for NASH and fibrosis in patients with non-alcoholic fatty liver disease. J Hepatol. 2014;60(1):167-74.

25 Doença hepática gordurosa não alcoólica 501

20. Tapper EB, Loomba R. Noninvasive imaging biomarker assessment of liver fibrosis by elastography in NAFLD. Nat Rev Gastroenterol Hepatol. 2018;15(5):274-82.

21. Petta S, Vanni E, Bugianesi E, Di Marco V, Cammà C, Cabibi D, et al. The combination of liver stiffness measurement and NAFLD fibrosis score improves the noninvasive diagnostic accuracy for severe liver fibrosis in patients with nonalcoholic fatty liver disease. Liver Int. 2015;35(5):1566-73.

22. Kleiner DE, Brunt EM, Van Natta M, Behling C, Contos MJ, Cummings OW, et al. Design and validation of a histological scoring system for nonalcoholic fatty liver disease. Hepatology. 2005;41(6):1313-21.

23. Brunt EM, Janney CG, Di Bisceglie AM, Neuschwander-Tetri BA, Bacon BR. Nonalcoholic steatohepatitis: a proposal for grading and staging the histological lesions. Am J Gastroenterol. 1999;94(9):2467-74.

24. Hannah WN, Harrison SA. Effect of weight loss, diet, exercise, and bariatric surgery on nonalcoholic fatty liver disease. Clin Liver Dis. 2016;20(2):339-50.

25. Sanyal AJ, Chalasani N, Kowdley KV, McCullough A, Diehl AM, Bass NM, et al. Pioglitazone, vitamin E, or placebo for nonalcoholic steatohepatitis. N Engl J Med. 2010;362(18):1675-85.

26. Neuschwander-Tetri BA, Loomba R, Sanyal AJ, Lavine JE, Van Natta ML, Abdelmalek MF, et al. Farnesoid X nuclear receptor ligand obeticholic acid for non-cirrhotic, non-alcoholic steatohepatitis (FLINT): a multicentre, randomised, placebo-controlled trial. Lancet. 2015;385(9972):956-65.

27. Kowdley K, Wilson LA, Van Natta ML, Pai RK, Sanyal AJ. Efficacy and safety of vitamin E in nonalcoholic steatohepatitis patients with and without diabetes: pooled analysis from the PIVENS and FLINT NIDDK NASH CRN trials. Hepatology. 2015; 62(264AaA).

28. De Oliveira CP, Stefano JT, De Siqueira ER, Silva LS, De Campos Mazo DF, Lima VM, et al. Combination of N-acetylcysteine and metformin improves histological steatosis and fibrosis in patients with non-alcoholic steatohepatitis. Hepatol Res. 2008;38(2):159-65.

29. Thong-Ngam D, Samuhasaneeto S, Kulaputana O, Klaikeaw N. N-acetylcysteine attenuates oxidative stress and liver pathology in rats with non-alcoholic steatohepatitis. World J Gastroenterol. 2007;13(38):5127-32.

30. Musso G, Gambino R, Cassader M, Pagano G. A meta-analysis of randomized trials for the treatment of nonalcoholic fatty liver disease. Hepatology. 2010;52(1):79-104.
31. Li Y, Liu L, Wang B, Wang J, Chen D. Metformin in non-alcoholic fatty liver disease: a systematic review and meta-analysis. Biomed Rep. 2013;1(1):57-64.
32. Armstrong MJ, Barton D, Gaunt P, Hull D, Guo K, Stocken D, et al. Liraglutide efficacy and action in non-alcoholic steatohepatitis (LEAN): study protocol for a phase II multicentre, double-blinded, randomised, controlled trial. BMJ Open. 2013;3(11):e003995.
33. Friedman SL, Ratziu V, Harrison SA, Abdelmalek MF, Aithal GP, Caballeria J, et al. A randomized, placebo-controlled trial of cenicriviroc for treatment of nonalcoholic steatohepatitis with fibrosis. Hepatology. 2018;67(5):1754-67.
34. Loomba R, Lawitz E, Mantry PS, Jayakumar S, Caldwell SH, Arnold H, et al. The ASK1 inhibitor selonsertib in patients with nonalcoholic steatohepatitis: a randomized, phase 2 trial. Hepatology. 2017. [Epub ahead of print]
35. Ratziu V, Harrison SA, Francque S, Bedossa P, Lehert P, Serfaty L, et al. Elafibranor, an agonist of the peroxisome proliferator-activated receptor-α and -δ, induces resolution of nonalcoholic steatohepatitis without fibrosis worsening. Gastroenterology. 2016;150(5):1147-59.e5.
36. Heimbach JK, Kulik LM, Finn RS, Sirlin CB, Abecassis MM, Roberts LR, et al. AASLD guidelines for the treatment of hepatocellular carcinoma. Hepatology. 2018;67(1):358-80.
37. European Association for the Study of the Liver. EASL clinical practice guidelines: management of hepatocellular carcinoma. J Hepatol. 2018;69(1):182-236.

Cirrose hepática | 26

Mario Benedito Costa Magalhães

INTRODUÇÃO

O estudo da cirrose hepática e das suas complicações é de muita importância, pois esse conjunto de enfermidades representa o estágio final de todas as doenças hepáticas crônicas.

Sua história natural apresenta uma fase assintomática, chamada de compensada, seguida por outra, rapidamente progressiva, denominada descompensada e caracterizada pelo desenvolvimento das complicações que estão associadas à hipertensão portal e/ou à insuficiência hepática, trazendo para o paciente sérias limitações ou conduzindo-o à morte[1-3].

A cirrose e suas complicações foram responsáveis no ano de 2010, em 187 países, por cerca de 1 milhão de mortes[4]. Nos Estados Unidos, em 2015, foram apontadas como a 12ª causa de morte entre as diferentes enfermidades[5]. Esses dados têm merecido especial atenção, pois entre 1990 e 2013 houve um aumento de 45,6% da mortalidade atribuída à cirrose hepática[6].

ETIOLOGIA

Durante muitos anos adotou-se como referência a classificação da cirrose hepática com base em seus aspectos anatomopatológicos, caracterizando-a como macro, micronodular ou mista[7]. Entretanto, presentemente, no estudo da cirrose hepática tem-se considerado como mais importante o fator etiológico[8,9]. A razão desse interesse prendeu-se à possibilidade da intervenção sobre o fator causador da lesão hepática e, por meio de sua inibição ou eliminação, de se obter a consequente paralisação do processo de necroinflamação e/ou fibrogênese; ou, até mesmo, a reversão do estado de cirrose com reabsorção das traves de fibrose[10,11]. A Tabela 1 apresenta os principais fatores etiológicos associados à cirrose hepática.

TABELA 1   Principais fatores etiológicos associados à cirrose hepática

Causas mais comuns
Doença hepática alcoólica – 60 a 70%
Hepatites virais crônicas – 10% • Hepatite B • Hepatite C • Hepatite B/D
Doenças metabólicas (NAFLD/NASH) – 10%
Doenças autoimunes • Hepatite autoimune • Colangite biliar primária • Colangite esclerosante primária
Doenças hereditárias • Doença de Wilson • Hemocromatose • Deficiência de alfa 1 antitripsina

(continua)

TABELA 1 Principais fatores etiológicos associados à cirrose hepática (*continuação*)

Causas mais comuns
Doenças com obstrução biliar
Hepatite medicamentosa
Hepatite tóxica
Doenças vasculares

Fonte: adaptada de Heidelbaugh e Bruderly, 2006[8].

Estudos sobre a patogênese da cirrotização hepática e possível regressão das alterações existentes impuseram a necessária definição do agente causador cuja eliminação poderá interromper sua evolução para fases mais avançadas da doença[12,13]. Entretanto, mesmo com todos os recursos diagnósticos atualmente disponíveis, cerca de 5% dos pacientes portadores de cirrose hepática ainda permanecem sem definição da causa de sua enfermidade, configurando a chamada cirrose idiopática[14,15].

QUADRO CLÍNICO

O quadro clínico da cirrose hepática é muito variado, podendo existir desde pacientes assintomáticos até aqueles que apresentarão sintomas e sinais clínicos clássicos decorrentes das complicações da cirrose. É importante ressaltar que a anamnese cumpre papel fundamental na abordagem dos pacientes com cirrose hepática, pois todos os dados, desde a identificação até o interrogatório sobre os diferentes aparelhos, poderão trazer informações fundamentais para a composição do raciocínio e a definição do diagnóstico. Papel semelhante atribui-se ao exame físico, que deve ser completo e atua também como complemento importante para a confirmação do diagnóstico, especialmente nas fases mais avançadas de evolução[16,17].

Anamnese

As diversas informações clínicas a serem obtidas por meio da anamnese deverão ser valorizadas, pois se associam a enfermidades que evoluirão com a cirrotização do fígado[18]. Os dados registrados na identificação do paciente são muito ricos em informações e o médico deverá atentamente considerar cada um deles, dos quais se destacam:

- Sexo: algumas enfermidades acometem predominantemente homens, como a hemocromatose; por outro lado, doenças como a colangite biliar primária acometem especialmente as mulheres.
- Idade: este item também deve ser detalhadamente avaliado, pois várias enfermidades estão associadas às diferentes faixas etárias: por exemplo, hepatite autoimune predomina em pacientes jovens do sexo feminino, enquanto a hemocromatose, em homens acima dos 40 anos.
- Naturalidade: o local de nascimento poderá estar associado a doenças com base genética presentes em determinadas comunidades populacionais.
- Procedência: este item merece especial atenção, pois deverá ser caracterizada a procedência atual e também os diversos locais nos quais o paciente viveu, considerando inclusive o período de permanência em cada local. Pacientes que residiram em zonas endêmicas associadas a determinadas enfermidades poderiam ter sido a elas expostos, p. ex., hepatite B crônica na Amazônia.
- Profissão: deverão ser consideradas a atual e as anteriores. Pacientes muitas vezes relatam estarem aposentados, mas de qual atividade? Este item da identificação deverá ser cuidadosamente avaliado, pois poderá oferecer importantes informações para o diagnóstico causal da cirrose.

A seguir o paciente apresentará a queixa principal, dado que representa o motivo da consulta, seguida do relato espontâneo, momento em que o paciente, sem intervenção direta do médico, relatará a sequência dos eventos que o acometeram, possivelmente em ordem de importância. O médico entrevistador pouco deverá intervir nesse relato espontâneo, o que então fará no momento da anamnese dirigida, quando os dados do relato espontâneo serão tratados à luz dos conhecimentos técnicos da medicina.

Os antecedentes pessoais e familiares trarão muitas informações que poderão elucidar a origem da cirrose hepática: por exemplo, relato de cirurgias com politransfusão antes de 1993 ou relato de que, em sua família, a mãe, o pai e vários parentes eram portadores de cirrose hepática não associada ao alcoolismo. Os hábitos do entrevistado, bem como as condições de moradia, também deverão sempre ser considerados.

Por fim, encerrando a anamnese, deve-se, cuidadosamente, realizar o interrogatório sobre os diferentes aparelhos, pois importantes informações poderão ser obtidas desses relatos, como edema dos membros inferiores, características da cor da urina, dispneia aos esforços etc.

Com as informações obtidas pela anamnese, o médico poderá formular um diagnóstico clínico que será ratificado pelo exame físico e pelos diversos exames complementares laboratoriais, por imagens, endoscópicos etc.

Exame físico

O exame físico deverá ser realizado em ambiente tranquilo, com iluminação natural e suave, se possível com a mesa de exame posicionada no centro da sala (não encostada na parede). O paciente deverá estar relaxado e com a cabeça apoiada em travesseiro baixo. Deve-se ressaltar que o exame físico deverá ser sempre completo, com registro de todos os dados vitais e aqueles observados tanto no exame geral como no exame específico dos diferentes segmentos e aparelhos[19]. O paciente portador de cirrose hepática, como já foi destacado anteriormente, poderá apresentar cirrose compensada ou descompensada. Nesta última os sinais clínicos estarão muito evidentes, como a presença de ascite, hérnia umbilical, equimoses, icterícia, aranhas vasculares, edema dos membros inferiores, visceromegalias etc.[20,21]. A Tabela 2 apresenta alguns dos principais sinais clínicos presentes nos pacientes portadores de cirrose hepática.

TABELA 2 Achados que poderão estar presentes no exame físico dos pacientes cirróticos

Anel de Kaiser-Fleischer	Depósito de cobre na membrana de Descemet
Aranhas vasculares	Telangiectasias arteriolares cutâneas associadas à insuficiência hepática
Ascite	Pequeno, médio ou grande volume
Asteríxis	Mioclonia negativa presente no estágio II de encefalopatia hepática
Atrofia testicular	Sinal de hipogonadismo
Baqueteamento e osteoartropatia hipertrófica	
Circulação colateral/"cabeça de medusa"	
Contratura de Dupuytren	Contratura em flexão dos dedos da mão. Mais comum em etilistas
Eritema palmar	Presente em 25% dos pacientes cirróticos
Esplenomegalia	Indica presença de hipertensão portal
	Escleróticas, pele e mucosas ictéricas

(continua)

26 Cirrose hepática 509

TABELA 2 Achados que poderão estar presentes no exame físico dos pacientes cirróticos (*continuação*)

Fetor *hepaticus*	Hálito doce e pungente em pacientes com encefalopatia hepática
Ginecomastia	Sinal de hipogonadismo ou efeito colateral da espironolactona
Hepatomegalia	Tamanho, superfície, margens, consistência, murmúrios
Parotidomegalia	Mais comum na cirrose alcoólica. Hipertrofia glandular
Sinal de Cruveilhier-Baumgarten	Murmúrio venoso à ausculta abdominal em pacientes com hipertensão portal
Unhas de Muehrcke	Bandas horizontais brancas e pareadas separadas por cor normal
Unhas de Terry	Os dois terços proximais da unha são brancos e o terço distal é vermelho

Fonte: adaptada de Sherlock e *Summerfield*, 1979[22].

Concluído o exame físico e de posse de todos os dados obtidos, o médico deverá definir uma estratégia inteligente de abordagem diagnóstica tomando por base os diferentes exames subsidiários disponíveis para estabelecer os diagnósticos sindrômico e etiológico associados à cirrose hepática.

DIAGNÓSTICO

Diagnóstico laboratorial

No diagnóstico laboratorial da cirrose hepática alguns exames poderão indicar a presença de lesão hepatocelular, colestase ou déficit de função hepática. Em complementação também deverão ser considerados exames específicos que irão permitir a definição do fator etiológico causador da cirrotização do fígado[23].

Enzimas associadas à lesão hepatocelular

As aminotransferases são enzimas que quando se apresentam com níveis séricos elevados indicam lesão do hepatócito representada pela perda da permeabilidade seletiva ou a morte da célula, sendo portanto associadas à presença de atividade necroinflamatória. Nos pacientes cirróticos, as aminotransferases estarão alteradas se o fator etiológico da cirrose e/ou sistema imune estiver ativo, por exemplo, hepatite C, hepatite B, hepatite autoimune, etc. Deve-se chamar a atenção para o fato de que nos pacientes cirróticos, ao contrário do que ocorre nas hepatites virais ou em outras enfermidades agudas do fígado, passará a haver uma predominância dos níveis séricos da aspartato aminotransferase (AST) sobre os níveis séricos da alanina aminotransferase (ALT)[24]. Esse fato resulta da diminuição da massa celular hepática produtora de ALT, considerando-se que a ALT ocorre predominantemente no fígado, enquanto a AST estará presente também em outros tecidos, como o músculo esquelético, miocárdio etc. que poderão estar menos comprometidos pela enfermidade presente.

Enzimas associadas à colestase

Fosfatase alcalina e gama glutamil transferase (GGT) são enzimas presentes nos colangiócitos. Seus níveis séricos poderão estar alterados nos pacientes cirróticos quando o fator etiológico estiver associado à colestase, por exemplo, colangite biliar primária, colangite biliar secundária, colangite esclerosante, etc. A interpretação dos resultados associados a essas enzimas deverá ser feita quando ambas estiverem conjuntamente elevadas, pois elevações isoladas poderão representar condições não associadas ao fígado ou às vias biliares[25,26].

Indicadores da atividade sintética do fígado

As bilirrubinas, a albumina e a protrombina são os verdadeiros indicadores da função hepática, pois representam a capacidade sintética do fígado.

Quando os níveis séricos das bilirrubinas estiverem elevados, deverá sempre ser identificada qual é a fração predominante, se é a conjugada ou a não conjugada. Em um paciente cirrótico, ocorrendo alteração da bilirrubina com predomínio da fração conjugada, deverá ser considerada a presença de colestase associada ao fígado cirrótico, especialmente se GGT e fosfatase alcalina estiverem elevadas conjuntamente. De outro modo, se em um paciente com cirrose hepática surge icterícia com predomínio da bilirrubina não conjugada, esse fato poderá indicar dificuldade do hepatócito para realizar a conjugação da bilirrubina, indicando a possibilidade de estar presente a insuficiência hepática.

A albumina é uma proteína produzida exclusivamente pelo fígado e apresenta vida média variando de 19 a 21 dias. Portanto, é um indicador de insuficiência hepática crônica, não prestando para avaliar a insuficiência hepática aguda. Habitualmente, encontra-se com valores abaixo do normal em pacientes cirróticos[27].

A protrombina é uma proteína plasmática inativa produzida exclusivamente pelo fígado. Também é referida como fator II da coagulação, sendo precursora da trombina, e tem como cofator a vitamina K. O estudo da protrombina é realizado pelo teste chamado tempo de ativação da protrombina. O prolongamento anômalo do tempo de ativação da protrombina poderá estar associado a duas situações: 1. insuficiência hepática, o que ocorre no fígado cirrótico insuficiente; e 2. deficiência da vitamina K, como poderá ocorrer nas colestases ou nas condições que reduzem a oferta de vitamina K para a luz intestinal[28,29].

Diagnóstico não invasivo da cirrose por meio de exames laboratoriais

De posse destes e de outros exames laboratoriais (hemograma completo, creatinina etc.) e dos dados clínicos obtidos pela anamnese e pelo exame físico, poder-se-á estimar o diagnóstico de cirrose ou o prognóstico evolutivo de um paciente cirrótico realizando o cálculo do APRI (*AST to Platelet Ratio Index*), do FIB-4 e também do escore Child-Pugh-Turcotte. Esse escore foi apresentado em 1964 por Child e Turcotte e modificado por Pugh et al. em 1973. Apesar de envolver variáveis numéricas conjuntamente com dados clínicos, ainda hoje contribui para orientar sobre a condição clínica e o prognóstico de um paciente cirrótico. O escore de Child-Pugh-Turcotte, em estudo sobre o prognóstico da cirrose hepática, dentre 174 variáveis, foi considerado a variável independente mais comum como preditora de morte[30].

Do mesmo modo, tem sido muito útil na avaliação de prognóstico em pacientes com cirrose descompensada a escala MELD (*model of end liver disease*), que foi apresentada no ano de 2000 por Malinchoc et al.[31] e hoje é utilizada para alocação de pacientes na fila de transplantes hepáticos. A seguir, são apresentadas as características de cada um desses indicadores e avaliadores de prognóstico.

APRI

Este indicador foi apresentado em publicação de 2003 e teve como objetivo estimar a existência de cirrose por método não invasivo, evitando desse modo a realização de biópsia hepática em pacientes com cirrose hepática[32].

$$APRI = \frac{\frac{AST}{LSN}}{\frac{Plaquetas}{L}} \times 100$$

Quando o resultado calculado é maior ou igual a 2,0, considera-se probabilidade de estar associado ao diagnóstico de cirrose hepática.

FIB-4

Do mesmo modo como foi considerado no desenvolvimento do APRI, Sterling et al.[33], em estudo envolvendo pacientes coinfectados HIV/HCV, apresentaram o FIB-4 como método não invasivo para avaliação da fibrose hepática com base em 4 coeficientes de regressão.

$$FIB4 = \frac{\dfrac{\text{Idade em anos}}{AST \dfrac{U}{L}}}{\text{Contagem de plaquetas}} \times \sqrt{ALT}$$

Se o resultado obtido for igual ou maior que 3,25, considera-se a probabilidade de existir fibrose hepática importante.

Outros métodos não invasivos que poderão ser utilizados para o estudo da presença de fibrose no fígado são Fibrotest, Fibrometer, Hepascore, ELF, além de outros[34-36].

Diagnóstico da cirrose hepática com utilização de exames por imagens

Ultrassonografia simples e com estudo hemodinâmico por Doppler

Dentre os estudos por imagens, a ultrassonografia (US) é destacada por ser método não invasivo, sem radiação e de baixo custo, além de fornecer os seguintes dados:

- Tamanho do fígado.

- Irregularidade do bordo hepático (serrilhamento).
- Consistência do parênquima hepático (ecotextura heterogênea).
- Nodularidade da superfície hepática.
- Velocidade do fluxo sanguíneo na veia porta.
- Calibre da veia esplênica.
- Identificação de colaterais.
- Identificação de nódulos sólidos no fígado cirrótico.

Alguns estudos para avaliação da fibrose hepática mostraram correlação entre os dados de biópsia hepática METAVIR ≥ F2 em 73% e METAVIR ≥ F3 em 84% com achados ultrassonográficos nos quais diversos parâmetros associados à hepatopatia crônica foram considerados[37]. Entretanto esses dados deverão ser interpretados dentro do contexto de que a US oferece uma avaliação qualitativa do parênquima hepático, é subjetiva e também é operador-dependente.

O estudo das alterações hemodinâmicas poderá ser realizado com a utilização do Doppler, que permitirá obter os seguintes dados:

- Volume de sangue presente na veia porta.
- Velocidade média ou máxima do sangue na veia porta.
- Evidência de fluxo sanguíneo portal.
- Índice de congestão da veia porta.
- Perfusão portal efetiva no fígado.
- Índices de resistência das artérias do fígado e do baço.

Deve-se observar que o fluxo do sangue na veia hepática direita normalmente apresenta ondas trifásicas, e quando for evidenciado fluxo de padrão bifásico ou monofásico em geral ele estará associado à fibrose avançada[38-40].

Elastografia hepática

O aumento da rigidez hepática nos pacientes portadores de hepatopatia crônica está diretamente associado a maior presença de tecido fibroso no fígado[41]. A utilização da biópsia hepática para avaliação e estadiamento da fibrose acumulada no fígado é considerada o padrão ouro para esse tipo de estudo, entretanto, trata-se de método invasivo, que poderá expor o paciente cirrótico a alguns riscos associados ao procedimento, como foi constatado em 0,5% dos casos[42]. Por causa de sua forma de obtenção (por agulha), representa 1/50.000 do volume hepático e pode resultar em erro de amostragem[43], e também têm sido relatadas importantes variações de interpretações entre diferentes observadores[44]. Por essas razões, grandes esforços têm sido desenvolvidos na busca de métodos que possam substituir a realização da biópsia hepática no objetivo de avaliar e classificar o grau de fibrose presente no fígado. Dentre esses métodos tem-se destacado o desenvolvimento da elastografia hepática.

Existem quatro métodos de estudo que avaliam a rigidez do fígado: dois têm por base o estudo pela elastografia, destacando-se a elastografia transitória e a elastografia com ressonância magnética; outros dois utilizam a tecnologia ARFI (*acoustic radiation force impulse*), que são o pSWE (*point shear wave elastography*) e o SWE bidimensional (2D) (Tabela 3).

Tomografia computadorizada e ressonância magnética

A tomografia computadorizada e a ressonância magnética complementam o diagnóstico de hepatopatia crônica com a reprodução de sinais semelhantes aos observados por meio da US – serrilhamento de bordos, heterogeneidade do tecido hepático. Entretanto, outros dados como o calibre das veias hepáticas, a relação lobo caudado/lobo direito e o diâmetro do baço demonstraram clara diferenciação entre o fígado normal e o fígado cirrótico[46], mas o principal papel destinado para esses instrumentos diagnósticos é o rastreio e o estudo de nódulos eventualmente presentes no fígado cirrótico cujo tamanho venha a ultrapassar 1 cm, pois poderá tratar-se de um hepatocarcinoma em fase inicial, cujo diagnóstico em fase inicial possibilitará a utilização de terapias curativas[47,48]. Do mesmo modo, estses métodos auxiliam no diagnóstico diferencial de outros nódulos sólidos eventualmente presentes no fígado[49].

TABELA 3 Diferentes métodos para avaliação não invasiva da rigidez hepática

Parâmetro	Elastografia transitória Fibroscan (Echosens)	pSWE (Siemens)	2D SWE (Supersonic)	Elastografia RM (GE, Siemens, Philips)
Vantagens	Técnica bem definida Curva de aprendizado rápida Reprodutível Não recomendada para uso no baço	Pode ser independente ou associado ao exame de US Visualização direta da região hepática avaliada Poderá ser usado na avaliação do baço	Semelhante à anterior	Correlação maior com a biópsia hepática Amostragem de avaliação maior Avaliação espacial do padrão de doença Avalia o baço Realizado em pacientes obesos ou com ascite
Custo	Muito baixo	Muito baixo	Muito baixo	Muito alto
Frequência para geração da *shear wave*	40 a 50 Hz (dependente da sonda, S, M, XL)	100 a 500 Hz	100 a 500 Hz	Padrão: 60 Hz

(continua)

26 Cirrose hepática 517

TABELA 3 Diferentes métodos para avaliação não invasiva da rigidez hepática (*continuação*)

Parâmetro	Elastografia transitória Fibroscan (Echosens)	pSWE (Siemens)	2D SWE (Supersonic)	Elastografia RM (GE, Siemens, Philips)
Local de medição	Espaço intercostal	Segmentos VII ou VIII	Segmentos VII ou VIII	Lobo hepático D em 4 seções
Região de interesse (tamanho)	Cerca de 4 cm³	Cerca de 0,5 a 1,0 cm³	Cerca de 20 cm³	Cerca de 250 cm³
Resultados				
Sem fibrose significante – METAVIR ≤ F2	< 7 kPa (1,5 m/s)	< 5,7 kPa	< 7 kPa	< 3,0 kPa
Com fibrose significante (F3 e F4)	>15 kPa (2,2 m/s)	< 15 kPa (2,2 m/s)	> 15 kPa (2,2 m/s)	> 5 kPa

Fonte: adaptada de Barr et al., 2015[45].

Endoscopia digestiva alta

Uma vez estabelecido o diagnóstico de cirrose hepática, dentre os variados estudos diagnósticos, torna-se imprescindível a realização de endoscopia digestiva alta (EDA), mesmo que o paciente esteja assintomático. O objetivo da realização da EDA é definir se o paciente apresenta sinais indicativos da presença de hipertensão portal, como varizes esofagogástricas, gastropatia congestiva, estômago em "*watermellon*", além de outras alterações menos frequentes[50].

As varizes estão presentes em 30 a 40% dos pacientes portadores de cirrose compensada e em 65 a 85% dos pacientes com cirrose descompensada no momento do diagnóstico[51]. Se as varizes não forem identificadas e se não forem adotadas medidas preventivas para evitar sua ruptura e sangramento, esses pacientes ficarão sob grande risco. O objetivo do exame endoscópico é inicialmente identificar a presença ou não das varizes. Estando presentes, essas varizes deverão ser classificadas de acordo com suas características, e em cada circunstância procedimentos específicos deverão ser estabelecidos no sentido de evitar complicações. Quando identificadas, poderão, de modo simplificado, ser classificadas como de pequeno, médio ou grosso calibre. Também deverão ser observados e registrados os chamados sinais vermelhos. Detalhes sobre as diferentes classificações das varizes esofagogástricas poderão ser encontradas em Philips e Sahney[52].

Pacientes cirróticos que se apresentam sem varizes esofagogástricas, com doença ativa, deverão realizar EDA a cada 2 anos; estando a doença inativa, realizar a cada 3 anos. De outro modo, pacientes com varizes de fino calibre e doença ativa deverão realizar EDA anualmente; e os que estiverem com a doença inativa, a cada 2 anos[51].

Exames específicos associados às diferentes etiologias da cirrose

O estudo da cirrose hepática, presentemente, tem por base a definição do fator causador da cirrose hepática, pois, desse modo, ao ser erradicado ou inibido, o processo evolutivo da doença poderá ser interrompido e a própria cirrose poderá ser revertida conforme for a fase evolutiva (F4a, F4b ou F4c). Na Tabela 4 estão discriminados alguns dos principais exames específicos que permitirão confirmar o diagnóstico dos agentes etiológicos mais comumente associados ao surgimento da cirrose hepática. Deve-se considerar que a cirrose hepática desencadeada pelo consumo exagerado de álcool e também pela esteato-hepatite não alcoólica não apresentam marcadores específicos, tornando-se imprescindível para a definição da etiologia a composição de dados clínicos e aqueles obtidos por meio de exames subsidiários inespecíficos.

TABELA 4   Principais fatores etiológicos e exames subsidiários associados à cirrose hepática

Fator etiológico	Biomarcadores usuais	Outros procedimentos
Vírus da hepatite B (HBV)	AgHBs, AgHBe, anti-HBc IgG, anti-HBe, anti-HBs	HBV – DNA quantitativo
Vírus da hepatite C (HCV)	Anti-HCV	HCV RNA quantitativo Genotipagem do HCV
Vírus da hepatite D (HDV)	AgHBs + anti-HDV IgG	
Hepatite autoimune	Fator antinúcleo (FAN) Antimúsculo liso, anti-LKM1, anti-SLA	HLA-DR3, HLA-DR7 ou HLA-DR 13 Imunoglobulina G
Colangite biliar primária	Anticorpo antimitocôndria	Imunoglobulina M
Colangite esclerosante	p-ANCA	Colangiorressonância/ colangiografia endoscópica
Colangite biliar secundária		Colangiorressonância
Hemocromatose	Índice de saturação da transferrina Ferritinemia sérica	Genotipagem para definição de mutações no cromossomo
Doença de Wilson	Ceruloplasmina sérica Dosagem de cobre na urina de 24 h Dosagem do cobre sérico	Exame oftalmológico com lâmpada de fenda

ESCORES DE AVALIAÇÃO PROGNÓSTICA

Escore de Child-Pugh-Turcotte

Nesse escore são consideradas três variáveis numéricas e 2 variáveis clínicas. De acordo com a pontuação, os pacientes que obtiverem 5 ou 6 pontos serão classificados como Child A, os que obtiverem de 7 a 9 pontos serão classificados como Child B e os que obtiverem de 10 a 15 pontos serão classificados como Child C, sendo estes últimos os que apresentarão pior prognóstico evolutivo[53].

TABELA 5 Escore de Child-Pugh-Turcotte

Fator	1 ponto	2 pontos	3 pontos
Bilirrubina sérica total (mg/dL)	< 2,0	2,0 a 3,0	> 3,0
Albumina sérica g/L	> 3,5	2,8 a 3,5	< 2,8
Tempo de ativação da protrombina (segundos de prolongamento)	0 a 4	4 a 6	> 6
INR	< 1,7	1,7 a 2,3	> 2,3
Ascite	Ausente	Tratável com diuréticos	Intratável com diuréticos
Encefalopatia hepática	Ausente	Graus 1 ou 2	Graus 3 ou 4
Interpretação do escore de Child-Pugh-Turcotte			
Pontos	Classe	Sobrevida em 1 ano	Sobrevida em 2 anos
5 a 6	A	100%	85%
7 a 9	B	81%	57%
10 a 15	C	45%	35%

Kaplan et al., em 2016[54], desenvolveram estudos com análise multivariada na interpretação dos componentes desse escore e propuseram uma "recalibração" do escore Child-Pugh-Turcotte, introduzindo algumas variações nos parâmetros originais. Concluíram que o escore CPT modificado é superior ao CPT antigo e ao MELD na predição de sobrevida de 1 a 5 anos em pacientes cirróticos compensados e descompensados. Essas propostas foram consideradas em interessante análise feita por Garcia-Tsao[55].

Escala MELD

Foi apresentada por Malinchoc et al.[31] e representa um escore prognóstico numérico que tem sido muito útil para avaliar o prognóstico de pacientes com cirrose descompensada. Também tem sido utilizado para alocação dos pacientes cirróticos em filas de transplante hepático. Na composição de sua fórmula são utilizados os resultados das determinações séricas da creatinina, da bilirrubina total e da INR. Há também a proposta de acrescentar a esse cálculo o Na sérico (MELD-Na), realçando desse modo o importante papel da hiponatremia na definição do prognóstico em pacientes cirróticos descompensados[56].

$$MELD = 3{,}78 \; \text{Ln bilirrubina sérica} \; \frac{mg}{dL} \; + 11{,}2[\text{Ln INR}] + 9{,}57 \; \text{Ln creatinina sérica} \; \frac{mg}{dL} \; + 6{,}43$$

Em que Ln = logaritmo natural (e=2,718281828459045), também chamado de número de Euler.

A interpretação da escala MELD em pacientes hospitalizados apresenta a mortalidade em 3 meses conforme os seguintes percentuais, segundo Kamath et al.[38]:

- ≥ 40: 100% de mortalidade.

522　SEÇÃO VIII　Fígado

- 30 a 39: 83% de mortalidade.
- 20 a 29: 76% de mortalidade.
- 10 a 19: 27% de mortalidade.
- ≤ 9: 4% de mortalidade.

ESTADIAMENTO CLÍNICO DA CIRROSE HEPÁTICA

A cirrose hepática, independentemente de seu agente causador, é considerada o estágio final da evolução de uma doença hepática crônica. As manifestações clínicas associadas à presença da cirrose poderão variar de condições assintomáticas até estágios caracterizados pela falência múltipla de órgãos. As manifestações clínicas da cirrose são decorrentes principalmente da hipertensão portal e de suas consequências hemodinâmicas e/ou insuficiência hepática. Estudos prognósticos apontaram que a cirrose é uma entidade que progride por estágios que apresentam diferentes prognósticos, preditores de morte e mecanismos fisiopatológicos[1-3].

Considerando a evolução clínica, os pacientes cirróticos poderão ser classificados em dois grandes estágios: estágio de cirrose compensada e estágio de cirrose descompensada.

Estágios de cirrose compensada

O paciente em geral está assintomático e não apresenta ascite, sangramento das varizes, encefalopatia hepática ou icterícia. Nesses pacientes a insuficiência hepática é mínima ou ausente e a hipertensão portal é o mecanismo patogênico predominante que leva à descompensação. Tomando por base o gradiente de pressão porto/cava, esses pacientes poderão ser subclassificados em:

- Cirrose compensada com hipertensão portal leve (clinicamente não significante) – são definidos como aqueles pacientes que apresentam gradiente de pressão (pressão da veia porta – pressão da veia cava) entre 5 e 10 mmHg. Nessa fase predomina a resistência intra-hepática. O objetivo no acompanhamento desses pacientes é eliminar o agente causal com objetivo de evitar o desenvolvimento das complicações. Nesse estágio os pacientes não apresentam varizes esofagogástricas ou qualquer outra complicação (ascite, encefalopatia hepática etc.).

- Cirrose compensada com hipertensão portal clinicamente significante – está presente em pacientes cujo gradiente de pressão é ≥ 10 mmHg. Nesses pacientes, além da resistência intra-hepática, o aumento do fluxo esplâncnico passa a assumir importante papel na hipertensão portal, com surgimento da circulação hiperdinâmica. Nessa fase, o principal objetivo é evitar a descompensação. Nesse estágio os pacientes poderão ou não apresentar varizes esofagogástricas, definindo desse modo subgrupos que incluirão pacientes com ou sem varizes esofagogástricas, com gradiente de pressão ≥ 10 mmHg.

Estágio da cirrose descompensada

É o estágio sintomático da cirrose e caracteriza-se pela presença de ascite, sangramento gastrointestinal portal hipertensivo, encefalopatia hepática ou icterícia[57]. Nesse estágio, o principal mecanismo hemodinâmico é a circulação hiperdinâmica e a hipertensão portal.

Nesse estágio também poderão ser considerados subgrupos, como:

- Pacientes que apresentam hemorragia digestiva alta secundária a sangramento das varizes gastroesofágicas – estágio 3.
- Pacientes que apresentam ascite e/ou encefalopatia hepática e/ou hemorragia por varizes. Essas complicações poderão se apresentar isoladamente ou associadas – estágio 4.

524 SEÇÃO VIII Fígado

- Complicações das complicações: ressangramento, piora da função renal (ascite refratária, síndrome hepatorenal, hidrotórax hepático), síndrome hepatopulmonar, sepse (peritonite bacteriana espontânea) etc. Nessa fase a cirrose torna-se uma enfermidade de acometimento sistêmico. Nesse estágio predomina a disfunção hepática avançada – estágio 5.

A Tabela 6 apresenta os diferentes estágios de evolução da cirrose.

AÇÕES PREVENTIVAS PARA PROTEÇÃO DO PACIENTE COM CIRROSE HEPÁTICA

Uma vez estabelecido o diagnóstico de cirrose hepática, caberá ao médico assistente proceder o acompanhamento periódico desse paciente quer seja ele portador de cirrose compensada ou descompensada. Considera-se que o período máximo de intervalo entre uma avaliação e outra deverá ser de até 6 meses. Alguns pacientes, em razão de particularidades como nódulos suspeitos ou complicações que necessitam de maior atenção, poderão ser avaliados em intervalos com menor período.

Nas avaliações periódicas, dados sobre o quadro clínico atual do paciente, bem como registro dos dados obtidos durante o exame físico, incluídos dados vitais como pressão arterial, frequência cardíaca, frequência respiratória, temperatura, peso e altura, também deverão ser anotados. O registro do peso é fundamental para o acompanhamento dos pacientes que estão em tratamento da ascite. Obrigatoriamente deverão também ser anotados os dados sobre a alimentação e os medicamentos que o paciente tem usado habitualmente, com anotação da posologia diária.

TABELA 6 Diferentes estágios de evolução da cirrose

Histologia	F1/F3-	F4 (cirrose)				
Clínica	Não cirrótico	Compensado	Compensado	Descompensado	Descompensado	Mais descompensado
Sintomas	Nenhum	Nenhum (sem varizes)	Nenhum - Sem varizes - Com varizes	Apenas sangramento das varizes gastroesofágicas	Ascite, varizes hemorrágicas, encefalopatia	SHR, PBE, SHP, etc.
Estágios	-	Estágio 1	Estágio 2	Estágio 3	Estágio 4	Estágio 5
Gradiente de pressão (mmHg)	>6	>10	>12		>20	

Inflamação

Circulação hiperdinâmica

Insufiência hepática

Biológico	Fibrogênese e angiogênese	Cicatriz com espessuras variadas Nódulos		Cicatriz larga (acelular) e nódulos	Cicatriz insolúvel	Disfunção hepática grave

Fonte: adaptada de Garcia-Tsao, 2018[1] e D'Amico et al., 2018[3].

526 SEÇÃO VIII Fígado

Alguns exames laboratoriais e por imagens devem fazer parte do painel de avaliação periódica semestral dos pacientes cirróticos, e são apresentados na Tabela 7.

TABELA 7 Exames a serem solicitados rotineiramente

Exames	1ª consulta	Avaliação semestral
Hemograma completo	X	X
AST/ALT	X	X
Fosfatase alcalina/GGT	X	X
Bilirrubina total e frações	X	X
Proteína total e frações	X	X
Tempo de ativação da protrombina	X	X
Glicose em jejum	X	X
Ureia/creatinina (clearance estimado da creatinina)	X	X
Urina tipo 1 + sedimento	X	X
Na+ e K+ sérico	X	X
Alfafetoproteína	X	X
Lipidograma	X	
Anti-HVA IgG	X	
AgHBs/anti-HBcIgG e anti-HBs	X	
Anti-HCV	X	
VDRL	X	
Anti-HIV	X	
Ultrassonografia do abdome com Doppler do sistema porta e veias hepáticas	X	X
Endoscopia digestiva alta	X	

Além da avaliação médica, clínica e com exames, o paciente deverá receber orientações para serem seguidas, e inclusive serem reavaliadas quanto ao cumprimento. Elas são apresentadas a seguir na Tabela 8.

TABELA 8 Medidas de proteção do paciente cirrótico

Completa abstinência quanto ao consumo de bebidas alcoólicas

Vacinação contra vírus da hepatite A se anti-HVA IgG for negativo (2 doses, com intervalo de 6 meses). Conferir imunidade após ultima aplicação – anti-HVA IgG deverá ser positivo

Vacina contra vírus da hepatite B se anti-HBs < 10 mUI/L (3 doses, com intervalos de 30 e 180 dias após aplicação da primeira dose). Conferir imunidade após última aplicação – anti-HBs deverá ser positivo, ou seja > 10 mUI/L. Sendo negativo, novo esquema de vacinação

Vacina pneumocócica polivalente – dose única

Vacina contra a gripe – anual, se possível em abril/maio

Evitar medicamentos hepatotóxicos, em especial anti-inflamatórios não esteroidais

Evitar suplementos com ferro, a menos que esteja presente anemia por deficiência de ferro. Preferir polivitamínicos sem ferro

Dieta com pouca gordura e também com restrição de sal. Pacientes cirróticos sem complicações poderão consumir de 1 a 1,5 g de proteínas/dia. Consultar nutricionista

Evitar cirurgias eletivas caso surjam sinais de descompensação hepática. Compensar o paciente

Encaminhar o paciente para serviço de transplante de fígado se MELD > 15 ou se for < 15, mas com complicações importantes

Evitar entrar em águas de enseadas ou baías no litoral. Risco de infecção pelo *Vibrio vulnificus* em soluções de continuidade da pele ou mucosas

Evitar o consumo de frutos do mar, crus ou mal cozidos

Tomar diariamente 3 xícaras de café, preparado em coador (EASL, 2018)

CLASSIFICAÇÃO INTERNACIONAL DE DOENÇAS (CID) ASSOCIADOS À CIRROSE HEPÁTICA

- K70.3 Cirrose hepática alcoólica.
- K71.7 Doença hepática tóxica com fibrose e cirrose hepáticas.
- K74 Fibrose e cirrose hepáticas.
- K74.3 Cirrose biliar primária.
  - Colangite destrutiva não supurativa crônica.
- K74.4 Cirrose biliar secundária.
- K74.5 Cirrose biliar, sem outra especificação.
- K74.6 Outras formas de cirrose hepática e as não especificadas.

BIBLIOGRAFIA

1. Garcia-Tsao G. Cirrhosis and portal hypertension: staging and prognosis. In: Berzigotti A, Bosch J, editores. Diagnostic methods for cirrhosis and portal hypertension. Springer International Publishing AG, part of Springer Nature; 2018. p. 1-13.
2. D'Amico G. Natural history and stages of cirrhosis. In: de Franchis R, Dell'Era A, editores. Variceal hemorrhage. New York: Springer; 2014. p. 15-28.
3. D'Amico G, Morabito A, D'Amico M, Pasta L, Malizia G, Rebora P, et al. New concepts on the clinical course and stratification of compensated and decompensated cirrhosis. Hepatol Int. 2018;12(Suppl 1):34-43.
4. Mokdad AA, Lopez AD, Shahraz S, Lozano R, Mokdad AH, Stanaway J, et al. Liver cirrhosis mortality in 187 countries between 1980 and 2010: a systematic analysis. BMC Med. 2014;12:145.
5. Murphy SL, Xu J, Kochanek KD, Curtin SC, Arias E. Deaths: final data for 2015. Natl Vital Stat Rep. 2017;66(6):1-75.
6. GBD 2013 Mortality and Causes of Death Collaborators. Global, regional, and national age-sex specific all-cause and cause-specific mortality for 240 causes of death, 1990-2013: a systematic analysis for the Global Burden of Disease Study 2013. Lancet. 2015;385(9963):117-71.

7. Anthony PP, Ishak KG, Nayak NC, Poulsen HE, Scheuer PJ, Sobin LH. The morphology of cirrhosis. Recommendations on definition, nomenclature, and classification by a working group sponsored by the World Health Organization. J Clin Pathol. 1978;31(5):395-414.

8. Heidelbaugh JJ, Bruderly M. Cirrhosis and chronic liver failure: Part I. Diagnosis and evaluation. Am Fam Physician. 2006;74:756-81.

9. Wiegand J, Berg T. The etiology, diagnosis and prevention do liver cirrhosis. Dusch Aztebl Int. 2013;110(6):85-91.

10. Bedossa P, Garcia-Tsao G, Jain D. Cirrhosis regression and subclassification. Surg Pathol. 2013;6:295-309.

11. Ohkoshi S, Hirono H, Watanabe K, Hasegawa K, Kamimura K, Yano M. Natural regression of fibrosis in chronic hepatitis B. World J Gastroenterol. 2016;22(24):5459-66.

12. Campana L, Iredale JP. Regression of liver fibrosis. Semin Liver Dis. 2017;37(1):1-10.

13. Saffioti F, Pinzani M. Development and regression of cirrhosis. Dig Dis. 2016;34(4):374-81.

14. Caldwell S. Cryptogenic cirrhosis: what are we missing? Curr Gastroenterol Rep. 2010;12:40-8.

15. Mercado-Irizarry A, Torres EA. Cryptogenic cirrhosis: current knowledge and future directions. Clin Liv Dis. 2016;7(4):69-72.

16. Schuppan D, Afdhal N. Liver cirrhosis. 2008;371(9615):838-51.

17. Udell JA, Wang CS, Tinmouth J, FitzGerald JM, Ayas NT, Simel DL, et al. Does this patient with liver disease have cirrhosis? JAMA. 2012;307(8):832-42.

18. Douglas DD. Approach to history taking and physical examination in liver and biliary disease. In: Talley NJ, Lindor KD, Vargas HE, editors. Practical Gastroenterology and Hepatology: liver and biliary disease. Blackwell; 2010. p. 25-37.

19. Naylor CD. Physical examination of the liver. JAMA. 1994;271(23):1859-65.

20. Karnath B. Stigmata of chronic liver disease. Hospital Physician. 2003;14-16,28.

21. Paraná R, Andrade AR. Principais sinais e sintomas de doença parenquimatosa crônica do fígado. In: Zaterka S, Eisig JM, editores. Tratado de gastroenterologia da graduação à pós-graduação. 2. ed. Rio de Janeiro: Atheneu; 2016. p. 1051-6.

22. Sherlock S, Summerfield JA. A colour atlas of liver disease. London: Mosby; 1979.

23. Kwo PY, Cohen SM, Lim JK. ACG practice guideline: evaluation of abnormal liver chemistries. Am J Gastroenterol. 2016;30:1-18.

24. Sheth SG, Flamm SL, Gordon FD, Chopra S. AST/ALT ratio predicts cirrhosis in patients with chronic hepatitis C virus infection. Am J Gastroenterology. 1998;93(1):44-8.

25. Siddique A, Kowdley KV. Approach to a patient with elevated serum alkaline phosphatase. Clin Liver Dis. 2012;16:199-229.

26. Shipman KE, Holt AD, Gama R. Interpreting an isolated raised serum alkaline phosphatase level in an asymptomatic patient. BMJ. 2013;346:f976.

27. Rothschild MA, Oratz M, Schreiber SS. Serum albumin. Hepatology. 1988;8:385.

28. Northup PG, Caldwell SH. Coagulation in liver disease: a guide for the clinician. Clin Gastroenterol Hepatol. 2013;11(9):1064-74.

29. Tripodi A, Mannucci PM. The coagulopathy of chronic liver disease. N Engl J Med. 2011;365:147.

30. D'Amico G, Garcia-Tsao G, Pagliaro L. Natural history and prognostic indicators of survival in cirrhosis: a systematic review of 118 studies. J Hepatol. 2006;44(1):217-31.

31. Malinchoc M, Kamath PS, Gordon FD, Peine CJ, RanK J, ter Borg PC. A model to predict survival in patients undergoing transjugular intrahepatic portosystemic shunts. Hepatology. 2000;31(4):864-71.

32. Wai CT, Greenson JK, Fontana RJ, Kalbfleisch JD, Marrero JA, Conjeevaram HS, et al. A simple noninvasive index can predict both significant fibrosis and cirrhosis in patients with chronic hepatitis C. Hepatology. 2003;38(2):518-26.

33. Sterling RK, Lissen E, Clumeck N, Sola R, Correa MC, Montaner J, et al. Development of a simple noninvasive index to predict significant fibrosis patients with HIV/HCV co-infection. Hepatology. 2006;43:1317-25.

34. Pembroke T, Sebastiani G. Non-invasive serum markers of fibrosis. In: Berzigotti A, Bosch J, eds. Diagnostic methods for cirrhosis and portal hypertension. Springer: 2018.

35. Patel K, Bedossa P, Castera L. Diagnosis of liver fibrosis: present and future. Semin Liver Dis. 2015;35(2):166-83.

36. Castera L, Chan HL, Arrese M, Afdhal N, Bedossa P, Friedrich-Rust M, et al. EASL-ALEH clinical practice guidelines: non-invasive tests for evaluation of liver disease severity and prognosis. J Hepatol. 2015;63(1):237-64.

37. Aubé C, Oberti F, Korali N, Namour MA, Loisel D, Tanguy JY, et al. Ultrasonographic diagnosis of hepatic fibrosis or cirrhosis. J Hepatol. 1999;30:472-8.

38. Kamath PS, Wiesner RH, Malinchoc M, Kremers W, Therneau TM, Kosberg CL, et al. A model to predict survival in patients with end-stage liver disease. Hepatology. 2001;33:464-70.

39. McNaughton DA, Abu-Yousef MM. Doppler US of the liver made simple. RadioGraphics. 2011;31:161-88.

40. Mahajan M, Sharma P, Gupta P, Paul R, Sharma R, Arora M. Diagnostic value of Doppler ultrasonography in non-invasive diagnosis of chronic liver disease and portal hypertension. Int J Anat Radiol Surg. 2016;5(4):RO-01-RO05.

41. Talwalkar JA. Elastograpky for detecting hepatic fibrosis: options and considerations. Gastroenterology. 2008;135(1):32-40.

42. Seeff LB, Everson GT, Morgan TR, Curto TM, Lee WM, Ghany MG, et al. Complication rate of percutaneous liver biopsies among persons with advanced chronic liver disease in the HALT-C trial. Clin Gastroenterol Hepatol. 2010;8(10):877-83.

43. Regev A, Berho M, Jeffers LJ, Milikowski C, Molina EG, Pyrsopoulos NT, et al. Sampling error and intraobserver variation in liver biopsy in patients with chronic HCV infection. Am J Gastroenterol. 2002;97(10):2614-8.

44. Goodman ZD. Grading and staging systems for inflammation and fibrosis in chronic liver diseases. J Hepatol. 2007;47(4):598-607.

45. Barr RG, Ferraioli G, Palmeri ML, Goodman ZD, Garcia-Tsao G, Rubin J, et al. Elastography assessment of liver fibrosis: Society of Radiologists in Ultrasound Consensus Conference Statement. Radiology. 2015;276(3):845-61.

46. Huber A, Ebner L, Heverhagen J, Christe A. State-of-the-art imaging of liver fibrosis and cirrhosis: a comprehensive review of current applications and future perspectives. Eur J Radiol Open. 2015;2:90-100.

47. Fateen W, Ryder SD. Screening for hepatocellular carcinoma: patient selection and perspectives. J Hepatocell Carcinoma. 2017;4:71-9.

48. Singal AG, Mittal S, Yerokun OA, Ahn C, Marrero JA, Yopp AC, et al. Hepatocellular carcinoma screening associated with early tumor detection and improved survival among patients with cirrhosis in the US. Am J Med. 2017;130(9):1099-106.

49. Strauss E, Ferreira ASP, França AVC, Lyra AC, Barros FMR, Silva I, et al. Diagnosis and treatment of benign liver nodules: Brazilian Society of Hepatology (SBH) recommendations. Arq Gastroenterol. 2015;52(supl.1):47-54.

50. Krystallis C, Masterton GS, Hayes PC, Plevris JN. Update of endoscopy in liver disease: more than just treating varices. World J Gastroenterol. 2012;18(5):401-11.

51. Garcia-Tsao G, Abraldes JG, Berzigotti A, Bosch J. Portal hypertension bleeding in cirrhosis. Risk stratification, diagnosis, and management: 2016 practice guidance by American Association for the Study of liver disease. Hepatology. 2017;65:310-35.

52. Philips CA, Sahney A. Oesophageal and gastric varices: historical aspects, classification and grading: everything in one place. Gastroenterology Report. 2016;4(3):186-95.

53. Pugh RNH, Muray Lyon IM, Dawson JL, Pietroni MC, Williams R. Transection of the oesophagus for bleeding oesophageal varices. Br J Surg. 1973;60:646-9.

54. Kaplan DE, Dai F. Skanderson M, Aytaman A, Baytarian M, D'Addeo K, et al. Recalibrating the Child-Turcotte-Pugh score to improve prediction of transplant-free survival in patients with cirrhosis. Dig Dis Sci. 2016;61:3309-20.

55. Garcia-Tsao G. The Child-Turcotte classification: from gestalt to sophisticated statistics and back. Dig Dis Sci. 2016;61:3102-4

56. Ruf AE, Kremers WK, Chavez LL, Descalzi VI, Podesta LG, Villamil FG. Addition of serum sodium into the MELD score predicts waiting list mortality better than MELD alone. Liver Transpl. 2005;11(3):336-43.

57. Garcia-Tsao G, Friedman S, Iredale J, Pinzani M. Now there are many (stages) where before there was one: in search of a pathophysiological classification of cirrhosis. Hepatology. 2010;51(4):1445-9.

58. Bruyn G, Graviss EA. A systematic review of the diagnostic accuracy of physical examination for the detection of cirrhosis. BMC Medical Informatics and Decision Making. 2001;1:1-11.

59. Child CG, Turcotte JG. Surgery and portal hypertension. Major Probl Clin Surg. 1964;1:1-85.
60. Chou R, Wasson N. Blood tests to diagnose fibrosis or cirrhosis in patients with chronic hepatitis C virus infection: a systematic review. Ann Intern Med. 2013;158:807-20.
61. European Association for the Study of the Liver. EASL Clinical practice guidelines: management of hepatocellular carcinoma. J Hepatol. 2018;69(1):182-236.
62. Kawanaka H, Kinjo N, Anegawa G, Yoshida D, Migoh S, Konishi K, et al. Abnormality of the hepatic vein waveforms in cirrhotic patients with portal hypertension and its prognostic implications. J Gastr Hepatol. 2007;23:e129-e136
63. *Lin ZH, Xin YN, Dong QJ*, Wang Q, Jiang XJ, Zhan SH, Sun Y, Xuan SY. Performance of the aspartate aminotransferase-to-platelet ratio index for the staging of hepatitis C-related fibrosis: an updated meta-analysis. Hepatology. 2011;53:726-36.
64. Stotland BR, Lichtenstein GR. Liver biopsy complications and routine ultrasound. Am J Gastroenterol. 1996;91(7):1295-6.

27 | Hipertensão portal

Luciana Lofêgo Gonçalves
Izabelle Venturini Signorelli

INTRODUÇÃO

A hipertensão portal é uma síndrome clínica, geralmente decorrente da cirrose, caracterizada pelo aumento do gradiente pressórico entre a veia porta e a veia cava inferior, chamado de gradiente de pressão portal. A hipertensão portal resulta do aumento na resistência intra-hepática ao fluxo portal e do aumento do fluxo sanguíneo portal secundário à vasodilatação esplâncnica, sendo responsável pelas principais complicações da cirrose hepática, incluindo a hemorragia digestiva alta (HDA) varicosa, a ascite e a encefalopatia hepática.

O método de eleição para a determinação da pressão portal é a medida o gradiente de pressão entre a veia hepática livre e ocluída, o denominado gradiente de pressão venoso hepático (GPVH). Valores acima de 5 mmHg indicam presença de hipertensão portal.

A medida do GPVH tem importância prognóstica nos pacientes com cirrose. Pacientes com hipertensão portal moderada, caracterizada por valores de GPVH entre 5 e 10 mmHg, apresentam cirrose compensada, não apresentam varizes esofagogástricas e, em geral, são assintomáticos. Por outro lado, pacientes com GPVH maior que 10 mmHg apresentam hipertensão portal clinicamente significante podendo apresentar varizes. A presença de uma pressão acima de 12 mmHg está associada à presença de cirrose descompensada com ascite e risco de sangramento por ruptura de varizes. Apesar de sua importância prognóstica em pacientes com cirrose, o uso de GPVH é limitado na prática clínica, pois é uma medida invasiva, de alto custo e que não está disponível na maior parte dos centros.

ETIOLOGIA E CLASSIFICAÇÃO DA HIPERTENSÃO PORTAL

A hipertensão portal pode ser classificada em hipertensão portal cirrótica, que representa cerca de 90% de todos os casos de hipertensão portal, e hipertensão portal não cirrótica, responsável pelos 10% dos casos restantes. Entre as causas de hipertensão portal não cirrótica destacam-se pela sua frequência a esquistossomose e a trombose de veia porta.

A hipertensão portal é resultante da obstrução do fluxo sanguíneo em qualquer ponto ao longo do sistema porta e, portanto, a melhor forma de se classificar a hipertensão portal é de acordo com a topografia do bloqueio ao fluxo venoso portal, conforme pode ser observado na Tabela 1.

TABELA 1 Classificação e etiologia da hipertensão portal de acordo com a topografia do bloqueio ao fluxo venoso portal

Tipo de hipertensão portal	Etiologia
Pré-hepática	Oclusão da veia porta extra-hepática por trombose ou tumor, pancreatite

(continua)

TABELA 1 Classificação e etiologia da hipertensão portal de acordo com a topografia do bloqueio ao fluxo venoso portal *(continuação)*

Tipo de hipertensão portal	Etiologia
Intra-hepática: ■ Pré-sinusoidal ■ Sinusoidal ■ Pós-sinusoidal	 Esquistossomose, esclerose hepatoportal Cirrose Doença veno-oclusiva, síndrome de Budd-Chiari
Pós-hepática	Insuficiência cardíaca, pericardite constritiva

MANIFESTAÇÕES CLÍNICAS

As principais manifestações clínicas da hipertensão portal são desenvolvimento de varizes esofagogástricas com risco de sangramento varicoso, gastropatia hipertensiva, ascite, peritonite bacteriana espontânea (PBE) e encefalopatia hepática.

A HDA varicosa é a manifestação clínica mais característica da hipertensão portal. A presença de varizes de esôfago correlaciona-se com a gravidade da cirrose. As varizes estão presentes em cerca de 30 a 40% dos cirróticos compensados e em até 80% dos cirróticos descompensados no momento do diagnóstico da cirrose. Em pacientes com cirrose compensada, a incidência cumulativa do desenvolvimento de varizes de esôfago situa-se em torno de 7 a 8% ao ano, sendo o GPVH acima de 10 mmHg o fator preditivo mais importante.

O risco do primeiro episódio de sangramento varicoso situa-se em torno de 12% em 1 ano, variando de 5% para varizes de fino calibre a 15% para varizes de grosso calibre. Além do tamanho das varizes, são preditores de risco de sangramento a presença de sinais vermelhos sobre a variz, a gravidade da doença hepática avaliada pela classificação de Child-Pugh (Tabela 2) e a presença de um GPVH acima de 12 mmHg.

TABELA 2   Classificação de Child-Pugh

Parâmetro	Pontuação		
	1 ponto	2 pontos	3 pontos
Ascite	Ausente	Leve	Moderada/grave
Encefalopatia hepática	Ausente	Leve	Moderada/grave
Bilirrubina total (mg/dL)	< 2	2 a 3	> 3
Albumina (g/dL)	> 3,5	3,5 a 2,5	< 2,5
INR	< 1,7	1,7 a 2,3	> 2,3

Child A: 5 a 6 pontos; Child B: 7 a 9 pontos; Child C: 10 a 15 pontos.

Rastreamento de varizes em pacientes com cirrose hepática

O rastreamento de varizes de esôfago deve ser realizado em todo paciente cirrótico no momento do diagnóstico, independentemente do grau de comprometimento da função hepática. A endoscopia digestiva alta ainda é o melhor método para o rastreamento, porém a elastografia hepática associada a contagem de plaquetas (fibroscan < 20 KPa e contagem de plaquetas > 150.000/mm³) pode ser útil para selecionar pacientes com doença hepática compensada, de etiologia viral, em que a endoscopia digestiva pode ser dispensada, pois esse perfil de paciente apresenta baixo risco (< 5%) de apresentar varizes de esôfago com necessidade de profilaxia.

Pacientes com cirrose compensada, sem varizes de esôfago no exame inicial, devem repetir a endoscopia a cada 2 ou 3 anos na dependência de sua doença hepática estar ativa (manutenção da ingestão de álcool, replicação viral ativa) ou inativa (abstinência de álcool, resposta virológica sustentada). Já os pacientes com cirrose compensada e varizes de esôfago de fino calibre no exame inicial devem realizar endoscopia anual, se doença ativa, ou a cada 2 anos, se sua doença hepática estiver inativa.

PREVENÇÃO DO PRIMEIRO EPISÓDIO DE SANGRAMENTO VARICOSO (PROFILAXIA PRIMÁRIA)

A prevenção do primeiro episódio de sangramento varicoso está indicada para os pacientes que apresentam alto risco de sangramento, ou seja, pacientes com varizes de grosso e médio calibre e pacientes com varizes de fino calibre que apresentam fator de risco adicional para sangramento, como presença de sinais vermelhos sobre a variz ou doença hepática descompensada (classificada como Child C).

Atualmente, existem duas opções para a profilaxia primária: terapia farmacológica com emprego de betabloqueadores não seletivos (BBNS) como propranolol, nadolol ou carvedilol e tratamento endoscópico com ligadura elástica de varizes de esôfago (LEVE).

O benefício relacionado ao uso dos BBNS é decorrente da sua capacidade de reduzir a pressão portal. Sua ação decorre tanto do bloqueio beta-1 adrenérgico, levando à redução do débito cardíaco, quanto do bloqueio beta-2, associado à redução do fluxo esplâncnico provocada pela vasoconstrição arterial. Além de diminuir o risco de sangramento varicoso, ao reduzir o GPVH, os BBNS reduzem também o risco de sangramento decorrente da gastropatia hipertensiva e têm impacto positivo na história natural da cirrose, reduzindo a ocorrência de outras complicações relacionadas à hipertensão portal, como ascite, encefalopatia hepática e PBE. Os principais inconvenientes do uso dos betabloqueadores estão relacionados a suas contraindicações, efeitos adversos e intolerância. Cerca de 15% dos pacientes apresentam contraindicação absoluta ou relativa aos BBNS, como doença pulmonar obstrutiva grave, insuficiência cardíaca grave, diabete melito de difícil controle e doença arterial periférica. Outros 15% necessitam de redução da dose ou interrupção do uso em virtude da ocorrência de efeitos adversos, sendo os mais frequentes dispneia, hipotensão, fadiga e disfunção sexual. A profilaxia habitualmente é iniciada com doses pequenas, com aumento progressivo a cada 3 a 5 dias, até a dose máxima de 320 mg/dia de propranolol e 160 mg/dia de nadolol. Em geral, o objetivo é manter a frequência cardíaca em torno de 55 a 60 batimentos por minuto, sem que haja aparecimento de sintomas de hipotensão. O carvedilol é um BBNS, com ação anti-alfa-1 adrenérgica intrínseca. Apresenta maior potência em reduzir o GPVH, pois, além de apresentar os mesmos efeitos do propranolol sobre os receptores beta-1 e beta-2 adrenérgicos, o bloqueio dos receptores alfa-1 leva à redução do tônus vascular intra-hepático, diminuindo a resistência vascular intra-hepática. A dose inicial deve ser de 6,25 mg/dia e, se não houver intolerância, a dose pode ser aumentada até a dose máxima de 12,5 mg/dia.

A ligadura elástica, assim como os betabloqueadores, é considerada terapia de primeira linha na prevenção do primeiro episódio de sangramento varicoso. Consiste na aplicação de bandas elásticas no terço inferior do esôfago que levam a oclusão e trombose do vaso. É realizada com intervalos de 3 a 4 semanas até a obliteração completa das varizes, o que geralmente ocorre após 2 a 4 sessões. Apesar de ser um procedimento seguro, a LEVE está associada a complicações como formação de úlcera esofágica e estenose de esôfago, além de desconforto torácico e disfagia transitória pós-procedimento. A ligadura elástica do vaso provoca uma necrose tecidual com formação de úlcera rasa cerca de 3 a 7 dias após o procedimento, o que pode ser causa de sangramento pós--procedimento em até 5% dos casos.

De acordo com o exposto anteriormente, a recomendação atual em relação à prevenção do primeiro episódio de sangramento varicoso é que:

- Ambos BBNS (tradicionais ou carvedilol) ou LEVE são recomendados para prevenção do primeiro episódio de sangra-

540 SEÇÃO VIII Fígado

mento varicoso em pacientes com varizes de médio ou grosso calibre.

- A escolha do tratamento deve se basear nas características e preferências dos pacientes, nos efeitos colaterais de cada opção terapêutica e na disponibilidade local de recursos.
- Deve-se instituir profilaxia primária com BBNS tradicionais ou carvedilol nos pacientes com varizes de esôfago de fino calibre com alto risco de sangramento (presença de sinais vermelhos sobre a variz ou doença hepática descompensada classificada como Child C).

TRATAMENTO DO EPISÓDIO AGUDO DE SANGRAMENTO VARICOSO

O sangramento por ruptura de varizes representa uma emergência médica com altas taxas de mortalidade. Entretanto, em virtude do atendimento sistematizado ao paciente com sangramento varicoso, a mortalidade vem reduzindo, de 50% nas séries históricas para cerca de 15% atualmente.

Abordagem inicial

Em relação às medidas iniciais para controle do sangramento varicoso, os consensos atuais recomendam que o manejo do paciente deve ser conduzido preferencialmente em unidade de terapia intensiva e a ressuscitação volêmica inicial deve ser criteriosa, considerando o risco de lesão orgânica pela baixa perfusão tecidual e baixa oxigenação e o risco de perpetuação do sangramento pela expansão excessiva. A expansão volêmica deve ser feita com solução salina na fase inicial, com o objetivo de manter uma pressão arterial sistólica em torno de 90 a 100 mmHg e uma frequência cardíaca abaixo de 100 bpm.

A proteção da via aérea é mandatória em pacientes com diminuição do nível de consciência, hematêmese maciça e naqueles que necessitam usar balão de Sengstaken-Blakemore. O uso do balão deve ser restrito aos casos de hemorragia maciça e instabilidade hemodinâmica não responsiva a volume, sendo considerado como ponte para tratamento definitivo em, no máximo, 24 horas. Quando disponível, o uso de prótese autoexpansiva deve substituir a utilização do balão de Sengstaken-Blakemore.

Um estudo randomizado controlado publicado recentemente mostrou que o grupo de pacientes cirróticos Child A e B submetidos a transfusões de sangue com uma estratégia restritiva apresentou menor percentual de falência terapêutica e melhor sobrevida quando comparado ao grupo em que a hemoglobina foi corrigida para níveis entre 9 e 11 g/dL. Portanto, a recomendação atual é que a transfusão sanguínea deve ter como alvo uma hemoglobina entre 7 e 8 g/dL a depender da presença de comorbidades cardiovasculares, sangramento ativo e idade.

Não há recomendação para correção da coagulopatia e da trombocitopenia em cirróticos com hemorragia varicosa.

Prevenção de infecção

A infecção é uma complicação frequentemente observada em portadores de hemorragia varicosa. Estima-se que 20% dos pacientes com sangramento varicoso apresentam infecções bacterianas à admissão hospitalar e que cerca de 50% deles as desenvolvam durante a hospitalização. Devem-se rastrear as infecções, principalmente PBE, infecção do trato urinário e pneumonia. Dados de metanálise demonstraram que o uso de antibioticoprofilaxia está associada a redução na frequência de infecções, na recorrência do sangramento e na mortalidade, sendo, portanto, conduta obrigatória no atendimento inicial de pacientes com

HDA varicosa. A antibioticoprofilaxia deve ser iniciada no momento da admissão hospitalar e mantida por 7 dias. Podem-se empregar quinolonas orais (norfloxacino 400 mg 2 vezes/dia) ou cefalosporina de 3ª geração (ceftriaxona 1 g/dia por via endovenosa [EV]), porém pacientes com cirrose avançada, com uso prévio de quinolonas e internados em hospitais com alta prevalência de resistência a quinolonas, devem ser preferencialmente tratados com ceftriaxona.

Tratamento farmacológico

O uso de vasoconstritores esplâncnicos reduz a pressão portal e o fluxo venoso portal, permitindo o controle do sangramento varicoso e prevenindo o risco de ressangramento. A terapêutica farmacológica deve ser instituída precocemente, em todo paciente com suspeita de hemorragia varicosa, antes mesmo da realização do exame endoscópico. O tratamento farmacológico tem a vantagem de ser de fácil uso, ter alta eficácia e bom perfil de segurança.

Na fase aguda do sangramento varicoso, as drogas vasoativas permitem o controle efetivo do sangramento varicoso, com eficácia semelhante à da endoscopia, cerca de 70%. Contudo, diversos *trials* randomizados mostraram superioridade do tratamento combinado (farmacológico e endoscópico) no controle de sangramento e na redução da recidiva hemorrágica, e isso fundamenta a recomendação dos consensos atuais da associação de tratamento farmacológico e endoscópico como opção de primeira linha para o controle do sangramento agudo.

Três drogas estão disponíveis no mercado farmacêutico brasileiro para o tratamento da hemorragia digestiva varicosa: terlipressina, somatostatina e octreotide. Um estudo recente mostrou que as três drogas foram igualmente eficazes no controle do sangramento varicoso agudo e, por isso, os consensos atuais recomendam que para o controle do sangramento varicoso pode-se utilizar terlipressina, somatostatina ou octreotide em associação com tratamento endoscópico. A escolha da droga deve levar em consideração o perfil de tolerância, o custo e a segurança, e seu uso deve ser estendido por até 5 dias. A Tabela 3 mostra a dosagem, a via de administração e os principais efeitos colaterais de cada opção terapêutica. O uso de terlipressina tem sido associado a ocorrência de hiponatremia, especialmente em pacientes com função hepática preservada, portanto, os níveis séricos de sódio devem ser monitorados durante o uso dessa droga. Em razão dos eventos isquêmicos associados a terlipressina, seu uso deve ser contraindicado em pacientes com história de doença cardiovascular.

TABELA 3   Tratamento

Droga vasoativa	Dose	Via de administração	Efeitos adversos
Terlipressina	Ataque: 2 mg Manutenção: 1 mg até 50 kg 1,5 mg entre 50 e 70 kg 2 mg acima de 70 kg	EV a cada 4 horas em *bolus*, 5 dias	Bradiarritmias, hipertensão, eventos isquêmicos: angina, infarto do miocárdio, isquemia mesentérica e de membros inferiores
Somatostatina	250 µg em *bolus*, seguidos por 250 µg/h	EV em infusão contínua 5 dias	Dor abdominal, hiperglicemia, diarreia, cefaleia
Octreotide (análogo da somatostatina)	50 µg em *bolus*, seguidos por 25 a 50 µg/h	EV em infusão contínua 5 dias	Semelhantes à somatostatina

Tratamento endoscópico

O tratamento endoscópico é considerado, juntamente com o tratamento farmacológico, como tratamento específico da HDA varicosa. A endoscopia digestiva alta deve ser realizada após as medidas iniciais de estabilização hemodinâmica e o início da terapêutica farmacológica, preferencialmente nas primeiras 12 horas da admissão, tanto para o diagnóstico do sangramento varicoso quanto para realização de terapêutica endoscópica. A administração de eritromicina (250 mg, EV) 30 a 120 minutos antes da endoscopia melhora o esvaziamento gástrico e reduz a necessidade de uma segunda endoscopia e, portanto, deve ser considerada na ausência de contraindicação como prolongamento do intervalo QT.

A hemostasia endoscópica com LEVE deve ser recomendada para todos os pacientes com hemorragia varicosa, optando-se pela escleroterapia apenas nos casos de indisponibilidade da LEVE. O tratamento endoscópico deve ser sempre combinado ao tratamento farmacológico.

Shunt intra-hepático portossistêmico transjugular (TIPS) precoce

A presença de um GPVH maior ou igual a 20 mmHg, a presença de sangramento ativo à endoscopia e a presença de disfunção hepática (Child C) são variáveis associadas a alto risco de falência ao tratamento endoscópico e farmacológico. Estudos recentes mostraram que esses pacientes se beneficiam da indicação precoce de TIPS, ou seja, da inserção do TIPS logo após o tratamento farmacológico e endoscópico, preferencialmente nas primeiras 72 horas. Baseada nessas publicações, a recomendação dos consensos atuais é que, em pacientes com alto risco de falência ao tratamento (Child C < 14 pontos ou Child B com sangramento ativo à endoscopia), deve-se considerar a indicação precoce de TIPS com 72 horas (idealmente ≤ 24 horas) após o tratamento farmacológico e endoscópico inicial.

Falência ao tratamento

Apesar da abordagem sistematizada do sangramento varicoso, cerca de 10 a 15% dos pacientes apresentam falência ao tratamento farmacológico e endoscópico inicial ou apresentam ressangramento precoce. Após a primeira endoscopia terapêutica, havendo persistência do sangramento, uma nova tentativa de tratamento endoscópico pode ser realizada. No entanto, a colocação de TIPS revestidos é a melhor alternativa para os pacientes que apresentam sangramento persistente ou ressangramento precoce.

PREVENÇÃO DO RESSANGRAMENTO (PROFILAXIA SECUNDÁRIA)

Após o primeiro episódio de sangramento varicoso, a probabilidade de ressangramento é elevada, chegando a 70% nos pacientes não tratados. A combinação de LEVE com BBNS é o tratamento de escolha para profilaxia secundária de sangramento varicoso. Os BBNS (propranolol ou nadolol) devem ser iniciados precocemente, assim que as condições hemodinâmicas permitirem, em geral no 6º dia. O carvedilol não pode ser recomendado na prevenção do ressangramento, por causa da ausência de estudos comparando com a terapia tradicional. Os pacientes tratados com TIPS não necessitam de profilaxia secundária.

SEGURANÇA DOS BBNS EM PACIENTES COM DOENÇA HEPÁTICA AVANÇADA

A segurança do uso de BBNS em pacientes com doença hepática avançada, caracterizada pela presença de ascite refratária e/ou PBE, vem sendo questionada, porém nenhum estudo randomizado foi realizado para embasar esse questionamento. Os consensos atuais recomendam o uso dos BBNS na profilaxia do sangramento varicoso (profilaxia primária ou secundária), porém sinalizam que os BBNS devem ser usados com cautela em pacientes com ascite refratária e PBE. Nesses pacientes, doses superiores a 160 mg/dia de propranolol e 80 mg/dia de nadolol devem ser evitadas e a monitoração cuidadosa da pressão arterial, do sódio sérico e da creatinina é mandatória, devendo-se considerar redução da dose ou suspensão dos BBNS em caso de queda da pressão arterial sistólica para valores inferiores a 90 mmHg, hiponatremia (Na sérico < 130 mEq/L) ou lesão renal aguda.

BIBLIOGRAFIA

1. Bittencourt PL, Strauss E, Farias AQ, Mattos AA, Lopes EP. Update of recommendations from the Brazilian Association of Hepatology. Arq Gastroenterol. 2017;54:349-55.
2. Brunner F, Berzigotti A, Bosch J. Prevention and treatment of varicela haemorrhage in 2017. Liver Int. 2017;37:104-15.
3. Cabrera L, Tandon P, Abraldes J. An update on the manegment of acute esophageal varicela bleeding. Gastroenterol Hepatol. 2017;40:34-40.
4. Franchis R. Expanding consensus in portal hypertension: report of the Baveno VI Consensus Workshop: stratifying risk and individualizing care for portal hypertension. J Hepatol. 2015;63:743-52.
5. Garcia-Tsao G, Abraldes J, Berzigotti A, Bosch J. Portal hypertensive bleeding in cirrhosis: risk stratification, diagnosis and management: 2016

practice guidance by American Association for the Study of Liver. Hepatology. 2017;63:310-35.

6. Leung JC, Loong TC, Pang J, Wei JL, Wong VW. Invasive and non invasive assessment of portal hypertension. Hepatol Int. 2018;12:44-55.

7. Rosa Neto DG, Bittencourt PL, Maluf Filho F. Sangramento por varizes de esôfago. In: Bittencourt PL, Zollinger CC, Lopes EP, editores. Manual de cuidados intensivos em hepatologia. 2.ed. São Paulo: Manole; 2017. p.15-24.

8. Serstè T, Melot C, Francoz C, Durand F, Rautou PE, Valla D, et al. Deleterious effects of beta-blockers on survival in patients with cirrhosis and refractory ascites. Hepatology. 2010;52:1017-22.

28 | Síndrome hepatorrenal

Raul Carlos Wahle

INTRODUÇÃO

Este capítulo abordará uma das complicações associadas à cirrose hepática descompensada: a síndrome hepatorrenal (SHR), caracterizada por uma injúria renal aguda potencialmente reversível que se instala em pacientes com insuficiência hepática aguda ou crônica, tendo sido excluídas doenças renais estrutural ou não estrutural, devendo-se fazer diagnóstico diferencial como outras causas (Tabela 1). Essa condição ocorre em virtude de uma disfunção hemodinâmica sistêmica desencadeada pela hipertensão portal avançada associada a vasoconstrição arterial renal, vasodilatação sistêmica especialmente em leito esplâncnico e débito cardíaco inadequado. A SHR ocorre pelo menos 20% dos pacientes cirróticos descompensados em ascite e com elevada mortalidade e está presente em mais de 50% dos casos de óbitos por insuficiência hepática.

A lesão renal aguda (LRA) em cirróticos caracteriza-se por um aumento da creatinina basal ≥ 50% ou aumento de 0,3 mg/dL em menos de 48 horas, sendo que a SHR do tipo 1 é considerada uma LRA não responsiva a expansão volêmica.

TABELA 1   Principais causas de lesão renal em pacientes com cirrose hepática

Infecções mais comuns	Peritonite bacteriana espontânea, infecções do trato urinário, pneumonia e infecções cutâneas
Hipovolemia	Choque, hemorragia digestiva, excesso de diuréticos, diarreia, vômitos, paracentese de grande volume sem expansão volêmica adequada
Síndrome hepatorrenal	Tipo 1 ou tipo 2
Nefropatia intrínsecas	Nefropatia por IgA, glomerulopatias membranosa ou membranoproliferativa, nefropatia diabética ou hipertensiva
Nefropatia induzida por fármacos	AINE, IECA, BRA, contraste iodado, vancomicina, etc.
Uropatia obstrutiva	Litíase renal, tumores renais

AINE: anti-inflamatórios não esteroidais; BRA: bloqueadores dos receptores 1 do angiotensinogênio II; IECA: inibidores da enzima conversora de angiotensina.

Clinicamente, a SHR pode ser dividida em dois tipos: SHR tipo 1, de início súbito, que ocorre especialmente em pacientes cirróticos com função renal inicial preservada; e tipo 2, de progressão lenta, que se instala em pacientes já com doença renal crônica (taxa de filtração glomerular < 60 mL/min por mais de 3 meses) (Tabela 2).

DIAGNÓSTICO

Por causa da pouca acurácia da creatinina sérica em estimar a real taxa de filtração glomerular nos cirróticos em virtude de desnutrição, sarcopenia e a própria insuficiência hepática, os critérios da SHR foram recentemente revistos pelo Clube Internacional de Ascite (IAS), conforme Tabela 3.

550 SEÇÃO VIII Fígado

Tipicamente, os pacientes com maior risco de desenvolver SHR apresentam doença hepática avançada (Child-Pugh C), pressão arterial média (PAM) baixa, hiponatremia e ascite recorrente e/ou de difícil controle.

TABELA 2 Tipos de síndrome hepatorrenal (SHR)

	SHR tipo 1	SHR tipo 2
Instalação	Súbita (< 2 semanas)	Lenta (em meses)
Fator precipitante	Presente em 50 a 75%	Raramente
Insuficiência renal	Grave e progressiva	Moderada e estável
Quadro clínico	Oligoanúria progressiva	Ascite refratária
Insuficiência hepática	Acentuada*	Leve a moderada
Sobrevida média	Semanas a 1 mês	6 meses

*Icterícia acentuada, encefalopatia hepática graus 2 a 4 e coagulopatia grave.

TABELA 3 Critérios diagnósticos da SHR pelo Clube Internacional de Ascite

Cirrose hepática com ascite

Aumento da creatinina sérica (Cr) ≥ 0,3 mg/dL dentro de 48 h ou ≥ 50% do valor basal nos últimos 7 dias
Estágio 1: aumento da Cr ≥ 0,3 mg/dL ou 1,5 a 2 vezes o valor basal
Estágio 2: aumento da Cr ≥ 2 a 3 vezes o valor basal
Estágio 3: aumento maior de 3 vezes da Cr ou Cr ≥ 4,0 mg/dL com aumento agudo maior de 0,3 mg/dL ou início de terapia de substituição renal

Ausência de melhora da creatinina sérica após pelo menos 48 h de suspensão de diuréticos e expansão volêmica com albumina (na dose de 1 g/kg/dia até o máximo de 100 g/dia)

Ausência de choque

Ausência de uso recente de drogas nefrotóxicas

Ausência de nefropatia preexistente indicada por proteinúria > 500 mg/dia e/ou micro-hematúria (> 50 hemácias/campo) e/ou ultrassonografia renal anormal

TRATAMENTO

O manejo inicial da LRA dos cirróticos está especificado na Figura 1. Os pacientes com LRA estádio I e com creatinina máxima inferior a 1,5 mg/dL apresentam evolução benigna e a expansão volêmica com cristaloide pode ser suficiente para reversão do quadro, sendo o uso da albumina opcional nesses casos.

Pacientes com LRA estádio I com resposta favorável devem manter monitoramento da creatinina sérica a cada 2 a 3 dias durante a internação, e depois a cada 2 a 4 semanas, ao longo dos primeiros 6 meses, pelo menos. A resposta ao tratamento é definida como:

- Resposta total: quando a Cr retorna ao valor de até 0,3 mg/dL acima do valor basal.
- Resposta parcial: regressão em pelo menos um estádio da LRA, mas com nível superior a 0,3 mg/dL do valor basal.
- Ausência de resposta: nenhuma regressão.

Tratamento da síndrome hepatorrenal do tipo I

Já em relação ao manejo da SHR do tipo 1, as orientações estão reunidas na Figura 2.

Considerações adicionais:

- Caso o paciente esteja em uso de betabloqueadores, a suspensão progressiva do seu uso também deve ser considerada, pois pode reduzir o débito cardíaco e impactar negativamente nesses casos.
- Está indicado o controle rigoroso da diurese, mas a sondagem vesical só deve ser recomendada em caso de oligoanúria ou na suspeita de obstrução urinária.

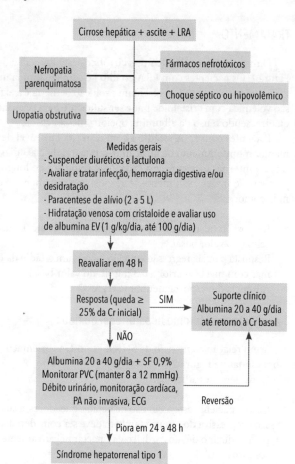

Figura 1 Tratamento inicial da lesão renal aguda nos cirróticos.
Cr: creatinina; ECG: eletrocardiograma EV: endovenosa; SF: soro fisiológico; PA: pressão arterial; PVC: pressão venosa central.

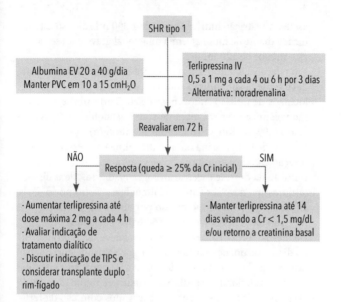

Figura 2   Tratamento da síndrome hepatorrenal tipo 1.
Cr: creatinina; EV: endovenosa; PVC: pressão venosa central; TIPS: derivação portossistêmica intra-hepática transjugular.

- Os exames mais indicados na abordagem inicial são: perfil com enzimas hepáticas, glicemia, ureia, creatinina, eletrólitos (sódio, potássio, fósforo e magnésio), urina I, dosagem de sódio urinário em urina 24 h e proteinúria, gasometria arterial, lactato sérico e rastreamento infeccioso com radiografia de tórax, urocultura, hemocultura e paracentese diagnóstica para descartar peritonite bacteriana espontânea (PBE).
- Avaliar o uso de antibioticoterapia voltada para os focos mais comuns (PBE), especialmente no contexto de pacientes com

ascite. A restrição hídrica (cerca de 1.000 mL/dia) só está indicada diante de hiponatremia diluicional grave com sódio sérico menor de 120 mEq/L.

- Em relação à albumina, nas primeiras 24 horas, sua dose total deve ser feita sob infusão contínua dentro de 4 a 6 horas (velocidade de infusão endovenosa de até 2 mL/min) e a expansão volêmica deve ser mantida com cristaloide (soro fisiológico a 0,9% ou Ringer lactato 3 a 10 mL/kg/h).
- Em uso de terlipressina ou noradrenalina é necessária monitoração cardíaca contínua, sinais vitais a cada 4 horas, quantificação da diurese e eletrocardiograma diário. Além disso, a terlipressina deve ser feita inicialmente em *bolus* por dia, via endovenosa, com tempo de uso por até 14 dias, sendo que a reversão da SHR ocorre em até 60% dos pacientes.
- Da mesma forma, o uso de terlipressina deve ser contraindicado diante de doença cardiovascular grave, insuficiência hepática terminal sem indicação de transplante hepático e creatinina basal superior a 7 mg/dL. Seu benefício é muito discutível.
- Os principais efeitos adversos observados com uso da terlipressina são: bradicardia, extrassístoles, hipertensão arterial, palidez e cianose de extremidades. A suspensão por efeitos colaterais é necessária em cerca de 7% dos casos e o monitoramento regular do sódio deve ser indicado durante todo o tratamento.
- Em caso de contraindicação à terlipressina ou caso o paciente esteja hipotenso, a outra opção seria o uso da norepinefrina na dose inicial de 0,5 mg/h em infusão contínua (equivalente a 0,1 mcg/kg/min). A cada 4 horas, a dose pode ser ajustada conforme a PAM e o aumento da diurese. Caso não seja observada diurese maior a 200 mL/4 h ou PAM maior que 10 mmHg do basal, aumenta-se a dose em etapas de 0,5 mg/h (0,1 mcg/kg/min) até o limite de 3 mg/h (0,7 mcg/kg/min).

- As indicações de terapia dialítica na SHR são semelhantes às da população geral: encefalopatia urêmica, hiperpotassemia refratária, acidose metabólica intratável, edema pulmonar, derrame pericárdico. O emprego de terapia dialítica deve ser discutido diante de pacientes sem resposta aos vasoconstritores, com insuficiência hepática terminal, contraindicação absoluta e sem indicação de transplante hepático.
- Em relação ao emprego da derivação portossistêmica intra-hepática transjugular que envolve a colocação de um *stent* intra-hepático interligando uma veia supra-hepática e um ramo da veia porta, por radiologia intervencionista, tal procedimento envolve riscos não desprezíveis de complicações, como encefalopatia hepática e insuficiência cardíaca, e seu emprego deve ser reservado como tratamento ponte para pacientes com SHR candidatos a transplante hepático.
- O transplante hepático constitui o tratamento de escolha na SHR diante de sua elevada morbimortalidade. Após confirmado o diagnóstico, os pacientes devem ser referenciados para essa indicação. As principais contraindicações do transplante hepático na SHR são idade avançada, etilismo ativo (menos de 6 meses de abstinência alcoólica) e processo infeccioso não controlado. No caso de paciente em tratamento dialítico, a indicação de transplante fígado-rim deve ser considerada especialmente naqueles que não apresentam melhora da função renal depois de 4 a 6 semanas de evolução.

Tratamento da síndrome hepatorrenal do tipo 2

A SHR do tipo 2 instala-se de maneira mais lenta, com boa resposta inicial aos vasopressores e melhora da lesão função renal em 70 a 80% dos casos, mas com elevadas taxas de recidivas. Ela ocorre mais no contexto de paciente com ascite refratária, e o emprego de diuréticos em altas doses tende a ser limitado. A paracentese de grande volume associada a infusão endovenosa de albumina na proporção de 6 a 8 g/L de líquido ascítico removido constitui uma das principais estratégias de manejo da ascite refratária, que é uma das principais manifestações clínicas da SHR tipo 2.

A indicação de TIPS nesses casos pode ser mais bem considerada em relação a pacientes com SHR tipo 1, idealmente em paciente sem disfunção cardíaca grave, sem encefalopatia recorrente e com escore MELD menor que 15 pontos. Da mesma forma, uma vez estabelecido tal diagnóstico em pacientes cirróticos que cursem com insuficiência renal crônica com taxa de filtração glomerular menor de 60 mL/min por um período maior que 3 meses, eles devem ser referenciados para inscrição em programa de transplante hepático em razão da elevação da morbimortalidade em longo prazo.

BIBLIOGRAFIA

1. Angeli P, Gines P, Wong F, Bernandi M, Boyer TD, Gerbes A, et al. Diagnosis and management of acute kidney injury in patients with cirrhosis: revised consensus recommendations of the International Club of Ascites. J Hepatol. 2015;62(4):968-74.
2. European Association for the Study of the Liver. EASL clinical practice guidelines on the management of ascites, spontaneous bacterial peritonitis and hepatorenal syndrome in cirrhosis. J Hepatol. 2010;53:397e417.
3. Ferraz MLG, Silva AEB, Schiavon JLN. Manual de hepatologia para clínicos e residentes. Rio de Janeiro: Atheneu; 2018.
4. Mohanty A, Garcia-Tsao G. Hyponatremia and hepatorrenal syndrome. Gastroenterol Hepatol (N Y). 2015;11(4):220-9.

Encefalopatia hepática | 29

Mario Reis Alvares-da-Silva

INTRODUÇÃO

Encefalopatia hepática (EH) é uma síndrome neuropsiquiátrica caracterizada por depressão do sensório e desorientação em pacientes com grave comprometimento hepático. A síndrome é um marcador de importante deficiência na síntese hepática, bem como de significativa hipertensão portal associada. Ela pode ocorrer em pacientes com doença aguda ou crônica. Na primeira situação, é secundária a casos de insuficiência hepática aguda grave (hepatite fulminante); na segunda, à cirrose descompensada ou à insuficiência hepática aguda em pacientes com doença hepática crônica (*acute-on-chronic liver failure*). Na doença aguda, a presença de edema cerebral é uma característica marcante. Na doença crônica, o efeito neurotóxico central da hiperamonemia secundária à lesão hepática é o principal fator associado ao desenvolvimento de EH. A presença de colaterais portossistêmicos importantes costuma acompanhar a síndrome, quer sejam espontâneos ou secundários a *shunt* portossistêmico intra-hepático transjugular (TIPS).

ETIOLOGIA

A EH pode acometer pacientes com doença hepática de qualquer etiologia. As principais causas estão descritas na Tabela 1.

TABELA 1 Doenças relacionadas à encefalopatia hepática

Situação clínica	Causa associada
Insuficiência hepática aguda	Hepatites virais (A-E)
	Hepatite autoimune
	Hepatites virais por vírus não hepatotrópicos
	Hepatotoxicidade
	Fígado gorduroso da gravidez
	Síndrome de Reye
Doença hepática crônica (cirrose)	Hepatites virais (A-E)
	Hepatite autoimune
	Doença hepática gordurosa não alcoólica
	Doença hepática alcoólica
	Hepatotoxicidade
	Hepatites virais por vírus não hepatotrópicos
	Doença de Wilson
	Hemocromatose

QUADRO CLÍNICO

Dadas as peculiaridades da EH que ocorre na doença hepática aguda, esta não será abordada neste capítulo. O artigo de EASL et al. traz informações sobre o tema. Os aspectos discutidos a seguir referem-se apenas à EH da doença hepática crônica.

Há 3 formas clínicas de EH: a) episódica; b) persistente; c) mínima (Figura 1). Na primeira forma, o quadro tem início agudo e caráter flutuante, seguida por melhora clínica e recuperação de um estado neurológico normal. Na segunda, embora possam ocorrer agravos e períodos de melhora, o paciente mantém-se sempre sintomático. Na última, a despeito de haver algum comprometimento do sistema nervoso central, as manifestações estão abaixo do nível clínico de detecção.

A classificação de West Haven, que divide a EH clinicamente aparente em 4 graus, de I a IV (Figura 2), é a forma mais usada para caracterizar a síndrome. As manifestações clínicas iniciais estão associadas a alteração no ritmo do sono (insônia, hipersonia) e distúrbios na fala. Desorientação no tempo e no espaço marca o grau II. O tremor característico da EH, asteríxis ou *flapping*, ocorre durante a evolução do grau II e desaparece em algum momento no grau III. O comprometimento neuropsiquiátrico da EH está associado à depressão do sensório, o que significa dizer que agitação, alucinações e/ou crises convulsivas não costumam fazer parte da síndrome e devem suscitar investigação adicional.

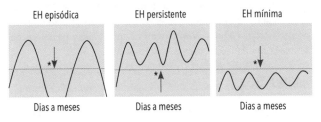

*Nível clínico de detecção

Figura 1   Apresentações clínicas da encefalopatia hepática (EH).

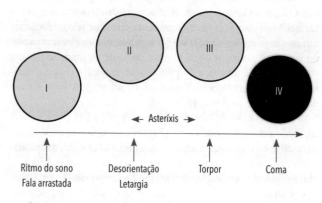

Figura 2 Classificação de West Haven.

Pacientes com EH mínima podem ser assintomáticos ou apresentar sintomas muito discretos ou inespecíficos, como quedas ao solo, diminuição da atenção e da memória ou ainda dificuldade para dirigir ou manejar máquinas. A EH mínima é um preditor de EH clinicamente aparente no futuro. Há evidências que ligam a presença de EH mínima com risco aumentado de acidentes automobilísticos. Alguns dados sugerem que a maior parte dos pacientes com cirrose apresentam EH mínima.

DIAGNÓSTICO

O diagnóstico da síndrome é clínico. EH deve ser suspeitada em qualquer paciente com doença hepática avançada que apresente sinais e sintomas de depressão do sensório (Figura 3). Asteríxis é o achado mais característico ao exame físico.

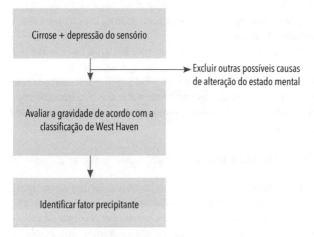

Figura 3   Diagnóstico da encefalopatia hepática.

A EH habitualmente ocorre em pacientes cirróticos expostos a algum fator precipitante. Os principais fatores precipitantes são: a) infecção; b) hemorragia digestiva alta; c) desequilíbrio hidroeletrolítico, incluindo uso de diuréticos e insuficiência renal; d) constipação; e) sobrecarga proteica; f) uso de drogas depressoras do sistema nervoso central, como opioides e benzodiazepínicos. TIPS também é um fator precipitante da síndrome.

Os casos de EH mínima podem ser diagnosticados por meio de bateria de testes psicométricos, embora outros testes possam ser usados, como Flicker *test*, teste de controle inibitório, eletroencefalograma quantitativo, simulador de direção ou Stroop *test*, Não há um teste padrão para o diagnóstico dessa condição clínica, bem como não está definida qual a população de cirróticos deva ser avaliada. Contudo, parece ser mais indicado o teste em cirróticos que sejam motoristas profissionais ou que trabalhem controlando máquinas.

A diferenciação entre EH mínima e EH grau I nem sempre é fácil (Figura 4). Em função disso, foi sugerido o nome de EH coberta para agrupar EH mínima e grau I, mas o termo ainda não está bem sedimentado. É importante notar que deterioração cognitiva ocorre em cirróticos mesmo antes que a EH mínima esteja presente.

Diagnóstico diferencial

O diagnóstico diferencial envolve outras formas de comprometimento do sistema nervoso central que podem ocorrer em cirróticos, como meningoencefalites, e outras encefalopatias metabólicas, como as relacionadas à uremia e à hiponatremia, bem como uso de medicamentos depressores do sistema nervoso central. *Delirium* é um diagnóstico diferencial difícil de ser feito, posto que, além de frequente em pacientes hospitalizados, comparti-

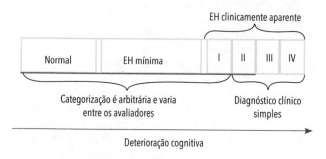

Figura 4   Encefalopatia hepática (EH) mínima e clinicamente aparente.

lha muitas de suas manifestações, como o início agudo e o curso flutuante, distúrbio de atenção, desorganização do pensamento e alteração do nível de consciência.

Diagnóstico laboratorial

O laboratório pouco auxilia no diagnóstico de EH. Amônia arterial pode estar elevada em alguns casos, mas sua determinação não é necessária para estabelecer o diagnóstico. Alguns exames são importantes, no entanto, no manejo de pacientes com EH, como função renal, eletrólitos, hemograma e culturais. Todos os casos de EH com ascite devem levar à análise do líquido com vistas ao diagnóstico de peritonite bacteriana espontânea (PBE). Ao mesmo tempo em que é causa frequente de EH, a PBE é oligossintomática, e um de seus sinais clínicos é a presença de EH.

Diagnóstico por imagem

Não são necessários exames de imagem do sistema nervoso central para o diagnóstico de EH. Entretanto, a ressonância magnética pode ser eventualmente útil para o diagnóstico, porque pode identificar e medir substâncias que seriam eficientemente metabolizadas pelo fígado em condições normais. O achado mais característico é hipersinal em T1 no globo pálido, refletindo acúmulo de manganês. Exames radiológicos e ultrassonográficos são úteis, também, para detectar infecção, fator preditor frequente da síndrome. A determinação da presença de *shunts* portossistêmicos espontâneos calibrosos por meio do estudo vascular do sistema porta pode ser útil na programação terapêutica de casos selecionados.

TRATAMENTO

O tratamento da EH é focado na diminuição dos níveis de amônia por meio da ação sobre o conteúdo nitrogenado nos cólons, do uso oral de dissacarídeos não absorvíveis, enemas de limpeza e antibióticos. Lactulose, lactitol e rifaximina (ou, no Brasil, metronidazol e, em alguns serviços, neomicina) são os principais agentes no tratamento da EH. É limitada a intervenção sobre o metabolismo muscular de amônia, o que pode ser feito por meio da administração oral ou endovenosa de l-ornitina-l-aspartato (LOLA). No entanto, a fisiopatologia da EH envolve mais que a absorção colônica de amônia, e vários outros fatores associados à síndrome não são alvos atuais da terapia, como a produção de amônia no intestino delgado, a neuroinflamação, as alterações no sistema endocanabinoide e os músculos do cirrótico (Figura 5), entre outros. Assim, as opções terapêuticas disponíveis são limitadas, e não seria errado afirmar que a principal medida a ser im-

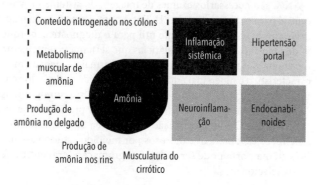

Figura 5   Medidas terapêuticas atuais e futuras na encefalopatia hepática.

plementada no tratamento da condição clínica seja a remoção dos fatores precipitantes.

As medidas que costumam ser empregadas e aquelas em estudo estão resumidas na Tabela 2. Recente revisão Cochrane sugere que apenas os dissacarídeos não absorvíveis podem estar associados a efeitos benéficos em comparação a placebo, embora seja reconhecido um efeito benéfico possível de LOLA e a utilidade potencial do uso de probióticos e de aminoácidos de cadeia ramificada.

TABELA 2 Opções terapêuticas na encefalopatia hepática

Opção terapêutica	Exemplo	Efeito
Dissacarídeos não absorvíveis	Lactulose, lactitol	Redução de amônia
Antibióticos	Rifaximina	Redução de amônia e da translocação bacteriana
Aminoácidos	LOLA	Redução de amônia
Scavengers de amônia	LOPA, HPN-100, PEG	Redução de amônia
Diálise com albumina	MARS	Efeito anti-inflamatório
Probióticos	Vários	Alterar microbioma, redução de amônia
BCAA	Vários	Não definido
Tratamentos experimentais	Bromocriptina	Aumentar dopamina
	Monociclina	Redução de amônia no plasma e no LCR
	Ibuprofeno	Reduzir neuroinflamação
	Sildenafil	Reduzir neuroinflamação e aumentar cognição
	Transplante de microbiota	Reverter disbiose intestinal

A Figura 6 traz um algoritmo de conduta na EH. O manejo deve ser feito no andar ou em unidade de tratamento intensivo na dependência da gravidade do quadro neurológico.

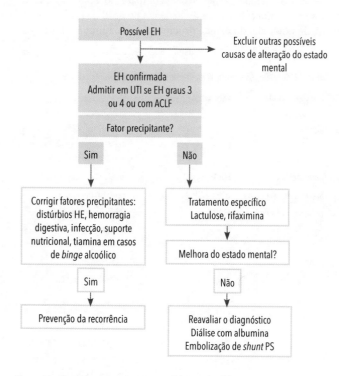

Figura 6 Algoritmo de conduta na encefalopatia hepática (EH).
HE: hidroeletrolíticos; PS: portossistêmico.

A diálise com albumina e a embolização de *shunts* portossistêmicos são medidas reservadas para casos selecionados em centros especializados. Um recente ensaio clínico randomizado mostrou a utilidade do transplante de microbiota em casos de EH refratária ao tratamento.

A prevenção da recorrência de novo episódio de EH faz parte do tratamento. Há evidências de que o uso de lactulose e rifaximina diminua o risco futuro de EH.

BIBLIOGRAFIA

1. Alvares-da-Silva MR, de Araujo A, Vicenzi JR, da Silva GV, Oliveira FB, Schacher F, et al. Oral l-ornithine-l-aspartate in minimal hepatic encephalopathy: a randomized, double-blind, placebo-controlled trial. Hepatol Res. 2014;44(9):956-63.

2. Bajaj JS, Kassam Z, Fagan A, Gavis EA, Liu E, Cox IJ, et al. Fecal microbiota transplant from a rational stool donor improves hepatic encephalopathy: a randomized clinical trial. Hepatology. 2017;66(6):1727-38.

3. Bass NM, Mullen KD, Sanyal A, Poordad F, Neff G, Leevy CB, et al. Rifaximin treatment in hepatic encephalopathy. N Engl J Med. 2010;362(12):1071-81.

4. EASL. EASL clinical practice guidelines on nutrition in chronic liver disease. J Hepatol. 2018. pii: S0168-8278(18)32177-9.

5. European Association for the Study of the Liver (EASL), Clinical practice guidelines panel, Wendon J, Panel members, Cordoba J, Dhawan A, et al. EASL clinical practice guidelines on the management of acute (fulminant) liver failure. J Hepatol. 2017;66(5):1047-81.

6. Gluud LL, Vilstrup H, Morgan MY. Non-absorbable dissacharides versus placebo/no intervention and lactulose versus lactitol for the prevention and treatment of hepatic encephalopathy in people with cirrhosis. Cochrane Database Syst Rev. 2016;4:CD003044.

7. Goh ET, Stokes CS, Sidhu SS, Vilstrup H, Gluud LL, Morgan MY. L-ornithine l-aspartate for prevention and treatment of hepatic encephalopathy in people with cirrhosis. Cochrane Database Syst Rev. 2018;5:CD012410.

8. Hadjuhambi A, Arias N, Sheikh M, Jalan R. Hepatic encephalopathy: a critical current review. Hepatol Int. 2018;12(Suppl 1):135-47.
9. Mullen KD, Sanyal AJ, Bass NM, Poordad FF, Sheikh MY, Frederick RT, et al. Rifaximin is safe and well tolerated for long-term maintenance of remission from overt hepatic encephalopathy. Clin Gastroenterol Hepatol. 2014;12(8):1390-7.e2.
10. Thomsen KL, Macnaughtan J, Tritto G, Mookerjee RP, Jalan R. Clinical and pathophysiological characteristics of cirrhotic patients with grade 1 and minimal hepatic encephalopathy. PLoS One. 2016;11(1):e0146076.

Infecções em cirróticos | 30

Ângelo Zambam de Mattos

INTRODUÇÃO

As doenças do fígado são a oitava maior causa de óbito no Brasil, sendo a cirrose a mais importante delas[1]. Por sua vez, as infecções são importantes causas de morte nos pacientes cirróticos. O risco de desenvolvimento de infecções em cirróticos deve-se a diversos fatores, entre os quais podem ser citados a própria disfunção hepática, a hipertensão portal com circulação colateral portossistêmica, a alteração da flora intestinal dos pacientes (incluindo o supercrescimento bacteriano), o aumento da translocação bacteriana (facilitado pelo aumento da permeabilidade intestinal), a disfunção imunológica associada à cirrose, além de fatores genéticos (como variantes *NOD2*)[2]. O conhecimento a respeito do diagnóstico e do tratamento apropriado das principais infecções em pacientes cirróticos contribui para a redução da mortalidade a elas associada.

ETIOLOGIA

Em um estudo realizado no Brasil, ao serem analisadas 541 internações de cirróticos, cerca de 25% apresentavam infecções.

Nessa casuística, as infecções mais comuns, em ordem decrescente, foram a infecção urinária, a peritonite bacteriana espontânea (PBE), as pneumonias e as infecções de pele. Apesar de não ser a mais frequente, a PBE foi o tipo mais grave de infecção naquela amostra[3]. Mais recentemente, o grupo de estudo avaliou a etiologia das infecções em cirróticos do ponto de vista microbiológico, comparando-a com a de infecções em não cirróticos. Entre os cirróticos, 50,9% dos isolados bacterianos relacionaram-se a germes Gram-negativos, e a bactéria mais comumente isolada foi a *Escherichia coli* (26,6%). No entanto, o resultado mais interessante do estudo foi o fato de 37,5% das bactérias isoladas em cirróticos serem multirresistentes, sendo as mais comumente encontradas no trabalho apresentadas na Tabela 1[4].

TABELA 1 — Bactérias multirresistentes em cirróticos

Escherichia coli e *Klebsiella* sp produtoras de betalactamase de espectro estendido
Staphylococcus aureus meticilina-resistente
Acinetobacter sp multirresistente
Pseudomonas aeruginosa multirresistente
Enterococcus faecium vancomicina-resistente
Stenotrophomonas maltophilia
Achromobacter xylosoxidans

QUADRO CLÍNICO

A apresentação das infecções em cirróticos pode ser bastante variada. Evidentemente, os quadros podem ter as manifestações típicas de acordo com o foco infeccioso (pneumonia, infecção urinária, entre outras), indistintas daquelas vistas em pessoas sem cirrose. No entanto, é fundamental salientar que a infecção no cirrótico pode manifestar-se por meio de descompensações da hepatopatia (surgimento ou agravamento da ascite ou da encefalopatia hepática, hemorragia varicosa, icterícia, perda de função renal, entre outras), o que exige alto índice de suspeição do médico, que deve descartar infecções sempre que um cirrótico apresentar uma descompensação.

Especificamente no que tange à PBE, a apresentação pode variar de assintomática a peritonite franca, sendo o mais comum um quadro oligossintomático, associado a sinais de descompensação da cirrose. Algumas das manifestações que podem estar associadas à PBE são: dor abdominal, vômitos, diarreia, íleo adinâmico, febre, leucocitose, taquicardia, taquipneia, piora da função hepática, choque, perda de função renal e sangramento digestivo. A dor abdominal é frequente, mas não costuma ser intensa, assim como não costuma haver sinais de irritação peritoneal ao exame físico. Em virtude de frequentemente ser oligossintomática e em função do aumento da mortalidade associado ao atraso em seu diagnóstico, é fundamental realizar paracentese diagnóstica em todos os cirróticos que desenvolvam ascite clinicamente perceptível, bem como em todos os cirróticos com ascite que sejam hospitalizados, em cirróticos com ascite que apresentem descompensações (hemorragia digestiva, encefalopatia hepática, piora do controle da ascite, perda de função renal, entre outras), ou ainda naqueles com sinais infecciosos ou inflamatórios (febre, choque, entre outros)[2]. Além disso, recomenda-se sempre enviar para análise uma amostra de ascite de pacientes que estejam realizando paracenteses de alívio.

DIAGNÓSTICO

A PBE é definida pela infecção do líquido de ascite, sem que haja um foco infeccioso intra-abdominal identificável. Ela é uma infecção característica de pacientes cirróticos, e seu diagnóstico é dado pela presença de 250 polimorfonucleares/mm^3 ou mais na análise citológica do líquido de ascite. A ascite neutrofílica (presença de 250 polimorfonucleares/mm^3 ou mais e cultura negativa) deve ser manejada como PBE[2]. A bacteriemia espontânea do cirrótico é uma situação análoga à PBE, em que é identificado crescimento bacteriano em hemocultura de um paciente sem que haja uma causa provável para tal.

A bacterascite é a condição em que o líquido de ascite apresenta menos de 250 polimorfonucleares/mm^3, mas ocorre nele crescimento bacteriano, podendo representar a colonização transitória da ascite ou os primórdios da PBE. Nos casos de bacterascite, caso haja sinais de infecção ou de inflamação sistêmica, sugere-se manejo similar ao da PBE. Caso não haja tais sinais, o paciente deve ser submetido a nova paracentese e ser tratado como se tivesse PBE se a cultura for novamente positiva[2].

A peritonite bacteriana secundária pode ocorrer em cerca de 5% dos cirróticos e é definida como a presença de infecção do líquido de ascite na presença de um foco infeccioso intra-abdominal identificável, como uma perfuração de víscera oca ou um abscesso, por exemplo. A peritonite secundária deve ser suspeitada se houver sinais de irritação abdominal focal, na presença de infecção polimicrobiana do líquido de ascite, quando a ascite apresentar níveis excessivamente elevados de polimorfonucleares ou de proteínas ou ainda em pacientes sem resposta satisfatória ao tratamento clínico. Além disso, níveis baixos de glicose ou níveis altos de lactato desidrogenase sugerem peritonite bacteriana secundária. Na suspeita de peritonite secundária, deve-se realizar o mais brevemente possível uma tomografia de abdome, seguida de avaliação cirúrgica[2].

O empiema bacteriano espontâneo é a infecção do hidrotórax hepático na ausência de pneumonia. O diagnóstico ocorre por meio da análise do líquido pleural obtido por toracocentese, que deve apresentar mais de 500 polimorfonucleares/mm^3 independentemente dos resultados da cultura do líquido ou mais de 250 polimorfonucleares/mm^3 desde que a cultura seja positiva[2].

As características da análise dos líquidos biológicos das infecções típicas da cirrose podem ser verificadas na Tabela 2. Outras infecções são diagnosticadas em cirróticos da mesma forma como o são em não cirróticos, de modo que seu diagnóstico não será abordado neste capítulo. Recomendam-se, como avaliação mínima de um paciente cirrótico com suspeita de quadro infeccioso, a coleta de exames culturais (hemoculturas, exame qualitativo de urina e urocultura, exame bacterioscópico e cultura do escarro, se houver), a realização de uma imagem de tórax e, caso haja ascite, a realização de uma paracentese diagnóstica para análise citológica do líquido e para cultura, que deve ser coletada em frascos de hemocultura, à beira do leito (dependendo de cada caso, a caracterização da ascite pode exigir outros exames).

TABELA 2 Características dos líquidos biológicos

Peritonite bacteriana espontânea	Ascite com ≥ 250 polimorfonucleares/mm^3 Cultura positiva ou negativa
Bacterascite	Ascite com < 250 polimorfonucleares/mm^3 Cultura positiva
Empiema bacteriano espontâneo	Líquido pleural com ≥ 500 polimorfonucleares/mm^3, independentemente da cultura Líquido pleural com ≥ 250 polimorfonucleares/mm^3 e cultura positiva

TRATAMENTO

Peritonite bacteriana espontânea

A PBE é uma infecção grave e deve ser tratada precocemente. O *Model for End-stage Liver Disease* (MELD) parece útil em prever seu prognóstico[5]. Seu tratamento fundamenta-se em dois pilares: a antibioticoterapia e a expansão volêmica com albumina. Além disso, é essencial ressaltar que todo o paciente com história de PBE deve ser avaliado para transplante hepático[2].

Classicamente, os antibióticos de escolha para o tratamento empírico da PBE são as cefalosporinas de terceira geração, como a cefotaxima endovenosa 2 g a cada 12 horas por, pelo menos, 5 dias. No entanto, o aumento da frequência das infecções por germes multirresistentes tem levado a reflexões sobre as melhores alternativas de antibioticoterapia empírica nos diferentes contextos da PBE. Nesse sentido, um ensaio clínico randomizado, sem cegamento, comparou o imipenem (1 g a cada 8 horas via endovenosa) à cefepima (2 g a cada 12 horas via endovenosa) no tratamento de pacientes com PBE não responsiva a uma cefalosporina de terceira geração, com infecção por germe resistente às cefalosporinas de terceira geração nos 3 meses prévios ao estudo ou com PBE nosocomial. Ambos os esquemas terapêuticos foram realizados por 5 dias e foram associados ao uso de albumina. Os autores não detectaram diferenças significativas entre os antibióticos quanto à resposta terapêutica na paracentese de controle de 48 horas (p = 0,4, desfecho primário do estudo) ou quanto à sobrevida até 90 dias (p = 0,83). No entanto, parece importante ressaltar que a resposta terapêutica em 48 horas foi pobre com ambos os antibióticos (51,7% com imipenem e 58,6% com cefepima), o que levou os autores a sugerirem que sejam estudadas combinações de antibióticos para o tratamento empírico da PBE com fatores de risco para germes resistentes[6].

Outro ensaio clínico randomizado comparou a ceftazidima (2 g a cada 8 horas via endovenosa, com ajuste conforme a função renal) com a combinação de meropenem (1 g a cada 8 horas via endovenosa, com ajuste conforme a função renal) e daptomicina (6 mg/kg a cada 24 horas via endovenosa, com ajuste conforme a função renal) no tratamento empírico da PBE nosocomial. Ambos os esquemas terapêuticos foram realizados por, pelo menos, 7 dias e foram associados ao uso de albumina. O estudo precisou ser interrompido depois da análise interina, haja vista a superioridade da associação de meropenem e daptomicina (86,7%) quando comparada à ceftazidima (25%, p < 0,001) quanto à resolução da infecção. Os autores, no entanto, salientaram que uma recomendação de antibioticoterapia não poderia ser generalizada sem que fosse levada em consideração a epidemiologia microbiológica de cada local[7].

O benefício do uso da albumina foi demonstrado por meio do estudo seminal de Sort et al.[8], em que pacientes com PBE foram randomizados para receber apenas cefotaxima ou cefotaxima associada a albumina. Os pacientes que receberam albumina desenvolveram menos perda de função renal e apresentaram significativamente menor mortalidade do que os controles. Uma metanálise comprovou que o uso de albumina reduz a mortalidade em pacientes com PBE. Embora seu benefício pareça especialmente importante em cirróticos com creatinina igual ou superior a 1 mg/dL ou com bilirrubina igual ou superior a 4 mg/dL, a revisão sistemática não foi capaz de definir que pacientes com creatinina e bilirrubina abaixo desses pontos de corte não devam receber albumina[9].

As recentes recomendações da European Association for the Study of the Liver (EASL) para o tratamento empírico da PBE incluem antibioticoterapia de início imediato por 5 a 7 dias, associada a expansão volêmica com albumina endovenosa 1,5 g/kg no primeiro dia e 1 g/kg no terceiro dia. A EASL também recomenda a verificação da eficácia terapêutica por meio da realização de paracentese de controle em 48 horas, quando a contagem de polimorfonucleares deverá ter caído mais de 25%. Além disso, recomenda que o tratamento do empiema bacteriano espontâneo seja feito de maneira análoga ao da PBE[2].

Quanto à escolha de antibióticos, a EASL recomenda considerar separadamente infecções comunitárias, infecções associadas aos cuidados de saúde (aquelas que ocorrem em pacientes com contato frequente com serviços de saúde, como pacientes em diálise, pacientes submetidos a paracenteses de alívio frequentes, moradores de casas de cuidados, entre outros) e infecções nosocomiais, bem como avaliar a gravidade da infecção e o perfil de resistência de cada local. Pacientes com PBE de origem comunitária poderiam ser tratados com uma cefalosporina de terceira geração em locais com baixas taxas de resistência bacteriana ou com piperacilina-tazobactam (ou até mesmo meropenem) em locais com altas taxas de resistência. Em regiões com baixas taxas de resistência bacteriana, piperacilina-tazobactam poderia ser uma boa opção para o tratamento empírico da PBE associada aos cuidados de saúde ou da PBE nosocomial. Por outro lado, em locais de altas taxas de resistência bacteriana, a terapia empírica para a PBE adquirida nesses dois contextos deveria ser realizada com meropenem isoladamente ou em associação com um glicopeptídeo ou com a daptomicina. A associação de um glicopeptídeo ou da daptomicina ao meropenem deveria ser feita especialmente em locais com alta prevalência de bactérias Gram-positivas multirresistentes. Pacientes com sepse também teriam indicação dos esquemas de maior espectro antimicrobiano[2].

Evitar o desenvolvimento de PBE também é fundamental, e existem indicações de profilaxia primária e secundária. Quanto à profilaxia primária da PBE, duas situações devem ser consideradas. A primeira refere-se a cirróticos (com ou sem ascite) com quadro de sangramento de qualquer origem passando pelo trato digestivo. Esses pacientes possuem risco aumentado de translocação bacteriana e de infecções e devem ser submetidos à profilaxia por 7 dias com norfloxacina via oral 400 mg a cada 12 horas. Um ensaio clínico randomizado demonstrou que pacientes que preenchem, pelo menos, 2 de 4 critérios de gravidade (presença de ascite, encefalopatia hepática, desnutrição grave e/ou bilirrubirrubina acima de 3 mg/dL) desenvolvem menos infecções quando a profilaxia for feita com ceftriaxona endovenosa 1 g/dia em vez de norfloxacina (p < 0,05)[10].

A segunda indicação de profilaxia primária concerne a pacientes com proteínas abaixo de 1,5 g/dL na ascite, em função do alto risco de desenvolverem PBE, associado à baixa capacidade opsônica de seu líquido de ascite. Dois ensaios clínicos randomizados e controlados com placebo demonstraram aumento de sobrevida com a realização de profilaxia nesse contexto (p < 0,05). No primeiro, foi avaliado o uso de norfloxacina via oral 400 mg/dia em pacientes com baixos níveis de proteínas na ascite que apresentassem sinais de falência hepática avançada (Child-Pugh igual ou superior a 9 com bilirrubina igual ou superior a 3 mg/dL) ou indícios de perda de função renal (creatinina igual ou superior a 1,2 mg/dL, ou nitrogênio ureico sanguíneo igual ou superior a 25 mg/dL, ou sódio sérico igual ou inferior a 130 mEq/L)[11]. No segundo, foi estudado o uso de ciprofloxacina via oral 500 mg/dia, não tendo sido considerados outros fatores de risco, além dos níveis baixos de proteína na ascite[12]. A recomendação da EASL é de realizar a profilaxia conforme o primeiro ensaio clínico descrito e de suspendê-la caso haja melhora duradoura das condições clínicas do paciente e resolução da ascite[2].

Um ensaio clínico randomizado sobre profilaxia primária de PBE em pacientes com níveis baixos de proteína na ascite comparou a alternância entre norfloxacina e rifaximina ao uso contínuo da norfloxacina isoladamente ou ao uso contínuo de rifaximina isoladamente. Os autores verificaram que a profilaxia alternada foi mais eficaz do que a norfloxacina na prevenção da PBE (p < 0,05). Não houve diferença significativa na comparação entre a profilaxia alternada e a rifaximina isoladamente ou na comparação entre rifaximina e norfloxacina[13].

No que tange à profilaxia secundária, está recomendado o uso de norfloxacina via oral 400 mg/dia depois de um episódio de PBE enquanto o paciente permanecer com ascite ou até que seja transplantado, o que se justifica por uma taxa de recidiva de PBE de cerca de 70% em 1 ano[2]. Um ensaio clínico randomizado recente comparou a rifaximina via oral 400 mg a cada 8 horas à norfloxacina via oral 400 mg/dia na profilaxia secundária da PBE e verificou uma menor taxa de recidiva de PBE e uma menor mortalidade com a primeira (p < 0,05)[14]. Este é um estudo inicial, e a profilaxia secundária com rifaximina ainda não é recomendada[2].

Outras infecções

Outras infecções, além da PBE, também são comuns na cirrose, acometendo cerca de 25 a 30% dos cirróticos internados. Em função da elevada mortalidade associada às infecções na cirrose, um alto índice de suspeição é necessário, recomendando-se rastreamento para infecções no momento da internação ou no momento de uma descompensação clínica durante a hospitalização. Quanto à escolha da antibioticoterapia empírica, recomenda-se considerar se a infecção é comunitária, associada a cuidados de saúde ou nosocomial. Recomenda-se início imediato de uma antibioticoterapia empírica de amplo espectro até que os exames culturais possam guiar o uso dirigido dos antibióticos e, na ausência de resposta terapêutica, sugere-se considerar a indicação de antifúngicos[2]. Ressalta-se que parece importante que a escolha da antibioticoterapia empírica siga a epidemiologia microbiológica de cada local.

A EASL fez suas sugestões a respeito da eleição dos antibióticos para o tratamento empírico de algumas infecções. Para casos de celulite de origem comunitária, sugere piperacilina-tazobactam ou a associação de uma cefalosporina de terceira geração e de oxacilina. Para casos de celulite nosocomial, sugere a associação de uma cefalosporina de terceira geração ou de meropenem com oxacilina, ou um glicopeptídeo, ou daptomicina, ou linezolida. Para celulites associadas aos cuidados de saúde, sugere tratamento similar ao da infecção nosocomial em locais de alta prevalência de bactérias multirresistentes ou em caso de sepse[2].

Para pneumonias comunitárias, a EASL sugere piperacilina-tazobactam, ou ceftriaxona associada com um macrolídeo, ou levofloxacina, ou moxifloxacina. Para pneumonias nosocomiais, sugere ceftazidima ou meropenem em associação com levofloxacina, com ou sem um glicopeptídeo ou linezolida. Para pneumonias associadas aos cuidados de saúde, sugere tratamento similar ao da infecção nosocomial em locais de alta prevalência de bactérias multirresistentes ou em caso de sepse[2].

Para infecções urinárias comunitárias, a EASL sugere ciprofloxacina ou cotrimoxazol para infecções não complicadas ou uma cefalosporina de terceira geração ou piperacilina-tazobactam para casos de sepse urinária. Para infecções urinárias nosocomiais não complicadas, sugere fosfomicina ou nitrofurantoína, enquanto, para sepse urinária de origem nosocomial, sugere meropenem associado a teicoplanina ou a vancomicina. Para infecções urinárias associadas aos cuidados de saúde, sugere tratamento similar ao da infecção nosocomial em locais de alta prevalência de bactérias multirresistentes ou em caso de sepse[2].

Dois ensaios clínicos randomizados avaliaram o papel da expansão volêmica com albumina em outras infecções que não a PBE. No primeiro, não houve diferença significativa na sobrevida de pacientes do grupo-albumina quando comparada à daqueles do grupo-controle, mas a infusão de albumina foi considerada um fator preditivo independente de sobrevida depois de um ajuste para outros fatores prognósticos[15]. No segundo, o uso de albumina retardou o desenvolvimento de perda de função renal (p < 0,05), mas não houve diferença significativa entre os grupos quanto à taxa de perda de função renal em 3 meses ou quanto à sobrevida[16]. Assim, o uso de albumina em outras infecções que não a PBE ainda não é formalmente recomendado[2].

As considerações feitas neste capítulo visam a auxiliar os médicos a tratarem de maneira adequada as infecções em cirróticos. O tratamento oportuno das infecções certamente contribuirá para reduzir a mortalidade desses pacientes.

BIBLIOGRAFIA

1. Nader LA, Mattos AA, Bastos GA. Burden of liver disease in Brazil. Liver Int. 2014;34(6):844-9.
2. European Association for the Study of the Liver. EASL Clinical Practice Guidelines for the management of patients with decompensated cirrhosis. J Hepatol. 2018;69(2):406-60.
3. Mattos AA, Coral GP, Menti E, Valiatti F, Kramer C. Bacterial infection in cirrhotic patient. Arq Gastroenterol. 2003;40(1):11-5.
4. Costabeber AM, Mattos AA, Sukiennik TC. Prevalence of bacterial resistance in hospitalized cirrhotic patients in southern Brazil: a new challenge. Rev Inst Med Trop Sao Paulo. 2016;58:36.
5. Musskopf MI, Fonseca FP, Gass J, de Mattos AZ, John JA, de Mello Brandão AB. Prognostic factors associated with in-hospital mortality in patients with spontaneous bacterial peritonitis. Ann Hepatol. 2012;11(6):915-20.
6. Jindal A, Kumar M, Bhadoria AS, Maiwall R, Sarin SK. A randomized open label study of 'imipenem vs. cefepime' in spontaneous bacterial peritonitis. Liver Int. 2016;36(5):677-87.
7. Piano S, Fasolato S, Salinas F, Romano A, Tonon M, Morando F, et al. The empirical antibiotic treatment of nosocomial spontaneous bacterial peritonitis: results of a randomized, controlled clinical trial. Hepatology. 2016;63(4):1299-309.

8. Sort P, Navasa M, Arroyo V, Aldeguer X, Planas R, Ruiz-del-Arbol L, et al. Effect of intravenous albumin on renal impairment and mortality in patients with cirrhosis and spontaneous bacterial peritonitis. N Engl J Med. 1999;341(6):403-9.

9. Salerno F, Navickis RJ, Wilkes MM. Albumin infusion improves outcomes of patients with spontaneous bacterial peritonitis: a meta-analysis of randomized trials. Clin Gastroenterol Hepatol. 2013;11(2):123-30

10. Fernández J, Ruiz del Arbol L, Gómez C, Durandez R, Serradilla R, Guarner C, et al. Norfloxacin vs ceftriaxone in the prophylaxis of infections in patients with advanced cirrhosis and hemorrhage. Gastroenterology. 2006;131(4):1049-56.

11. Fernández J, Navasa M, Planas R, Montoliu S, Monfort D, Soriano G, et al. Primary prophylaxis of spontaneous bacterial peritonitis delays hepatorenal syndrome and improves survival in cirrhosis. Gastroenterology. 2007;133(3):818-24.

12. Terg R, Fassio E, Guevara M, Cartier M, Longo C, Lucero R, et al. Ciprofloxacin in primary prophylaxis of spontaneous bacterial peritonitis: a randomized, placebo-controlled study. J Hepatol. 2008;48(5):774-9.

13. Assem M, Elsabaawy M, Abdelrashed M, Elemam S, Khodeer S, Hamed W, et al. Efficacy and safety of alternating norfloxacin and rifaximin as primary prophylaxis for spontaneous bacterial peritonitis in cirrhotic ascites: a prospective randomized open-label comparative multicenter study. Hepatol Int. 2016;10(2):377-85.

14. Elfert A, Abo Ali L, Soliman S, Ibrahim S, Abd-Elsalam S. Randomized-controlled trial of rifaximin versus norfloxacin for secondary prophylaxis of spontaneous bacterial peritonitis. Eur J Gastroenterol Hepatol. 2016;28(12):1450-4.

15. Guevara M, Terra C, Nazar A, Solà E, Fernández J, Pavesi M, et al. Albumin for bacterial infections other than spontaneous bacterial peritonitis in cirrhosis. A randomized, controlled study. J Hepatol. 2012;57(4):759-65.

16. Thévenot T, Bureau C, Oberti F, Anty R, Louvet A, Plessier A, et al. Effect of albumin in cirrhotic patients with infection other than spontaneous bacterial peritonitis. A randomized trial. J Hepatol. 2015;62(4):822-30.

Seção IX

Doenças funcionais do aparelho digestivo

31 | Dispepsia funcional

Ricardo C. Barbuti

INTRODUÇÃO

Desde muito tempo, queixas digestivas altas vêm intrigando os pesquisadores de todo o mundo. A quantidade de pacientes que procuram o gastroenterologista e o generalista com esses sintomas é, sem dúvida, bastante grande. Os sintomas gastrointestinais são muito variáveis, sendo os mais comuns: epigastralgia (sensação subjetiva desagradável dolorosa no andar superior do abdome), desconforto (sensação subjetiva desagradável não interpretada como dor), saciedade precoce (sensação de estômago cheio logo após iniciar uma refeição, que impede o paciente de concluí-la), empachamento (digestão lenta, que os pacientes referem como estômago cheio por tempo prolongado após a dieta), náuseas (prenúncio de vômito), ânsia (sensação de vômito sem que haja eliminação de conteúdo gástrico) e sensação de distensão abdominal superior, sem ser visível ao exame clínico. Esse conjunto de manifestações recebe o nome de dispepsia[1].

Várias enfermidades orgânicas e funcionais podem se apresentar com esse espectro. Doenças orgânicas podem ser definidas como afecções em que existe um claro e nítido substrato orgânico que explica os sintomas e os sinais apresentados pelos pacientes, incluindo-se alterações químicas, bioquímicas, inflamatórias, infecciosas, motoras e anatômicas. Entre as mais comuns podem-se citar doença do refluxo gastroesofágico, gastrites (DRGE), úlcera duodenal, úlcera gástrica e câncer gástrico. Essas afecções podem ser benignas ou malignas, agudas ou crônicas e potencialmente curáveis, na dependência de sua gravidade e estágio no momento do diagnóstico[2].

As afecções para as quais não se consegue estabelecer uma causa orgânica ou morfológica clara recebem o nome genérico de distúrbios funcionais do aparelho digestório. Hoje são mais bem definidas como patologias caracterizadas por alterações do eixo cérebro-intestino e da microbiota. Aqui, também existem várias alterações orgânicas, embora não tão facilmente identificáveis como nas doenças orgânicas clássicas, apresentando também características diferentes especialmente na sua evolução, normalmente crônica, e na sua gravidade. São afecções sempre benignas, embora com acentuado prejuízo da qualidade de vida, já que os sintomas e os sinais podem ser bastante intensos[2].

O grupo é bastante heterogêneo e de estudo complexo, tendo motivado especialistas nessa área a se reunir na cidade de Roma, em 1998, o que deu origem a uma série de conceitos e diretrizes para o estudo, o diagnóstico e o tratamento dessas doenças, conhecidos como "critérios de Roma". Várias revisões foram feitas desde então, sendo a última publicada em 2016, Roma IV[2].

Dispepsia funcional constitui o exemplo mais comum das doenças funcionais do trato digestivo alto. Roma IV classifica os distúrbios funcionais altos em[3]:

A. Doenças funcionais esofágicas:
    A1. Dor torácica funcional
    A2. Pirose funcional

A3. Hipersensibilidade ao refluxo
A4. *Globus*
A5. Disfagia funcional
B. Doenças funcionais gastroduodenais
B1. Dispepsia funcional
B1a. Síndrome do desconforto pós-prandial (PDS, do inglês *post distress syndrome*)
B1b. Síndrome da dor epigástrica (EPS, do inglês *epigastric pain syndrome*)
B2. Distúrbios de eructação
B2a. Eructação excessiva supragástrica
B2b. Eructação excessiva gástrica
B3. Náuseas e vômitos
B3a. Síndrome das náuseas e vômitos crônicos
B3b. Síndrome dos vômitos cíclicos
B3c. Síndrome da hiperemese canabinoide

Roma IV define dispepsia como qualquer combinação dos seguintes sintomas: empachamento pós-prandial, saciedade precoce, dor epigástrica e queimação epigástrica, intensas o suficiente para interferir nas atividades habituais do paciente. Esses sintomas têm que ser iniciados há pelo menos 6 meses, devendo ocorrer minimamente 3 dias por semana, nos últimos 3 meses[3].

A presença desses sintomas dá o diagnóstico de dispepsia, que necessariamente requer investigação mais detalhada para que doenças orgânicas mais comuns sejam afastadas, pelo menos com realização de exames gerais, como hemograma, atividade inflamatória, função hepática e mesmo endoscopia digestiva alta. O Consenso Brasileiro do *Helicobacter pylori* (HP) ainda recomenda, no Brasil, realização de exame parasitológico de fezes, visto que as helmintíases e as protozoíases em algumas regiões do país são muito prevalentes[4].

Uma vez esses exames não mostrando nenhuma alteração orgânica que possa explicar os sintomas, o diagnóstico de dispepsia funcional pode ser estabelecido. Dependendo das queixas predominantes, o paciente pode ser dividido em PDS e EPS[3].

SÍNDROME DO DESCONFORTO PÓS-PRANDIAL

Deve incluir um ou ambos dos seguintes critérios, pelo menos 3 dias/semana:

- Empachamento pós-prandial (intenso o suficiente para impactar em atividades corriqueiras do dia a dia).
- Saciedade precoce (intensa o suficiente que impede o término de uma refeição habitual).
- Sem evidência de lesão orgânica que possa explicar os sintomas, investigados por exames disponíveis. No Brasil, inclusive com realização de protoparasitológico de fezes (PPF).
- Critérios corroborativos:
  - Dor pós-prandial pode ser ou não em queimação.
  - Vômitos normalmente estão relacionados a outras patologias.
  - Pirose não deve ser considerada um sintoma dispéptico, mas pode coexistir.
  - Sintomas aliviados pela eliminação de gases ou fezes não devem ser considerados como parte da dispepsia.
  - DRGE e síndrome do intestino irritável (SII) podem coexistir com a dispepsia funcional.

SÍNDROME DA DOR EPIGÁSTRICA

Deve-se incluir pelo menos um dos sintomas a seguir, pelo menos 1 vez/semana:

588 SEÇÃO IX Doenças funcionais do aparelho digestivo

- Dor epigástrica intensa o suficiente para impactar nas atividades do dia a dia.
- Sem evidência de alteração orgânica que explique os sintomas.
- Critérios corroborativos:
  - Dor pode ser secundária ou melhorar com a alimentação.
  - PDS pode coexistir.
  - Vômitos persistentes devem corresponder a outro diagnóstico.
  - Pirose não é dispepsia, mas pode coexistir.
  - Dor não deve se enquadrar nos critérios de dor biliar.
  - Sintomas aliviados com eliminação de gases ou fezes não devem ser considerados.

Essa divisão é importante para que os ensaios clínicos sejam normatizados e "falem a mesma língua", além de poderem direcionar a abordagem terapêutica inicial com base nas queixas predominantes.

EPIDEMIOLOGIA

Doenças funcionais são bastante prevalentes, especialmente a dispepsia funcional. Estudos robustos sugerem prevalência global entre 10 e 30% da população, podendo haver grande variação de acordo com critérios locais na interpretação dos sintomas, critérios diagnósticos utilizados, tolerância das queixas e, eventualmente, prevalência local de doenças orgânicas. Alguns fatores de risco são identificados, como: sexo feminino, idade avançada, classes sociais mais elevadas, grau reduzido de urbanização, infecção pelo HP, uso de anti-inflamatórios, baixo nível de escolaridade, moradia de aluguel, ausência de aquecimento central, compartilhamento da cama com familiares e ser casado. A relação com tabagismo é dúbia. Já o consumo de café e bebidas alcoólicas aparentemente não constituem fatores de risco[3,5].

No Brasil, em São Paulo, de 282 pacientes analisados com queixas dispépticas, 66% apresentavam dispepsia funcional, sugerindo que essa afecção também seja bastante comum entre os brasileiros[6].

Outros detalhes epidemiológicos importantes são a associação da dispepsia funcional com outras doenças funcionais digestivas e extradigestivas, além de sua provável associação com doenças atópicas, como asma e urticária. Também não é incomum o paciente migrar de uma doença funcional para outra no decorrer do tempo, fato explicável muito provavelmente pelos mecanismos fisiopatológicos similares que envolvem essas patologias[3].

FISIOPATOLOGIA

É bastante complexa, envolvendo várias alterações gástricas, duodenais e do eixo cérebro-intestino (gástrico). Entre os fatores mais abordados, podem-se citar:

- Alterações motoras: o esvaziamento gástrico pode estar acelerado em cerca de 5% e retardado em 25 a 35% dos casos. Até o momento, não se tem uma correlação precisa entre tempo de esvaziamento gástrico e tipo de sintomas apresentados. A acomodação gástrica é outro fator bastante estudado: cerca de um terço dos pacientes dispépticos funcionais têm alteração desse tópico. Entretanto, também aqui a relação com sintomas não está definida. Tanto no esvaziamento como na acomodação, as modificações podem estar presentes em indivíduos saudáveis e podem não estar alteradas em pacientes dispépticos[3,7-10].

- Hipensensibilidade gástrica e duodenal: alguns ensaios mostram hipersensibilidade gástrica e duodenal a estímulos químicos e mecânicos, que são alterações comuns a praticamente todas as doenças funcionais. Entretanto, novamente aqui não se observa esse tipo de resposta em todos os dispépticos[3,11].

- Eosinofilia duodenal: recentemente, tem-se dado muita atenção à participação dos eosinófilos duodenais como parte importante na fisiopatologia da dispepsia funcional, inclusive podendo explicar a ação dos inibidores da bomba de prótons no tratamento dessa afecção, já que, além de sua ação antissecretora, podem apresentar efeito imunomodulador atuando diretamente sobre esses eosinófilos, diminuindo seu número na segunda porção duodenal e interferindo na sua degranulação. Do mesmo modo que os bloqueadores dos receptores H_2 também podem exercer seu efeito bloqueando a ação da histamina liberada por eosinófilos e mastócitos, os eosinófilos podem interferir na acomodação gástrica, estando ligados especialmente na sensação de saciedade precoce. Variáveis como história de infecção prévia, estresse, exposição ácida do duodeno, tabagismo e alergia alimentar estão ligadas ao aumento de eosinófilos na segunda porção duodenal[3,12-14].
- Dispepsia funcional pós-infecciosa: causada por infecções do tubo digestivo, especialmente por agentes que levam a inflamação de partes mais proximais desse trato em cerca de 10 a 20% dos indivíduos. Parece haver uma predisposição genética relacionada com o aparecimento desse tipo de dispepsia[3,15-17].
- Fatores psicológicos: conhece-se de longa data a associação da dispepsia funcional com alterações psicológicas e psiquiátricas como ansiedade, depressão e neuroses de uma maneira geral. História prévia de abuso sexual e psicológico parece também ser fator de risco importante para o desenvolvimento de doenças funcionais. Entretanto, discute-se ainda se essas alterações psicológicas seriam, na verdade, uma consequência e não fatores predisponentes de afecções funcionais como a dispepsia[3,18,19].

- Eixo cérebro-intestino e disbiose: as doenças funcionais por Roma IV são afecções do eixo cérebro-intestino. Essa comunicação é realizada basicamente por via vagal, modificada pela presença de células inflamatórias da parede intestinal como mastócitos e eosinófilos, cuja degranulação leva à liberação de várias citocinas pró-inflamatórias que acabam estimulando diretamente vias neurais aferentes, além de poder ser exercida pela liberação de neurotransmissores por células neuroendócrinas intestinais, que, por sua vez, fazem contato com vias vagais aferentes ou ainda, diretamente, pela liberação de substâncias psicoativas na corrente sanguínea, inclusive tendo como fonte a microbiota intestinal que acaba também exercendo sua influência por meio da produção de ácidos graxos de cadeia curta e sais biliares secundários. Embora com quantidades de estudos bem mais limitadas do que na SII, a disbiose parece ser uma constante também na dispepsia. A microbiota pode interferir nesse grupo de pacientes, por meio de imunomodulação, via células de Panneth, diretamente por ação nas células dendríticas intestinais e naturalmente, como já exposto via modulação do eixo cérebro-intestino[3,20].
- *Helicobacter pylori*: essa bactéria Gram-negativa está diretamente relacionada com o aparecimento de sintomas dispépticos. Recentemente, a dispepsia associada a essa infecção tem sido considerada uma afecção orgânica. Desde o Consenso de Quioto, recomenda-se que o HP seja pesquisado em todos os pacientes dispépticos, seja por métodos não invasivos (teste respiratório, pesquisa de antígeno fecal e talvez sorologia), quando não existem sinais ou sintomas de alarme, incluindo, no Brasil, idade superior a 40 anos, ou métodos invasivos (urease e histologia), quando o paciente tem mais de 40 anos, sintomas ou sinais de alarme. Uma vez presente, o HP deve ser erradicado. Confirmada a erradicação e havendo melhora dos

sintomas por período superior a 6 a 12 meses de observação, o paciente deve ser diagnosticado com dispepsia associada ao HP. Caso o paciente não melhore ou haja recidiva dos sintomas nesses 6 a 12 meses e os métodos de investigação subsidiários não apontem doença orgânica, o paciente pode então ser diagnosticado como apresentando dispepsia funcional[3,4,21].

TRATAMENTO

Segundo Roma IV, o tratamento inicial deve ser direcionado para o tipo de sintomas predominantes, conforme Figura 1.

Nos casos de PDS, opta-se pelo uso inicial de procinéticos destacando-se, no Brasil, a domperidona (10 a 30 mg/dia) e a metoclopramida (10 a 30 mg/dia), antagonistas dopaminérgicos. Outro derivado desse grupo, a bromoprida, apresenta muito poucas evidências de que possa ser utilizada, embora, no dia a dia, seja muito prescrita. Podem-se destacar ainda, dentro desse grupo de

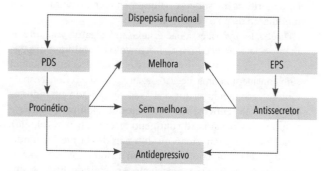

Figura 1 Tratamento farmacológico inicial da dispepsia funcional segundo Roma IV (adaptado de Stanghellini et al., 2016[3]). EPS: síndrome da dor epigátrica; PDS: síndrome do desconforto pós-prandial.

fármacos, os agonistas opioides como a trimebutina (400 a 600 mg/dia). Agonistas serotoninérgicos como a cisaprida podem ser bastante úteis. Esse fármaco, embora se mostrasse bastante eficaz, teve seu comércio no Brasil interrompido, motivado pela incidência de arritmias cardíacas que comprometiam sua segurança. No entanto, recentemente, um agoninsta $5HT_4$ específico tornou-se disponível, a prucaloprida, esta com boa segurança cardiovascular. Entretanto, no Brasil, tem seu uso liberado somente para constipação funcional em mulheres. Outra opção seria a sulpirida (um agonista serotoninérgico e neuroléptico), também não liberada no Brasil para dispepsia. Agonistas colinérgicos como o betanecol (também não liberado no Brasil para dispepsia) também poderiam ser utilizados. Em outros países, vários outros procinéticos podem ser encontrados e utilizados em dispepsia, mas ainda não são disponíveis no Brasil, como é o caso da mosaprida e da itoprida. É importante que se tenha em mente que muitos desses fármacos não estão desprovidos de efeitos adversos, especialmente cardíacos, devendo sempre ser prescritos na mínima dose necessária e, em pacientes cardiopatas, somente quando autorizados por um cardiologista[3,22,23].

Entre os antissecretores, destacam-se os bloqueadores dos receptores H_2 da histamina – cimetidina (800 mg/dia), ranitidina (300 mg/dia), famotidina (40 mg/dia), nizatidina (300 mg/ida) – que apresentam resultados bons no controles especialmente da EPS. Têm seu efeito dependente da inibição ácida e também de seu efeito parcial anti-histamínico (H_1), especialmente em pacientes com síndrome dispéptica pós-infecciosa e com infiltrado eosinofílico duodenal. Os inibidores da bomba de prótons (IBP), como omeprazol (10 a 20 mg/dia), lansoprazol (15 a 30 mg/dia), pantoprazol (20 a 40 mg/dia), esomeprazol (20 a 40 mg/dia), rabeprazol (10 a 20 mg/dia) e dexlansoprazol (30 mg/dia), também podem atuar nessa síndrome, levando a resultados benéficos pela inibição ácida e também por sua ação imunomoduladora. Não há necessidade de serem utilizados em doses elevadas; dose plena ou mesmo metade dela tem se provado eficaz na melhoria dos sintomas. Os resultados com uso de antissecretores não são brilhantes. Na verdade, grande parte dos respondedores pode ter DRGE associada[3,24-26].

Não se obtendo sucesso com essas medicações, pode-se partir para uso de antidepressivos. Esses medicamentos apresentam ação complexa que envolve ação analgésica central e periférica, ação motora pela interferência na liberação de serotonina e outros neurotransmissores, ação sedativa e ansiolítica e até, especialmente nos tricíclicos, imunomoduladora e antialérgica. Normalmente prefere-se o uso de doses inferiores àquelas prescritas pelos psiquiatras. As evidências aqui favorecem uso de antidepressivos tricíclicos como a amitriptilina e a nortriptilina. Outro antidepressivo com resultados muito bons é a mirtazapina. Embora ainda com poucos trabalhos publicados, a melhora dos sintomas foi significativa. Metanálise recente mostra resultados bem inferiores com uso de serotoninérgicos, não recomendando o uso desses medicamentos na dispepsia funcional[3,23,27-29].

Uma vez tentado o tratamento com esses medicamentos e não havendo resposta adequada, Roma IV recomenda, quando possível, estudos mais detalhados da motilidade gastroduodenal, incluindo esvaziamento e acomodação gástricos, sensibilidade visceral e pesquisa de eosinófilos duodenais, direcionando-se o tratamento de acordo com a alteração fisiopatológica encontrada (Figura 2).

No caso de alterações do esvaziamento gástrico, deve-se insistir nos procinéticos e pensar no uso de antieméticos. Nos casos de alteração ou de suspeita de alteração de acomodação gástrica, medicamentos como agonistas $5HT_{1a}$ (p. ex., buspirona) podem ser utilizados. Algumas combinações de extratos vegetais, ainda não disponíveis no Brasil, também podem ser úteis, como

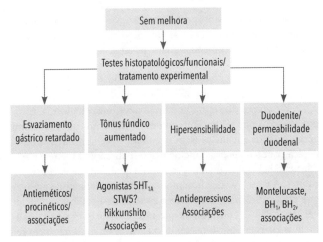

Figura 2 Próximos passos após resposta inadequada com antissecretores e/ou procinéticos (adaptado de Stanghellini et al. 2016[3]).

o Rikkunshito, utilizado há muito tempo no Japão, e o STW-5, muito utilizado na Europa[3,30,31].

Outro fármaco com destaque e também ainda não encontrado no Brasil é a acotiamida, um anticolinesterásico que, em vários ensaios, se mostra muito útil.

Atuando sobre os eosinófilos duodenais, destacam-se os bloqueadores H_2, já citados, mas também bloqueadores H_1 e o montelucaste, ambos bastante úteis em alguns trabalhos[3,22,23,31].

Pode-se ainda comentar sobre o eventual uso de probióticos nessa afecção. Existem evidências que apontam para presença de desequilíbrio da microbiota na dispepsia funcional, justificando o uso desses microrganismos, os quais podem interferir direta e indiretamente na motilidade, na sensibilidade e na imunidade do estômago e do duodeno, participando dessa maneira na condução desses casos. Entretanto, ainda não há evidências robustas o suficiente para se recomendar uma cepa específica para esse fim[32,33].

Dieta

A dieta para dispepsia funcional deve individualizada, recomendando-se que o paciente ingira os alimentos que lhe façam bem e evite os que lhe causam sintomas. Deve-se levar em consideração que a dispepsia funcional apresenta caráter crônico e está relacionada com acentuado prejuízo da qualidade de vida dos pacientes. A restrição de alimentos sem necessidade pode agravar esse prejuízo, além de aumentar o risco de desequilíbrio nutricional. Parece haver consenso de que, nos casos de PDS, o uso de alimentos ricos em gorduras tende a agravar os sintomas, pelo retardo do esvaziamento gástrico que sucede o uso de lipídios. Os pacientes devem ser orientados a comer devagar, parar de fumar e evitar uso excessivo de bebidas alcoólicas[3,11,23,34].

Muito importante em síndromes dispépticas é não se esquecer dos efeitos danosos do uso de anti-inflamatórios não esteroidais sobre estômago, duodeno e intestino. Outros fármacos podem também alterar a função do trato digestório superior e também devem ser levados em consideração, como possíveis agravadores dos sintomas dispépticos, com destaque para bloqueadores dos canais de cálcio, nitratos, antidepressivos, imunomoduladore etc.

Tratamento não farmacológico

Há respaldo para uso de meditação, psicoterapia, acupuntura, hipnose e principalmente para o estímulo à atividade física. Os exercícios podem ter efeito direto sobre o sistema nervoso central, a motilidade digestiva e a modulação da microbiota[3,11,35].

BIBLIOGRAFIA

1. Talley NJ, Stanghellini V, Heading RC, Koch KL, Malagelada JR, Tytgat GN. Functional gastroduodenal disorders. Gut. 1999;45(Suppl 2):II37-42.
2. Drossman DA, Hasler WL. Rome IV-functional GI disorders: disorders of gut-brain interaction. Gastroenterology. 2016;150(6):1257-61.
3. Stanghellini V, Chan FK, Hasler WL, Malagelada JR, Suzuki H, Tack J, et al. Gastroduodenal disorders. Gastroenterology. 2016;150(6):1380-92.
4. Coelho LGV, Marinho JR, Genta R, Ribeiro LT, Passos MDCF, Zaterka S, et al. IVth Brazilian Consensus Conference on *Helicobacter pylori* infection. Arq Gastroenterol. 2018.
5. Mahadeva S, Goh KL. Epidemiology of functional dyspepsia: a global perspective. World J Gastroenterol. 2006;12(17):2661-6.
6. Faintuch JJ, Silva FM, Navarro-Rodriguez T, Barbuti RC, Hashimoto CL, Rossini AR, et al. Endoscopic findings in uninvestigated dyspepsia. BMC Gastroenterol. 2014;14:19.
7. Stanghellini V, Tack J. Gastroparesis: separate entity or just a part of dyspepsia? Gut. 2014;63(12):1972-8.
8. Troncon LE, Bennett RJ, Ahluwalia NK, Thompson DG. Abnormal intragastric distribution of food during gastric emptying in functional dyspepsia patients. Gut. 1994;35(3):327-32.
9. Tack J, Piessevaux H, Coulie B, Caenepeel P, Janssens J. Role of impaired gastric accommodation to a meal in functional dyspepsia. Gastroenterology. 1998;115(6):1346-52.
10. Tack J, Coulie B, Verbeke K, Janssens J. Influence of delaying gastric emptying on meal-related symptoms in healthy subjects. Aliment Pharmacol Ther. 2006;24(7):1045-50.
11. Talley NJ, Ford AC. Functional dyspepsia. N Engl J Med. 2015;373(19):1853-63.
12. Jung HK, Talley NJ. Role of the duodenum in the pathogenesis of functional dyspepsia: a paradigm shift. J Neurogastroenterol Motil. 2018;24(3):345-54.
13. Walker MM, Warwick A, Ung C, Talley NJ. The role of eosinophils and mast cells in intestinal functional disease. Curr Gastroenterol Rep. 2011;13(4):323-30.

14. Walker MM, Talley NJ. The role of duodenal inflammation in functional dyspepsia. J Clin Gastroenterol. 2017;51(1):12-8.
15. Futagami S, Itoh T, Sakamoto C. Systematic review with meta-analysis: post-infectious functional dyspepsia. Aliment Pharmacol Ther. 2015;41(2):177-88.
16. Fock KM. Functional dyspepsia, *H. pylori* and post infectious FD. J Gastroenterol Hepatol. 2011;26 Suppl 3:39-41.
17. Mearin F, Balboa A. Post-infectious functional gastrointestinal disorders: from the acute episode to chronicity. Gastroenterol Hepatol. 2011;34(6):415-21.
18. Henningsen P, Zimmermann T, Sattel H. Medically unexplained physical symptoms, anxiety, and depression: a meta-analytic review. Psychosom Med. 2003;65(4):528-33.
19. Henningsen P, Zipfel S, Sattel H, Creed F. Management of functional somatic syndromes and bodily distress. Psychother Psychosom. 2018;87(1):12-31.
20. Martin CR, Osadchiy V, Kalani A, Mayer EA. The brain-gut-microbiome axis. Cell Mol Gastroenterol Hepatol. 2018;6(2):133-48.
21. Sugano K, Tack J, Kuipers EJ, Graham DY, El-Omar EM, Miura S, et al. Kyoto global consensus report on *Helicobacter pylori* gastritis. Gut. 2015;64(9):1353-67.
22. Yang YJ, Bang CS, Baik GH, Park TY, Shin SP, Suk KT, et al. Prokinetics for the treatment of functional dyspepsia: Bayesian network meta-analysis. BMC Gastroenterol. 2017;17(1):83.
23. Moayyedi PM, Lacy BE, Andrews CN, Enns RA, Howden CW, Vakil N. ACG and CAG clinical guideline: management of dyspepsia. Am J Gastroenterol. 2017;112(7):988-1013.
24. Molina-Infante J, Bredenoord AJ, Cheng E, Dellon ES, Furuta GT, Gupta SK, et al. Proton pump inhibitor-responsive oesophageal eosinophilia: an entity challenging current diagnostic criteria for eosinophilic oesophagitis. Gut. 2016;65(3):524-31.
25. Pinto-Sanchez MI, Yuan Y, Hassan A, Bercik P, Moayyedi P. Proton pump inhibitors for functional dyspepsia. Cochrane Database Syst Rev. 2017;11:CD011194.

31 Dispepsia funcional 599

26. Vakil N, Halling K, Ohlsson L, Wernersson B. Symptom overlap between postprandial distress and epigastric pain syndromes of the Rome III dyspepsia classification. Am J Gastroenterol. 2013;108(5):767-74.

27. Ford AC, Luthra P, Tack J, Boeckxstaens GE, Moayyedi P, Talley NJ. Efficacy of psychotropic drugs in functional dyspepsia: systematic review and meta-analysis. Gut. 2017;66(3):411-20.

28. Tack J, Ly HG, Carbone F, Vanheel H, Vanuytsel T, Holvoet L, et al. Efficacy of mirtazapine in patients with functional dyspepsia and weight loss. Clin Gastroenterol Hepatol. 2016;14(3):385-92.e4.

29. Jiang SM, Jia L, Liu J, Shi MM, Xu MZ. Beneficial effects of antidepressant mirtazapine in functional dyspepsia patients with weight loss. World J Gastroenterol. 2016;22(22):5260-6.

30. Malfertheiner P. STW 5 (Iberogast) therapy in gastrointestinal functional disorders. Dig Dis. 2017;35(Suppl 1):25-9.

31. Yamawaki H, Futagami S, Wakabayashi M, Sakasegawa N, Agawa S, Higuchi K, et al. Management of functional dyspepsia: state of the art and emerging therapies. Ther Adv Chronic Dis. 2018;9(1):23-32.

32. Igarashi M, Nakae H, Matsuoka T, Takahashi S, Hisada T, Tomita J, et al. Alteration in the gastric microbiota and its restoration by probiotics in patients with functional dyspepsia. BMJ Open Gastroenterol. 2017;4(1):e000144.

33. Nakae H, Tsuda A, Matsuoka T, Mine T, Koga Y. Gastric microbiota in the functional dyspepsia patients treated with probiotic yogurt. BMJ Open Gastroenterol. 2016;3(1):e000109.

34. Duncanson KR, Talley NJ, Walker MM, Burrows TL. Food and functional dyspepsia: a systematic review. J Hum Nutr Diet. 2018;31(3):390-407.

35. Yang JW, Zhang LW, Shi GX, Du Y, Wang J, Zhao JJ, et al. Acupuncture for postprandial distress syndrome (APDS): study protocol for a randomized controlled trial. Trials. 2017;18(1):537.

32 | Constipação intestinal

Sender J. Miszputen

INTRODUÇÃO

Constipação intestinal é uma queixa frequentemente relatada por parcela significativa da população, com predominância entre mulheres, idosos e populações de menores recursos econômicos[1]. Análise individualizada certamente contribuirá para sua correção, particularmente a de caráter funcional, sem a necessidade de investigações complementares.

DEFINIÇÃO

Além da frequência das evacuações, outros detalhes, relacionados ao bolo fecal e ao ato de evacuar[2], também fazem parte do conceito da constipação. O Consenso de Roma IV define constipação intestinal funcional como uma disfunção em que predomina uma evacuação dificultosa, pouco frequente e incompleta, com início nos 6 meses precedentes e com presença mais frequente nos últimos 3 meses, incluindo duas ou mais das seguintes características, referidas em ao menos 25% das evacuações: esforço, fezes endurecidas, sensação de eliminação incompleta, sensação de obstrução anorretal, manobras digitais para facilitar a saída do conteúdo fecal, menos que 3 evacuações espontâneas/semana e necessidade de laxativos[3]. Assim, evacuações, mesmo diárias, não significam obrigatoriamente normalidade, e mesmo as que ocorrem de forma descontínua podem ser funcionalmente adequadas.

EPIDEMIOLOGIA

É a segunda causa mais frequente das queixas gastrenterológicas autorrelatadas. Sua prevalência nas populações ocidentais é variável[4], situando-se entre 15 e 25% dos indivíduos analisados[5]. É 1,5 a 2 vezes mais comum entre mulheres e idosos, estando associada com o aumento da idade, com índices de até 40% nas pessoas acima de 65 anos, justificadas nas mudanças de hábitos alimentares por comprometimento mastigatório, insuficiente ingestão líquida, dificuldade para deambulação, inatividade física e frequente utilização de múltiplos medicamentos, muitos deles com efeito constipante.

ASPECTOS CLÍNICOS

A constipação intestinal não deve ser entendida como uma doença. É, ao mesmo tempo, um sintoma e um sinal, nem sempre isolados, que podem acompanhar várias doenças funcionais ou orgânicas, digestivas ou de outros sistemas, com características individuais e, portanto, abordagens diagnósticas e terapêuticas particulares. A anamnese, com interrogatório, além de antecedentes pessoais e familiares, deve ser explorada ao máximo, seguida de exame físico pormenorizado, os quais possibilitam identificar sua(s) causa(s) na maioria dos doentes, sem recorrer a exames complementares. É indispensável interrogar sobre os chamados sinais de alarme, como perdas de peso, febre, enterorragia, anemia, que, se presentes, indicarão a necessidade de procedimentos subsidiários para o diagnóstico diferencial[6], especialmente a colonoscopia, obrigatória para os casos que iniciam sua queixa a partir dos 50 anos de idade. Hábitos alimentares e de vida, doenças pregressas e uso rotineiro de medicamentos permitirão até mesmo uma hipótese etiológica. Exame físico normal, mínimos testes laboratoriais e colonoscopia, se houver indicação, completam o diagnóstico da constipação funcional.

CLASSIFICAÇÃO

A constipação intestinal é classificada em dois tipos:

A. Funcional ou primária, na qual não se estabelece causa bioquímica ou sistêmica que justifique essa disfunção. Incide preferencialmente na população jovem, tem início mal demarcado, evolução insidiosa, é lentamente progressiva, de longa duração e não compromete o doente no seu estado geral e nutricional. Esse modelo encontra-se subclassificado em 3 tipos: trânsito cólico normal, trânsito cólico lento e obstrução de saída ou disfunção do assoalho pélvico[7]. A que se acompanha de infrequentes reflexos da evacuação provavelmente se relaciona ao trânsito do conteúdo cólico, e presença de reflexo e dificuldade de eliminação das fezes, quase certamente corresponde à obstrução de saída.

B. Orgânica ou secundária a doenças digestivas de cólon, reto ou ânus ou doenças sistêmicas. Como digestivas, estenoses inflamatórias ou tumorais, megacólon, aderências pós-operatórias etc. Também no grupo da constipação secundária, encontram-

-se as causas metabólicas, doenças ou sequelas de afecções neuromusculares sistêmicas e os distúrbios psiquiátricos. Habitualmente, aparece em indivíduos de maior idade, progride mais rapidamente na sua intensidade, acompanhada de outras queixas digestivas ou da doença de base que a originou. Nesses casos, anamnese e exame clínico detalhado têm fundamental importância na elaboração das hipóteses da constipação e da sua provável etiologia (Quadro 1).

QUADRO 1   Classificação e etiologias da constipação intestinal

| Constipação intestinal funcional/primária | ■ Trânsito cólico normal (erros dietéticos e comportamentais)
  – Erros dietéticos
  – Erros comportamentais
    ▶ horário inconstante
    ▶ não atendimento ao reflexo
    ▶ postura
    ▶ desconcentração
    ▶ sedentarismo
■ Trânsito lento
  – inércia colônica
■ Disfunção do assoalho pélvico
  – anismo
  – hipertonia do esfíncter interno
  – síndrome da úlcera retal solitária
  – intussuscepção
  – prolapso retal
■ Medicamentos |

(continua)

QUADRO 1 Classificação e etiologias da constipação intestinal *(continuação)*

Constipação intestinal orgânica/secundária	• Obstruções intestinais, cólicas e anorretais
	  – inflamatórias
	  – tumorais
	  – aderências intraperitoneais
	• Doenças anorretais
	  – fissuras, hemorroidas
	  – estenoses inflamatórias ou tumorais
	• Doenças endócrinas/metabólicas
	  – diabete
	  – hipotireoidismo
	  – hipocalcemia
	  – hipocalemia
	  – porfiria
	  – uremia
	• Doenças neuromusculares
	  – AVC
	  – trauma medular
	  – esclerose múltipla
	  – Parkinson
	  – neuropatia autonômica
	  – Hirschsprung
	  – Chagas
	    ▶ pseudo-obstrução intestinal
	• Distúrbios psiquiátricos

MECANISMOS DA CONSTIPAÇÃO INTESTINAL PRIMÁRIA

Alterações dietéticas

Os guias atuais recomendam dietas ricas em fibra como tratamento de primeira linha para a constipação funcional[8,9], apesar de pequena evidência que suporte essa conduta[4,10]. Como retêm água, caso das fibras solúveis, aumentam o volume e a hidratação das fezes, favorecendo sua eliminação, além de estimularem a proliferação da microbiota com formação de produtos fermentados, ajudando o cólon nos seus movimentos de propulsão. A introdução de alimentos com fibras deve ser gradual, respeitando preferências individuais. Inicialmente, induzem meteorismo e sua eficácia, graças ao seu poder higroscópico, depende da ingestão de líquidos em quantidade adequada, para um resultado favorável. O efeito deve ocorrer após 2 a 3 semanas, tempo suficiente para se atingir a cota mínima de fibras no cardápio diário, algo em torno de 30 a 35 g de fibras/dia, com ingestão de volumes líquidos, 1,5 a 2 L/dia[11,12] Uma mistura de fibras insolúveis e solúveis é o ideal.

Alterações comportamentais

Para a maioria das pessoas, a evacuação ocorre aproximadamente em um mesmo horário, em geral após alguma refeição, pelo movimento de propulsão do cólon graças ao reflexo gastrocólico. Esse horário não necessita obrigatoriamente depender do momento da alimentação, podendo ser estabelecido de acordo com conveniências individuais. Não é incomum que a sensação da vontade de evacuar seja despertada em locais ou horários inadequados e, como sua progressão depende de ação voluntária, nem sempre há condições para que ocorra a eliminação do conteúdo retal. Obrigações profissionais e/ou sociais impedem que essa sequência seja exercida, reprimindo-se o reflexo voluntariamente, abortando a evacuação, o que redireciona o bolo fecal de volta para o sigmoide, desaparecendo o desconforto retal da presença de fezes nesse local. A repressão repetitiva é acompanhada da perda da sensibilidade retal à sua distensão pelo bolo fecal, chegando a desaparecer por completo. A história identifica que o reflexo passou a ocorrer em intervalos cada vez maiores, graças à negação repetida das evacuações no momento apropriado.

A postura física do indivíduo durante a evacuação é fundamental, ao utilizar as pernas como alavanca, na flexão do tronco sobre o abdome, como observado na posição de cócoras, para um eficaz desempenho das forças musculares envolvidas.

Um fator negativo que contribui para a constipação é a desconcentração no momento da evacuação. Muitos doentes aproveitam esse tempo para leitura, rever suas agendas de trabalho ou compromissos, fumar, fazer telefonemas, enfim, psicologicamente distantes, comprometendo sua efetiva participação nos mecanismos voluntários da evacuação. Para muitos, essa associação chega a criar condicionamentos com bom resultado, não devendo, portanto, ser desestimulada. No entanto, quando se pretende reabituar o funcionamento intestinal regular, esse comportamento certamente pode interferir na sua correção.

Trabalhos epidemiológicos antigos referem maior frequência de constipação em indivíduos sedentários, porém, os poucos relacionados ao tema são inconsistentes[13]. Contudo, há autores que reconhecem benefícios com a prática de exercícios aeróbicos regulares[14].

Alteração por trânsito lento

Caracteriza-se por um tempo prolongado para o deslocamento das fezes do ceco até o reto, na ausência de lesões intraluminares ou dilatações de algum dos seus segmentos. As bases fisiopatológicas para explicar a inércia colônica continuam mal esclarecidas. Pesquisas que analisaram a atividade propulsora das ondas de propagação em portadores de trânsito lento confirmaram que as de grande, como também as de baixa amplitude, apresentam-se em frequência significativa reduzida, comparadas com as de indivíduos sadios. Diminuição dos marca-passos intestinais (células de Cajal)[15] e comprometimento de neurotransmissores gastrentéricos podem vir a ser responsabilizados pela hipomotilidade do cólon.

Alteração do assoalho pélvico

Na disfunção do assoalho pélvico, a dificuldade encontra-se localizada na passagem do conteúdo do reto para o exterior, por uma falha do relaxamento esfincteriano ou do músculo puborretal (anismo) durante a evacuação[16]. Na evacuação obstruída, a hipótese mais simplista refere-se ao incompleto relaxamento do músculo puborretal ou sua contração paradoxal, como também do músculo esfincteriano, no momento que antecede a passagem do bolo fecal do reto para o canal anal e deste para o exterior. Hipertonia esfincteriana também está relacionada com constipação intestinal.

Constipação induzida por medicamentos

A utilização rotineira de determinados medicamentos pode constituir-se na única etiologia da constipação. Agindo diretamente sobre a musculatura dos diferentes segmentos ou sua inervação, muitos dos casos de constipação se iniciam ou pioram com o uso de algum medicamento, potencialmente constipante. É importante investigar esse aspecto na população idosa, por se tratar de faixa etária na qual a utilização de múltiplos fármacos é mais comum, embora, obviamente, sua repercussão sobre o intestino independa de idade (Quadro 2).

Laxativos de ação irritante, acessíveis sem prescrição médica, também são uma das causas iatrogênicas da constipação intestinal. Entre os compostos por produtos naturais, de elevado consumo, na suposição de sua inocuidade, alguns atuam igualmente por irritação, estimulando as terminações nervosas dos plexos intestinais, levando, por uso prolongado, à sua dessensibilização, por vezes de forma irreversível.

QUADRO 2   Medicamentos de efeito constipante

Anti-inflamatórios não hormonais
Analgésicos opiáceos
Anticolinérgicos
Anti-histamínicos
Antidepressivos
Antiparkinsonianos
Bloqueadores de canais de cálcio
Diuréticos
Sais de ferro
Bloqueadores de receptores de histamina
Alfa e betabloqueadores
Inibidores da monoamino-oxidase
Antipsicóticos (fenotiazínicos)
Antiácidos (Mg, Ca)

MECANISMOS DA CONSTIPAÇÃO INTESTINAL SECUNDÁRIA

Alterações intestinais

São secundárias a lesões colônicas intraluminares, congênitas ou adquiridas (megacólon, neoplasias, estenoses inflamatórias), aderências pós-operatórias, entre outras, resultando em vários graus de oclusão mecânica, dificultando o trânsito do bolo fecal. Doenças orificiais, acompanhadas de dor ou sangramento na passagem das fezes, podem ser as únicas etiologias da constipação secundária.

Alterações endócrinas

Endocrinopatias ou disfunções metabólicas que comprometam a motricidade enterocolônica igualmente respondem pela dificuldade de evacuar desses doentes. Entre elas, citam-se diabete melito e sua complicação, a neuropatia autonômica, hipotireoidismo, hipocalcemia, hipocalemia e uremia.

Alterações neuromusculares

Digestivas ou sistêmicas, predispõem a disfunção do esvaziamento colorretal. Megacólon chagásico, Hirschsprung, pseudo-obstrução intestinal, doença de Parkinson, acidente vascular cerebral isquêmico, esclerose múltipla, trauma medular e esclerodermia estão entre os principais exemplos.

Distúrbios psiquiátricos

Mesmo que aceita, a relação entre constipação intestinal e distúrbios emocionais continua sendo muito difícil de ser entendida. Admite-se que muitos indivíduos exteriorizem suas emoções por sintomas viscerais, e não há como negar que o sistema digestório é, particularmente, terreno fértil para essas manifestações. Estudos controlados identificam que a morbidade psicológica está comumente associada com apresentações graves de constipação intestinal. Abusos físicos, sexuais, perdas de parentes próximos, insatisfações pessoais, fobias e repulsa pelo ato de evacuar podem ser pontos de apoio para uma terapêutica mais abrangente, com melhores chances de resultados favoráveis que os observados apenas pela prescrição de um medicamento.

EXAMES COMPLEMENTARES

Testes laboratoriais de avaliação dos diferentes parâmetros endócrinos e metabólicos (glicemia, hormônios tireoidianos, Ca, P, ureia), procedimentos de imagem (colonoscopia, videodefecografia), medidas dos tempos de trânsito intestinal, colônico ou retal com marcadores radiopacos, manometria anorretal e eletroneuromiografia esfincteriana e perineal servem de orientação para as condutas terapêuticas adequadas de acordo com as causas diagnosticadas.

TRATAMENTO CLÍNICO

Descartadas as doenças orgânicas, o primeiro passo terapêutico para a abordagem da constipação funcional baseia-se nas correções dietéticas e comportamentais. Os laxantes, drogas que induzem a evacuação por acertos na motricidade colorretal ou modificações na consistência das fezes, procurando facilitar sua eliminação, têm sua indicação e são classificados com base nas suas propriedades químicas e mecanismos de ação.

Aumentadores de volume ou agentes hidrofílicos

Promovem o aumento de peso, volume e fluidez das fezes. Considerados os laxativos mais fisiológicos, aceitos como suplementos às fibras ingeridas pela alimentação, são encontrados naturalmente no farelo de cereais, ágar-ágar, celulose, *Psyllium* (*Plantago ovata*) e em produtos sintéticos à base de metilcelulose, carboximetilcelulose e policarbofila.

Osmóticos

São os laxativos recomendados na falha dos hidrofílicos. Graças ao seu poder osmótico, retêm água no lúmen, aumentando o teor hídrico do bolo fecal, que é o caso de sulfatos, fosfatos e citratos de sódio e magnésio, hidróxido de magnésio e os açucarados lactulose, sorbitol, manitol e polietilenoglicol. Devem ser usados com cuidado em idosos, pela possibilidade de desidratação, mas os ajustes das doses, sempre individuais, evitam essa complicação.

Amaciantes/emolientes

Facilitam a interface entre os componentes hidrofílicos e hidrofóbicos da massa fecal. Fazem parte desse grupo os óleos minerais e o dioctil sulfosuccinato (ducosato) de sódio, cálcio e potássio. Os ducosatos promovem um aumento na secreção de sódio, cloro e água pela mucosa do ceco, motivo que os recomenda para uso de curta duração. Já os óleos minerais têm função lubrificante.

Estimulantes/irritantes/catárticos

Constituem o modelo de laxantes mais frequentemente consumidos pelos doentes, tanto por prescrição médica quanto, e principalmente, por automedicação. Derivam de dois grandes grupos de drogas: difenilmetano e antraquinona.

Os derivados do difenilmetano – fenolftaleína, bisacodil e oxifenizatina – inibem a absorção de sódio e glicose, aumentando o teor de água no cólon e estimulando sua motilidade. A fenolftaleína, mesmo absorvida parcialmente, responde por efeitos indesejáveis, como eritema nodoso e multiforme, síndrome de Stevens-Johnson, perda proteica intestinal, hiponatremia e hipocalemia. O bisacodil tem uma absorção intestinal menor, mas é um irritante gástrico.

Os produtos contendo antraquinona – cáscara sagrada e sene – estimulam maior secreção de água e eletrólitos pelo íleo distal e ceco, além de provocarem irritação das terminações nervosas do cólon, via plexo de Auerbach, gerando um aumento na sua motricidade. Essas estruturas podem ter sua sensibilidade comprometida, até de forma permanente, pelo uso prolongado dos laxantes desse tipo, os quais também estão associados com o aparecimento da melanose coli.

Procinéticos

Não se mostraram, na prática, eficazes para a regularização da motricidade enterocolônica (metoclopramida, bromoprida, domperidona). Já os agonistas do receptor da serotonina 5HT4, como tegaserode e prucaloprida, aumentam a peristalse do cólon, estando indicados nos casos refratários, sem resposta aos medicamentos anteriormente referidos.

Medicamentos tópicos

No formato de supositórios e enemas, devem ser sempre considerados como medicamentos emergenciais, cuja aplicabilidade de rotina será decidida em situações excepcionais, portanto, para uma parcela mínima de constipados. Evitá-los é a melhor conduta, embora, em idosos, possam se constituir na única forma de estímulo para evacuação.

Biofeedback

O procedimento mais difundido para o tratamento da evacuação obstruída refere-se ao treinamento da musculatura perineal, por meio da técnica do *biofeedback*. É a melhor proposta terapêutica nos casos comprovados de anismo.

TRATAMENTO CIRÚRGICO

Cirurgias para resolução da constipação de maior gravidade, desde que afastadas as causas de evacuação obstruída, são de indicação excepcional, partindo-se de rigorosa seleção dos doentes. Inércias colônicas podem necessitar de colectomias parciais ou totais, recomendando-se investigar, antecipadamente, se o defeito não faz parte de uma disfunção maior envolvendo o intestino delgado e/ou o reto, pois, nessa circunstância, o resultado cirúrgico terá sua eficácia comprometida.

A Figura 1 foi sugerida para as diversas etapas do diagnóstico e do tratamento da constipação intestinal.

BIBLIOGRAFIA

1. Mugie SM, Beninga MA. Epidemiology of constipation in children and adults: a systematic review. Best Pract Res Clin Gastroenterol. 2011;25:3-18.
2. Tillou J, Poylin V. Functional disorders: slow-transit constipation. Clin Colon Rectal Surg. 2017b;30(1):76-86.
3. Lacy BE, Mearin F, Chang L, Chey WD, Lembo AJ, Simren M, et al. Bowel disorders. Gastroenterology. 2016 150(6):1393-407.
4. Suares NC, Ford AC. Prevalence of, and risk factors for, chronic idiopathic constipation in the community: systematic review and meta-analysis. Am J Gastroenterol. 2011;106(9):1582-91.
5. Enck P, Leinert J, Smid M, Köhler T, Schwille-Kiuntke J. Prevalence of constipation in the German population - a representative survey (GEC-CO). United European Gastroenterol J. 2016;4(3):429-37.

6. Tse Y, Armstrong D, Andrews CN, Bitton A, Bressler B, Marshall J, et al. Treatment algorithm for chronic idiopathic constipation and constipation-predominant irritable bowel syndrome derived from a Canadian national survey and needs assessment on choices of therapeutic agents. Can J Gastroenterol Hepatol. 2017;2017:8612189.

7. Mearin F, Ciriza C, Mínguez M, Rey E, Mascort JJ, Peña E, et al. Clinical practice guidelines: irritable bowel syndrome with constipation and functional constipation in adults: concept, diagnosis, and healthcare continuity. (Part 1 of 2). Aten Primaria. 2017;49(1):42-55.

8. Lever E, Cole J, Scott SM, Emery PW, Whelan K. Systematic review: the effect of prunes on gastrointestinal function. Aliment Pharmacol Ther. 2014;40(7):750-8.

9. Lindberg G, Hamid SS, Malfertheiner P, Thomsen OO, Fernandez LB, Garisch J, et al. World Gastroenterology Organization global guideline: Constipation – a global perspective. J Clin Gastroenterol. 2011;45(6):483-7.

10. Yang J, Wang HP, Zhou L, Xu CF. Effect of dietary fiber on constipation: a meta analysis. World J Gastroenterol. 2012;18(48):7378-83.

11. Bove A, Bellini M, Battaglia E, Bocchini R, Gambaccini D, Bove V, et al. Consensus statement AIGO/SICCR diagnosis and treatment of chronic constipation and obstructed defecation (part II: treatment). World J Gastroenterol. 2012;18(36):4994-5013.

12. Gallegos-Orozco JF, Foxx-Orenstein AE, Sterler SM, Stoa JM. Chronic constipation in the elderly. Am J Gastroenterol 2012;107(1):18-25.

13. Liu LW. Chronic constipation: current treatment options. Can J Gastroenterol. 2011;25(Suppl B):22B-28B.

14. Mearin F, Ciriza C, Mínguez M, Rey E, Mascort JJ, Peña E, et al. Irritable bowel syndrome with constipation and functional constipation in adults: Treatment (Part 2 of 2). Aten Primaria. 2017;49(3):177-94.

15. Sanders KM, Ward SM, Koh SD. Interstitial cells: regulators of smooth muscle function. Neurogastroenterol Motil. 2013;25(6):509-20.

16. Rao SS, Bharucha AE, Chiarioni G, Felt-Bersma R, Knowles C, Malcolm A, et al. Anorectal disorders. Gastroenterology. 2016;150(6):1430-42, e4.

17. Bharucha AE, Pemberton JH, Locke GR 3rd. American Gastroenterological Association technical review on constipation. Gastroenterology. 2013;144(1):218-38.

32 Constipação intestinal 615

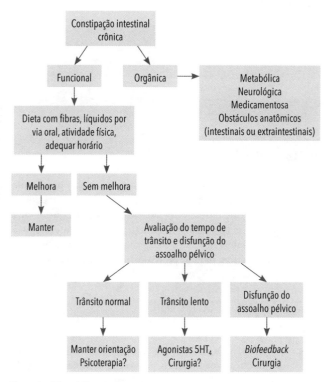

Figura 1 Diagnóstico e tratamento.

33 | Diarreia crônica

Andrea Vieira

INTRODUÇÃO

A diarreia crônica é definida como uma alteração persistente na consistência das fezes e aumento da frequência evacuatória com mais de 4 semanas de duração. Essa afecção é considerada uma das causas mais comuns de procura ao gastroenterologista na população adulta (afeta 3 a 5% da população mundial) e extremamente desafiadora para os profissionais da área da saúde, uma vez que diversas condições clínicas podem provocar diarreia.

HISTÓRIA CLÍNICA E EXAME FÍSICO

A história clínica do paciente é fundamental no manejo da diarreia crônica (Tabela 1). É preciso buscar se há sinais de alarme para diferenciar doença orgânica de um quadro funcional, distinguir má absorção das formas colônicas/inflamatórias e avaliar as causas específicas da diarreia. Sintomas que se iniciaram há menos de 3 meses com predomínio noturno, diarreia contínua e perda de peso são relacionadas a causas orgânicas. A ausência desses sintomas associada à positividade dos critérios Roma IV pode sugerir síndrome do intestino irritável (SII), mas infelizmente não pode excluir doença inflamatória intestinal (DII) em uma fase inicial, colite microscópica ou doença celíaca. Pacientes com queixa de esteatorreia, fezes explosivas e com odor forte podem ter má absorção, entretanto, causas mais brandas de má absorção não geram esses sintomas. As causas inflamatórias de diarreia colônica geralmente são caracterizadas por fezes líquidas, com sangue e muco.

TABELA 1   Correlação dos sintomas e diagnósticos

Sintomas	Diagnósticos
Fezes com sangue	Condições inflamatórias, infecciosas ou neoplásicas
Alternância: diarreia/obstipação	SII, neuropatia diabética, automedicação, obstrução intestinal
Fezes oleosas	Má absorção de gorduras
Grande volume fecal	Intestino delgado
Pequeno volume fecal	Doença retal ou colônica distal
Flatos excessivos	Má absorção de carboidrato
História familiar	DII, doença celíaca
Uso de antibióticos	Colite pseudomembranosa
Viagem recente	Diarreia dos viajantes
Febre	DII, linfoma, Whipple, hipertireoidismo, doenças infecciosas
Perda de peso	Má absorção, DII, processo maligno
Trabalho em creche	Infecção por *Shigella*, *Giardia* ou *Cryptosporidium*
Rubor	Hipertireoidismo, síndrome carcinoide, feocromocitoma, cólera pancreática

DII: doença inflamatória intestinal; SII: síndrome do intestino irritável.

História de viagem recente pode estar relacionada a causas infecciosas de diarreia. Uso de antimicrobianos pode ter relação com colite induzida por *Clostridium difficile*. Outros medicamentos como anti-inflamatórios não hormonais, anti-hipertensivos, antineoplásicos, antiarrítmicos também podem ser causa de diarreia crônica.

Na história clínica é fundamental buscar o histórico familiar, principalmente de doença celíaca, neoplasia, DII, cirurgias prévias do paciente não somente relacionadas a ressecções intestinais que levam a má absorção de sais biliares, diminuição da área absortiva, supercrescimento bacteriano, mas também a colecistectomia, levando a diarreia colerética.

A presença da incontinência fecal pode ser confundida com diarreia, assim é importante avaliar esse dado. A revisão detalhada por aparelhos e sistemas deve ser feita para buscar doenças sistêmicas que podem cursar com diarreia: tireoidopatias, diabete, tumores neuroendócrinos, vasculites e imunodeficiências adquiridas.

A dieta também pode ter relação com a diarreia, em especial o consumo de leite e derivados nos pacientes intolerantes, de carboidratos altamente fermentáveis (frutose, xilitol, sorbitol, glicerina, oligossacarídeos), de cafeína em excesso.

O exame físico é importante para determinar a gravidade da doença (Tabela 2). Alguns achados podem sugerir o diagnóstico, como: hiperpigmentação cutânea (doença de Addison), *flushing*, sibilos, sopros cardíacos e hepatomegalia (tumores carcinoides), dermatite herpetiforme (doença celíaca), úlceras orais, esclerite, fissuras, fístulas (DII), linfadenopatia (tuberculose, linfoma, infecção por HIV), diminuição do tônus e contratilidade do esfíncter anal (incontinência anal), sinais de doença vascular periférica (isquemia mesentérica).

TABELA 2 Correlação dos sinais clínicos e diagnósticos

Sinais	Diagnósticos
Úlceras orais	DII, Whipple, doença celíaca
Artrite	DII, Whipple, infecções
Aterosclerose sistêmica	Colite isquêmica
Linfadenopatia	Linfoma, Aids, tuberculose
Neuropatia	Diabete
Hipotensão postural	Diabete
Eritema cutâneo	Glucagonoma
Hiperpigmentação cutânea	Whipple, doença celíaca
Dermatite herpetiforme	Doença celíaca
Pioderma gangrenoso	DII

DII: doença inflamatória intestinal.

PRINCIPAIS CAUSAS

Síndrome do intestino irritável

A SII é a principal causa de diarreia funcional nos países desenvolvidos. A SII é caracterizada pela presença de dor abdominal crônica (tipo cólica) acompanhada por alterações dos hábitos intestinais – diarreia ou obstipação.

A SII afeta homens e mulheres de todas as idades. No entanto, pacientes mais jovens e mulheres têm maior probabilidade de terem a doença. De acordo com os critérios de Roma IV, o indivíduo é diagnosticado com SII se apresentar sintomas de dor ou desconforto abdominal recorrente e alteração marcada dos hábitos intestinais durante, pelo menos, 6 meses, com sintomas em pelo menos 3 dias por mês de um mínimo de 3 meses. Dois ou mais dos seguintes achados têm de estar presentes:

- Dor relacionada a evacuação.
- Início da dor está relacionado com uma alteração na frequência das evacuações.
- Início da dor está relacionado com uma alteração no aspecto das fezes.

A SII é classificada em quatro subtipos:

- SII com prisão de ventre – fezes duras ou irregulares em mais de 25% das evacuações e fezes moles ou aquosas em menos de 25% das evacuações.
- SII com diarreia – fezes moles ou aquosas em mais de 25% das evacuações e fezes duras ou irregulares em menos de 25% das evacuações.
- SII com hábitos intestinais mistos ou um padrão cíclico – fezes duras ou irregulares em mais de 25% das evacuações ou fezes moles ou aquosas em mais de 25% das evacuações.
- SII indeterminada – insuficientes anormalidades na consistência das fezes para preencher os critérios de qualquer um dos outros subtipos.

Embora a SII seja geralmente considerada um diagnóstico de exclusão, torna-se desnecessário efetuar uma avaliação exaustiva em pacientes jovens e saudáveis que preencham os critérios de Roma IV, caso respondam a fibra, exercício e alterações ao nível da dieta. Recomenda-se fazer o rastreio para doença celíaca (pacientes com SII têm incidência 4 vezes superior à população geral) e anemia ferropriva, mas a realização de uma colonoscopia de rotina não traz vantagens do ponto de vista custo-benefício a não ser que estejam presentes sintomas de "alarme". Em pacientes com SII, todos os resultados dos testes laboratoriais encontram-se normais.

Doença celíaca

A doença celíaca é uma doença autoimune, que ocorre em indivíduos geneticamente predispostos (frequentemente de origem europeia), desencadeada pela ingestão de glúten e prolaminas encontradas em certos grãos. Embora todos os grãos, incluindo o arroz, contenham prolaminas, apenas aquelas encontradas no trigo (gliadina), no centeio (secalina) e na cevada (hordeína) estão relacionadas, juntamente com o glúten (presente nesses três tipos de grão), à reação imunológica observada em pacientes com doença celíaca. Uma pequena porcentagem dos pacientes com doença celíaca também exibe uma reação imune independente à aveia, que contém avenina.

Essa patologia afeta primariamente o intestino delgado, onde ocorrem linfocitose intraepitelial, atrofia progressiva das vilosidades (achatamento da mucosa) e hiperplasia das criptas, com a consequente má absorção de nutrientes. A mucosa do intestino delgado volta ao normal após eliminação do glúten da dieta. Sua patogêneese envolve interações entre fatores genéticos, ambientais e imunológicos. A suscetibilidade genética à doença celíaca é conferida por haplótipos da região HLA (*human leucocyte antigen*) classe II: o DR3 (ou DR5/DR7) ou o DR4. Esses haplótipos são expressos em células apresentadoras de antígenos da mucosa intestinal, com o heterodímero DQ2 estando presente em cerca de 90% dos pacientes com doença celíaca e o heterodímero DQ8 ocorrendo em 5 a 8% dos pacientes. Em uma pequena porcentagem de pacientes é encontrada metade dos heterodímeros acima mencionados, o que parece ser suficiente para conferir suscetibilidade à doença.

Atualmente, são reconhecidas quatro possíveis apresentações da doença celíaca:

- Típica – caracterizada, predominantemente, por sinais e sintomas gastrointestinais; sorologia para a doença celíaca é positiva.
- Atípica ou extraintestinal – sinais/sintomas gastrointestinais são mínimos ou ausentes, está presente uma série de manifestações extraintestinais; sorologia para a doença celíaca é positiva.
- Silenciosa – mucosa do intestino delgado está danificada, autoimunidade da doença celíaca pode ser detectada por sorologia, sintomas mínimos ou ausentes.
- Latente – indivíduos que possuem suscetibilidade genética para a doença celíaca, podendo também exibir sorologia positiva, têm uma morfologia da mucosa normal ou minimamente anormal e são assintomáticos.

A apresentação típica da doença celíaca caracterizada por sintomas gastrointestinais é mais prevalente em crianças do que em adultos. As crianças apresentam, tipicamente, diarreia crônica, esteatorreia, anorexia, distensão e dor abdominal, dificuldade em ganhar peso ou perda de peso e vômitos recorrentes. Os adultos apresentam diarreia intermitente recorrente, esteatorreia, perda de peso, inchaço e desconforto abdominal. Embora se trate predominantemente de uma doença de má absorção, a doença celíaca pode-se apresentar inicialmente como uma diarreia aquosa, podendo ser confundida com SII.

Um número cada vez maior de pacientes (mais de 50%), especialmente adultos, é diagnosticado com doença celíaca sem exibir as manifestações gastrointestinais típicas. Esses indivíduos podem apresentar variadas manifestações extraintestinais – apresentação atípica da doença celíaca – ou ser assintomáticos (cerca de um terço dos pacientes) – apresentações silenciosa e latente da doença celíaca. As manifestações extraintestinais da doença celíaca podem abranger, virtualmente, todos os sistemas de órgãos, sendo as principais a dermatite herpetiforme, hipoplasia permanente do esmalte, anemia ferropênica (resistente à terapia com ferro), má nutrição, deficiência em uma variedade de minerais e vitaminas lipossolúveis (zinco, ácido fólico, selênio, vitaminas D, E, K), baixa estatura, atraso da puberdade, infertilidade idiopática, hepatite crônica (com aumento das transaminases), artrite, mialgias, osteopenia/osteoporose, epilepsia com calcificações occipitais, ataxia primária e diversas desordens psiquiátricas.

O diagnóstico definitivo de doença celíaca é efetuado com base na demonstração de alterações na histologia da mucosa do intestino delgado. Os testes sorológicos de rastreio são utilizados primariamente para identificar os indivíduos que devem fazer uma endoscopia com biópsia. Só após a confirmação da enteropatia deve ser iniciada a dieta sem glúten, caso contrário podem-se obter resultados falso-negativos. A realização dos testes de rastreio deve abranger todos os pacientes com diarreia crônica inexplicada, SII, anemia ferropriva, fadiga crônica, perda de peso, infertilidade e níveis elevados de transaminases. Pacientes sintomáticos com diabete melito tipo I e doença tireoidiana também devem ser testados, uma vez que essas patologias podem predispor a doença celíaca.

Infecções crônicas

A maioria das infecções gastrointestinais provoca diarreia aguda autolimitada, no entanto, outras persistem, resultando em inflamação (bactérias e parasitas invasivos) ou ocasionalmente em má absorção (giardíase). Os agentes bacterianos responsáveis incluem *Aeromonas*, *Campylobacter*, *C. difficile*, *Mycobacterium*, *Pseudomonas* e *Yersinia*. As diarreias parasitárias podem ser causadas por *Cryptosporidium*, *Cyclospora*, *Entamoeba*, *Giardia*, microsporídeos e *Strongyloides*.

O *C. difficile* é a causa da colite pseudomembranosa e emergiu nos últimos anos como um sério problema de saúde em ambiente hospitalar. Esse bacilo anaeróbio Gram-positivo espalha-se facilmente por meio da ingestão de esporos, colonizando rapidamente o cólon após terapêuticas antibióticas. O diagnóstico da infecção por *C. difficile* é realizado por meio da pesquisa das toxinas, produzidas por essa bactéria, nas fezes.

A giardíase é a diarreia parasitária mais comum, sendo facilmente diagnosticada por meio de testes de detecção de antígenos fecais.

Intolerância à lactose

A má absorção de lactose é o tipo mais comum de má absorção de carboidratos e é provocada por níveis reduzidos de lactase. Essa dissacaridase é uma enzima da membrana apical das células absortivas da mucosa intestinal que cliva a lactose (dissacarídeo não absorvível) em glicose e galactose, que são moléculas simples e facilmente absorvidas.

Existem três tipos de má absorção de lactose, que são decorrentes de diferentes processos: deficiência congênita da enzima, diminuição enzimática secundária a doenças intestinais e a deficiência primária. O primeiro tipo é um defeito genético raro, relacionado com a incapacidade de produzir lactase. O segundo tipo é bastante comum em crianças no primeiro ano de vida e ocorre em virtude de diarreia persistente, com posterior morte das células da mucosa intestinal (produtoras de lactase). Assim, o indivíduo fica com deficiência temporária de lactase até que essas células sejam repostas. Estatisticamente, o terceiro tipo é o mais comum na população. Com o avançar da idade, existe uma tendência natural à diminuição da produção da lactase.

A diminuição da produção de lactase resulta em uma digestão incompleta da lactose ingerida, podendo esta atingir o cólon. A sintomatologia inclui inchaço, desconforto abdominal, flatulência excessiva e diarreia ácida.

Doença inflamatória intestinal

Ainda que várias doenças intestinais possam ter sua origem em processos inflamatórios, a denominação "doença inflamatória intestinal" ficou restrita a duas entidades inespecíficas, representadas pela doença de Crohn (DC) e pela retocolite ulcerativa inespecífica (RCUI). São condições crônicas, idiopáticas, marcadas por episódios recorrentes de inflamação no trato gastrointestinal, intercalados por períodos de acalmia. Consideram-se como enfermidades heterogêneas com variedade de apresentações e manifestações clínicas.

A localização anatômica e o grau de inflamação determinam os sintomas predominantes dessas afecções, que podem incluir dor abdominal, diarreia e sangramento retal.

Frequentemente lesões em regiões como pele, olhos, articulações, pulmão, genitália, fígado, que geram variados sintomas, também são descritas nessas afecções.

A DC afeta qualquer parte do tubo digestório, da boca ao ânus, e é mais comum no intestino delgado distal e/ou cólon e reto. Nessa doença há áreas doentes intercaladas por áreas sadias. A inflamação é transmural, pode acometer todas as camadas do intestino e ser caracterizada pela presença do granuloma epitelioide não caseoso. A RCUI acomete o reto e o cólon, a inflamação é na mucosa e tende a ser contínua.

O reconhecimento da DII torna-se difícil para os médicos, pois a apresentação clínica é ambígua. Geralmente o diagnóstico dessa afecção é baseado em sintomas, exames clínicos e nos indispensáveis exames endoscópicos, radiográficos e anatomopatológicos.

Tem-se dado importância a marcadores sorológicos para o diagnóstico da DII. Entre eles destacam-se o p-Anca e o Asca. O p-Anca é anticorpo anticitoplasma de neutrófilos perinuclear, identificado nos pacientes com RCUI em 1990. É produzido pelas células E da mucosa intestinal e pode refletir uma resposta local a antígenos. Apesar de estarem presentes em alguns pacientes com DC, títulos altos são específicos para a RCUI.

Asca é anticorpo anti-*Saccharomyces cerevisiae*. É encontrado em 50 a 70% dos pacientes com DC e em 6 a 14% daqueles com RCUI. Alguns autores também escreveram dados em relação ao Asca, que foi detectado em 55% dos pacientes com DC, comparado a 5% na RCUI, ou em pacientes sem DII. Nesse estudo, a positividade do Asca (IgA e IgG) teve um valor preditivo de 100%. Os autores concluem que a combinação desses marcadores é útil para confirmar o diagnóstico da DII e diferenciar DC de RCUI.

Os exames de velocidade de hemossedimentação (VHS), contagens de leucócitos séricos e principalmente a proteína C-reativa (PCR), apesar de não serem específicos, são conhecidos por predizer a atividade da doença, além de constituírem exames laboratoriais acessíveis e de menor custo no acompanhamento da DC. Já os marcadores fecais compreendem um grupo heterogêneo de proteínas produzidas pela mucosa intestinal acometida pelo processo inflamatório e que têm apresentado ótima correlação aos achados endoscópicos para avaliar a atividade inflamatória. Destacam-se a calprotectina e a lactoferrina fecal, que são proteínas derivadas de neutrófilos capazes de diferenciar a doença ativa daquela inativa ou quiescente.

A ileocolonoscopia mostra-se extremamente importante no diagnóstico da DII, pois, além do aspecto endoscópico, é possível promover a coleta de material (biópsias) para análise microscópica.

Outras modalidades endoscópicas descritas são: a cápsula endoscópica, que é recomendada para auxiliar no diagnóstico de pacientes com elevada suspeita de DC com ileocolonoscopia; a endoscopia digestiva alta e exames de imagem inconclusivos; e a enteroscopia, que deve ser realizada quando existem anormalidades em áreas cujas biópsias não estejam ao alcance dos procedimentos tradicionais.

Em relação aos exames de imagem, podem-se utilizar desde a radiografia simples de abdome, muito útil na avaliação de pacientes com abdome agudo, até as técnicas mais modernas, como enterografia por tomografia ou ressonância, que permite avaliação detalhada das alças do intestino delgado. Entretanto, na ausência dessas técnicas, o trânsito de intestino delgado pode trazer informações fundamentais para o diagnóstico da DC, como a presença de ulcerações aftosas; nódulos pela presença de edema ou hiperplasia linfoide; granularidade, em razão de edema da mucosa e submucosa; espessamento; e irregularidades da mucosa, quando o edema se torna mais pronunciado.

As principais causas de diarreia crônica estão descritas na Tabela 3.

TABELA 3   Causas de diarreia crônica

SII	Desordens metabólicas
DII	Giardíase
Doença celíaca	Amebíase
Medicamentos	Câncer pancreático

(continua)

628 SEÇÃO IX Doenças funcionais do aparelho digestivo

TABELA 3 Causas de diarreia crônica *(continuação)*

Neoplasia colônica	Linfoma
Intolerância a lactose	Pancreatite crônica
Infecção por *C. difficile*	Isquemia mesentérica

DII: doença inflamatória intestinal; SII: síndrome do intestino irritável.

DIAGNÓSTICO

Como investigação inicial recomenda-se a realização de hemograma, função tireoidiana, protoparasitológico de fezes e calprotectina fecal, em especial nos pacientes jovens sem sinais de alarme. Valores de calprotectina abaixo de 50 μg/g sugerem distúrbio funcional. Para aqueles pacientes que apresentam calprotectina acima de 50 μg/g, sugere-se repetir o exame, excluir causas frequentes de aumento desse marcador, como infecções intestinais, uso de medicamentos como anti-inflamatórios, e inibidores de bomba de prótons. Contudo, se ainda assim persistir alterado, a realização da ileocolonoscopia se faz necessária.

Para pacientes com suspeita de colite pseudomembranosa, a pesquisa fecal das toxinas A e B do *C. difficile* por meio de imunoensaios de aglutinação de partículas de látex é útil na detecção, bem como a detecção da presença do microrganismo nas fezes por PCR. Caso o diagnóstico continue incerto, pode-se realizar sigmoidoscopia ou colonoscopia, que mostram a presença de pseudomembranas.

Nos pacientes imunocomprometidos, em especial com o vírus da imunodeficiência adquirida, a incidência de infecção gastrointestinal é elevada. Enteroinfecções bacterianas por *Salmonella* sp, *Shigella* sp, *Campylobacter jejuni* e *Yersinia* podem ser até vinte vezes mais frequentes nessas condições do que na população geral. Protozoários podem também estar implicados na gênese de diarreia aguda desses pacientes, incluindo nesse grupo *Giardia lamblia, E. histolytica* e *Strongiloydes stercoralis*, ou ainda *Isospora belli, Cryptosporidium* sp e *Microsporydium*. Assim, em virtude da grande variedade de microrganismos capazes de causar enterocolite em imunocomprometidos, na ocorrência da diarreia aguda nesses pacientes, é prudente a realização de coprocultura e análise detalhada das fezes.

Na suspeita da doença celíaca deve-se realizar primeiramente a dosagem dos anticorpos antitransglutaminase tecidual ou antiendomíseo e, na sequência, a biópsia duodenal. Exames que avaliam o intestino delgado, como a cápsula endoscópica, ainda não são recomendados nessa afecção.

Em relação à diarreia crônica relacionada a neoplasia, seja colorretal ou intestino delgado (rara), é fundamental buscar sinais de alarme na história, o que culmina na propedêutica armada, em especial a ileocolonoscopia e os exames de imagem.

Quando a diarreia crônica estiver relacionada a síndrome de má absorção (SMA), a má absorção de gordura é o indicador mais comum por dois motivos: entre os macronutrientes (gordura, carboidratos e proteínas), o processo pelo qual a gordura é absorvida é o mais complexo e, portanto, tende a ser mais sensível à interferência causada pelos processos patológicos; é o macronutriente mais caloricamente denso e, portanto, sua má absorção é um fator crítico na perda de peso que muitas vezes acompanha transtornos malabsortivos. De forma geral, é comum conduzir a seguinte abordagem na busca diagnóstica da SMA:

- Avaliação da gordura das fezes: o ideal é a avaliação quantitativa da gordura na coleta de fezes de 72 horas, com dieta de 100 g de gordura/dia (método de Van de Kamer). A avaliação qualitativa ou o teste do esteatócrito, medida da gordura fecal com metodologia mais simples e rápida, é menos sensível.

- Testes para identificar má absorção de carboidratos: esses testes avaliam fermentação de carboidratos não digeridos por bactérias intestinais, ou medem diretamente a absorção de nutrientes específicos, após uma prova com a própria substância. Exemplos são o teste de tolerância à lactose, bem como vários testes respiratórios, que medem hidrogênio ou isótopos radioativos de açúcares contendo análogos de carbono marcado.

O teste da D-xilose mede a capacidade de absorção do intestino delgado proximal e é usado para determinar se os defeitos no epitélio intestinal são responsáveis pela má absorção. D-xilose é um monossacarídeo (pentose) que pode ser absorvido tanto por um transportador de sódio ativo quanto por difusão passiva. A dose utilizada no ensaio é geralmente capaz de ser absorvida por difusão passiva.

Após jejum durante a noite, o doente ingere uma dose de 25 g de D-xilose e a urina é coletada durante as 5 horas seguintes. Amostra de sangue venoso também é coletada após 1 hora. A excreção urinária normal de D-xilose é de $6,0 \pm 1,5$ g e no sangue a concentração sérica de D-xilose é superior a 20 mg/dL. Baixos níveis sanguíneos e urinários sugerem doença da mucosa, como o espru celíaco. A absorção é normal na insuficiência pancreática, uma vez que as enzimas pancreáticas não são necessárias para a absorção da D-xilose.

Embora continue um teste útil, deve-se ter em mente que várias condições podem levar a resultados falso-positivos da D-xilose. A presença de disfunção renal ou amostra inadequada de urina está associada a valores urinários falsamente diminuídos de D-xilose. Resultados falso-positivos também podem ser observados no esvaziamento gástrico comprometido, ascite, retenção urinária ou fermentação de D-xilose por bactérias intestinais em pacientes com supercrescimento bacteriano. Além disso, fármacos como neomicina, aspirina, indometacina e glipizida diminuem a excreção urinária de D-xilose.

O teste de tolerância à lactose pode diagnosticar facilmente a intolerância à lactose. Após administração oral de uma dose de teste de 50 g, os níveis de glicose no sangue são monitorados aos 0, 60 e 120 minutos. O aumento na glicemia inferior a 20 mg/dL associado ao desenvolvimento de sintomas fecha diagnóstico. Resultados falso-negativos podem ocorrer em pacientes com diabete ou supercrescimento bacteriano. O esvaziamento gástrico anormal também pode levar a resultados falsos. Atualmente, o método de referência para o diagnóstico da intolerância à lactose é o teste respiratório de hidrogênio. Nessa prova, pela análise da concentração em hidrogênio no ar expirado após a ingestão da lactose, é possível saber se o indivíduo testado tem digestão normal ou anormal desse açúcar.

Os testes para avaliar má absorção de proteínas geralmente não são realizados de rotina, pois são tecnicamente difíceis e perda de proteína intestinal é mais comumente relacionada a supercrescimento bacteriano ou gastroenteropatia perdedora de proteínas.

Outros testes adicionais são usados para avaliar a função do intestino delgado, a absorção de ácido biliar e a função pancreática, como o teste de Schilling, que identifica a causa da má absorção de vitamina B_{12}. A vitamina B_{12} é absorvida por receptores especializados no íleo terminal. A absorção depende da presença de fator intrínseco e pode ser reduzida por gastrite atrófica crônica, supercrescimento bacteriano de intestino delgado, insuficiência pancreática exócrina e doença ileal.

O teste de SeHCAT está relacionado a má absorção de ácidos biliares, o que ocorre mais frequentemente quando mais de 100 cm de íleo terminal foi removido, mas também pode resultar de doença do íleo terminal (geralmente DC), infecção pelo HIV ou anormalidades primárias na absorção do ácido biliar. Os doentes com diarreia em associação a ressecção ileal terminal são frequentemente tratados com resina de ligação aos ácidos biliares, como a colestiramina. Essa tentativa terapêutica será muitas vezes eficaz se a extensão da ressecção (ou doença) não for tão grande. Se essa prova for ineficaz, pode-se realizar o teste SeHCAT que é a administração oral de um ácido biliar sintético marcado com selênio 75, seguido por medição da retenção do ácido biliar. No entanto, esse teste não é usado comumente. A medição quantitativa dos ácidos biliares nas fezes em pacientes que não responderam à colestiramina pode ser o método de escolha.

Com relação a testes para supercrescimento bacteriano, o padrão-ouro é a medição quantitativa direta das colônias bacterianas do líquido intestinal aspirado. No entanto, a estimativa direta da contagem bacteriana requer entubação do intestino e técnica cuidadosa para evitar a contaminação com bactérias orais e nasais. Os testes respiratórios com lactulose ou outros substratos de carboidrato substituíram as culturas bacterianas para o diagnóstico de supercrescimento bacteriano do intestino delgado.

Em relação à função pancreática, que quando comprometida pode levar a diarreia crônica, podem-se utilizar: dosagem de tripsina (enzima que digere proteínas) nas fezes, que é uma boa avaliação da secreção pancreática, assim como a elastase fecal, que é outra enzima pancreática resistente à degradação no intestino. A dosagem de tripsinogênio no sangue também detecta insuficiência pancreática.

Quanto aos exames endoscópicos e de imagem, a endoscopia gastrointestinal superior pode sugerir a presença de má absorção, mas a biópsia fornece a informação diagnóstica essencial. A aparência de paralelepípedo da mucosa duodenal é observada na DC, enquanto as pregas duodenais reduzidas e serrilhadas podem ser evidentes na doença celíaca.

A avaliação direta do intestino delgado pode ser feita por meio de métodos invasivos e onerosos, como a cápsula endoscópica e a enteroscopia, que permitem a visualização da mucosa e a realização de biópsias (somente a enteroscopia). Os métodos de avaliação indireta do intestino delgado são hoje representados pelo trânsito intestinal e pela enterografia por tomografia ou ressonância. São métodos não específicos, mas podem revelar alterações sugestivas de doença de mucosa, como dilatação de alças, espessamento da parede, borramento da gordura mesentérica e estreitamento da luz, como observados na DC.

A imagem do pâncreas por tomografia, colangiopancreatografia retrógrada endoscópica (CPRE), colangiopancreatografia por ressonância magnética ou ultrassonografia pode ser útil no diagnóstico de pancreatite crônica e na diferenciação das causas benignas e malignas. No entanto, a CPRE normal não exclui a presença de insuficiência pancreática exócrina. Os testes diretos de entubação pancreática, como o teste de estimulação de secretina, constituem o meio sensível para o diagnóstico de insuficiência pancreática. O teste envolve a entubação do duodeno pelo endoscópio e a coleta do suco pancreático após injeção endovenosa de secretina.

TRATAMENTO

Independentemente do agente causador, a adequada hidratação do paciente, assim como a correção dos distúrbios eletrolíticos, deve ser a etapa inicial e constitui parte indispensável da terapêutica, principalmente em pacientes idosos e com comorbidades associadas.

As drogas consideradas antimotilidade, representadas por derivados opiáceos, a exemplo da loperamida e do difenoxilato, atuam reduzindo o número de evacuações diárias, promovendo alívio sintomático, como também a duração do quadro diarreico. Na diarreia crônica esses fármacos podem ajudar o paciente a continuar realizando suas atividades diárias.

O uso de antimicrobianos deve ficar restrito a situações especiais, como a shigelose, a giardíase, a amebíase e a colite por *C. difficile*. Outros fármacos como mesalazina, corticosteroides, imunossupressores e terapia biológica ficam restritos ao tratamento da DII. As restrições alimentares e as suplementações enzimáticas se fazem necessárias a depender da causa da diarreia.

CONCLUSÃO

As inúmeras causas de diarreia crônica exibem sintomatologias bastante semelhantes, o que dificulta o diagnóstico. A confirmação do diagnóstico apenas é possível por meio de exames invasivos, dispendiosos e pouco tolerados pelos pacientes, como é o caso das endoscopias com biópsia ou do teste da secretina. Atualmente estão disponíveis diversos biomarcadores séricos e fecais com elevada especificidade e sensibilidade para o diagnóstico das patologias referidas neste capítulo, o que provocou um aumento bastante significativo do número de casos diagnosticados nas últimas décadas. Apesar disso, continuam a ser efetuadas provas confirmatórias em indivíduos que não sofrem da patologia estudada (investigações desnecessárias), enquanto indivíduos que sofrem dessa patologia são excluídos pelas provas de rastreio, adiando o diagnóstico e consequente tratamento por tempo indeterminado, com repercussões na sua qualidade de vida. Como tal, a identificação de novos biomarcadores com maior especificidade e sensibilidade para o diagnóstico de patologias associadas a diarreia crônica reveste-se da maior importância.

A Figura 1 apresenta um algoritmo para investigação da diarreia crônica.

BIBLIOGRAFIA

1. Arasaradnam RP, Brown S, Forbes A, Fox MR, Hungin P, Kelman L, et al. Guidelines for the investigation of chronic diarrhoea in adults: British Society of gastroenterology, 3rd edition. Gut. 2018;67(8):1380-99.
2. Deepak P, Ehrenpreis ED. Diarrhea. Dis Mon. 2011;57(9):490-510.
3. Elliot DE. Parasitic infections of the small intestine. Curr Treat Options Gastroenterol. 2000;3:25-44.
4. Feldman M, Friedman LS, Brandt LJ. Sleisenger and Fordtran's gastrointestinal and liver disease: pathophysiology, diagnosis, management. 9. ed. Philadelphia: Saunders/Elsevier; 2010. p. 211-32.
5. Fine KD, Schiller LR. AGA technical review on the evaluation and management of chronic diarrhea. Gastroenterology. 1999;116(6):1464-86.
6. Guandalini S, Vaziri H. Diarrhea – diagnostic and therapeutic advances. Springer Science+Business Media; 2011.
7. Juckett G, Trivedi R. Evaluation of chronic diarrhea. Am Fam Physician. 2011;84(10):1119-26.
8. Kurien M, Thurgar E, Davies A, Akehurst R, Andreyev J. Challenging current views on bile acid diarrhoea and malabsorption. Frontline Gastroenterol. 2018;9(2):92-7.
9. Lacy BE, Mearin F, Chang L, Chey WD, Lembo AJ, Simren M, et al. Bowel disorders. Gastroenterology. 2016;150:1393-407.
10. Major G, Pritchard S, Murray K, Alappadan JP, Hoad CL, Marciani L, et al. Colon hypersensitivity to distension, rather than excessive gas production, produces carbohydrate-related symptoms in individuals with irritable bowel syndrome. Gastroenterology. 2017;152:124-33.
11. Phillips F, Muls ACG, Lalji A, Andreyev HJ. Are bile acid malabsorption and bile acid diarrhoea important causes of loose stool complicating cancer therapy? Colorectal Dis. 2015;17:730-4.
12. Riemsma R, Al M, Corro Ramos I, Deshpande SN, Armstrong N, Lee YC, et al. SeHCAT [tauroselcholic (selenium-75) acid] for the investigation of bile acid malabsorption and measurement of bile acid pool loss: a systematic review and cost-effectiveness analysis. Health Technol Assess. 2013;17:1-236.
13. Stotzer P-O, Abrahamsson H, Bajor A, Kilander A, Sadik R, Sjövall H, et al. Are the de nitions for chronic diarrhoea adequate? Evaluation of two

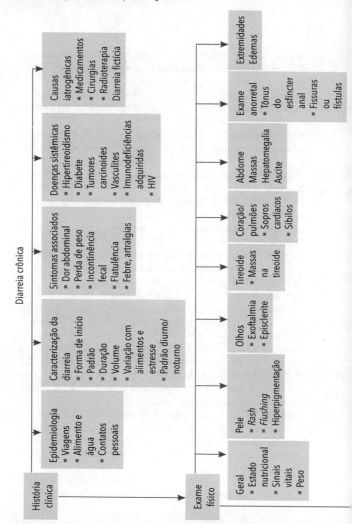

33 Diarreia crônica 637

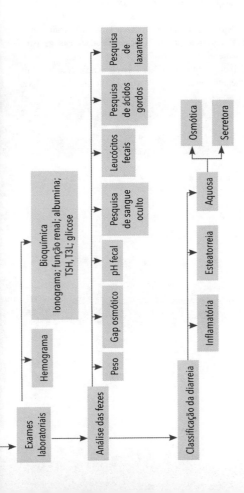

Figura 1 Algoritmo para investigação da diarreia crônica.

different de nitions in patients with chronic diarrhoea. United Eur Gastroenterol J. 2015;3:381-6.

14. Turner JM, Pattni SS, Appleby RN, Walters JR. A positive SeHCAT test results in fewer subsequent investigations in patients with chronic diarrhoea. Frontline Gastroenterol. 2017;8:279-83.

15. Whitehead WE, Palsson OS, Simrén M. Irritable bowel syndrome: what do the new Rome IV diagnostic guidelines mean for patient management? Expert Rev Gastroenterol Hepatol. 2017;11:281-3.

16. Zimmerman MJ, Bak A, Sutherland LR. Review article: treatment of Clostridium difficile infection. Aliment Pharmacol Ther. 1997;11:1003-12.

Síndrome do intestino irritável | 34

Carlos Fernando de Magalhães Francesconi
Maria Helena Itaqui Lopes

INTRODUÇÃO

Em maio de 2016, foi tornada pública a nova versão da obra *Distúrbios funcionais gastrointestinais* – Roma IV, na qual foram apresentados alguns novos conceitos com relação a esse grupo de enfermidades. O seu conceito original foi modificado ao se reconhecer que a palavra "funcional" gerava problemas de entendimento e compreensão que levavam, de certa maneira, a uma estigmatização dos pacientes. Ela foi substituída por "distúrbios resultantes das interações intestino-cérebro". Essa definição reconhece a relevância de uma combinação de variáveis como distúrbios da motilidade, hipersensibilidade visceral, alterações da função imune e da permeabilidade da mucosa, alterações da microbiota e do processamento do sistema nervoso central na sua patogênese.

DEFINIÇÕES

QUADRO 1 Definição de distúrbios funcionais intestinais

Distúrbios intestinais crônicos, caracterizados pelo predomínio de sintomas e sinais de dor abdominal, estufamento/empachamento, distensão abdominal e/ou alterações do padrão evacuatório (diarreia, constipação ou forma mista)

Presença por período superior a 6 meses, em atividade clínica nos últimos 3 meses

Frequência de sinais e/ou sintomas na média de, pelo menos, 1 dia/semana

Ausência de manifestações clínicas com anormalidades fisiopatológicas ou anatômicas óbvias, sinalizadas clinicamente como sinais de alarme (como massas abdominais, alterações relevantes no toque retal e na anuscopia, febre, emagrecimento involuntário e sinais de anemia); hematoquezia sem alterações proctológicas que a explique deve ser considerada, igualmente, como manifestação de alarme

A nova classificação dos distúrbios funcionais intestinais é apresentada no Quadro 2.

QUADRO 2 Classificação dos distúrbios funcionais intestinais (Roma IV)

C1. Síndrome do intestino irritável (SII)

C2. Constipação funcional

C3. Diarreia funcional

C4. Estufamento (*bloating**)/distensão funcional

C5. Distúrbios funcionais intestinais não específicos

C6. Constipação induzida por opioides

*A palavra *bloating* não tem tradução estabelecida para o português. Neste texto, serão utilizadas as alternativas estufamento, empachamento ou inchaço.

Uma nova entidade foi introduzida nesse grupo de enfermidades: constipação induzida por opioides. Isso se deve ao reconhecimento de uma manifestação clínica crescentemente observada, pelo aumento significativo de analgésicos opioides na prática clínica e pelo mecanismo fisiopatológico que envolve a ação desses produtos nos sistemas nervosos entérico e central (Quadro 3).

Quadro 3   Critérios* diagnósticos da síndrome do intestino irritável SII, segundo Roma IV

Presença de dor abdominal recorrente, na média de, pelo menos, 1 dia/semana nos últimos 3 meses, associada a dois ou mais dos seguintes critérios:
1. Relacionada à defecação
2. Associada à alteração da frequência das defecações
3. Associada à alteração na forma (aparência) das fezes

*Critérios preenchidos, pelo menos, por 3 meses, com início dos sintomas pelo menos 6 meses antes do diagnóstico.

FISIOPATOLOGIA DA SII

A SII é extraordinariamente complexa do ponto de vista fisiopatológico. Variáveis genéticas, ambientais e psicossociais podem ter um papel importante como desencadeantes de crises, bem como a maneira de o paciente expressar seus sintomas (Quadro 4).

QUADRO 4   Fatores fisiopatologicamente relacionados à síndrome do intestino irritável (SII)

1. Genética

2. Eventos de vida estressantes

3. Alterações motoras gastrointestinais

4. Hipersensibilidade visceral

5. Funções autonômicas e do eixo hipotálamo-hipófise

(continua)

SEÇÃO IX   Doenças funcionais do aparelho digestivo

QUADRO 4   Fatores fisiopatologicamente relacionados à síndrome do intestino irritável (SII) *(continuação)*

6. SII pós-infeccioso
7. Disfunção imune
8. Serotonina
9. Alteração da permeabilidade intestinal
10. Microbiota intestinal
11. Papel da dieta
12. Glúten

Os itens do Quadro 4 são justificados da seguinte forma:

- Genética: vários estudos mostram uma maior taxa de concordância de SII autorrelatada em gêmeos homozigóticos quando comparados com heterozigóticos.
- Eventos de vida estressantes: aqueles que ocorrem na infância ou na vida adulta podem estar associados ao desencadeamento dos sintomas ou de sua recrudescência. O estresse pode potencialmente interferir na permeabilidade intestinal, exacerbar a hipersensibilidade visceral, alterar a motilidade colônica ou a resposta do paciente a situações estressantes.
- Alterações motoras gastrointestinais: não existem alterações típicas de motilidade colônica em avaliações manométricas ou registros neurofisiológicos; no entanto, diarreia e constipação estão frequentemente associadas ao trânsito colônico acelerado ou mais lento, respectivamente.
- Hipersensibilidade visceral: hiperalgesia e hipervigilância (aumento da percepção do paciente com SII, que refere dor com a menor distensão colônica provocada por balões intraluminares) contribuem para esta variável.

- Funções autonômicas e do eixo hipotálamo-hipófise: desequilíbrio entre tônus simpático e parassimpático, com um aumento absoluto ou relativo do primeiro em relação ao segundo. Alterações da produção do hormônio liberador da corticotrofina detectadas nos pacientes com SII representam uma explicação neurobiológica integrada entre fatores fisiológicos e psicológicos relacionados ao estresse.
- SII pós-infeccioso: episódios de infecção intestinal representam um fator de risco de cerca de 15% para o desenvolvimento de SII.
- Disfunção imune: existem evidências contraditórias com relação à relevância dos mastócitos e diferentes citocinas como explicação fisiopatológica da síndrome.
- Serotonina: aproximadamente 95% da serotonina do corpo humano está localizada no tubo digestivo; 90% dessa serotonina está nas células enterocromoafins e 10% nos neurônios entéricos. Seu sistema de recaptação (*serotonin-selective reuptake transporter* [SERT]) expressa-se de maneira distinta em diferentes populações e pode se relacionar fisiopatologicamente com a SII.
- Permeabilidade intestinal alterada: alguns pacientes apresentam um aumento da permeabilidade intestinal potencialmente relacionável com um aumento da atividade imune intestinal.
- Microbiota intestinal: há evidência de que a microbiota intestinal pode interferir não só no fenótipo da doença como nas manifestações psicológicas dos pacientes.
- Papel da dieta: alguns pacientes se beneficiam com fatores dietéticos. A relevância real dessa variável ainda é contraditória. Os FODMAP (sigla para o inglês *fermentable oligosaccharides, disaccharides, monosaccharides and polyols*) parecem ser relevantes como gatilho de sintomas em alguns pacientes.
- Glúten: alguns pacientes são intolerantes ao glúten sem que sejam celíacos.

ABORDAGEM DIAGNÓSTICA

A SII deve ser considerada como diagnóstico de inclusão (Quadro 5).

QUADRO 5 Elementos clínicos que reforçam diagnóstico de inclusão de síndrome de intestino irritável (SII)

Jovens, com história clínica sem sinais de alarme
Presença de eventos psicossociais relevantes e coincidentes com os sintomas
Superposição de diferentes sintomas funcionais (p. ex., SII + dispepsia)
História longa e repetitiva dos mesmos sintomas ao longo do tempo, investigação negativa, sem repercussão no estado geral
Em qualquer idade: ausência de sinais de alarme

Os elementos necessários para o diagnóstico e o diagnóstico diferencial são apresentados nas Figuras 1 e 2.

É necessária prudência na realização e na utilização de testes laboratoriais que avaliem deficiência de lactase. Lembrar que frequentemente existe superposição dos dois diagnósticos (SII e intolerância à lactose [IL]). A definição do Instituto Nacional de Saúde dos Estados Unidos para IL consiste no aparecimento de sintomas gastrointestinais após a ingestão, de forma cega, de uma única dose de lactose, por um indivíduo portador de má absorção de lactose, que não são observados após a ingestão de um placebo indistinguível.

Com muita frequência, os pacientes referem que os sintomas estão relacionados à alimentação. Os alimentos que devem ser pesquisados são: lácteos, trigo, cafeína, frutas, vegetais, sucos, refrigerantes e goma de mascar. Permanece duvidosa a relação causal direta com a patogênese da SII.

34 Síndrome do intestino irritável 645

Reconhecer o *continuum* no qual existe uma grande variação dos sintomas que trazem os pacientes à consulta (dor abdominal + alteração do padrão evacuatório)

Diagnóstico positivo da SII e não de exclusão

Detectar fatores de exacerbação ("gatilhos"): gastrenterite prévia, cirurgias, intolerâncias alimentares, estresse crônico e episódio de diverticulite

Valorizar critérios diagnósticos e realizar exame físico

Buscar sinais de alarme: massas abdominais, alterações relevantes no toque retal e na anuscopia, febre, emagrecimento involuntário, hematoquezia sem alterações proctológicas e sinais de anemia

Investigação laboratorial mínima: hemograma, PCR ou calprotectina, EPF e coprocultura, se for justificado epidemiologicamente

Figura 1   Abordagem diagnóstica da síndrome de intestino irritável (SII).
EPF: exame parasitológico de fezes; PCR: proteína C-reativa.

Avaliar volume diário das fezes em caso de diarreia (limite máximo de 200 mL)

Avaliar se componente osmótico relacionado a ingestão de dissacarídeos é relevante

Em caso de diarreia significativa: doenças inflamatórias, colites microscópicas ou doença celíaca devem ser consideradas

Caso ocorra constipação rebelde a tratamento clínico: inércia colônica, doença celíaca e constipação obstrutiva (anismo)

Figura 2   Diagnóstico diferencial em quadros graves de síndrome de intestino irritável (SII).

SEÇÃO IX   Doenças funcionais do aparelho digestivo

No Quadro 6 são apresentadas as manifestações clínicas comumente associadas à SII.

QUADRO 6   Manifestações clínicas comumente associadas à síndrome de intestino irritável (SII)

Dispepsia
Enxaqueca
Fibromialgia
Dispareunia
Dismenorreia
Fadiga
Cistite intersticial
Prostatite intersticial
Diminuição da libido
Comorbidades psiquiátricas (ansiedade, depressão, estresse pós-trauma)

TRATAMENTO

O Quadro 7 apresenta os princípios gerais de tratamento para SII.

QUADRO 7   Princípios gerais no tratamento da síndrome de intestino irritável (SII)

Explicar a doença ao paciente
Apoiá-lo com relação à natureza benigna da doença
Explicar que cronicidade não implica desenvolvimento de qualquer fator de risco para doenças malignas

(continua)

34 Síndrome do intestino irritável 647

QUADRO 7 Princípios gerais no tratamento da síndrome de intestino irritável (SII) (*continuação*)

Educar a respeito da segurança e da utilidade dos métodos diagnósticos e das opções terapêuticas
Basear fisiopatologicamente o tratamento, considerando o tipo e a severidade dos sintomas

As alternativas farmacológicas para o tratamento da SII incluem agentes de ação periférica, de ação sistêmica e moduladores do microbioma e imunológicos, apresentados a seguir.

Ação periférica

- Diarreia: loperamida (dose baixa – 1 mg): como prevenção em situações de potencial risco para os pacientes ou após cada evacuação diarreica).
- Constipação:
  - Suplementação com fibras hidrossolúveis, nos casos menos graves.
  - Laxantes: osmóticos devem ser prescritos, mas infelizmente o único que foi objeto de estudos clínicos de boa qualidade foi o polietilenoglicol.
  - Amolecedores do bolo fecal e estimulantes.

Observação importante diz respeito ao fato de que os demais produtos disponíveis no Brasil não foram objeto de ensaios clínicos, portanto, não são recomendados pelo grupo de Roma, mas podem e devem ser utilizados na prática clínica. Suas dosagens e tempo de uso devem ser cuidadosamente avaliados pelos prescritores.

- Agentes sistêmicos:

- Agonistas 5-HT4: prucaloprida e tegaserode. Ação: aceleram o trânsito colônico. Dose: 1 ou 2 mg/dia e 6 ou 12 mg/dia, respectivamente.
- Antagonistas 5-HT3: ondansetrona. Dose de 4 a 12 mg/dia, dependendo da intensidade da diarreia.
- Analgésicos antiespasmódicos. Ação: relaxamento da musculatura lisa intestinal por meio de mecanismo anticolinérgico ou inibição em canais de cálcio. Vários representantes desse grupo de fármacos encontram-se disponíveis no Brasil (atropina, pinavério, octilônio, trimebutina).
- Neuromoduladores: antidepressivos tricíclicos (amitriptilina e desipramina) e inibidores seletivos da recaptação da serotonina. Ação: analgésica e anticolinérgica mais importante e, pelo fato de apresentarem constipação como evento colateral mais frequente, têm indicação preferencial na SII-D.
- Moduladores do microbioma e imunológicos:
  - Probióticos e prebióticos. Eficácia mais bem demonstrada com *Bifidobacterium infantis* 35624 e *Bifidobacterium lactis* DN-173 010.
  - Antibióticos: rifaximina. Antibiótico não absorvível, não disponível no Brasil; eficiente para SII-D e sintomas de empachamento.

A prescrição de exercícios pode beneficiar alguns pacientes com SII. Recomendações dietéticas incluem a restrição do uso exagerado de gorduras e lactose e a prescrição de fibras vegetais. Toda suplementação dietética não deve ser vista como uma panaceia para todos os sintomas. Dietas FODMAP e sem glúten podem ser úteis para alguns pacientes com formas mais graves de SII. A primeira não deve ser prescrita por mais de 60 dias, pelos profundos efeitos na microbiota intestinal cujo potencial clínico é ainda desconhecido. Não está esclarecido, até o momento, se o efeito dessas intervenções é decorrente da ação do glúten, de outras proteínas do trigo, de carboidratos de cadeia curta altamente fermentáveis ou relacionados a um efeito nocebo desses produtos.

Quanto à medicina alternativa/complementar, Roma IV engloba nesse grupo de intervenções terapias cognitivo-comportamentais, uso de ervas (fitoterapia; principalmente utilizada na China), hipnoterapia, psicoterapia psicodinâmica e terapia de relaxamento. Estas são alternativas pouco disponíveis no Brasil e exigem profissionais experientes e familiarizados com as diferentes técnicas. Para a hipnoterapia, existem protocolos específicos para SII e deve-se evitar o charlatanismo de pessoas não competentes.

CONCLUSÕES

Houve uma modificação importante de conceitos com relação à definição da SII, sua fisiopatologia e terapêutica. No entanto, permanecem inalterados os princípios de diagnóstico baseado em eventos clínicos e os aspectos gerais do seu tratamento, com a ênfase mantida na relação médico-paciente de qualidade, atendendo ao paciente nas suas dimensões biopsicossociais.

A ondansetrona aparece como um fármaco potencialmente útil na forma clínica da SII-D e como um agente farmacológico que diminui o tempo de trânsito colônico em pacientes com diarreia.

BIBLIOGRAFIA

1. Drossman DA (ed.). Functional gastrointestinal disorders: disorders of gut-brain interaction. ROME IV. 4 ed. Raleigh: Rome Foundation; 2016.
2. Garsed K, Chernova J, Hastings M, Lam C, Marciani L, Singh G, et al. A randomised trial of ondansetron for the treatment of irritable bowel syndrome with diarrhoea. Gut. 2014;63(10):1617-25.

3. Maxton DG, Morris J, Whorwell PJ. Selective 5-hydroxytryptamine antagonism: a role in irritable bowel syndrome and functional dyspepsia? Alim Pharmacol Ther. 1996;10(4):595-9.
4. Mearin F, Lacy BE, Chang L, Chey WD, Lembo AJ, Simren M, et al. Bowel disorders. Gastroenterology. 2016; pii: S0016-5085(16)00222-5.
5. National Institutes of Health. NIH Consensus Development Conference Statement on Lactose Intolerance and Health. Disponível em: https://consensus.nih.gov/2010/docs/LI_CDC_2010_Final%20Statement.pdf>. Acesso em: 18 mai 2018.

Seção X

Papel da microbiota intestinal na gastroenterologia

35 | Microbiota intestinal na gastroenterologia

Maria do Carmo Friche Passos

INTRODUÇÃO

A microbiota gastrointestinal humana consiste em um complexo ecossistema metabolicamente ativo constituído por centenas de milhares de microrganismos que colonizam o tubo digestivo. Essa microbiota estabelece uma relação dinâmica de benefícios mútuos com o organismo humano da qual resulta a manutenção da normalidade das funções imunológicas, metabólicas, motoras e a correta digestão e absorção de nutrientes. Uma microbiota saudável é capaz de funcionar como uma barreira, pois os microrganismos que recobrem toda a superfície do tubo digestivo competem com os patógenos por nutrientes e sítios de ligação e produzem substâncias inibidoras, impedindo a sua penetração na mucosa intestinal. Essa imensa população de microrganismos codifica 3 a 4 milhões de genes, ou aproximadamente 150 vezes mais do que o genoma humano. O genoma microbiano permite aos microbiotas realizar diversas atividades metabólicas que não são codificadas pelo genoma humano e que por isso parecem, de fato, benéficas ao hospedeiro.

A microbiota intestinal dos adultos é dominada por dois filos, Firmicutes e Bacteroidetes, que compreendem cerca de 90% de todas as espécies de bactérias no intestino. Os outros filos principais incluem Proteobacteria e Actinobacteria e um número menor de Fusobacteria e Verrucomicrobia. A composição e a função da microbiota intestinal podem ser influenciadas por inúmeros fatores, como hábitos de higiene, dieta, estilo de vida, inflamação crônica, estresse, medicamentos (antibióticos), entre outros.

Evidências recentes demonstram que uma alteração permanente da composição ou da função da microbiota (disbiose) pode modificar a motilidade e a permeabilidade intestinal, assim como a resposta imunológica (promovendo um estado pró-inflamatório). Todas essas alterações, sobretudo nas funções imunes e metabólicas do hospedeiro, podem originar ou favorecer o aparecimento de diversas doenças.

MICROBIOTA INTESTINAL E DOENÇAS GASTROENTEROLÓGICAS

Evidências científicas recentes demonstram que microbioma intestinal humano contribui não apenas para a manutenção da saúde gastrointestinal, mas também para o desenvolvimento de inúmeras doenças digestivas. A distribuição da microbiota intestinal varia de acordo com a sua localização no tubo digestivo. No estômago e no duodeno, por exemplo, em decorrência do suco gástrico ácido e das enzimas pancreáticas, a densidade bacteriana é bastante baixa. Ela vai gradativamente se elevando no intestino delgado distal, alcançando a maior concentração (10^{11} a 10^{13} bactérias/g) no cólon, com absoluta predominância de anaeróbios.

Atualmente, existem pesquisas envolvendo a microbiota em todas as áreas da gastroenterologia. Acredita-se que os microrganismos participem efetivamente da fisiopatologia de doenças esofágicas, gástricas, intestinais, hepáticas e pancreáticas. Neste capítulo, destaca-se a possível participação da microbiota intestinal na síndrome do intestino irritável (SII), nas doenças inflamatórias intestinais (DII), na doença celíaca, nas neoplasias e nas doenças metabólicas (esteatoepatite não alcoólica).

Síndrome do intestino irritável

Embora a etiopatogenia da SII não seja totalmente conhecida, diversas alterações fisiopatológicas são descritas, tratando-se provavelmente de um distúrbio multifatorial. Nos últimos anos, vários pesquisadores demonstraram uma evidente alteração da microbiota (disbiose) em parcela significativa de pacientes com SII.

Um dos mais fortes indícios da importância da microbiota e da inflamação de baixo grau na etiologia da SII é o aparecimento de sintomas crônicos compatíveis com a SII após um quadro de gastroenterite aguda. A SII pós-infecção (SII-PI) tem sido descrita após infecções bacterianas (*Shigella, Salmonella, Campylobacter* e *Yersinia)*, viróticas (rotavírus, adenovírus, calicivírus) e parasitárias (*Giardia lamblia, Blastocystis hominis*).

Dados epidemiológicos estimam que até 20% dos pacientes com quadro de gastroenterite aguda podem desenvolver sintomas compatíveis com a SII, e existem alguns fatores considerados de risco para o seu aparecimento, como sexo feminino, toxicidade do microrganismo, diarreia prolongada e presença de eventos estressantes durante o curso da infecção (ansiedade e depressão). Considera-se ainda que a gravidade do quadro inicial (baseando-se na necessidade de busca ao serviço de urgência e hospitalização) é o principal fator preditivo para o desenvolvimento de um quadro crônico compatível com a SII-PI.

A prevalência de supercrescimento bacteriano do intestino delgado é significativamente maior em pacientes com SII do que em controles saudáveis. Um estudo realizado por Pimentel et al. observou clara associação entre a presença de supercrescimento bacteriano e redução das células intersticiais de Cajal, o que poderia explicar o desenvolvimento da SII-PI.

Evidências na literatura sugerem que terapias capazes de modular a microbiota intestinal, como dieta, antibióticos, probióticos, prebióticos e até mesmo o transplante fecal, podem melhorar os pacientes com SII, reforçando o papel da disbiose na etiopatogenia da síndrome.

Oligossacarídeos, monossacarídeos e dissacarídeos fermentáveis e polióis (FODMAP) são carboidratos de cadeia curta pouco absorvidos no intestino delgado e utilizados no cólon como substrato da fermentação bacteriana. A fermentação pode causar aumento da produção de gases, determinando o aparecimento de sintomas típicos da síndrome. O efeito da dieta rica em FODMAP no desencadeamento dos sintomas da SII parece diretamente relacionado à composição da microbiota intestinal, sugerindo que sua manipulação pode constituir um caminho terapêutico eficaz no tratamento da SII. De fato, diversos estudos recentes evidenciam que a dieta pobre em FODMAP é eficaz e capaz aliviar os sintomas da SII, principalmente a flatulência e a diarreia.

Ensaios clínicos controlados compararam o efeito de antibióticos *vs.* placebo no tratamento de pacientes com SII, demonstrado melhora dos sintomas, especialmente da diarreia e da flatulência, no grupo que recebeu a droga ativa. Pimentel et al. demonstraram que um tratamento único com rifaximina durante 7 dias pode melhorar os sintomas da SII em 46 a 90% dos pacientes. Como esse medicamento ainda não está disponível no Brasil, utilizam-se, nesses casos, antibióticos tradicionais como quinolonas, metronidazol, amoxicilina ou tetraciclina.

Dois estudos descreveram melhora significativa da dor e da distensão abdominal com o emprego de probióticos contendo *Bifidobacterium infantis* 35624. Foi também observado que a suplementação com lactobacilos associa-se com diminuição de sintomas relacionados à produção de gases em pacientes com SII. Uma revisão sistemática que incluiu 19 trabalhos controlados e randomizados concluiu que os probióticos são superiores ao placebo no alívio dos sintomas da SII. Poucos trabalhos controlados mostraram a eficácia do transplante de fezes na SII, mas os resultados iniciais são bastante promissores.

Doenças inflamatórias intestinais

Nos últimos anos tem sido grande o interesse dos pesquisadores em avaliar uma possível participação da microbiota intestinal na complexa etiopatogenia das DII. Os estudos iniciais, baseados em culturas de material fecal, observaram diminuição significativa da biodiversidade da microbiota intestinal tanto em pacientes com doença de Crohn quanto com retocolite ulcerativa. Seguramente, apenas a alteração da diversidade não determina o aparecimento da doença inflamatória, sendo indispensável um genótipo suscetível, o que ocorre na presença de mutações específicas.

Algumas pesquisas comprovaram que a concentração de bactérias na mucosa colônica é substancialmente maior em pacientes com DII do que em voluntários saudáveis e essa concentração aumenta também de acordo com a gravidade da doença. Tem sido observada uma redução dos filos Bacteroidetes e Firmicutes e um aumento concomitante de proteobactérias e actinobactérias. Destaca-se ainda uma tendência para o excesso de organismos pró-inflamatórios com concomitante depleção de organismos com propriedades anti-inflamatórias, como o *Faecalibacterium prausnitzii*.

Foram descritas mutações do gene *NOD2* (proteína intracelular de oligomerização de nucleotídeos) que podem se associar ao aparecimento da doença de Crohn, e variações do gene receptor de interleucina (IL-23) são observadas tanto na doença de Crohn quanto na retocolite ulcerativa. Verificou-se que a disfunção de NOD2 causa a translocação de bactérias entéricas para a lâmina própria, com alteração da expressão de citocinas. Esses achados observados em animais de experimentação e em pacientes com DII sugerem que a microbiota intestinal, de fato, parece desempenhar importante papel na etiopatogenia da doença de Crohn e da retocolite ulcerativa.

Os probióticos parecem capazes de aliviar os sintomas de parcela de pacientes com DII. Alguns autores evidenciaram que cepas probióticas de VSL#3 (contendo diferentes tipos de lactobacilos, bifidobactérias e estreptococos) são capazes de induzir remissão clínica em um subgrupo de pacientes com retocolite ulcerativa. Esse probiótico também se mostrou eficaz na prevenção da pouchite. Da mesma forma, o probiótico *E. coli Nissle 1917* mostrou-se favorável na remissão da retocolite, parecendo ter efeitos equivalentes à utilização de mesalazina. Os estudos com probióticos na doença de Crohn apresentam resultados mais limitados. Novas cepas probióticas, teoricamente capazes de modular a microbiota intestinal, inibir a colonização e a aderência de bactérias patogênicas aos enterócitos e diminuir a síntese de citocinas pró-inflamatórias, são aguardadas e poderão, de fato, participar do arsenal terapêutico das DII. Ensaios clínicos iniciais demonstram que o transplante fecal é capaz de promover indução da remissão clínica em pacientes com doença de Crohn e retocolite ulcerativa, porém os resultados são ainda bastante limitados e controversos na literatura.

Doença celíaca

Além dos conhecidos mecanismos imunológicos e genéticos, acredita-se que fatores ambientais e a microbiota intestinal possam ter participação efetiva na fisiopatologia da doença celíaca. Trabalhos recentes evidenciam a presença de uma disbiose intestinal nesses pacientes (tanto no grupo não tratado quanto naqueles tratados com a dieta isenta de glúten), quando comparados a indivíduos saudáveis. De fato, alguns genes alterados na doença celíaca parecem ter papel importante na colonização bacteriana e na sua sensibilização. Por outro lado, a disbiose pode provocar a resposta anormal ao glúten (ou a outros fatores ambientais promotores da doença) em indivíduos geneticamente predispostos.

Foi observado que a dieta isenta de glúten favorece a diminuição de bactérias consideradas benéficas, como *Bifidobacterium* e *Lactobacillus*, e o aumento de bactérias Gram-negativas, como *E. coli* e Bacteroidetes. Para compreender se a disbiose intestinal é a causa ou a consequência da doença, são necessários estudos em crianças saudáveis de famílias com risco aumentado da doença. Essas investigações podem revelar quais genes e genótipos estão envolvidos, assim como identificar fatores microbianos capazes de influenciar o desenvolvimento da tolerância oral ao glúten. É possível que novos probióticos venham se mostrar de valia no tratamento e até mesmo na prevenção da doença celíaca.

Neoplasias gastrointestinais

Diversas espécies microbianas participam direta ou indiretamente na gênese de um número substancial de neoplasias malignas. Estima-se que pelo menos 15% de todos os casos de câncer estejam relacionados a agentes infecciosos. Microrganismos entéricos podem promover a carcinogênese por meio de diferentes mecanismos, como a indução de inflamação, o aumento da proliferação celular, a alteração da dinâmica das células-tronco e a produção de algumas substâncias como o butirato, capazes de afetar a integridade do DNA e a regulação imune.

Estudos em animais de experimentação e em humanos têm identificado espécies efetoras e/ou inter-relações entre os membros da comunidade microbiana do estômago e do cólon, o que aumenta o risco do desenvolvimento de lesões malignas nesses órgãos.

Os estudos clínicos envolvendo a participação da microbiota intestinal no desenvolvimento das neoplasias digestivas ainda são bastante limitados pelo pequeno número de pacientes incluídos e curto período de acompanhamento. É possível que as diversas estratégias de manipulação da microbiota e/ou a resposta imune do hospedeiro a esses microrganismos possam futuramente prevenir ou mesmo tratar determinados tipos de neoplasias gastrointestinais.

Câncer de esôfago

Embora existam poucas pesquisas sobre os efeitos da microbiota no desenvolvimento do câncer de esôfago, é possível considerar que alterações da microbiota gástrica possam contribuir para o aumento da incidência do adenocarcinoma de esôfago – particularmente aqueles que surgem próximo à junção gastroesofágica. Alguns trabalhos sugerem que a microbiota endógena do esôfago difere entre indivíduos com mucosa esofágica saudável e aqueles portadores de esôfago de Barrett. Vale dizer que os estudos nessa área ainda são embrionários, mas é possível que a diferenciação entre o microbioma esofágico e o gástrico venha se constituir em fator importante para as futuras investigações.

Câncer gástrico

O *Helicobacter pylori* inicia a cascata inflamatória que progride através da gastrite crônica para metaplasia intestinal, atrofia gástrica e câncer gástrico, sendo considerado um carcinógeno do tipo 1A pela OMS. Contudo, somente a minoria dos pacientes infectados desenvolve câncer, e a bactéria está ausente ou minimamente presente nas lesões neoplásicas. Estudos em animais de experimentação demonstram que as inter-relações entre o *H. pylori* e a microbiota gástrica não *H. pylori* representam um novo desafio ao

Câncer colorretal

Trabalhos recentes identificaram a microbiota intestinal e alguns fatores ambientais, como a dieta e o estilo de vida, como potenciais promotores do desenvolvimento do câncer colorretal (CCR). Não está claro se existem microrganismos específicos particularmente patogênicos (participando diretamente da carcinogênese) ou se o processo requer interações específicas entre os tecidos do hospedeiro e a microbiota colônica. Análises do microbioma fecal de pacientes com CCR têm demonstrado aumento das espécies de *Bacteroides*, diminuição de bactérias produtoras de butirato e aumento daquelas potencialmente patogênicas, como espécies de *Fusobacterium*. Foi observado que a microbiota presente na lesão neoplásica difere daquela encontrada na mucosa colônica circunvizinha (normal), com maior abundância de Coriobacteriaceae. É provável que as alterações da microbiota junto ao câncer estejam relacionadas com a disponibilidade de nutrientes e outras condições criadas pelas próprias células neoplásicas.

Estudos experimentais empregando cepas probióticas específicas têm evidenciado resultados encorajadores, sugerindo que esses produtos são capazes de inibir o CCR ao interferir no sistema imune e na apoptose, sendo capaz de modular as bactérias intestinais e seu metabolismo.

MICROBIOTA E DOENÇAS METABÓLICAS

A microbiota intestinal contribui diretamente para a metabolização de nutrientes e vitaminas essenciais para a viabilidade do hospedeiro, colaborando para a obtenção de energia a partir dos alimentos. Essa energia é adquirida especialmente por meio da fermentação de carboidratos não absorvíveis em uma reação que induz a produção de ácidos graxos de cadeia curta (AGCC), hidrogênio e dióxido de carbono. É também importante ressaltar que a microbiota intestinal tem participação direta no metabolismo dos ácidos biliares provenientes do colesterol da dieta. No intestino, os ácidos biliares primários ligam-se a receptores celulares, promovem a absorção das gorduras e vitaminas lipossolúveis e ligam-se a receptores celulares, como o TGR-5 que, ao serem ativados, desencadeiam diversos efeitos metabólicos protetores, como a resistência ao ganho de peso e ao desenvolvimento de esteatose hepática. O metabolismo anaeróbio das bactérias inclui também a fermentação proteolítica no cólon distal, originando derivados nitrogenados como aminas e amônia, alguns dos quais com efeitos carcinogênicos.

OBESIDADE E ESTEATOEPATITE NÃO ALCOÓLICA

A obesidade surge principalmente como consequência do consumo de alimentos altamente calóricos, carboidratos e gorduras saturadas, embora o simples aumento da ingestão calórica não seja suficiente para explicar a verdadeira epidemia atual de obesidade. Camundongos obesos possuem mais genes codificadores de enzimas que quebram polissacarídeos não digeríveis da dieta, além de terem mais produtos de fermentação (AGCC) e menor número de calorias em suas fezes, sugerindo que, nesses animais, a microbiota parece auxiliar extraindo calorias adicionais da dieta.

A microbiota intestinal participa também da digestão dos polissacarídeos, incrementando a quantidade de glicose no fígado e, portanto, a lipogênese. Tem sido descrita uma microbiota humana do "tipo obeso" associada à síndrome metabólica e ao excesso de peso, na qual se nota aumento da relação Firmicutes/Bacteroidetes. Foi demonstrado que camundongos geneticamente obesos têm 50% menos Bacteroidetes e mais Firmicutes que os animais magros. É também interessante a observação de que a administração de uma dieta de elevado teor calórico em animais de peso normal determina marcante redução de Bacteroidetes e incremento de Firmicutes. Pesquisas atuais sugerem que bifidobactérias e *Bacteroides* ssp parecem ser capazes de proteger contra o ganho de peso, surgindo a hipótese microbiana para a obesidade, o que pode determinar implicações terapêuticas muito importantes no futuro.

CONCLUSÃO

As alterações na composição e na função da microbiota gastrointestinal (disbiose) têm um impacto direto na saúde humana e parecem desempenhar um papel importante na etiopatogenia de várias doenças gastroenterológicas, sejam elas inflamatórias, metabólicas, funcionais ou neoplásicas.

Novas pesquisas sobre a inter-relação da microbiota intestinal com o hospedeiro serão essenciais para que se possam reconhecer as possíveis estratégias de como manipular de forma favorável os milhares de microrganismos que habitam o trato digestivo, promovendo a eubiose e combatendo as possíveis doenças associadas.

BIBLIOGRAFIA

1. Abreu MT, Peek RM Jr. Gastrointestinal malignancy and the microbiome. Gastroenterology. 2014;146:1534-46.
2. Akin H, Tözün NJ. Diet, microbiota, and colorectal cancer. Clin Gastroenterol. 2014;48:S67-9.
3. Amieva M, Peek RM Jr. Pathobiology of *Helicobacter pylori*-induced gastric cancer. Gastroenterology. 2016;150:64-78.

35 Microbiota intestinal na gastroenterologia   663

4. Bennet SM, Ohman L, Simren M. Gut microbiota as potential orchestrators of irritable bowel syndrome. Gut Liver. 2015;9:318-31.

5. Boursier J, Diehl AM. Nonalcoholic fatty liver disease and the gut microbiome. Clin Liver Dis. 2016;20:263-75.

6. Brahe LK, Astrup A, Larsen LH. Can we prevent obesity-related metabolic diseases by dietary modulation of the gut microbiota? Adv Nutr. 2016;7:90-101.

7. Cenit MC, Olivares M, Codoñer-Franch P, Sanz Y. Intestinal microbiota and celiac disease: cause, consequence or co-evolution? Nutrients. 2015;98:6900-23.

8. Gagnière J, Raisch J, Veziant J, Barnich N, Bonnet R, Buc E, et al. Gut microbiota imbalance and colorectal cancer. World J Gastroenterol. 2016;22:501-18.

9. Gkolfakis P, Dimitriadis G, Triantafyllou K. Gut microbiota and non-alcoholic fatty liver disease. Hepatobiliary Pancreat Dis Int. 2015;14:572-81.

10. Gorkiewicz G, Moschen A. Gut microbiome: a new player in gastrointestinal disease. Virchows Arch. 2018;472:159-72.

11. Goulet O. Potential role of the intestinal microbiota in programming health and disease. Nutr Rev. 2015;73:32-40.

12. Harris LA, Baffy N. Modulation of the gut microbiota: a focus on treatments for irritable bowel syndrome. Postgrad Med. 2017;129:872-88.

13. Iqbal S, Quigley EM. Progress in our understanding of the gut microbiome: implications for the clinician. Curr Gastroenterol Rep. 2016;18:49-57.

14. Koretz RL. Probiotics in gastroenterology: how pro is the evidence in adults? Am J Gastroenterol. 2018;113:1125-36.

15. Lacy BE, Mearin F, Chang L, Chey WD, Lembo AJ, Simrén M, et al. Bowel disorders. Gastroenterology. 2016;150:1393-407.

16. Lynch SV, Pedersen O. The human intestinal microbiome in health and disease. N Engl J Med. 2016;375:2369-79.

17. Lopez A, Hansmannel F, Kokten T, Bronowicki JP, Melhem H, Sokol H, et al. Microbiota in digestive cancers: our new partner? Carcinogenesis. 2017;38:1157-66.

18. McIlroy J, Ianiro G, Mukhopadhya I, Hansen R, Hold GL. Review article: the gut microbiome in inflammatory bowel disease-avenues for microbial management. Aliment Pharmacol Ther. 2018;47:26-42.

19. Menees S, Chey W. The gut microbiome and irritable bowel syndrome. F1000Res. 2018;7. pii: F1000 Faculty Rev-1029.

20. Meng C, Bai C, Brown TD, Hood LE, Tian Q. Human gut microbiota and gastrointestinal cancer. Genomics Proteomics Bioinformatics. 2018;16:33-49.

21. Nishida A, Inoue R, Inatomi O, Bamba S, Naito Y, Andoh A. Gut microbiota in the pathogenesis of inflammatory bowel disease. Clin J Gastroenterol. 2018;11:1-10.

22. Passos MDCF, Moraes-Filho JP. Intestinal microbiota in digestive diseases. Arq Gastroenterol. 2017;54:255-62.

23. Pimentel M. Review article: potential mechanisms of action of rifaximin in the management of irritable bowel syndrome with diarrhoea. Aliment Pharmacol Ther. 2016;43:37-49.

24. Qiao YQ, Cai CW, Ran ZH. Therapeutic modulation of the gut microbiota in IBD - More questions to be answered. J Dig Dis. 2016;17(12):800-10.

25. Simrén M, Barbara G, Flint HJ, Spiegel BM, Spiller RC, Vanner S, et al. Intestinal microbiota in functional bowel disorders: a Rome foundation report. Gut. 2013;62:159-76.

26. Zitvogel L, Galluzzi L, Viaud S, Vétizou M, Daillère R, Merad M, et al. Cancer and the gut microbiota: an unexpected link. Sci Transl Med. 2015;7:271ps1.

Seção XI

Nutrição em gastroenterologia

36 | Nutrição em gastroenterologia

Odery Ramos Jr.
Izaura Merola Faria

INTRODUÇÃO

Recentemente, têm ocorrido avanços importantes na terapia nutricional para o tratamento das doenças gastrointestinais. Assim, é imperativa a familiaridade com as intervenções nutricionais apropriadas para obter tanto o controle da desnutrição quanto evoluções clínicas finais favoráveis.

A frequente desnutrição de moderada a grave nos pacientes hospitalizados é uma realidade.

Gastroenterologistas clínicos em atividade são responsáveis por compreender a ciência da nutrição e por se manterem atualizados com a literatura contemporânea de referência.

Com base em recentes diretrizes da Sociedade Europeia de Nutrição Parenteral e Enteral (ESPEN), da Sociedade Americana de Nutrição Parenteral e Enteral (ASPEN) e da Sociedade Brasileira de Nutrição Parenteral e Enteral (BRASPEN), enfocam-se as tendências atuais da terapia nutricional para as principais doenças gastrointestinais, metodologicamente utilizando os graus de recomendação em conformidade com o sistema de pontuação do *Scottish Intercollegiate Guidelines Network* (SIGN) *grade*.

IMPLICAÇÕES CLÍNICAS

As necessidades nutricionais específicas variam de acordo com as diferentes doenças gastrointestinais. A nutrição parenteral (NP), quando indicada, pode fornecer adequada terapia nutricional, trazendo repouso temporário e recuperação intestinal. Infelizmente, é prudente destacar que sua utilização prolongada pode contribuir para a instalação de atrofia e deterioração funcional do intestino. Em efeito contrário, a nutrição enteral (NE) estimula a função intestinal e, por isso, deve ser iniciada o mais cedo possível, ainda na fase de recuperação do paciente.

As doenças gastrointestinais mais impactantes, que em geral culminam com hospitalização, são discutidas a seguir. Condensados dos graus de evidência A e B mais recentes, segundo critérios da ESPEN, estão compilados no Quadro 1.

QUADRO 1	Recomendações das revisões sistemáticas
Grau A de evidência	Suplementação de ômega 3 na fase de manutenção da RCU não indicada
	Dieta rica em fibra para fase de manutenção de DC não indicada
	Anemia por deficiência em ferro – deve ser tratada por via oral ou venosa
Grau B de evidência	Probióticos são ineficazes na DC
	Dieta elementar é ineficaz para induzir remissão em adultos com DC
	Probióticos são eficazes na indução de remissão da RCU
	Probióticos são efetivos na manutenção da RCU

DC: doença de Crohn; RCU: retocolite ulcerativa. Fonte: adaptado de ESPEN *guideline*, 2017.

UM OLHAR PARA A DESNUTRIÇÃO

A desnutrição aumenta o risco de complicações, reduz a efetividade do tratamento médico, prolonga o período de internação

668 SEÇÃO XI Nutrição em gastroenterologia

hospitalar e é causa determinante de um alto índice de mortalidade. A desnutrição pode ser primária ou secundária à doença preexistente e, por si só, impõe efeitos deletérios sobre a estrutura do trato gastrointestinal (TGI) (Quadro 2).

QUADRO 2 Efeitos da depleção de nutrientes específicos no intestino

Desnutrição proteico--calórica (especialmente o kwashiorkor)	Atrofia vilosa total ou subtotal e hipoplasia da cripta
Deficiência de ácido fólico	Atrofia vilosa total ou subtotal e hipoplasia da cripta; enterócitos macrocíticos e/ou megaloblásticos
Deficiência de vitamina B12	Atrofia vilosa total ou subtotal e hipoplasia da cripta; enterócitos macrocíticos e/ou megaloblásticos
Deficiência de vitamina E	Ceroidose do intestino delgado (isto é, "síndrome do intestino marrom")
Deficiência de vitamina A	Números reduzidos de células caliciformes intestinais

Fonte: adaptado de ESPEN *guideline*, 2017.

Pacientes desnutridos apresentam necessidades de energia que são 10 a 20% menores que o previsto inicialmente, principalmente por equações. Além disso, são os que desenvolvem maior risco de "síndrome de realimentação", consistente com uma variedade de problemas que ocorrem quando a nutrição é iniciada, como retenção de líquidos com edema acentuado e até mesmo insuficiência cardíaca congestiva.

Conforme o organismo do indivíduo se recupera, pode ocorrer o trânsito facilitado de microminerais para o compartimento intracelular, mediado pela insulina que é liberada em resposta à glicose administrada como parte da nutrição. É muito relevante monitorar e fornecer quantidades adequadas de fósforo, potássio e magnésio. Além disso, pode ocorrer intolerância à glicose e deficiência de tiamina. Portanto, o paciente desnutrido que inicia a terapia nutricional requer monitoramento clínico e laboratorial cuidadoso até a obtenção de níveis estáveis. Vitaminas, especialmente tiamina, devem ser administradas no início da repleção nutricional e continuadas por vários dias.

DOENÇAS GASTROINTESTINAIS

Possuem diferentes níveis de impacto negativo sobre a digestão, a absorção e o metabolismo dos nutrientes (Quadro 3).

QUADRO 3   Causas de má nutrição energético-proteica

Prejuízo da ingestão	Quantidade ou qualidade insuficiente Consumo prejudicado decorrente de doença sistêmica (p. ex., acidente vascular cerebral, infecções crônicas) Consumo prejudicado decorrente de doença gastrointestinal localizada (p. ex., doença esofágica benigna ou maligna, estenose)
Prejuízo da digestão e absorção	Defeito enzimático seletivo (p. ex., deficiência de enteropeptidase, deficiência de tripsinogênio) Defeito enzimático generalizado (p. ex., insuficiência exócrina pancreática) Assimilação do intestino delgado prejudicada (p. ex., doença celíaca)
Perda entérica excessiva	Doença da mucosa gástrica ou intestinal (p. ex., doença de Ménétrier, linfangiectasia intestinal) Doença extraintestinal com bloqueio linfático (p. ex., pericardite, linfoma)
Doença com múltiplas causas	Malignidade avançada Insuficiência renal crônica com uremia Outras doenças crônicas debilitantes

Fonte: adaptado de Waitzberg, 2013.

Doença inflamatória intestinal

A doença inflamatória intestinal (DII) representa um grupo de afecções intestinais inflamatórias crônicas idiopáticas. O termo engloba duas categorias nosológicas principais, que são a doença de Crohn (DC) e a colite ulcerativa (CU), caracterizadas por apresentarem traços clinicopatológicos que se superpõem, enquanto outros que diferem entre si claramente (Quadro 4).

QUADRO 4   Diagnóstico diferencial na doença inflamatória intestinal

	Doença de Crohn (DC)	Retocolite ulcerativa (RCU)
Segmento atingido	Qualquer parte do trato gastrointestinal – da boca ao ânus	Do reto ao cólon
Extensão	Segmentar – várias pequenas partes afetadas simultaneamente	Contínuo
Envolvimento da mucosa	Todas as camadas da mucosa	Mucosa e submucosa
Esteatorreia	Frequente	Ausente
Constrição e fístulas	Comum – suboclusões, obstruções, múltiplas cirurgias	Raro Sangramento retal frequente e diarreia com sangue
Progressão	Lenta	Remissões e recaídas
Malignização	Rara	Comum

A má nutrição na DII é multifatorial (Quadro 5). Estudos publicados não fornecem suporte ao conceito de que a recuperação do estado nutricional juntamente com o repouso intestinal melhore a taxa de remissão clínica em Crohn, nem evite a necessidade de colectomia na retocolite ulcerativa (RCU). A utilização de NP pré-operatória parece, em sentido científico da expressão, beneficiar apenas aqueles pacientes com desnutrição grave.

36 Nutrição em gastroenterologia   671

QUADRO 5   Má nutrição na doença inflamatória intestinal

Causa	Efeito
Redução da ingestão oral	Induzida por doença (p. ex., dor abdominal pós-prandial e diarreia, sitofobia, anorexia, náusea e vômito) Iatrogênica (p. ex., dietas restritivas, dietas "passageiras")
Má absorção	Superfície de absorção reduzida (p. ex., intestino delgado encurtado decorrente de ressecção prévia, segmentos doentes) Supercrescimento bacteriano (p. ex., associado a estenoses e contornos, estase) Deficiência de sais biliares após ressecção ileal (p. ex., formação de micelas e esteatorreia) Deficiência de lactose (p. ex., associada à doença do intestino delgado) Má absorção induzida por drogas
Aumento da perda de nutrientes	Enteropatia perdedora de proteínas Perdas de diarreia de eletrólitos, minerais e oligoelementos (p. ex., potássio ou zinco) Perda de sangue gastrointestinal (p. ex., perda de ferro)
Má absorção induzida por drogas	Colestiramina (p. ex., ácidos biliares; gordura; vitaminas lipossolúveis, incluindo vitaminas D e K) Sulfassalazina (p. ex., deficiência de folato associada à absorção reduzida e aumento da exigência relacionada à hemólise) Esteroides (p. ex., absorção e mobilização de cálcio)
Aumento das necessidades	Doença inflamatória crônica, febre, infecção superimposta

Fonte: adaptado de ASPEN *guidelines*.

Doença de Crohn

A doença de Crohn (DC) representa uma situação especial para a nutrição em decorrência de seu potencial evolutivo para complicações como estenoses, intestino curto e sepse (Quadro 6). Esses pacientes mostram-se, com frequência, hipermetabólicos e podem apresentar anorexia decorrente de náuseas e dores abdominais. Deficiências de magnésio, selênio, potássio e zinco são comuns na DII, em decorrência de perdas líquidas por diarreia e por trajetos fistulosos. A terapia dietética na DII sempre foi considerada importante, porém não é viável recomendar-se uma dieta específica. A restrição de lipídios pode ser importante em pacientes com doença ileal ou naqueles que foram submetidos a uma ressecção do íleo. O uso da NE é capaz de ser componente igualmente importante da terapia da DII em pacientes que não consigam se alimentar. Porquanto a NE não tenha sido demonstrada como superior à NP na indução de remissões na DII, é mais barata e se associa a menos complicações. A NE, por si só, igualmente não foi comprovada como superior à farmacoterapia no tratamento da doença de Crohn. De fato, em metanálises, a terapia com corticoides demonstrou ser mais efetiva que a NE. A taxa de remissão clínica foi de 80% com corticoides; 60% com dietoterapia; 65% com fórmulas poliméricas; 61% com fórmulas elementares. O uso da NP na DII deve se restringir aos pacientes que não tenham respondido à terapia clínica conservadora (NE e medicação), ou nos quais a NE não possa ser administrada.

QUADRO 6   Características do doente com Crohn

Geralmente hipermetabólicos
Anorexia possivelmente presente em decorrência de náusea e dor abdominal
Deficiências de magnésio, selênio, potássio e zinco comuns em decorrência de diarreia e fístula
Terapia dietética importante, mas nenhuma dieta específica pode ser recomendada
Restrição de gordura pode ser importante com doença ileal e história de ressecção ileal
TNE pode ser importante para quem não consegue comer
TNE não superior a TNP para induzir remissão, embora menos dispendiosa e menos complicações

(continua)

QUADRO 6 Características do doente com Crohn *(continuação)*

TNP restrita para pacientes que não respondam ao tratamento médico conservador (TNE e medicamentos), ou para pacientes em que a TNE não possa ser utilizada.

TNE: terapia nutricional enteral; TNP: terapia nutricional parenteral. Fonte: adaptado de ASPEN *guidelines*.

Na população pediátrica, existe claro papel para a NE. Esta modalidade nutricional proporciona crescimento linear em pacientes com retardo de crescimento.

Colite ulcerativa

Durante o aumento da atividade da doença, é apropriado diminuir a quantidade de fibra. Os produtos lácteos podem ser mantidos, a menos que sejam mal tolerados. Uma dieta pobre em resíduos pode diminuir a frequência das evacuações. Uma dieta rica em resíduos poder ser indicada nos casos de proctite ulcerativa (doença limitada ao reto, em que a constipação pode ser um problema mais importante do que a diarreia).

As DII podem ser causadas ou agravadas por alterações da flora intestinal. Ainda não existe evidência de que probióticos sejam eficazes em RCU ou DC. Há três estudos italianos sugerindo que o uso de VSL#3, que é uma combinação de oito probióticos, demonstra redução dos surtos de pouchite (após procedimento de bolsa ileoanal para RCU).

Pancreatite

A pancreatite oferece desafio único em nutrição. Em primeiro lugar, a infusão de nutrientes no duodeno estimula a secreção pancreática, teoricamente prejudicial em pacientes com

674 SEÇÃO XI Nutrição em gastroenterologia

inflamação no pâncreas. Em segundo lugar, os pacientes frequentemente têm vômitos e íleo paralítico como manifestações de sua condição. Por fim, o pâncreas secreta produtos exócrinos e endócrinos importantes na nutrição, nomeadamente enzimas pancreáticas e insulina.

Apesar dessas considerações, o método preferido de fornecer nutrição na pancreatite aguda é dieta enteral polimérica ou semielementar em nível de jejuno, contrariando crenças anteriores de que era necessário o repouso intestinal completo. A NE é mais segura do que a NP com menos complicações sépticas e há melhora da resposta inflamatória e melhora do escore APACHE II (*Acute Physiology and Chronic Health Evaluation*) (Quadro 7).

QUADRO 7   Pancreatite

Terapia nutricional é imperativa na pancreatite grave e pancreatite crônica recidivante
Nutrição enteral precoce reduz complicações e mortalidade melhor que a prática do "nada por via oral"
Nutrição parenteral está associada à sepse relacionada ao catéter e hiperglicemia
Enteral intrajejunal é segura e bem tolerada
Fórmula enteral polimérica, padrão, contendo gordura, pode ser usada
A alimentação gástrica tem sido usada com sucesso na pancreatite aguda grave, mas ainda é assunto sob investigação

Fonte: adaptado de ESPEN *guidelines*.

Ensaios clínicos prospectivos randomizados com NE demonstraram haver redução nas complicações globais dos pacientes, na duração da estada hospitalar e, por conseguinte, nos custos e contas hospitalares totais em comparação ao uso da NP. Alimentações gástricas também foram usadas com êxito em pacientes apresentando uma pancreatite aguda grave, mas ainda constituem tópico sob investigação. Em pancreatite, a NP pode ser eventualmente necessária se a alimentação enteral não for tolerada.

Síndrome do intestino curto

A síndrome do intestino curto (SIC) se caracteriza pela ressecção intestinal, resultando em menos de 150 cm de intestino delgado, com consequente má absorção. Em geral, decorre de eventos vasculares, ressecções maiores na doença de Crohn e traumas intestinais (Quadro 8).

QUADRO 8   Causas de síndrome do intestino curto

Causa	Incidência (%)
Doença de Crohn	33,3
Retocolite ulcerativa	21,1
Enterite por radiação	17,5
Trombose mesentérica	12,3
Outros	15,8

Fonte: adaptado de Parek, 2006.

O paciente habitualmente apresenta quadro inicial de perda de peso, diarreia, desidratação e fraqueza. Após uma ressecção extensa do intestino delgado, a reabilitação intestinal (objetivo da retomada da nutrição oral) do intestino delgado remanescente tem maior probabilidade de ser atingida com sucesso, se o cólon tiver sido preservado e a válvula ileocecal, mantida. O tratamento nutricional da síndrome do intestino curto depende da quantidade e da localização do intestino delgado removido (Figura 1). A ressecção de íleo e a ausência de válvula ileocecal (VIC) estão associadas à piora de prognóstico (Figura 2). A VIC evita refluxo colônico e a superproliferação bacteriana no intestino delgado com infecções recorrentes. A NP é geralmente necessária na SIC: com jejunostomia terminal em que restam menos de 100 cm de jejuno; e com cólon intacto e menos de 60 cm de jejuno; até que ocorra a adaptação intestinal. O tipo de dieta enteral ofertada na SIC dependerá da presença do cólon remanescente. A presença do cólon é bastante importante no resgate de carboidratos e reserva calórica, pois os carboidratos são metabolizados em ácidos graxos de cadeia curta e, por sua vez, estes são absorvidos e utilizados como fonte de energia, podendo resultar em uma recuperação endógena de até 1.000 kcal/dia (Figura 3). Para a adaptação intestinal, proteínas intactas são melhores que aminoácidos e carboidratos complexos são mais bem tolerados em decorrência da baixa osmolaridade e oferecem menor risco de diarreia. Em relação às gorduras, os ácidos graxos de cadeia média são superiores aos de cadeia longa. Em pacientes com cólon intacto, algumas complicações podem advir (Quadro 9). É considerável diminuir gordura e aumentar carboidratos complexos. A restrição de oxalato pode ser útil quando houver ausência de válvula ileocecal, para evitar nefropatia por oxalato (Quadro 10).

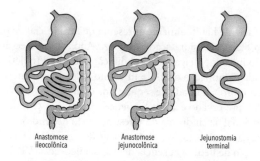

Figura 1   Tipos de ressecção intestinal na síndrome do intestino curto.

36 Nutrição em gastroenterologia 677

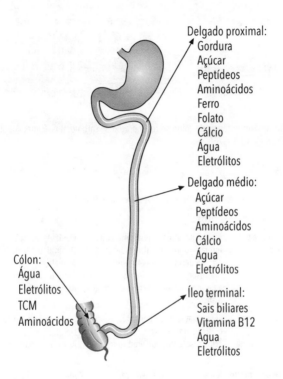

Figura 2 Sítios de absorção intestinal.
TCM: triglicerídeos de cadeia média.

Recuperação de carboidratos

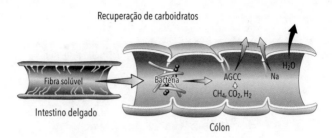

Figura 3 Importância do cólon na recuperação de carboidratos. Fonte: adaptada de Nordgaard, 1996.

QUADRO 9 Complicações relacionada à presença do cólon

Complicações	Causas	Considerar
Nefropatia por oxalato	Ácidos graxos de cadeia longa (TCL) formam sabões de cálcio, quelam o cálcio e deixam o oxalato livre. Má absorção de sais biliares aumenta a permeabilidade do cólon e aumenta a absorção de oxalato	Quelante de sal biliar Diminuir oferta de TCL na dieta Diminuir oferta de oxalato na dieta
Acidose lática	Fermentação de carboidratos, crescimento de bactérias anaeróbicas ácido resistentes que produzem D-lactato	Diminuir carboidratos simples Associar probióticos
Supercrescimento bacteriano em delgado	Ausência de válvula ileocecal Colonização do delgado por bactérias do cólon	Antibiótico profilático Diminuir carboidratos Pré e probióticos?
Diarreia secretora	Excesso de ácidos graxos de cadeia longa (TCL)	Diminuir TCL – aumentar TCM

TCL: triglicerídeos de cadeia longa; TCM: triglicerídeos de cadeia média. Fonte: adaptado de Parekh, 2006.

36 Nutrição em gastroenterologia 679

QUADRO 10 Dieta pobre em oxalatos (alvo 50-100 mg de oxalato/dia)

Evitar	Moderado	Permitidos
> 10 mg oxalato/porção	2-10 mg oxalato/porção	< 2 mg oxalato/porção
Achocolatado	Café coado	Chá de ervas
Bebidas de soja	Cerveja clara	Cidra de maçã
Café solúvel	Chá de amora negra	Colas
Cerveja preta	Chá de rosa mosqueta	Limonada
Chá preto	Iogurtes de leite	Maionese e óleos vegetais
Iogurtes e queijo de soja	Suco de cenoura	Néctar de damasco
Ovomaltine	Suco de uva, *cranberry*, laranja	Queijos, manteiga
	Suco de tomate	Soro de leite coalhado (*buttermilk*)
		Suco de cereja
		Suco de maçã
		Suco de toranja
		Vinagre de maçã
		Vinho
Manteiga de oleaginosas	Fígado	*Bacon*
Molhos de soja	Sardinhas	Carne de porco
Oleaginosas	Sementes de girassol	Carne magra
Tahine	Sementes de linhaça	Mariscos
		Peixes
Amaranto	Arroz negro	Arroz branco
Cereais e pães integrais	Aveia	Arroz selvagem
Trigo integral e gérmen de trigo	Milho e fubá	Cevada
Trigo mourisco	Trigo branco	Macarrão branco com ovos

(continua)

680 SEÇÃO XI Nutrição em gastroenterologia

QUADRO 10 Dieta pobre em oxalatos (alvo 50-100 mg de oxalato/dia) *(continuação)*

Evitar	Moderado	Permitidos
Amora	Abacaxi	Abacates
Carambola	Ameixa	Ameixas amarelas
Casca de laranja e lima	Ameixa preta	Banana
Figos	*Cranberry*	Cerejas
Groselhas	Coco	Lichia
Kiwi	Damasco	Limão
Mirtilo	Laranja	Mamão papaya
Morangos	Maçã	Manga
Ruibarbo	Morangos	Maracujá
Sabugueiro	Pera	Melão
Uvas	Pêssego	Mirtilo
		Nectarinas
		Peras em conserva
		Pêssego em calda
		Toranja
		Uvas
Abobrinha	Agrião	Açúcar
Aipo	Alcachofras	Baunilha
Alho poró	Alface	Canela
Azeitonas	Aspargos	Cebolinha
Batatas em geral	Brócolis	Cogumelos
Berinjela	Cebolas	Couve-flor
Beterraba	Cenoura enlatada	Endívia
Cenoura	Couve-de-bruxelas	Ervilhas
Chicória	Ervilhas enlatadas	Ketchup
Couve e couve kale	Funcho	Manjericão
Dente de leão	Gengibre	Mostarda
Escarola	Milho	Noz moscada
Espinafre	Tomate	Orégano
Leguminosa (feijões, lentilhas, grão de bico)	Tomilho	Pepino
Pimenta		Rabanetes
Quiabo		Repolho
Salsinha		Xarope de bordo e xarope de milho

Fonte: adaptado de University of Pittsburgh Medical Center (UPMC).

Inibidores da bomba de prótons são usados inicialmente para reduzir a hipersecreção gástrica e drogas anticolinérgicas são utilizadas para tornar mais lento o trânsito intestinal. A NP satisfaz as necessidades nutricionais enquanto medidas são tomadas para promover a adaptação e a reabilitação intestinal. Alimentações orais são iniciadas gradativamente e o volume da NP é reduzido à proporção que as alimentações orais forem toleradas. Se o paciente tiver sido submetido a uma ressecção parcial do íleo e tiver o cólon intacto, pode-se recorrer à colestiramina para refrear a diarreia induzida pelos sais biliares. A vitamina B_{12} deve ser administrada uma vez por mês. Em pacientes com ressecções significativas do intestino delgado (80 a 100 cm remanescentes), deve-se tentar um período de uso de formulação enteral à base de pequenos peptídeos, com baixo teor lipídico, para diminuir a quantidade da NP necessária ao paciente. Posteriormente, pode-se passar para uma formulação enteral polimérica. Pacientes com menos de 80 cm de intestino delgado remanescente e sem nenhum segmento de cólon passam a ser, com frequência, dependentes da NP. O uso da somatostatina para reduzir as secreções e retardar o tempo de trânsito do intestino ainda suscita controvérsia. Deve ser iniciada a terapia anticolinérgica. Os pacientes podem necessitar de doses mais altas do que as que são recomendadas habitualmente, porque a absorção de medicações orais se encontra em fase limitada.

Antidiarreicos são úteis para desacelerar o trânsito gastrointestinal, promovendo assim melhor absorção de nutrientes. Fatores tróficos, incluindo hormônio do crescimento e *glucagon-like peptide*-2 (GLP-2), foram aprovados pelo Food and Drug Administration (FDA) em pacientes com síndrome do intestino curto (Quadro 11).

Um fluxograma de cuidados tem sido proposto por diversos autores. Aqui foi reproduzido o sugerido por Laura Matarese (Figura 4).

682 SEÇÃO XI Nutrição em gastroenterologia

QUADRO 11   Síndrome do intestino curto (SIC)

Causas mais comuns	Doença de Crohn, trauma intestinal e infarto
O manejo nutricional da SIC	Depende da quantidade e localização do intestino delgado removido Ressecção do íleo – fator de mau prognóstico
Melhor reabilitação se houver	Preservação da válvula ileocecal (VIC) e cólon
Opção terapêutica	**Finalidade**
Nutrição parenteral ▪ Jejunostomia terminal < 100 cm jejuno restante ▪ Cólon intacto < 60 cm jejuno restante	Para atender as necessidades nutricionais, é usada na fase inicial e nas demais fases, na dependência da adaptação e intestino remanescente
Inibidores da bomba de prótons	Para reduzir a hipersecreção gástrica
Anticolinérgicos	Para retardar o trânsito intestinal
Colestiramina	Para controlar a diarreia induzida pelo sal biliar com ressecção parcial do íleo e cólon preservado
Vitamina B12 (1.000 mg)	Administrada mensalmente IM: na ressecção > 20 cm de íleo distal, com ou sem VIC
Amoxaclavulanato e/ou metronidazol	Ciclos mensais: na ausência de VIC
105-150 cm restantes	Iniciar alimentação oral, enquanto diminui a parenteral
80-100 cm restantes	Fórmula enteral. Polimérica (melhor) ou hidrolisada, com modificação no teor de gorduras, na dependência das necessidades energéticas e perdas
< 80 cm restante e ausência de cólon	Dependência de nutrição parenteral Risco de doença hepática associada a insuficiência intestinal Comer pequenas porções ao longo do dia

(continua)

QUADRO 11   Síndrome do intestino curto (SIC) *(continuação)*

Controversos	
Somatostatina	Reduzir as secreções intestinais e o trânsito
GH + glutamina	Para causar hipertrofia da mucosa do intestino delgado e melhorar a absorção
Análogo GLP-2 (Tedoglutide®)	Estimulador da mucosa do intestino delgado para melhorar a absorção e diminuir dependência da nutrição parenteral Aprovado pelo FDA em 2012
Análogo de longa duração GLP-2 (Glepaglutide®)	Em estudo fase 2 – aprovada pelo FDA como droga órfã em 2017

FDA: Food and Drug Administration; IM: intramuscular. Fonte: adaptado de ASPEN guidelines.

O transplante intestinal é uma opção terapêutica entre pacientes com SIC, que apresentem dependência de NP, perda de acesso venoso frequente e/ou infecções recorrentes relacionadas ao catéter.

Doença hepática

As deficiências nutricionais são comuns em pacientes portadores de doenças hepáticas, principalmente em consequência de uma ingestão dietética diminuída, mas também em decorrência do metabolismo alterado, da redução do armazenamento de nutrientes e das maiores necessidades de nutrientes. Ingestão diminuída de nutrientes é secundária à anorexia e às náuseas, sendo mais comum em pacientes com cirrose. A produção reduzida de sais biliares acarreta uma intolerância a alimentos ricos em lipídios e a ocorrência da má absorção de vitaminas lipossolúveis. Além disso, a hipoalbuminemia ocasiona edema da mucosa do intestino delgado, comprometendo ainda mais a absorção de nutrientes. Há a depleção da massa muscular secundariamente a uma carência de reservas ade-

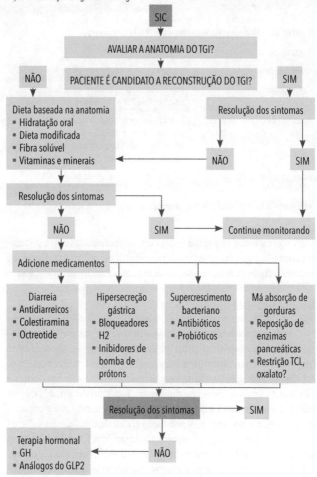

Figura 4 Fluxograma de cuidados na síndrome do intestino curto (SIC).
Fonte: adaptada de Matarese, 2012.

quadas de glicose e a uma dependência das reservas de proteínas para fins calóricos. As concentrações séricas normais de aminoácidos se alteram, com elevação dos aminoácidos aromáticos (tirosina, fenilalanina e metionina) e diminuição dos aminoácidos de cadeia ramificada (valina, leucina e isoleucina). Os aminoácidos aromáticos são normalmente removidos pelo fígado. Postulou-se que a elevação dos aminoácidos aromáticos precipita uma encefalopatia hepática, porque agem como falsos neurotransmissores. Além disso, os aminoácidos de cadeia ramificada são usados preferencialmente como fonte de proteínas na insuficiência hepática, em razão de eles requererem um mínimo de metabolismo hepático. Há uma tendência geral a limitar a ingestão de proteínas em pacientes portadores de cirrose, para evitar a encefalopatia hepática. Todavia, esses pacientes têm demanda superior de proteínas e limitar, ainda mais, sua ingestão de proteínas só acarretará a aceleração da desnutrição proteico-calórica. É preferível alimentar os pacientes de acordo com suas necessidades de proteínas e tratar a encefalopatia com medicações quando se manifestar. O suporte nutricional prévio a um transplante de fígado foi demonstrado como promotor da melhora da evolução final dos pacientes, especialmente naqueles que estavam significativamente desnutridos antes do procedimento.

Doença diverticular

Os pacientes portadores de doença diverticular recebem com frequência informações nutricionais incorretas. Eles são aconselhados a evitar nozes ou alimentos que contenham sementes por causa do temor de que pequenas partículas duras possam se alojar em divertículos e precipitar uma diverticulite. Não há dados clínicos em apoio a esse conceito e a maior parte dos dados sugere que uma dieta rica em fibras reduzirá a ocorrência da doença diverticular sintomática. A ingestão de fibras deve ser de ao menos

25 g/dia e provida de fibras insolúveis, como aquelas contidas no farelo de trigo, em bolos de farelo e em cereais à base de fibras.

Doença celíaca

A lesão da mucosa do intestino delgado e a má absorção decorrente da doença celíaca ocorrem quando um paciente suscetível ingere alimentos contendo glúten como trigo, cevada, centeio ou possivelmente aveia. Os pacientes, especialmente os mais jovens, apresentam inicialmente os sinais clássicos de má absorção, incluindo diarreia, cólicas e perda de peso acentuada e, com frequência, deficiências de ácido fólico, de ferro e de vitaminas lipossolúveis. O tratamento básico é uma dieta isenta de glúten. O amido de trigo desprovido de gliadina constitui a base da maior parte dos pães numa dieta isenta de glúten. Milho e arroz são permitidos. Muitos pacientes melhoram com o controle da dieta. A maioria esmagadora dos produtos para NE disponíveis no mercado, caso sejam necessários, é desprovida de glúten.

Fístulas digestivas

As estratégias específicas para administrar terapia nutricional para pacientes com fístulas gastrointestinais baseiam-se nas perdas de líquidos, para contribuir com a diminuição da secreção pela fístula e manter a integridade intestinal. Estes objetivos podem ser atingidos utilizando a NP. Uma vez que a drenagem da fístula tenha diminuído, inicia-se a NE. Esse tipo de nutrição mantém a integridade intestinal e pode conter as complicações infecciosas. A continuação da NE dependerá do controle do débito da fístula. Como regra geral, pode-se usar NE para nutrir pacientes com fístulas de baixo débito, principalmente com fórmulas hidrolisadas, com baixos resíduos. Nos pacientes com fístulas de alto débito, acima de 500 mL em 24 horas, utiliza-se especialmente a NP. Em fístulas localizadas no estômago, duodeno e pâncreas, recomenda-se a NP a não ser que se consiga administrar NE em um local mais distal ao da fístula. Em uma revisão sobre o uso de nutrição em fístulas digestivas, Dudrick et al. destacam uma redução significativa na mortalidade dos pacientes com fístulas gastrointestinais que receberam terapia nutricional.

UM OLHAR PARA A OBESIDADE

A obesidade é uma doença que teve um aumento explosivo em décadas recentes, afetando simultaneamente muitos indivíduos numa comunidade, sem relação associativa com idade, sexo ou origem étnica. Atualmente, os gastroenterologistas se encontram na linha de frente juntamente com outros especialistas na tentativa de combater a obesidade e as complicações a ela associadas, incluindo a avaliação dos pacientes quanto ao risco, a identificação daqueles que podem vir a se beneficiar da terapia para perda de peso e a determinação da intervenção apropriada para a perda de peso, incluindo o tratamento das complicações associadas à terapia.

A avaliação de pacientes com obesidade geralmente leva em consideração o índice de massa corpórea (IMC), a circunferência da cintura e as comorbidades. É considerado obeso um paciente que tenha IMC acima de 30 kg/m^2. Controle da dieta, exercícios e terapia do comportamento devem ser oferecidos a pacientes que estejam acima do peso normal (IMC de 25 a 30 kg/m^2) e apresentem comorbidades. O tratamento clínico deve ser também oferecido a pacientes com IMC acima de 35 kg/m^2. A terapia cirúrgica é recomendada para pacientes com IMC acima de 35 kg/m^2 que apresentem comorbidades significativas e que não respondam ao tratamento clínico e à farmacoterapia. A pacientes com IMC acima de 40 kg/m^2, devem ser oferecidos tratamento clínico, farmacoterapia e cirurgia.

O tratamento cirúrgico da obesidade envolve um *bypass* gástrico Roux-en-Y, uma gastroplastia em faixa vertical ou bandagens gástricas. Em geral a maior parte do peso é perdida no primeiro ano. A cirurgia de *bypass* gástrico tem razoável resultado em 5 anos em termos de manutenção da perda de peso, porém há uma mortalidade associada (0,5 a 2%) e complicações vinculadas à terapia cirúrgica, algumas das quais são bastante significativas.

FODMAP

O consumo de alimentos com baixo conteúdo de FODMAP (*fermentable oligo, di, mono-saccharides and polyols*) (Quadro 12) parece ser eficaz para o tratamento de alguns pacientes com síndrome do intestino irritável (SII). FODMAP provavelmente induzem sintomas em pacientes com SII por causa da hipersensibilidade visceral, com distensão luminal (Figura 5). O processo de implementar uma dieta de baixo FODMAP possui diversas fases e deve ser feito preferencialmente com o auxílio de nutricionista (Figura 6). Ainda mais pesquisas são necessárias para determinar exatamente quais pacientes se beneficiam deste estilo alimentar.

QUADRO 12   Alimentos a evitar e substitutos em FODMAP

FODMAP	Elevados	Substitutos
Frutose	Frutas: maçã, pêssego, manga, pera, fruta enlatada em calda, melancia Adoçantes: frutose, xarope de milho rico em frutose Grande concentração de frutose: polpa de fruta, frutas secas, suco de frutas	Frutas: banana, mirtilo, melão, carambola, uva, grapefruit, melão, kiwi, limão, laranja, maracujá, mamão, framboesa, morango Substitutos do mel: xarope de bordo Adoçantes: quaisquer adoçantes exceto polióis

(continua)

36 Nutrição em gastroenterologia **689**

QUADRO 12 Alimentos a evitar e substitutos em FODMAP (continuação)

FODMAP	Elevados	Substitutos
Lactose	Leite: de vaca, de cabra e de ovelha Iogurtes Queijos: macios e frescos	Leite: sem lactose, de arroz, Substitutos de sorvete: gelato, sorbet Iogurtes: sem lactose Queijos: curados
Oligossacarídeos (fructanas, galactanas)	Legumes: alcachofra, aspargos, beterraba, brócolis, couve-de-bruxelas, repolho, erva-doce, alho, alho-poró, quiabo, cebola, ervilha, chalota Cereais: cereais de centeio e trigo quando consumidos em grandes quantidades (p. ex., biscoito, pão, cuscuz, biscoito, macarrão) Legumes: feijão cozido, grão de bico, lentilha, feijão vermelho Frutas: pinha, caqui, rambutan, melancia, pêssego branco	Legumes: broto de bambu, capsicum, cenoura, aipo, cebolinha, *choko*, *choy sum*, milho, berinjela, feijão verde, alface, nabo, abóbora, beterraba, cebolinha substitutos de alho: óleo de alho Cereais: pão sem glúten e espelta/ cereais sem glúten Fruta: tomate
Polióis	Frutas: maçã, damasco, abacate, cereja, lichia, pera, nectarina, pêssego, ameixa, melancia Legumes: couve-flor, cogumelo, ervilha Edulcorantes: isomalte, maltitol, manitol, sorbitol, xilitol e outros adoçantes terminando em "ol"	Frutas: banana, mirtilo, melão, carambola, uva, grapefruit, melão, kiwi, limão, laranja, maracujá, mamão, framboesa Edulcorantes: glicose, açúcar (sacarose), outros adoçantes artificiais que não terminem em "ol"

FODMAP: *fermentable oligo, di, mono-saccharides and polyols*. Fonte: adaptado de www.gesa.org.au.

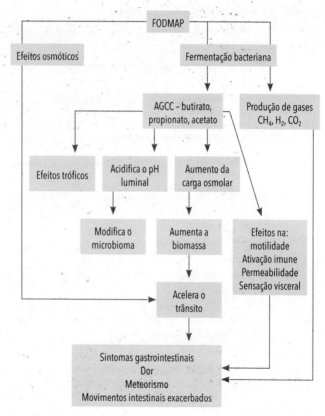

Figura 5   Mecanismo causador de sintomas gastrointestinais por FODMAP (*fermentable oligo, di, mono-saccharides and polyols*).
Fonte: adaptada de Spencer, 2014.

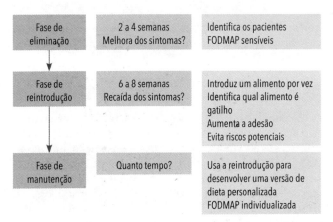

Figura 6   Fases da Dieta FODMAP (*fermentable oligo, di, mono-saccharides and polyols*). Fonte: adaptada de Varney J, 2017.

DIETAS COM RESTRIÇÃO DE LACTOSE

Estas dietas visam a evitar o aumento do volume abdominal, a flatulência, a diarreia e as cólicas que se associam à ingestão de laticínios. As dietas são utilizadas em pacientes que apresentam intolerância à lactose e evitam alimentos contendo leite *in natura* e derivados (queijos, iogurtes, por exemplo), além de outros preparados contendo lactose como: pães, doces, frios, molhos para salada, embutidos, margarinas, maioneses, substitutos de açúcar, misturas líquidas instantâneas e molhos ou caldos de carne comerciais.

FÓRMULAS ENTERAIS

Estão disponíveis em diversas apresentações, em pó, fórmulas líquidas prontas para uso, com ou sem fibras, com ou sem sa-

SEÇÃO XI Nutrição em gastroenterologia

bor, sem lactose e glúten, em diversas densidades calóricas. A classificação global se dá em geral pela apresentação do macronutriente proteico.

Poliméricas-padrão

São formulações cujo macronutriente proteico está intacto e não pré-digerido, desprovidas de lactose e de glúten. São as formulações básicas destinadas ao uso por um período prolongado. As formulações-padrão contêm de 15 a 20% de calorias de proteínas, 45 a 60% de calorias de carboidratos e 30 a 40% de calorias de lipídios. Em geral, essas formulações fornecem 1 kcal/mL, mas podem ser concentradas a 1,5 a 2 kcal/mL. Muitas formulações enterais de 1 cal/mL têm 80 a 85% de água livre.

Pré-digeridas

Destinam-se a pacientes com capacidade digestiva limitada.

- Hidrolisadas: formulações cujo macronutriente proteico encontra-se pré-digerido em peptídeos menores, também designadas como semielementares. São consideradas extensivamente hidrolisadas quando contêm apenas di e tripeptídeos em sua composição.
- Elementares: formulações cujo macronutriente proteico é composto apenas de aminoácidos livres.

Fórmulas imunomoduladoras

São formulações poliméricas com quantidades adicionais de aminoácidos como arginina e glutamina, ácidos graxos ômega-3 e nucleotídeos, substâncias demonstradas como importantes para a modulação imune. As formulações de estimulação imune podem ser úteis em pacientes que:

- Estejam prestes a se submeter a uma cirurgia gastrointestinal eletiva.
- Tenham sofrido traumatismos penetrantes e não penetrantes ao tronco.
- Tenham uma previsão de necessidade prolongada de um aparelho de ventilação mecânica.
- Estejam prestes a ser submetidos a uma cirurgia da cabeça e do pescoço.
- Apresentem grandes queimaduras.
- Estejam em estado crítico.

Quando indicadas, sua administração deve ser iniciada preferencialmente 5 a 7 dias antes de uma cirurgia eletiva.

CONSENSOS E DESAFIOS DA TERAPIA NUTRICIONAL

- Reconhecer o impacto das doenças gastrointestinais sobre a digestão, absorção e metabolismo dos nutrientes.
- A terapia nutricional, enteral ou parenteral, é fundamental para os pacientes com doenças gastrointestinais que estejam desnutridos ou sob risco de desnutrição.
- Os pacientes com pancreatite aguda ou crônica beneficiam-se da terapia nutricional.
- No tratamento da gastrite por estresse, a alimentação enteral contribui para reduzir a hemorragia e parece melhorar a barreira protetora da mucosa.
- No tratamento das fístulas gastrointestinais, a NE pode manter a integridade intestinal e reduzir a incidência de complicações infecciosas.

- Em pacientes com DII, a NE melhora a espessura da mucosa, estimula os hormônios tróficos intestinais e a produção de IgA secretora, assim como promove a função imune. Os resultados clínicos da NE e/ou NP são diferentes na doença de Crohn e na colite ulcerativa.
- Nos pacientes em fase de recuperação após ressecção do intestino delgado, a NE estimula a adaptação intestinal.
- A NP deve ser limitada a situações específicas nas quais não seja possível oferecer a NE.

TERAPIA NUTRICIONAL – MENSAGENS-CHAVE

- Quando iniciar a terapia nutricional enteral (TNE) ou parenteral (TNP) depende do risco nutricional, do estado nutricional e da gravidade da doença.
- A TNE deve ser o método de escolha, sempre que o TGI estiver em condições de uso.
- Terapia nutricional através de sonda enteral deve ser indicada quando o TGI estiver íntegro mas a ingesta oral não atingir pelo menos 60% das necessidades calóricas diárias. A retirada da sonda enteral pode ser recomendada quando houver uma aceitação via oral de pelo menos 60% da terapia nutricional diária programada.
- As sondas de gastrostomia endoscópica percutânea são indicadas em pacientes que não vão ser capazes de consumir uma nutrição suficiente por mais de um mês, apesar de um trato gastrointestinal em funcionamento.
- A terapia nutricional (TNE ou TNP) deve fornecer aproximadamente 25-30 kcal/kg/dia ("regra de bolso"). Máximo 35 kcal/kg/dia.

36 Nutrição em gastroenterologia 695

- A meta nutricional deve ser alcançada em 72 horas; na prática se inicia com velocidade de infusão de 25 mL/h e vai progredindo conforme tolerância a cada 12 ou 24 horas.
- Em pacientes recebendo dieta enteral por via sonda em posição gástrica, deve ser verificado o resíduo gástrico regularmente e a intolerância alimentar deve ser monitorada em todos os casos. Qualquer resíduo gástrico acima de 400 mL deve ser acompanhado com atenção. Resíduos gástricos repetidamente acima de 400 mL requerem a suspensão da alimentação por sonda.
- Pacientes críticos, malnutridos e gestantes podem necessitar de 1,5 g/kg/dia de proteína.
- A probabilidade de que vá ocorrer uma síndrome de realimentação pode ser evitada simplesmente abordando-se a reposição nutricional de forma gradativa nos primeiros dias da terapia nutricional e efetuando-se um monitoramento cuidadoso quanto a complicações potenciais, com intervenções quando indicado.
- Pacientes com perda de íleo terminal devem receber atenção para reposição de vitamina B12 via intramuscular com periodicidade mensal e não trimestral, por tempo indeterminado.
- A deficiência de ferro nos pacientes com DII deve ser avaliada e reposta por via oral ou endovenosa (nos pacientes com doença ativa, que não tolerem a via oral e com Hb < 10 mg/dL).
- Probióticos VSL#3 devem ser considerados prevenção primária e secundária em pacientes com RCU que foram submetidos a colectomia e anastomose ileoanal; mas não para DC.
- Ômega 3 não deve ser utilizado para manutenção de remissão em DII.
- NE exclusiva é efetiva e recomendada como primeira opção para induzir remissão da DC em crianças e adolescentes.
- NP deve ser mantida naqueles pacientes que não conseguem obter pelo menos 60% de suas necessidades pela via enteral.

696 SEÇÃO XI Nutrição em gastroenterologia

- Parenteral perioperatória pode ser utilizada como suplementar no paciente com DII.
- Adaptação intestinal a grandes ressecções (SIC) ocorre nos primeiros 2 anos e os nutrientes por via enteral são importantes, sendo mais efetivos os carboidratos complexos e as proteínas intactas, tendo-se restrições a gorduras de cadeia longa.

BIBLIOGRAFIA

1. Brodribb AJM. Treatment of symptomatic diverticular disease with a high-fibre diet. Lancet. 1977;1:664.
2. Dudrick SJ, Latifi R, Fosnocht DE. Management of the short bowel syndrome. Surg Clin North Am. 1991;71:625.
3. Forbes A, Escher J, Hébuterne X, Kłęk S, Krznaric Z, Schneider S, et al. ESPEN guideline: Clinical nutrition in inflammatory bowel disease. Clinical Nutrition. 2017;36:321-47.
4. Gionchetti P, Rizello F, Helwig U, Venturi A, Lammers KM, Brigidi P, et al. Prophylaxis of pouchitis onset with probiotic therapy: a double-blind, placebo-controlled trial. Gastroenterology. 2003;124:1202-9.
5. Goldchmid S, Grahan M. Trace element deficiencies in inflammatory bowel disease. Gastroentrol Clin Norh Am. 1989;78:579.
6. Kelly DG, Tappenden KA, Winkler MF. Short bowel syndrome: highlights of patient management, quality of life, and survival. JPEN J Parenter Enteral Nutr. 2014;38:427-37.
7. Lochs H, Dejong C, Hammarqvist F, Hebuterne X, Leon-Sanz M, Schütz T, et al. ESPEN Guidelines on enteral nutrition. Clinical Nutrition. 2006;25:260-74.
8. Magge S, Lembo A. Low-FODMAP diet for treatment of irritable bowel syndrome. J Gastroenterol Hepatol. 2012;8(11):128-31.
9. Malchow H, Steinhardt HJ, Lorenz-Meyer H, Strohm WD, Rasmussen S, Sommer H, et al. Feasibility and effectiveness of a defined-formula diet regimen in treating active Crohn disease: European Cooperative Crohns Disease Study III. Scand J Gastroenterol. 1990;25:235.
10. Matarese LE, Steiger E. Dietary and medical management of short bowel syndrome in adult patients. J Clin Gastroenterol. 2006;40(suppl 2):S85-S93.

36 Nutrição em gastroenterologia 697

11. Matarese LE. Nutrition and fluid optimization for patients with short bowel syndrome. JPEN J Parenter Enteral Nutr. 2013;37(2):161-70.

12. MimuraT, RizzelloF, Helwig U, Poggioli G, Schreiber S, Talbot IC, et al. Oncedaily high dose probiotic therapy (VSL#3) for maintaining remission recurrent or refractory pouchitis. Gut. 2004;53:108-14.

13. Morgan AG, Kelleher J, Walker BE, Losowsky MS. Nutrition in cryptogenic cirrhosis and chronic aggressive hepatitis. Gut. 1976;17:113.

14. Nordgaard I, Hansen BS, Mortensen PB. Importance of colonic support for energy absorption as small-bowel failure proceeds. Am J Clin Nutr. l996;64:222-31.

15. Parekh NR, Steiger E, Seidner DL. Determination of residual bowel length via surgical, radiological or historical data in patients with short bowel syndrome and intestinal failure. Gastroenterology. 2006; (suppl1):S5-15.

16. Pironi L, Arends J, Bozzetti F, Cuerda C, Gillanders L, Jeppesen PB, et al. ESPEN guidelines on chronic intestinal failure in adults. Clinical Nutrition. 2016;35: 247-307.

17. Riordan SM, Williams R. Nutrition and liver transplantation. J Hepatol. 1999;31:955.

18. Rossi M, Aggio R, Staudacher H, Lomer MC, Lindsay JO, Irving P, et al. Volatile organic compounds predict response to both low FODMAP diet and probiotics in irritable bowel syndrome: a randomised controlled trial. Gastroenterology. 2017;152:S713-S714.

19. Scaldaferri F, Pizzoferrato M, Lopetuso LR, Musca T, Ingravalle F, Sicignano LL, et al. Nutrition and IBD: malnutrition and/or sarcopenia? A practical guide. Gastroenterol Res Pract. 2017;1.

20. Spencer M, Chey WD, Eswaran S. Dietary renaissance in IBS: has food replaced medications as a primary treatment strategy? Curr Treat Options Gastroenterol. 2014;12:424-40.

21. Staudacher HM, Whelan K. The low FODMAP diet: recente advances in understanding its mechanisms and efficacy in IBS. Gut. 2017;66:1517-27.

22. American Society for Parenteral and Enteral Nutrition (ASPEN). Disponível em: https://www.nutritioncare.org/Guidelines_and_Clinical_Resources/Clinical_Guidelines/.

23. Sociedade Brasileira de Nutrição Parenteral e Enteral (SBNPE/BRASPEN). Disponível em: http://www.braspen.com.br/home/diretrizes/diten/.

698 SEÇÃO XI Nutrição em gastroenterologia

24. European Society of Clinical Nutrition and Metabolism (ESPEN). http://www.espen.org/guidelines-home/espen-guidelines.
25. Gastroenterological Society of Australia (GESA). Disponível em: http://www.gesa.org.au.
26. Varney J, Barrett J, Scarlata K, Catsos P, Gibson PR, Muir JG. FODMAPs: food composition, defining cutoff values and international application. J Gastroenterol Hepatol. 2017;32(Suppl 1):53-61.
27. Waitzberg DL, Correia MI. Nutritional assessment in the hospitalized patient. Cur Opin Clin Nutr Metab Care. 2003;6(5):531-8.

Seção XII

Miscelâneas

37 | Parasitose intestinal

Fernando Cordeiro

Parasitoses intestinais são doenças provocadas por protozoários e helmintos que, em parte do seu ciclo, vivem no lúmen intestinal do ser humano[1].

Conceitualmente, parasitismo é a capacidade de parasitas em provocar enfermidades em hospedeiros[2].

As expressões clínicas e suas importâncias estão, principalmente, ligadas às condições de saneamento, higiene, habitação, educação e nutrição e dessa forma podem se apresentar oligo ou até assintomáticas, com discretos desconfortos abdominais, alterações do hábito intestinal ou meteorismos.

Contudo, quando as condições sanitárias não favorecem, podem surgir quadros mais graves e com maiores riscos, com alterações abdominais, peritonites, sepse e até morte.

A epidemiologia favorece a pesquisa médica, podendo ser encontrados inclusive relatos de eliminação de parasitas cuja descrição torna o diagnóstico bastante conclusivo[1].

Os principais protozoários intestinais são, pela ordem de ação patogênica e de importância clínica: *Entamoeba histolytica* (amebíase), *Giardia lamblia* (giardíase) e *Balantidium coli* (balantidíase).

Outros menos importantes podem ser encontrados no trato intestinal, porém, o seu aparecimento está relacionado principalmente com a queda dos sistemas de defesa orgânicos.

Os principais helmintos dividem-se em dois filos: platelmintos (vermes chatos) e nematelmintos (vermes cilíndricos).

Entre os primeiros, os principais são as tênias (*Taenia solium e saginata*), encontradas principalmente em porcos e em gado, respectivamente, responsáveis pelas teníases.

Entre os vermes cilíndricos, os mais importantes são os estrongiloides (*Strongyloides stercoralis*); os ancilóstomos (*Ancylostoma duodenale* e *Necator americanus*), cujos principais sintomas são as deficiências de ferro; os áscaris (*Ascaris lumbricoides*); os enteróbios (*Enterobius vermicularis*); e os toxocaras (*Toxocara canis* e *Toxocara catti*), também conhecidas como larvas migrans.

Na maioria das vezes, as infestações parasitárias intestinais são adquiridas pela ingesta de água ou alimentos contaminados, porém, alguns parasitas podem infectar através da pele normal (ancilóstomos e estrongiloides).

Normalmente o diagnóstico de parasitose intestinal é confirmado pela coproscopia, com ou sem conservantes, com a observação direta de ovos ou larvas nas fezes com provas de Hoffmann e Faust (respectivamente, com concentração ou sedimentação), mas alguns métodos especiais podem ser úteis para a localização e a identificação mais adequada, como no caso da enterobiose (*E. vermicularis*), quando o ideal é o processo da fita adesiva na região anal para pesquisa de ovos, ou ainda no caso esquistossomíase (*Schistosoma mansoni*), quando o ideal é a pesquisa de ovos por meio de biópsia da válvula retal por retossigmoidoscopia.

Também a biópsia duodenal pode ser utilizada para a pesquisa de giardíase e até de estrongiloidíase. Esta última também pode ser pesquisada por meio de exames radiológicos contrastados do intestino delgado, porém, dependendo do grau de invasão desses parasitas, exames radiográficos de crânio e ultrassonografia de abdome podem ser necessários para investigação no caso das neurocisticercoses e dos abscessos hepáticos por amebíase[2].

Em decorrência do polimorfismo das doenças parasitárias intestinais, também os sintomas são bastante variáveis. Os mais comuns estão relacionados com o trato digestório alto, náuseas, vômitos, plenitude gástrica e até azia e anorexia. Outros sintomas estão correlacionados a vários segmentos intestinais, delgado e grosso, com diarreias agudas e até crônicas com desidratação, anemias[3] e até pruridos[4].

Para melhor exemplificar essa multiplicidade de sintomas, serão relacionados os principais parasitas, seus *habitats* preferenciais no hospedeiro e a sintomatologia específica.

AMEBÍASE

A *E. histolytica* tem uma distribuição mundial atingindo até 10% da população, podendo conviver de maneira comensal. Após realizar a contaminação e ultrapassar o estômago sem afetá-lo em razão do seu encistamento, invade a mucosa intestinal no delgado e grosso (ceco e retossigmoide) produzindo lesões caracterizadas por pequenas elevações nodulares tipo cabeça de alfinete com bordas hiperêmicas e edemaciadas[2]. Pode invadir o sistema portal e alcançar, inclusive, o próprio fígado, o que traz a possibilidade de abscessos nessa localização.

A sintomatologia mais frequente é o surgimento tanto de diarreias quanto de quadros disenteriformes[5]. Um sintoma também observado é a presença de verdadeiras tumorações intestinais conhecidas como "amebomas"[1].

O tratamento mais utilizado é com o quimioterápico metronidazol, na dose de 750 mg, 3 vezes ao dia por um período de 10 dias nas formas diarreicas agudas em adultos. A dose infantil deve ser reduzida, porém por igual período. O uso de seconidazol na dose de 1,5 g para adultos por 3 dias traz um percentual de cura ao redor de 97% segundo alguns trabalhos, sendo portanto uma alternativa adequada.

GIARDÍASE

A *G. lamblia*, também de distribuição mundial, apresenta-se principalmente nas regiões temperadas e tem a sua localização preferencial no duodeno e no jejuno proximal, mas também na própria via biliar, em especial na vesícula.

Em decorrência da localização das suas lesões, principalmente no duodeno, pode apresentar como sintomatologia problemas disabsortivos com esteatorreias, problemas de intolerância a dissacarídeos, em particular a lactose, e também quadros diarreicos aquosos, de características explosivas, geralmente autolimitadas por 2 semanas[2].

Como tratamento, o metronidazol, na dose de 500 mg por dia (para adultos) e 250 mg por dia (para crianças), por um período de até 10 dias tem apresentado uma negativação no exame parasitológico de fezes após 3 semanas do seu término. A furazolidona também tem sido proposta como terapêutica, apesar de eventuais reações de hipersensibilidade, intolerância digestiva com náuseas e vômitos, na dose de 7 mg/kg de peso corporal, por dia, administrada em 2 vezes, preferencialmente após as principais refeições, por um período de 7 dias. O tinidazol também pode ser utilizado em dose única de 50 mg/kg, porém sem vantagens sobre os anteriores.

ESTRONGILOIDÍASE

O *S. stercoralis* tem sua predominância em regiões tropicais e subtropicais e tem como via de infestação normal a pele e eventualmente a via oral, podendo assim provocar lesões nas vias respiratórias, na pele e no intestino delgado[2].

A sintomatologia observada é dependente não só por conta da sua localização mas também pela intensidade da infestação. No trato respiratório, pode ser observado um quadro particular denominado síndrome de Löffler, e também tosse, broncoespasmos e até pneumonias. No trato intestinal, há desde sintomas altos como náuseas, plenitude, pirose e vômitos, até sintomas baixos como cólicas intestinais e diarreias entremeadas por evacuações normais.

O tratamento proposto pode ser realizado com o tiabendazol, na dose de 50 mg/kg de peso corporal (com dose máxima de 3 g ao dia), administrado por 3 dias consecutivos, podendo ser repetida uma segunda série, com uma semana de intervalo. Habitualmente, o índice de cura é de aproximadamente 90%. Como esquema alternativo, o albendazol, na dose de 400 mg/dia durante 3 dias, tem também apresentado resultados de cura de aproximadamente 90%. A ivermectina apresenta um índice de cura de aproximadamente 80% e pode ser utilizada na dose de 200 mg/kg de peso corporal, durante 2 dias, e apresenta mínimos efeitos colaterais.

ASCARIDÍASE

O *A. lumbricoides* é a helmintíase mais comum que infesta o ser humano com uma distribuição predominante nos trópicos e vai diminuindo na aproximação dos polos. As populações infantil, pré-escolar e escolar são as mais afetadas e a epidemiologia da doença está muito associada com as más condições higiênicas. A sua infestação ocorre pela via oral e o local de maior afetação no trato digestivo é o ceco, por onde pode penetrar na via sanguínea alcançando pulmões e coração. A sua atividade patogênica pode se dar por ação mecânica, provocando obstruções intestinais, ação tóxica alergizante com quadros asmáticos e edema de face e inclusive ações irritativas nervosas com quadros de irritabilidade, insônias e convulsões. Podem provocar perfurações intestinais principalmente após anastomoses cirúrgicas, intussuscepções intestinais e principalmente migração para as vias bileopancreáticas com obstruções localizadas[2].

O tratamento de escolha, pela sua efetividade e simplicidade de administração, é o levamisol, na dose única de 150 mg para adultos, ingerido após uma das refeições principais e cujo percentual de cura é de 90 a 94% dos casos. Pode apresentar, porém, discreta intolerância digestiva, com náuseas, cólicas abdominais e, por vezes, tonturas e cefaleia. Também o mebendazol, quando associado a outros parasitas, e o albendazol, na dose única de 400 mg, tem apresentado um percentual de cura de 70 a 90%.

ANCILOSTOMÍASE

O *A. duodenale* e/ou *N. americanus* determinam principalmente a infestação em humanos, porém, outros ancilostomídeos podem também produzir infecção eventual, acidental, por terem como hospedeiros principais cães e gatos. O *A. caninum* é responsável por uma dermatite conhecida como *larva migrans*.

Pela sua aderência na mucosa entérica ocasionada por suas poderosas cápsulas bucais, provoca lesões importantes nessas regiões e verdadeiras anemias espoliativas. Em decorrência dessa característica, é frequente a perversão alimentar com geofagia e uma palidez intensa que traz a denominação popular de "amarelão". Na fase de migração tecidual pode ser observada intensa eosinofilia e, no ciclo pulmonar, tosse e broncoespasmo[2].

Tanto o mebendazol, na dose de 100 mg, duas vezes ao dia, durante 3 dias seguidos, quanto o albendazol, na dose única de 400 mg, têm apresentado um percentual de cura de aproximadamente 90%. Como alternativa terapêutica, o pamoato de pirantel na dose de 20 mg/kg/dia em dose única, durante 2 dias sucessivos e com repetição após 1 semana, tem apresentado um índice de cura de aproximadamente 80%.

OXIURÍASE

O *Oxyurus vermicularis* ou *E. vermicularis* tem a sua localização de infestação principalmente no intestino grosso, sobretudo nas porções distais onde provoca o mais importante dos sintomas, qual seja o prurido anal. Com a oviposição na pele da região anal e perianal principalmente no período noturno essa característica se traduz não só pela sintomatologia mas também pela possibilidade de contaminação das roupas íntimas e das roupas de cama com novas reinfecções. Essa fase do ciclo parasitário também propicia uma das técnicas de diagnóstico em que se emprega a utilização de uma fita adesiva posicionada ao redor do ânus no período matutino (*swab* anal), bem como a remoção de material subungueal nas crianças[2]. Pode também apresentar como sintomatologia cólicas, meteorismos, flatulência e diarreias eventuais. Não é infrequente a possibilidade de ser observada vulvovaginite e leucorreia secundária[1].

O pamoato de pirvínio na dose única de 100 mg, 2 a 3 horas após a principal refeição, tem por sua baixa toxicidade uma larga utilização, porém, deve ser sempre associado a medidas higiênicas como troca das roupas íntimas e abstinência do hábito de se coçar. Tanto o pamoato de pirantel em dose única de 10 mg/kg de peso corporal quanto o mebendazol, na dose de 100 mg, duas vezes ao dia, durante 3 dias seguidos, e o albendazol, na dose única de 400 mg, têm alta incidência de cura.

TRIQUIURÍASE

O *Trichuris trichiura* é um parasita com uma característica afilada e esbranquiçada cuja eliminação pelas fezes torna o seu reconhecimento facilitado e observável. Habitualmente assintomático, pode provocar náuseas, plenitude epigástrica e meteorismos. Nas infestações maciças pode causar diarreia, cólicas abdominais periumbilicais, enterorragias e prolapso retal.

O tratamento proposto também é a utilização de mebendazol, na dose de 100 mg, duas vezes ao dia, durante 3 dias seguidos, ou o uso de albendazol, na dose de 400 mg, duas vezes ao dia, durante 3 dias seguidos.

TENÍASES

Tanto a *T. solium* quanto a *T. saginata*, em suas formas adultas, são caracterizadas pela falta de aparelho digestivo e pela segmentação do corpo em anéis denominados proglotes. Na sua extremidade anterior, possuem uma dilatação denominada escólex que é utilizado para fixação do parasita.

O ciclo em animais domésticos, coprofágicos, como porcos e bois, são importantes vetores para a contaminação humana, e a ingesta de carne crua ou malcozida acaba favorecendo a implantação no trato digestório.

Habitualmente a sintomatologia, dependente da localização do parasita, pode ser frustra, com episódios de diarreia e incômodos epigástricos. Nas crianças podem-se observar emagrecimento, inapetência, dores abdominais em cólica e eventualmente manifestações nervosas e alergias. No caso da infestação no sistema nervoso central, pode ocorrer a deposição de formas larvárias de *T. solium*, gerando cisticercos, que provocam uma enfermidade considerada de alta gravidade, denominada neurocisticercose, e acabam por provocar crises epilépticas, hipertensão craniana e meningite cisticercoide.

Vários tratamentos são propostos para a cura da teníase, sendo a niclosamida, uma medicação de espectro limitado e de absorção intestinal muito pequena, aquela que mais tem sido indi-

708 SEÇÃO XII Miscelâneas

cada. Na dose única de 2 g para adultos e a metade para crianças, ingerida pela manhã e com a recomendação de mastigar bem os comprimidos e tomá-los com pouca água, apresenta poucos efeitos colaterais, porém, para se evitar o refluxo de proglotes para o estômago e liberação de embriões infectantes, propõe-se a utilização de laxativos tipo sulfato de magnésio, 1 ou 2 horas após a ingesta do medicamento.

Recentes estudos fazem referência à utilização de praziquantel na dose única de 600 mg (4 comprimidos de 150 mg), com um índice de cura de 100%. Ainda como tratamentos alternativos, tanto o mebendazol, na dose de 100 mg, duas vezes ao dia, durante 3 dias seguidos, quanto o albendazol, na dose de 400 mg, duas vezes ao dia, durante 3 dias seguidos, têm ainda sua aplicabilidade.

É importante sempre a lembrança de que as enfermidades parasitárias intestinais guardam uma relação muito significativa com as condições sanitárias dos pacientes, e, portanto, como atitudes preventivas deve-se, continuamente, propor medidas socioeducativas e melhorias das condições de habitação da população em geral.

BIBLIOGRAFIA

1. Pedroso ERP, Oliveira RG. Blackbook – Clínica médica. Belo Horizonte: Blackbook; 2007. p. 470-76.
2. Cunha AS, Ferrari MLA. Infecções intestinais: parasitoses intestinais. In: Prado J, organizador. Tratado das enfermidades gastrintestinais e pancreáticas. São Paulo: Roca; 2008. p. 909-53.
3. Engstrom PF, Goosenberg EB. Diagnóstico e tratamento das doenças do intestino. Diarreia. 1. ed. Rio de Janeiro: Publicações Científicas; 2002. p. 15-59.
4. Luz MMP, Conceição SA. Prurido anal: desafio diagnóstico e terapêutico. In: Paula Castro L, Savassi-Rocha PR, Lacerda Filho A, Conceição SA. Tópicos em gastroenterologia: avanços em coloproctologia. Rio de Janeiro: MEDSI; 2001. p. 527-49.
5. Hay DW, Rodrigues Santos CE. Doenças gastrointestinais: Blue Book. Rio de Janeiro: Revinter; 2007. p. 19-25.

Anti-inflamatórios não esteroidais e trato gastrointestinal

38

Jardel Soares Caetano

INTRODUÇÃO

Relatos dão conta de que, há mais de 5.000 anos, um médico grego já prescrevia extratos de casca de salgueiro para tratamento de dores musculares. Contudo, foi em agosto de 1897 que o químico alemão Felix Hoffmann sintetizou o ácido acetilsalicílico (AAS) em uma forma estável que permitia o seu uso como fármaco. Os anti-inflamatórios não esteroidais (AINE) são drogas comumente usadas para fins analgésicos, antipiréticos e anti-inflamatórios há décadas. Ainda hoje, certamente encontram-se no topo da lista dos medicamentos mais prescritos em todo mundo, o que representa mais da metade das medicações comercializadas nos EUA. Estima-se que mais de 30 milhões de pessoas em todo o mundo façam uso de AINE diariamente. Essa classe heterogênea de fármacos inclui a aspirina e vários outros agentes inibidores da ciclo-oxigenase (COX), seletivos ou não. Os AINE não seletivos são os mais antigos e designados como tradicionais ou convencionais. Os AINE inibidores seletivos da COX-2 são designados COXIBE. Existem ainda novas classes de AINE sendo testadas, incluindo moléculas de AINE ligadas ao óxido nítrico e ao sulfeto de hidrogênio, com menores toxicidades gastrointestinal e cardíaca, aparentemente. Como outras drogas, os anti-inflamatórios possuem amplo espectro de efeitos colaterais relacionados ao seu uso, que incluem eventos gastrointestinais, cardiovasculares, nefrotoxicidade, hipertensão arterial, agravo da disfunção cardíaca congestiva, entre outros.

Dentre todos os efeitos indesejados relacionados ao uso dos AINE, os danos ao trato gastrointestinal merecem destaque e podem variar de sintomas leves a graves, incluindo morte. Estima-se que cerca de 16.500 mortes relacionadas ao uso de AINE ocorra entre pacientes com artrite reumatoide ou osteoartrite anualmente nos Estados Unidos. Esse número é maior do que o número de mortes causadas por mieloma múltiplo, asma, câncer cervical ou doença de Hodgkin.

Dispepsia, sangramentos, ativação de doenças inflamatórias intestinais quiescentes e úlceras estão relacionadas intimamente ao uso dos anti-inflamatórios. Muitos AINE são derivados do ácido carboxílico e encontram-se na forma não ionizada no lúmen gástrico e, dessa maneira, podem ser absorvidos pela mucosa gástrica. Com a mudança de pH ácido para neutro, no interior da mucosa, a droga ionizada é armazenada temporariamente no interior das células epiteliais, o que lhes causa dano. Entretanto, esse dano "tópico" não parece ser de fundamental importância para a patogênese da doença ulcerosa. Esta última se deve principalmente a uma consequência da inibição sistêmica da atividade COX-1 da mucosa gastrointestinal. Por inibirem a COX-1, os AINE impedem a síntese de prostaglandinas gástricas, que servem como agentes citoprotetores da mucosa gástrica, especialmente a PGE2. Esses eicosanoides agem inibindo a secreção ácida pelo estômago, aumentando o fluxo sanguíneo na mucosa gástrica e promovendo a secreção de muco citoprotetor e bicarbonato, entre outros efeitos. A inibição da sua síntese, portanto, acarreta ao estômago uma maior suscetibilidade às lesões, cujo aspecto característico, sem infiltrado inflamatório associado, sugere a denominação gastropatia (e não gastrite) por AINE. Além disso, há diminuição da adesividade plaquetária, o que aumenta os riscos de sangramento.

Cerca de 30 a 50% dos usuários de AINE têm lesões à endoscopia digestiva alta, como hemorragias subepiteliais, erosões ou ulcerações. Na maioria das vezes, essas lesões estão localizadas no antro gástrico e frequentemente não estão relacionadas a qualquer sintomatologia clínica. São lesões inclusive que tendem a desaparecer com o uso crônico dos anti-inflamatórios, provavelmente pela adaptação da mucosa à agressão. Por outro lado, 40% dos usuários de AINE têm sintomas relacionados ao trato gastrointestinal superior, sendo os mais frequentes pirose, eructações, desconforto epigástrico, náusea, saciedade precoce e distensão abdominal. Metanálise da Cochrane concluiu que o celecoxibe (inibidor seletivo da COX-2) foi associado a menos úlceras sintomáticas, menos úlceras detectadas endoscopicamente e menos descontinuações da medicação por efeitos adversos gastrointestinais quando comparado aos AINE não seletivos, como loxoprofeno, ibuprofeno, diclofenaco e naproxeno. Sintomas dispépticos não predizem complicações relacionadas aos AINE, o que é evidenciado pelo fato de que 50% dos pacientes com esses sintomas não têm qualquer dano mucoso à endoscopia. Por outro lado, mais da metade daqueles com sérias complicações (sangramento, perfuração ou obstrução) por úlceras relacionadas ao uso de AINE não têm qualquer sintomatologia prévia. Essas complicações ocorrem em 1 a 2% dos usuários crônicos de AINE. O risco de úlcera não complicada é 4 vezes maior em usuários de AINE, comparados aos não usuários; quando se fala em úlcera complicada, esse risco é 5 vezes maior e parece ser mais significativo durante o primeiro mês de tratamento, permanecendo elevado até 2 meses após a suspensão do uso do AINE.

Dado que a primeira manifestação de toxicidade gastrointestinal de um AINE pode ser já uma úlcera complicada, terapias preventivas devem ser implementadas baseadas na presença de fatores de risco, descritos na Tabela 1, e não na presença de sintomas dispépticos. Ressalte-se que o risco de complicações não é o mesmo para todos os AINE, conforme se evidencia na tabela.

TABELA 1 Fatores de risco para complicações gastrointestinais relacionadas aos anti-inflamatórios não esteroidais (AINE)

Idade ≥ 65 anos (especialmente > 70 anos)
História de úlcera péptica
Uso de dois ou mais AINE ao mesmo tempo Terapêutica concomitante com agentes antiplaquetários, anticoagulantes, corticosteroides e inibidores seletivos da recaptação da serotonina Comorbidade grave Infecção por *Helicobacter pylori* Uso de AINE mais gastrolesivos: Risco relativo (RR) de complicações gastrointestinais < 2: aceclofenaco, ibuprofeno e celecoxibe RR de complicações gastrointestinais 2 a 4: rofecoxibe, meloxicam, nimesulida, sulindaco, diclofenaco e cetoprofeno RR de complicações gastrointestinais 4 a 5: tenoxicam, naproxeno e indometacina RR de complicações gastrointestinais > 5: piroxicam, azapropazona e cetorolaco

INIBIDORES SELETIVOS DA COX-2

A partir da descoberta, em 1991, do gene para a isoenzima COX-2, iniciou-se o desenvolvimento de AINE que inibissem seletivamente a COX-2, permitindo a produção de prostaglandinas via COX-1 e mantendo, assim, a integridade da mucosa gastrointestinal. Essa classe de fármacos é teoricamente mais segura para o trato gastrointestinal superior do que a dos AINE não seletivos, embora a inibição da COX-1 não seja o único mecanismo envolvido na toxicidade a esse sistema. Deve-se ter em mente que, quando o paciente usa um COXIBE e associadamente AAS em baixa dose para profilaxia cardiovascular (o que ocorre em aproximadamente 20 a 25% dos casos em estudos clínicos), parte do benefício protetor gastrointestinal é perdida. Apesar disso, uma metanálise de trabalhos que incluíram usuários de AAS em baixas doses combinados a AINE seletivos ou não mostrou uma menor taxa de complicação gastrointestinal no primeiro grupo, que usou AAS e COXIBE, em relação ao grupo que usou AAS e AINE não seletivo (RR 0,72; 95% CI 0,62 a 0,95).

Também de interesse é uma revisão sistemática de estudos randomizados e controlados que comparou inibidores da COX-2 com AINE não seletivos mais inibidores de bomba de prótons (IBP) com relação à segurança gastrointestinal. A revisão envolveu 7.616 pacientes e concluiu que os COXIBE reduziram significativamente o risco de perfuração, obstrução e sangramento em comparação com AINE não seletivos mais IBP. Concluiu-se que os COXIBE são tão efetivos quanto os AINE não seletivos para aliviar a inflamação, mas têm menor potencial de toxicidade gastrointestinal. Essa vantagem dos COXIBE tem que ser pesada em relação ao seu conhecido risco cardiovascular, embora este não seja exclusivo dos COXIBE. Rofecoxibe (já suspenso do mercado), etoricoxibe e diclofenaco (dentre os AINE não seletivos) parecem ter os piores perfis de risco cardiovascular.

RISCO DE COMPLICAÇÕES EM PACIENTES EM USO DE AINE INFECTADOS POR *H. PYLORI*

Huang et al. publicaram no Lancet em 2002 metanálise que analisou 16 estudos envolvendo 1.625 usuários de AINE e concluiu que infecção por *Helicobacter pylori* (HP) e uso de AINE são fatores independentes para o desenvolvimento de úlcera péptica e suas complicações; quando combinados esses fatores, os riscos citados aumentam significativamente. O IV Consenso Brasileiro de HP, publicado em 2018, declara que, em pacientes infectados por HP, o uso de AINE ou AAS, mesmo em baixas doses, aumenta o risco de úlcera e suas complicações. Anticoagulantes (cumarínicos e os novos agentes) e antiplaquetários como o clopidogrel podem aumentar o risco de sangramento ulceroso em pacientes com HP. O consenso recomenda que, em pacientes em alto risco de desenvolvimento de úlceras, antes do início de terapia prolongada com AINE ou AAS, mesmo em baixas doses, HP deve ser pesquisado e erradicado. Entretanto, a erradicação isoladamente não previne a recorrência de sangramento ulceroso, sendo necessário, nesse contexto, o uso de IBP.

TOXICIDADE AO TRATO DIGESTIVO INFERIOR

Enquanto a toxicidade dos AINE ao trato digestivo superior está muito bem documentada, o mesmo não ocorre em relação ao trato digestivo inferior. A enteropatia induzida por AINE tem ganhado atenção na última década com a maior utilização de novos meios diagnósticos, como a cápsula endoscópica e a enteroscopia. Estudos epidemiológicos têm mostrado que a incidência de complicações (ulceração, sangramento e perfuração, entre outras) do trato gastrointestinal inferior, muitas delas relacionadas ao uso de AINE, vem aumentando, enquanto aquelas relacionadas ao trato digestivo superior vêm diminuindo, o que pode ser atribuído ao uso de doses mais baixas de AINE, a menores taxas de infecção pelo HP e ao uso frequente de IBP. A evidência atual sugere que AINE aumentam o risco de sangramento digestivo baixo e perfuração do cólon em uma magnitude similar àquela vista no trato digestivo superior.

Quarenta por cento de todos os eventos gastrointestinais sérios em usuários de AINE relacionam-se ao trato digestivo inferior. Um estudo mostrou que, em voluntários saudáveis, diclofenaco de liberação lenta usado por 2 semanas resultou em lesão macroscópica do delgado em 68 a 75% dos pacientes. Outro estudo em voluntários saudáveis mostrou que AAS revestido de liberação entérica associou-se ao desenvolvimento de erosões e úlceras de delgado em 50% dos pacientes. A significância clínica desses achados não está clara. COXIBE associam-se com menos lesão mucosa do delgado do que AINE não seletivos associados a IBP em estudos por cápsula endoscópica realizados em voluntários saudáveis.

Além de erosões e úlceras em delgado e cólon, os AINE também se relacionam a outros efeitos adversos no trato digestivo inferior. Permeabilidade aumentada e inflamação são observadas com o uso da maioria dos AINE, mas não com o uso de nabumetona ou AAS, que não tem circulação êntero-hepática, nem com o uso de celecoxibe. A inflamação é observada a partir de níveis aumentados de calprotectina fecal nos pacientes usuários de longo prazo de AINE. A enteropatia induzida pelo fármaco pode acarretar anemia e deficiência de ferro. A perda sanguínea diária pelo trato digestivo, que normalmente é de 0,5 mL, pode alcançar mais de 5 mL/dia em 5% dos usuários de AINE. Estudo da década de 1990 mostrou que 86% dos pacientes admitidos em hospital com hemorragia digestiva baixa tinham evidência de uso de AINE ou AAS nos 7 dias que precederam a admissão, e um cenário similar foi visto em relação à perfuração de cólon. Uso de AINE associa-se a aumento de risco de sangramento digestivo baixo em 2,6 vezes quando comparado aos não usuários; o aumento do risco específico para sangramento causado por doença diverticular é de 3,4 vezes.

MORTALIDADE RELACIONADA A AINE

Pacientes que cursam com hemorragia digestiva, seja alta ou baixa, têm risco de morte. Esse risco é maior em pacientes acima de 60 anos, nos que têm comorbidades e naqueles com grandes úlceras na parede posterior do bulbo ou na pequena curvatura gástrica. A taxa relatada de mortalidade relacionada a úlcera péptica hemorrágica é de 5 a 12%. Nesse contexto, o óbito não deriva diretamente do sangramento ulceroso *per se*, e sim de complicações cardiopulmonares, falência de múltiplos órgãos e malignidade em fase terminal, o que sugere que melhoras no manejo da úlcera péptica podem reduzir muito pouco a mortalidade desses pacientes.

PONTOS-CHAVE

- A presença de sintomas do trato digestivo superior (dispepsia, pirose e outros) não prediz a ocorrência de complicações gastrointestinais.
- O risco relativo do desenvolvimento de complicações gastrointestinais sérias em usuários de AINE é 3 a 5 vezes maior do que em pacientes não usuários de AINE.
- Os mais importantes fatores de risco para o trato gastrointestinal superior em usuários de AINE são: antecedente de úlcera péptica, idade avançada e uso concomitante de AAS em baixa dose.
- Antes de prescrever AINE, a avaliação dos fatores de risco cardiovascular e gastrointestinal é mandatória.
- A evidência atual sugere que o uso de AINE aumenta o risco de hemorragia digestiva baixa e perfuração do cólon em uma magnitude similar àquela vista no trato digestivo superior.

- Celecoxibe, um inibidor seletivo da COX-2, parece associar--se a menor dano à mucosa gastrointestinal e a menos eventos clinicamente significativos relacionados a todo o trato digestivo quando comparado aos anti-inflamatórios não seletivos, isoladamente ou associados ao omeprazol.
- A maioria das mortes associadas a sangramento digestivo por úlcera péptica não se dá por consequência direta do sangramento e sim como resultado de condições cardiopulmonares, insuficiência de múltiplos órgãos ou malignidade.

BIBLIOGRAFIA

1. Armstrong CP, Blower AL. Non-steroidal anti-inflammatory drugs and life threatening complications of peptic ulceration. Gut. 1987;28:527-32.
2. Coelho LGV, Marinho JR, Genta R, Ribeiro LT, Passos MCF, Zaterka S, et al. IV Brazilian Consensus Conference on *Helicobacter pylori* infection. Arq Gastroenterol. 2018. [Epub ahead of print]
3. Goldstein JL, Eisen GM, Lewis B, Gralnek IM, Aisenberg J, Bhadra P, et al. Small bowel mucosal injury is reduced in healthy subjects treated with celecoxib compared with ibuprofen plus omeprazole, as assessed by video capsule endoscopy. Aliment Pharmacol Ther. 2007;25:1211-22.
4. Goldstein JL, Eisen GM, Lewis B, Gralnek IM, Zlotnick S, Fort JG. Video capsule endoscopy to prospectively assess small bowel injury with celecoxib, naproxen plus omeprazole, and placebo. Clin Gastroenterol Hepatol. 2005;3:133-41.
5. Huang JQ, Sridhar S, Hunt RH. Role of *H. pylori* and non-steroidal anti-inflammatory drugs in peptic-ulcer disease: a meta-analysis. Lancet. 2002;359:14-22.
6. Laine L, Curtis SP, Langman M, Jensen DM, Cryer B, Kaur A, et al. Lower gastrointestinal events in a double-blind trial of the cyclo-oxygenase-selective inhibitor etoricoxib and the traditional nonsteroidal anti-inflammatory drug diclofenac. Gastroenterology. 2008;135:1517-25.
7. Lanas A, García-Rodríguez LA, Polo-Tomás M, Ponce M, Alonso-Abreu I, Perez-Aisa MA, et al. Time trends and impact of upper and lower

718 SEÇÃO XII Miscelâneas

gastrointestinal bleeding and perforation in clinical practice. Am J Gastroenterol. 2009;104:1633-41.

8. Lanas A, Hunt R. Prevention of anti-inflammatory drug induced gastrointestinal damage: benefits and risks of therapeutic strategies. Ann Med. 2006;38:415-28.

9. Lanas A, Perez-Aisa MA, Feu F, Ponce J, Saperas E, Santolaria S, et al. Investigators of the Asociación Española de Gastroenterología (AEG). A nationwide study of mortality associated with hospital admission due to severe gastrointestinal events and those associated with nonsteroidal antiinflammatory drug use. Am J Gastroenterol. 2005;100:1685-93.

10. Lanas A, Sekar MC, Hirschowitz BI. Objective evidence of aspirin use in both ulcer and non–ulcer upper and lower gastrointestinal bleeding. Gastroenterology. 1992;103:862-9.

11. Lanas A, Serrano P, Bajador E, Esteva F, Benito R, Sáinz R. Evidence of aspirin use in both upper and lower gastrointestinal perforation. Gastroenterology. 1997;112:683-9.

12. Lanas A. Editorial: upper GI bleeding-associated mortality: challenges to improving a resistant outcome. Am J Gastroenterol. 2010;105:90-2.

13. Larkai EN, Smith JL, Lidsky MD, Graham DY. Gastroduodenal mucosa and dyspeptic symptoms in arthritic patients during chronic steroidal antiinflammatory drug use. Am J Gastroenterol. 1987;82:1153-8.

14. Maiden L, Thjodleifsson B, Theodors A, Gonzalez J, Bjarnason I. A quantitative analysis of NSAID-induced small bowel pathology by capsule enteroscopy. Gastroenterology. 2005;128:1172-8.

15. Moore RA, Derry S, Makinson GT, McQuay HJ. Tolerability and adverse events in clinical trials of celecoxib in osteoarthritis and rheumatoid arthritis: systematic review and meta-analysis of information from company clinical trial reports. Arthritis Res Ther. 2005;7:R644-65.

16. Moore RA, Derry S, McQuay HJ. Faecal blood loss with aspirin, nonsteroidal anti-infl ammatory drugs and cyclo-oxygenase-2 selective inhibitors: systematic review of randomized trials using autologous chromiumlabelled erythrocytes. Arthritis Res Ther. 2008;10:R7.

17. Rostom A, Muir K, Dube C, Lanas A, Jolicoeur E, Tugwell P. Prevention of NSAID-related upper gastrointestinal toxicity: a meta-analysis of unsaid with gastroprotection and COX-2 inhibitors. Drug Health Patient Safety. 2009;1:1-25.

18. Singh G. Gastrointestinal complications of prescription and over-the counter nonsteroidal anti-inflammatory drugs: a view from the ARAMIS database. Arthritis, rheumatism, and aging medical information system. Am J Ther. 2000;7:115-21.
19. Smecuol E, Pinto Sanchez MI, Suarez A, Argonz JE, Sugai E, Vazquez H, et al. Low-dose aspirin affects the small bowel mucosa: results of a pilot study with a multidimensional assessment. Clin Gastroenterol Hepatol. 2009;7:524-9.
20. Sostres C, Gargallo CJ, Lanas A. Nonsteroidal anti-inflammatory drugs and upper and lower gastrointestinal mucosal damage. Arthritis Res Ther. 2013;15(Suppl 3):S3.
21. Wilcox CM, Alexander LN, Cotsonis GA, Clark WS. Nonsteroidal anti-inflammatory drugs are associated with both upper and lower gastrointestinal bleeding. Dig Dis Sci. 1997;42:990-7.

Índice remissivo

A
Abscessos perianais 367
Acalasia 56
Acantose negricans 179
Ácido obeticólico 498
Acidose lática 678
Adenocarcinoma
  cístico ductal 437
  gástrico 136
Agentes
  hidrofílicos 610
  sensibilizadores de insulina 495
Alteração vocal 6
Amebíase 702
Amiloidose 214
Amitriptilina 417
Amputação do reto 344
Análise do fluido cístico 445
Ancilostomíase 705
Anemia 31, 106
  ferropriva 137
Ângulo de Hiss 23
Antidiarreicos 681
Anti-inflamatórios não esteroidais 709
Aperistalse 56, 78
Artrite 254
Ascaridíase 704
Ascite 425
Aspiração pulmonar 55
Ataxia relacionada ao glúten 242
Aumentadores de volume 610

B
Bacterascite 573
Bactérias multirresistentes em cirróticos 570
Barreira antirrefluxo 22
Biópsia
  de esôfago 35
  hepática 469, 491
Bolsa ácida 24

C
Cálculo de vesícula 452
Cálculos
  biliares 451
    classificação 452
    complicações 456
    diagnóstico 453
    pacientes assintomáticos 454
    pacientes sintomáticos 455
    patogênese 452
    pigmentares 453
    tratamento 454
  na vesícula 451
Câncer
  colorretal 660
  de cólon e reto 334
  de esôfago 98, 659
  gástrico 130, 135, 169, 186, 659
Cápsula endoscópica 259
Carcinoma
  de vesícula biliar 460
  hepatocelular 498

pancreático 412
Cenicriviroc 496
Cirrose 558
descompensada 473
hepática 239, 503, 537, 549
diagnóstico 509, 512
escores de avaliação prognóstica 520
estadiamento clínico 522
etiologia 504
exames 526
medidas de proteção do paciente
cirrótico 527
principais fatores etiológicos e exames
subsidiários associados 519
quadro clínico 505
Cirurgia
bariátrica 498
com anastomose coledocojejunal em Y de
Roux 426
Cistoadenoma seroso 437, 438, 440, 442
Cistos não neoplásicos 437
Classificação
de Child-Pugh 537
de Hinchey modificada 305
de Montreal 264
de Roma IV 77, 640
de Truelove e Witts 264, 272
de West Haven 560
dos distúrbios funcionais intestinais 77,
640
Internacional de Doenças (CID) associados
à cirrose hepática 528
Codeína 417
Colangiopancreatografia
por ressonância magnética 413
pancreatite crônica 413
retrógrada endoscópica
pancreatite crônica 414
Colangite 459
biliar primária 237, 240, 504
esclerosante primária 237, 241, 504
Colecistectomia
eletiva 455
profilática 454, 455
videolaparoscópica 456
Colecistite
aguda 452, 453, 457
acalculosa 460

crônica 458
xantogranulomatosa 452
Coledocolitíase 459
Colelitíase sintomática 455
Cólica 271
biliar 452
Colite ulcerativa 673
Complicações gastrointestinais relacionadas
aos anti-inflamatórios não
esteroidais 712
Consenso
de Quioto 161
Roma IV 131
Constipação
induzida por medicamentos 607
intestinal 600
aspectos clínicos 601
classificação 602, 603
epidemiologia 601
etiologias 603
exames complementares 610
mecanismos 604
tratamento cirúrgico 613
tratamento clínico 610
Criptites 366

D

Deficiência
de alfa 1 antitripsina 504
de lipase ácida lisossomal 482
Degranulação eosinofílica 92
Dermatite herpetiforme 243
Derrame pleural 424
Desidratação 6
Desnutrição 271, 482, 667
Diabetes melito
pancreatite crônica 419
Diarreia
crônica 270, 616
causas 627
correlação dos sinais clínicos e
diagnósticos 619
correlação dos sintomas e diagnósticos
617
diagnóstico 628
exame físico 616
principais causas 619
tratamento 633

Índice remissivo 723

secretora 678
Dieta
 pobre em oxalatos 679
 com restrição de lactose 691
Disbiose 89
Disfagia 31, 62, 77
 orofaríngea 2
Disfunção do esfíncter de Oddi 377
Dismotilidade intestinal 219
Dispepsia 130, 131
 funcional 584
  dieta 596
  epidemiologia 588
  fisiopatologia 589
  pós-infecciosa 590
  tratamento 592
   farmacológico inicial 592
   não farmacológico 596
Distúrbios
 funcionais intestinais 640
 motores do esôfago (DME) 55
 psiquiátricos 609
Diverticulite aguda 310
Divertículo
 de Meckel 223
 de Zencker 9
 colônico 296
 de esôfago 103
Diverticulose 296, 302
Doença(s)
 celíaca 92, 214, 226, 231, 482, 621, 657, 686
 com obstrução biliar 505
 de Crohn 214, 254, 288, 671
 de Ménétrier 173
 de vesícula e da via biliar 451, 452
 de Whipple 214
 de Wilson 482, 504
 diverticular 685
  dos cólons 302
 do fígado 569
 do refluxo
  erosiva 32
  gastroesofágico 20, 58
  não erosiva 31
 hemorroidária 347
 hepática 469, 683
  alcoólica 504
  crônica 558

gordurosa não alcoólica 481
 avaliação inicial 486
 diagnóstico 482, 487
 estratificação de risco 486, 488
 fisiopatologia 483
 manifestações clínicas e
  laboratoriais 489
 terapia farmacológica 493
 tratamento 492
induzida por fármacos 482
inflamatória intestinal 254, 625, 670
funcionais
 esofágicas 585
 gastroduodenais 586
gastrointestinais 669
inflamatórias intestinais 656
metabólicas 504
vasculares 505
Dor torácica funcional 77
Drenagem percutânea 423
Drogas com propriedades antioxidantes 494
Ductite 403
Ducto pancreático 406
 principal 408

E

Ecoendoscopia 402
 pancreatite crônica 415
Edematosa intersticial 378
Elafibranor 497
Elastografia hepática 470, 515
Emagrecimento 6, 31
Empiema bacteriano espontâneo 573
Encefalopatia hepática 557
 algoritmo de conduta 566
 apresentações clínicas 559
 diagnóstico 560, 561
 doenças relacionadas 558
 etiologia 558
 opções terapêuticas 565
 quadro clínico 558
 tratamento 564
Endoprótese pancreática 407
Endoscopia digestiva alta 9, 517
Engasgos 5
Enzimas associadas
 à colestase 510
 à lesão hepatocelular 510

A gastroenterologia no século XXI

Eosinofilia duodenal 590
Episclerite 254
Eritema nodoso 254
Escala MELD 521
Escore de Child-Pugh-Turcotte 520
Esofagectomia radical transtorácica 117
Esofagite 21, 27
    eosinofílica 78, 86
    erosiva 22
    grave 44
Esôfago
    de Barrett 35, 46, 71
    em britadeira 78
    em papel machê 91
    em quebra-nozes 61, 64
    em saca-rolhas 59
    hipercontrátil 56
    hipocontrátil 56
Esofagografia 8
    convencional 58
Esofagomanometria 8, 10
    convencional 58
Espasmo esofagiano
    difuso 56, 57
    distal 56
Esplenectomia 422
Espondilite anquilosante 254
Esteato-hepatite não alcoólica 490, 661
Esteatose hepática 239, 482
Estenose 35
    cáustica 103
Estrongiloidíase 703
Esvaziamento gástrico lento 46
Etilismo 103

F

Fibrose
    cística 219
    do parênquima glandular 400
    hepática 490
Fissura anal 358
Fístulas
    digestivas 686
    pancreáticas 427
    perianais 369
FODMAP (*fermentable oligo, di, mono-saccharides and polyols*) 688
Fórmulas enterais 691

Fundoplicatura 47

G

Gabapentina 417
Gastrite 150
    atrófica 173
Gastroenterite eosinofílica 214
Gastroenteropatia eosinofílica 92
Giardíase 703
Globus 84
Groove pancreatitis 412

H

Helicobacter pylori 87, 124, 171, 591, 714
Helmintos 701
Hematoma perianal 356
Hemocromatose 482, 504
Hepatite
    autoimune 237, 240, 482, 504
    B 241
    C 241
    C crônica 464, 482
        diagnóstico 466
        epidemiologia 464
        etiologia 465
        exames complementares 470
        tratamento 474
    medicamentosa 505
    viral crônica 504
    tóxica 505
Hérnia de hiato por deslizamento 23
Herpes simplex 87
Hipertensão portal 239, 534
    classificação 535
    etiologia 535
    manifestações clínicas 536
    profilaxia primária 538
    profilaxia secundária 545
    tratamento 540, 542, 543
Hipolipemiantes 496
    orais 420
Hipovolemia 549

I

Ileocolonoscopia 257
Íleo de cálculos biliares 460
Indicadores da atividade sintética do fígado 511

Índice remissivo 725

Índice
APRI (AST *to Platelet Ratio Index*) 469
de atividade inflamatória 265
de Harvey-Bradshaw 265
de Rutgeerts 285
FIB4 (*Fibrosis-4*) 469
Infecções
crônicas 623
em cirróticos 569
diagnóstico 571
etiologia 569
quadro clínico 570
tratamento 574
Inibidores
da bomba de prótons 681
seletivos da COX-2 712
Insuficiência
endócrina 419
exócrina do pâncreas 418
exócrina pancreática 410
glandular exócrina 410
hepática aguda 558
Intolerância
à lactose 211, 215, 624
ao glúten 247

J
Junção esofagogástrica (JEG) 22

L
Laringite 34
Lesões císticas pancreáticas 436
diagnóstico 440
etiologia 437
quadro clínico 438
tratamento 446
Lesões de Dieulafoy 223
Liraglutide 496
Litíase biliar 451

M
Manometria
convencional 56
de alta resolução 56
esofágica 36
Má nutrição 6
Medicamentos tópicos 612
Megaesôfago 103

Metformina 495
Microbiota intestinal 652
e doenças gastroenterológicas 653
e doenças metabólicas 660
Microcirurgia transanal endoscópica 345
Miotomia endoscópica peroral 70
Moniliáse esofágica 103
Motilidade
esofagiana ineficaz 70, 73
ineficaz 56

N
N-acetilcisteína 495
Necrose
organizada 422
pancreática 428
Nefropatia
induzida por fármacos 549
intrínsecas 549
por oxalato 678
Neoplasia
cística do pâncreas 437, 438
cística mucinosa 437, 439-441, 443
mucinosa papilar intraductal 437, 439-441, 443, 444
pseudopapilar sólida 439, 441, 444
gastrointestinais 658
Nutrição 666
enteral 667
parenteral 482, 667

O
Obesidade 661, 687
Obstrução
biliar 425
duodenal 426
funcional da junção esofagogástrica 56
funcional do ducto de Santorini 412
Odinofagia 31
Osmóticos 611
Osteotomia seletiva do Wirsung 414
Oxiuríase 706

P
Pâncreas 403
divisum 377
ectópico 377
Pancreatite 673, 674

726 A gastroenterologia no século XXI

aguda 374
autoimune 402
biliar aguda 459
crônica 400
  avaliação laboratorial 410
  avaliação por imagem 411
  calcificante 401, 402
  classificação 401
  complicações 420
  dor 416
  etiologia 409
  manifestações clínicas 409
  obstrutiva 401
  radiologia convencional 411
  reposição de enzimas pancreáticas 417
  tabaco 416
  terapêutica 416
  da goteira duodenopancreática 412
Papilites 364
Parasitose intestinal 700
Perda de peso 6
Peristalse 22
  fragmentada 56
Peritonite bacteriana espontânea 573, 574
Pigarro 34
Pioderma gangrenoso 254
Pioglitazona 495
Pirose 30, 44, 62, 77, 82
  funcional 79
Polipectomia endoscópica 323
Pólipo 312
Polipose 341
  adenomatosa familiar (PAF) 341
Pregabalina 417
Presbifagia 3
Procinéticos 612
Proctite 276
Protozoários intestinais 700
Pseudoaneurisma 421
Pseudocisto 410, 422, 437, 438, 440, 442
  pancreático 422
Púrpura trombocitopênica idiopática 137

Q

Quantificação da gordura fecal 410

R

Radiografia do tórax

pancreatite crônica 411
Reabilitação da deglutição 13
Refluxo
  duodenogastroesofágico 22, 27
  gasoso 27
  gástrico 21
  gastroesofágico 55
  hipersensível 77, 79
Regurgitação de líquidos pelas fossas nasais 5
Relaxamento transitório do esfíncter esofágico
      inferior (RTEEI) 21
Relaxantes de musculatura lisa 67
Ressonância magnética
  pancreatite crônica 413
Restrição dietética
  pancreatite crônica 417
Retocolite ulcerativa 254, 270, 282
Rouquidão 34

S

Saco herniário 24
Saliva 22
Sangramento
  de intestino delgado 223
  varicoso 540
Secreção ácida gástrica 43
Selonsertibe 497
Sensação de globus 34
Shunt intra-hepático portossistêmico
      transjugular 544
Sinal
  de Blumberg 329
  de Lapinski 329
  de Lennander 329
  de Leser-Trélat 179
  de Rovsing 329
  de Trosseau 179
Síndrome
  anêmica 335
  da dor epigástrica 132, 587
  da resposta inflamatória sistêmica 375
  de Claude Bernard-Horner 106
  de Cowden 225, 321
  de Gardner 319
  de intestino irritável 645
  de Lynch 225, 341
  de Mirizzi 452, 460
  de Peutz-Jeghers 225, 320

Índice remissivo 727

de Plummer-Vinson 103
de Turcot 320
dispéptica 335
do desconforto pós-prandial 587
do intestino curto 220, 675, 676, 682
do intestino irritável 619, 639, 654
  abordagem diagnóstica 644
  diagnóstico diferencial 645
  fisiopatologia 641
  manifestações clínicas 646
  tratamento 646
hepatorrenal 548, 549
  critérios diagnósticos 550
  diagnóstico 549
  tipos 550
  tratamento 551
hipereosinofílica 92
nefrótica 179
polipoides 312
tumoral 335
Sono 20, 30
Suco gástrico 146
Supercrescimento bacteriano do intestino
  delgado 217, 678

T
Teníases 707
Terapia nutricional 693
TIGAR-O 401
Tilose 103, 104
Tomografia computadorizada
  pancreatite crônica 412
Tosse 5
Toxina botulínica 14, 69
Transversectomia 339
Triquiuríase 706
Tumor estromal gastrointestinal 186

U
Úlcera duodenal 150
Úlceras do esôfago 35
Ultrassonografia de abdome
  pancreatite crônica 412
Uropatia obstrutiva 549

V
Vermes cilíndricos 701
Videofluoroscopia 9
Videomanometria 8
Vitamina E 494
Voz molhada 6